Die

Untersuchung und Beurteilung des Wassers und des Abwassers

Ein Leitfaden für die Praxis und
zum Gebrauch im Laboratorium

von

Dr. W. Ohlmüller
Geheimer Regierungsrat und früherer
Vorsteher des Hygienischen Laboratoriums im Reichsgesundheitsamt

und

Professor **Dr. O. Spitta**
Privatdozent der Hygiene an der Universität
Berlin, Geheimer Regierungsrat und

Vierte, neu bearbeitete Auflage

Mit 96 Textfiguren und 6 zum Teil
mehrfarbigen Tafeln

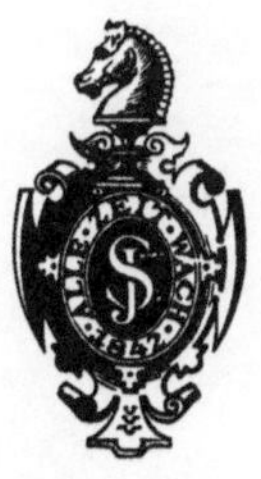

Berlin
Verlag von Julius Springer
1921

ISBN-13: 978-3-642-89459-6   e-ISBN-13: 978-3-642-91315-0
DOI: 10.1007/978-3-642-91315-0

Vorwort zur ersten Auflage.

Mit vollem Rechte wurde von jeher seitens der Hygiene die große Bedeutung eines einwandfreien Wassers für die Erhaltung der Gesundheit betont. Demgemäß sind auch im Laufe der Zeit brauchbare Methoden für die Untersuchung und Beurteilung desselben geschaffen worden, welche in vortrefflichen Werken zusammengefaßt und niedergelegt sind. Obwohl in dieser Richtung kein Mangel besteht, so machte sich doch das Bedürfnis nach einem Buche geltend, das in kompendiöser Form als Leitfaden für solche Arbeiten im Laboratorium dienen kann. Die gebräuchlichen physikalischen, chemischen und bakteriologischen Untersuchungsmethoden sind in solcher Weise dargelegt, daß deren Ausführung auch dem weniger Geübten ohne Zuziehung von Spezialwerken ermöglichst ist. Hieraus ergibt sich, daß der Inhalt des Buches nicht allein für Chemiker und Bakteriologen von Fach, sondern vornehmlich für Ärzte, Apotheker sowie auch für Studierende bestimmt ist. Zur Orientierung in der formenreichen Fauna und Flora des Wassers sind Anweisungen gegeben. Für die Deutung der Untersuchungsergebnisse sind Anhaltspunkte insoweit mitgeteilt, als es der gegenwärtige Stand der Frage erlaubt.

Berlin im März 1894.

Der Verfasser.

Vorwort zur dritten Auflage.

Seit dem Erscheinen der letzten Auflage des vorliegenden Leitfadens haben sich die Methoden für die Untersuchung und die Anschauungen hinsichtlich der Beurteilung des Wassers und Abwassers nicht unwesentlich verändert. Neben die Wasseranalyse ist in größerer Breite als früher die Abwasseranalyse getreten und die Untersuchung der Verunreinigung und Selbstreinigung der Flüsse ist noch mehr als bisher eine Aufgabe von größter Wichtigkeit geworden. Wenn daher auch die altbewährten Standardmethoden der chemischen Wasseruntersuchung unverändert ihren Wert beibehalten haben, so mußten sie doch durch eine ganze Reihe von neuen Methoden ergänzt werden. Aber auch die physikalische Untersuchung des Wassers hat durch neue Untersuchungsverfahren (z. B. die Messung der elektrischen Leitfähigkeit des Wassers) wertvolle Bereicherungen erhalten. Bei der bakteriologischen Wasseruntersuchung geht das Streben zur Zeit hauptsächlich dahin, die alte Methode der Keimzählung durch solche Methoden zu stützen, welche mit Hilfe des Nachweises spezifischer Bakterien einen besseren Einblick in die Infektionsgefährlichkeit eines Wassers zu liefern versprechen. Wenn auch gerade in diesem Punkte noch manches im Fluß ist, so war es doch unmöglich, an den zu diesem Zwecke empfohlenen Untersuchungsverfahren nur kurz vorüberzugehen. In den letzten zehn Jahren hat sich ferner die biologische Wasser- und Abwasseruntersuchung zu einer nicht vorhergesehenen Bedeutung entwickelt. Die Verunreinigung der öffentlichen Wasserläufe und die sich in derselben abspielenden Wiedergesundungsvorgänge ohne Benutzung biologischer Merkmale beurteilen zu wollen, würde heutzutage jedem Untersucher den Vorwurf der Einseitigkeit mit Recht zuziehen.

So war es denn ganz selbstverständlich, daß die vorliegende neue Auflage von „Ohlmüller, Die Untersuchung des Wassers" eine durchgreifende Umgestaltung und erhebliche Erweiterung erfahren mußte, um dem gegenwärtigen Stand der Dinge gerecht zu werden. Es wurde vor allem auch die Analyse des Abwassers in den Kreis der Betrachtung gezogen.

Eine nicht unerhebliche Vermehrung des Umfanges des Buches gegen früher (von 11 auf 26 Bogen) ließ sich daher nicht wohl vermeiden.

Dem Verfasser der beiden ersten Auflagen war es durch den Übergang in eine andere Berufsstellung, die damit verbundene gesteigerte Arbeitslast und das Fehlen der für die Neubearbeitung so wichtigen literarischen Hilfsmittel nicht möglich, diese dritte Auflage allein zu besorgen. Die Neubearbeitung wurde daher hauptsächlich in die Hand seines Amtsnachfolgers gelegt, so daß das Buch nunmehr die Namen zweier Verfasser trägt.

Die Verfasser hielten es für angebracht, bei dieser neuen Auflage, entgegen dem in den früheren Auflagen geübten Verfahren, die Literatur im einzelnen anzuführen. Die Literaturangaben machen zwar keinen Anspruch auf Vollständigkeit und sind namentlich bei den alten, eingebürgerten Methoden fast ganz fortgelassen worden; aber überall dort, wo es wichtig erschien, dem Leser die Möglichkeit zu geben, auf die Originale zurückzugreifen, oder wo Methoden, über deren Wert die Verfasser sich ein endgültiges Urteil noch nicht bilden konnten, nur erwähnt worden sind, ist die Literatur, und zwar mit dem ausführlichen Titel, angeführt worden, um den Praktiker in den Stand zu setzen, bequem sich auch diejenigen wichtiger erscheinenden methodischen Vorschriften zugänglich zu machen, welche nicht ausführlich wiedergegeben worden sind. Daß dabei auch ausländische Literatur bis zu einem gewissen Grade berücksichtigt werden mußte, ist selbstverständlich.

Den Berechnungen bei der chemischen Analyse sind die internationalen Atomgewichte des Jahres 1909 zugrunde gelegt worden.

Zu lebhaftem Danke sind wir Herrn Professor Dr. Richard Kolkwitz verpflichtet, welcher in kollegialer Weise uns bei der Auswahl und Charakterisierung der angeführten Beispiele aus der für die biologische Beurteilung von Wässern und Abwässern wichtigen Tier- und Pflanzenwelt beraten hat und die von Herrn E. Nitardy von der Versuchs- und Prüfungsanstalt für Wasserversorgung und Abwässerbeseitigung größtenteils nach Originalen hergestellten Abbildungen freundlichst seiner fachmännischen Prüfung unterzog.

Die Firma Paul Altmann, Berlin NW., welche sich speziell mit der Herstellung von Apparaten zur Entnahme und Untersuchung von Wasserproben beschäftigt, hatte die Gefälligkeit, uns einige Klischees zum Abdruck zur Verfügung zu stellen.

Aus Zweckmäßigkeitsgründen ist der Inhalt des Buches in einer gegen früher abweichenden Reihenfolge geordnet worden. Der Leitfaden ist in erster Linie für den Hygieniker und Medizinalbeamten bestimmt, wird aber, wie wir hoffen, auch dem Chemiker und Apotheker ein brauchbares Nachschlagebuch werden.

Berlin im März 1910.

Die Verfasser.

Vorwort zur vierten Auflage.

Es unterliegt keinem Zweifel, daß die Beurteilung eines Gegenstandes um so richtiger wird, je mehr man einen Einblick in dessen Wesen und Art und in die Ursachen ihrer Veränderung gewonnen hat. Will man die Beschaffenheit eines Wassers hinsichtlich seiner gelösten Bestandteile und deren Umwandlungsprozesse auf den viel verschlungenen Wegen kennen lernen, so kann man der chemischen Untersuchung nicht entraten. Gewiß werden solche Stoffe in der Regel keine unmittelbare Gesundheitsschädigung im Gefolge haben, aber sie geben Fingerzeige, wie die Verunreinigung entstanden ist und ob hierbei die Gefahr besteht, daß schädigende Verunreinigungen zu dem Wasser gelangen können. Zur Beurteilung des Nutzwassers ist die chemische Untersuchung stets notwendig. Einen Unterschied zwischen Nutz- und Trinkwasser zu machen, ist aber vom hygienischen Standpunkt aus gewöhnlich nicht angängig.

Bis auf wenige stehen daher die hygienischen Sachverständigen auch heute noch auf dem Standpunkte, daß die chemische Untersuchung des Wassers für seine hygienische Beurteilung wertvoll ist. Aus diesen Erwägungen heraus ist der Grundgedanke und der Aufbau des vorliegenden Buches der gleiche geblieben, d. h. die chemische Untersuchung hat neben den Methoden der physikalischen, der mikroskopisch-biologischen und der bakteriologischen Untersuchung ihren berechtigten Platz behalten.

Auch auf die bisher geübte ausführliche Beschreibung der Technik mancher chemischer und bakteriologischer Untersuchungsverfahren glaubten wir nicht verzichten zu sollen, um auch dem weniger Geübten die Möglichkeit zu geben, sich in die Materie einzuarbeiten.

Für jeden, der das Anschwellen der Literatur auf dem Gebiete der Untersuchung und Begutachtung des Wassers und Abwassers verfolgt hat, ist es klar, daß diese neue Auflage einer gründlichen Durchsicht unterzogen werden mußte. Es waren daher sämtliche Teile des Buches, namentlich aber die Abschnitte, welche die chemische und bakteriologische Untersuchung behandeln, neu durchzuarbeiten und entsprechend zu ergänzen oder zu ändern.

Auch diese Auflage mußte aus den bereits im Vorwort zur vorigen Auflage mitgeteilten Gründen von dem zweiten von uns allein bearbeitet und besorgt werden. Wir glaubten aber trotzdem den Titel des Buches nicht ändern zu sollen, da dasselbe unter dem Namen des ersten Autors seinerzeit bekannt geworden ist.

Berlin im Januar 1921.

Die Verfasser.

Inhaltsverzeichnis.

Einleitung.

I. Die physikalische Prüfung des Wassers und Abwassers.

II. Die chemische Untersuchung des Wassers und Abwassers.

Inhaltsverzeichnis. XI

Inhaltsverzeichnis. XIII

Inhaltsverzeichnis. XV

VI. Die Beurteilung der Untersuchungsergebnisse.

Einleitung[1]).

Eine hervorragende Rolle ist im Haushalt der Natur dem Wasser zugeteilt. Wir staunen über die Summe von Arbeit, welche es in nie rastender Tätigkeit an der Erdrinde vollbringt, hier die Bestandteile des toten Steinreichs lösend und zerstörend, dort sie wieder ablagernd und zu anderen Formen aufbauend. Das Pflanzen-, das Tierreich können wir uns ohne seine Gegenwart nicht vorstellen. Die Tätigkeit der Zellen, aus welchen die Vertreter dieser beiden Reiche sich zusammensetzen, ist an das Vorhandensein des Wassers gebunden. Es bleibt daher das Wasser ein unbedingtes Erfordernis für die Erhaltung jeglicher Lebenstätigkeit; die Menge desselben, welche durch den Lebensprozeß ausgeschieden wird, muß wieder ersetzt werden. Betrachten wir den Wert des Wassers in unserem Körper, so finden wir, daß durch Hunger der gesamte Fettvorrat, ja ein beträchtlicher Teil des Eiweißes zu Verlust gehen kann ohne unmittelbare Gefährdung des Lebens, daß dagegen viel geringere Verluste des ihn mitbildenden Wassers Störungen des Wohlbefindens und der Gesundheit hervorrufen, welche bei weiterer Steigerung den Fortbestand des Lebens bedrohen.

Es ist daher eine der wichtigsten Aufgaben unserer Ernährung, das Wasser stetig wieder durch Genuß zu ersetzen, welches durch Verdampfung von der Hautoberfläche, durch die Atmung, durch die Abscheidungen der Nieren und des Darmkanals verloren geht. Das Wasser ist somit für uns ein unentbehrlicher Nahrungsstoff. Wir nehmen dasselbe zum Teil als Bestandteil unserer Nahrungsmittel auf, jedoch ist diese Menge nicht immer ausreichend; wir genießen es auch in der freien Form, in der es die Natur uns bietet. In dieser letzteren schätzen wir es auch als Genußmittel; es erfrischt uns als Getränk, indem es das Durstgefühl beseitigt, und es befördert die Verdauung durch verschiedene Eigenschaften. Weiterhin ist das Wasser ein wichtiges Gebrauchsmittel. Wir bedienen uns desselben zur Herstellung von Speisen; es trägt zur Beförderung unseres Wohlbefindens und der Gesundheit bei, indem wir es einerseits zur Pflege unserer Haut, zum Waschen und Baden benutzen, andererseits unsere Kleidung und

---

[1]) Die eingeklammerten Zahlen im Text verweisen auf die Literaturzusammenstellung am Schlusse des Buches.

Wohnung sowie der letzteren Umgebung damit reinhalten und hierdurch
Stoffe entfernen, deren Nähe uns unbequem oder nachteilig werden kann.
Nicht unerwähnt darf die Verwendung des Wassers zu verschiedenen
gewerblichen Zwecken bleiben.

Das Wasser, welches uns die Natur bietet, stellt niemals den chemisch
reinen Körper, bestehend aus Wasserstoff und Sauerstoff, dar, sondern
es sind in demselben Bestandteile verschiedenster Art gelöst oder suspendiert, deren Menge einem stetigen Wechsel unterworfen ist. Die Veränderung des Wassers entsteht auf den Wegen, welche es in der Natur
zurücklegt. So vielfach verschlungen auch diese sind, so kehren sie
doch immer zum gleichen Anfangspunkte zurück, so daß man mit Recht
von einem Kreislauf des Wassers spricht. Betrachten wir den Verlauf
desselben und die hierdurch bedingten Veränderungen in der Zusammensetzung des Wassers etwas näher.

Von der Oberfläche des festen Landes und insbesondere von der
des Wassers, von dem Meere und den Flüssen, Seen und dgl. verdunsten
fortwährend beträchtliche Mengen von Wasser, welche in Dampfform
in die Luft übergehen. Die Fähigkeit der Luft, das Wasser in dieser
Gestalt zu erhalten, ist von der Temperatur derselben abhängig und ver-
mindert sich mit der Abnahme der letzteren. Gelangt nun die warme,
mit Wasserdampf gesättigte, aufsteigende Luft in höhere, kältere Regionen
der Atmosphäre, so scheidet sich ein Teil des Wassers in Form von
Nebel aus; es führt zunächst dieser Vorgang zur Wolkenbildung und
bei einer weiteren Steigerung zur Entstehung von Niederschlägen,
welche das ursprünglich verdampfte Wasser der Erdoberfläche in flüssiger
oder fester Form (Regen bzw. Schnee oder Hagel) wieder zuführen.
Schon während seiner Wanderung durch die Atmosphäre erleidet das
Wasser Veränderungen; es werden von ihm Bestandteile der Luft,
insbesondere Kohlensäure und Sauerstoff, mitunter auch zufällig vorhandene fremdartige Gase wie Schwefelwasserstoff, schweflige Säure,
Ammoniak aufgenommen; der niederfallende Regen nimmt auch den
in der Atmosphäre fliegenden Staub auf. Gelangt das Wasser auf die
Bodenoberfläche, so erfolgen noch weitergehende Veränderungen seiner
Zusammensetzung, die man vielfach als Verunreinigung wird bezeichnen
müssen: es nimmt anorganische und organische Substanzen in Lösung
und unlösliche Teilchen mischen sich ihm bei, teils bestehend aus toter
Materie, teils die niedersten Pflanzengebilde darstellend, welche sich
allenthalben in den obersten Bodenschichten finden. Das Niederschlag-
wasser nimmt nun seinen Weg in dreifacher Richtung; zum Teil fließt
es als Oberflächenwasser weiter, zum Teil kehrt es in Dampfform zur
Atmosphäre zurück und ein dritter Teil sinkt, nach der zur Zeit noch
immer am weitesten verbreiteten Ansicht, in den Boden ein. Das Schicksal
des letzteren interessiert uns zunächst. Zufolge seiner Schwere sucht
das bewegliche Wasser auf dem Wege der Poren des Bodens den tiefsten
Punkt auf und gelangt schließlich auf eine undurchlässige Bodenschicht,
deren Neigung entsprechend es sich als Grundwasser weiter bewegt,
um schließlich unter geeigneten geologischen Verhältnissen als Quelle
zutage zu treten und sich mit dem oberflächlich strömenden Wasser

wieder zu vereinigen. Auf seinem Wege durch die Erde erfährt das Wasser gewissermaßen einen Läuterungsprozeß. Zunächst wirken die vielverzweigten feinen Poren des Bodens wie ein Filter und scheiden die ungelösten Bestandteile ab. Nebenher üben die in den oberen Bodenschichten befindlichen zahllosen Bakterien ihre zersetzende Tätigkeit auf anorganische und namentlich organische Stoffe aus, weiterhin werden Oxydationsvorgänge durch den aus der Luft absorbierten Sauerstoff eingeleitet. Eine Ausscheidung gewisser gelöster Stoffe findet ihre Erklärung in der physikalischen Eigenschaft des Bodens, bestimmte Körper aus Lösungen zurückzuhalten. Durch die Absorption von Kohlensäure, an welcher die Grundluft sehr reich ist, erreicht das Wasser eine höhere Lösungsfähigkeit, indem es einfach kohlensaure unlösliche Verbindungen (Kalk, Magnesia, Eisen) in lösliche Bikarbonate umzuwandeln vermag; hierdurch sind Veränderungen seiner Zusammensetzung bedingt, die sich vorzüglich an die Art der durchwanderten Bodenformation anlehnen.

Die Lehre vom unterirdischen Wasser nennt man Hydrologie. Wer sich eingehender über hydrologische Fragen, die mit den hygienischen oft in engster Verbindung stehen, unterrichten will, sei auf das ausgezeichnete Werk von E. Prinz (1) verwiesen.

Nach Vollendung seines unterirdischen Weges stellt das Wasser eine Lösung anorganischer Salze dar, die sehr arm an organischen Stoffen ist. Nicht lange behält es diese Eigenschaften eines guten und gesunden Quell- oder Grundwassers bei; als oberflächlich fließendes Wasser ist es mancherlei Art von Verunreinigungen ausgesetzt. Wie wir oben gesehen haben, fließt ein Teil des Niederschlagswassers ab, und dieses bringt mit sich schwimmende und gelöste, von der Erdrinde herstammende Stoffe, welche das Quellwasser verunreinigen. Wind und Wetter führen den zutage liegenden Gewässern fäulnisfähige Stoffe zu, die Strömung des kleinsten Rinnsals wie des größten Flusses, die Wellenbewegung des Teiches wie des Meeres nimmt stets Bestandteile vom Ufer und vom Grunde weg. Es kommt noch hinzu, daß das Wasser auf seinem Wege bis zum Meere durch die Zufuhr der Abwässer aus menschlichen Ansiedlungen oder aus gewerblichen Betrieben noch mancher Verunreinigung ausgesetzt ist. Zwar erfährt dasselbe auch auf seinem oberirdischen Laufe ebenso wie auf dem unterirdischen eine Reinigung (Selbstreinigung), jedoch ist diese gewöhnlich nicht vollständig. Hat das Wasser die Erdoberfläche wieder als Quelle erreicht, so geht neben den geschilderten Veränderungen seiner Zusammensetzung auch die Verdampfung wieder einher, und mit dieser Rückkehr des Wassers in die Atmosphäre beginnt der Kreislauf von neuem. Einen guten Überblick über die Wasservorräte der Erde und den Kreislauf des Wassers gibt u. a. Halbfaß in seinem kleinen Werke: Das Süßwasser der Erde (2).

Dadurch, daß der Mensch das Wasser an einem bestimmten Punkt seines Kreislaufs einfängt und seinen Zwecken nutzbar macht, entsteht als Produkt der Abnützung das sog. „Abwasser" im engeren Sinne. Das Wasser, welches wir zu Trinkzwecken aufnehmen, und welches

unseren Körper, zusammen mit dem bei der Verbrennung der Nahrungsmittel entstehenden Wasser und sonstigen Schlackenstoffen, als Harn
verläßt, ist Abwasser im natürlichsten und engsten Sinne. Dasselbe
ist meist ziemlich konzentriert (ca. 30 g Harnstoff werden pro Kopf
und Tag mit dem Harn ausgeschieden), aber seiner Quantität nach
verhältnismäßig gering, genau so wie ja auch von dem bei einer Wasserversorgung für den Kopf und Tag geforderten erheblichen Wassermenge (75—100 Liter) nur ein geringer Bruchteil wirklich Trinkzwecken
und der Bereitung der Speisen dient. Dadurch aber, daß wir das
Wasser auch als bequemstes und billigstes Transportmittel benutzen für alle diejenigen ungelösten und gelösten Stoffe, deren An-
häufung in und bei unseren Behausungen wir aus hygienischen und
ästhetischen Gründen nicht dulden können, entsteht das eigentliche
häusliche Abwasser mit den meist großen Mengen von suspendierten
Bestandteilen und seinem mehr oder minder offensiven Charakter.
Dieses Abwasser spielt als hauptsächlicher Träger etwaiger
Infektionserreger eine hygienisch besonders bedeutsame
Rolle.

Daneben liefern die verschiedensten Gewerbebetriebe unter Umständen ganz gewaltige Mengen von industriellen Abwässern,
welche z. B. die durch eine städtische Schwemmkanalisation entfernten
Schmutzstoffe nicht nur quantitativ, sondern bisweilen auch hinsichtlich
ihrer zu Belästigungen Anlaß gebenden Art weit übertreffen.

Für einen großen Teil der Abwässer sind die von ihnen mitgeführten
Schwebestoffe geradezu charakteristisch; doch gibt es auch Abwässer,
bei welchen die gelösten Stoffe die Hauptrolle spielen, und zwar können
diese sowohl organischer Natur (z. B. bei den Abwässern von Zellulose-
fabriken und Zuckerfabriken) als auch anorganischer Natur (z. B. bei
den Abwässern von Chlorkaliumfabriken) sein. So lästig die suspendierten und die gelösten organischen Stoffe auch sein können,
so lassen sie sich doch aus den Abwässern auf natürlichem oder
künstlichem, mechanischem oder biologischem Wege wieder beseitigen.
Besonders durch die biologische Reinigung unterstützt uns hier die
Natur in weitgehendster Weise. Schlimmer schon sieht es bisweilen mit
den Abwässern aus, welche ungeheure Quantitäten gelöster anorganischer Stoffe mit sich führen. Hier ist an eine Reinigung in dem
oben angedeuteten Sinne nicht zu denken, und nur die Verdünnung
durch harmlosere Wässer kann Abhilfe schaffen.

Nicht in jeder Form, in welcher uns das Wasser auf seinen Wegen
begegnet, ist dasselbe zu Zwecken der Wasserversorgung und zu gewerblichen Zwecken geeignet, vielmehr müssen gewisse Eigenschaften
bei solchem Wasser vorhanden sein. Nicht in jeder Form ferner, in
welcher uns das Abwasser entgegentritt, ist dasselbe vom sanitären
Standpunkte aus gleich zu bewerten und infolgedessen auch gleich zu
behandeln. Je nach seiner Beschaffenheit können die zu lösenden Aufgaben hier ganz verschiedener Natur sein.

Die Eigenschaften und die Beschaffenheit von Wässern und
Abwässern erfahren wir aus der physikalischen, chemischen,

biologischen und bakteriologischen Untersuchung. Die hierbei anzuwendenden Methoden zu schildern, soll der Zweck der nachstehenden Kapitel sein. Die Technik und Hygiene der Wasserversorgung und Abwässerbeseitigung zu schildern ist nicht Aufgabe dieses Buches, doch sind die hygienischen Fragen natürlich soweit mit berücksichtigt worden, als sie für die Untersuchung von Belang sind. Weitere Angaben hierüber finden sich u. a. in den ausführlichen Darstellungen des einen von uns (Spitta) und von Thumm und Reichle im Handbuch der Hygiene von Rubner, von Gruber und Ficker (3), auf welche hier verwiesen sein möge. Daselbst findet sich auch die übrige nicht auf die Untersuchungsmethoden bezügliche Literatur über Wasser- und Abwasserhygiene angeführt. Vgl. im übrigen auch die Literatur unter 190 u. 191.

Der Einfachheit halber wird in dem folgenden Texte der Ausdruck „Wasser“ häufig allgemein für Wasser und Abwasser im oben gekennzeichneten Sinne zusammen gebraucht werden. Die Grenze, wo ein „Wasser“ anfängt, „Abwasser“ zu werden, ist ja auch tatsächlich oft nicht scharf zu ziehen.

I. Die physikalische Prüfung des Wassers und Abwassers.

Die Ermittelung der physikalischen Eigenschaften des Wassers und Abwassers ist für die Beurteilung von nicht zu unterschätzendem Wert. Der Nutzen der physikalischen Untersuchung wird häufig zu gering veranschlagt. Schon unwillkürlich weisen wir ein Wasser als Getränk zurück, das nicht kühl, klar, farblos und frei von auffallendem Geruch und Geschmack ist. Allerdings, wenn man ein Wasser lediglich mit den unbewaffneten Sinnen auf etwaige Gesundheitsschädlichkeit prüfen wollte, würde der Beobachter, namentlich der ungeübte, häufig zu falschen Schlüssen kommen; denn ein Wasser kann unansehnlich sein, ohne deshalb der Gesundheit zu schaden (z. B. Wasser mit erheblicherem Eisen- oder Mangangehalt).

Vielfach kommt es darauf an, nicht nur die Abwesenheit oder Anwesenheit bestimmter physikalischer Eigenschaften (z. B. Trübung, Farbe) festzustellen, sondern den Grad, in welchem die betreffende physikalische Eigenschaft vorhanden ist. Mangels bequemer Maße sind wir leider häufig gezwungen, diesen Grad durch allgemeine Ausdrücke (z. B. leicht getrübt, bräunlich und dgl.) zu bezeichnen. Wo möglich sollte aber immer versucht werden, einen zahlenmäßigen Ausdruck zu finden, da nur auf diesem Wege eine objektive Beurteilung und ein Vergleich verschiedener Wässer hinsichtlich ihrer äußeren Eigenschaften vorgenommen werden kann.

Die physikalische Prüfung eines Wassers geht meist der chemischen vorauf. Sie macht vielfach auf bestimmte Stoffe besonders aufmerksam und weist so der chemischen Untersuchung die Stellen nach, an denen sie besonders nachdrücklich einsetzen muß. Schon aus diesem Grunde sollte die Prüfung der physikalischen Eigenschaften eines Wassers nicht unterlassen werden.

1. Prüfung auf Durchsichtigkeit.

Ein Wasser kann, ganz allgemein gesprochen, trübe, klar oder blank sein. Klar und blank sind zwei Begriffe, welche sich nicht decken, die aber andererseits nicht leicht gegeneinander abzugrenzen sind. Klares und blankes Wasser unterscheiden sich voneinander etwa wie Glas und Kristall. Der Grad einer Trübung schwankt zwischen einer eben noch wahrnehmbaren Opaleszenz bei Betrachtung des Wassers gegen einen dunklen Hintergrund und völliger Undurchsichtigkeit schon in Schichten von wenigen Zentimetern Höhe (Abwasser). Die feinsten Trübungen erkennt man in einem Wasser bei Beleuchtung mit Sonnenlicht oder elektrischem Bogenlicht, welches mittels einer Sammellinse konzentriert worden ist, in einem sonst verdunkelten Raume.

Es empfiehlt sich, die äußeren Eigenschaften eines Wassers unmittelbar nach der Entnahme oder doch wenigstens möglichst bald nach derselben festzustellen, da andernfalls wegen nachträglicher Veränderungen später leicht ein falsches Bild gewonnen wird (z. B. bei der Trübung durch Eisen). Bei Untersuchung von Oberflächenwässern (Flüssen, Seen) ist es zweckmäßig, die Untersuchung tunlichst an Ort und Stelle in dem Wasser selbst vorzunehmen, d. h. nicht an der geschöpften Probe.

Die Prüfung auf Durchsichtigkeit erfolgt in einfachster Form durch **Betrachtung der in einer farblosen Glasflasche** geschöpften Probe. Genaueren Aufschluß erhält man, wenn man die geschöpfte Wasserprobe in einen hohen **Zylinder** gießt, dessen Boden aus möglichst planem farblosen Glase besteht (sog. Neßlersche Zylinder, Schauröhren, Visierzylinder). Bei durchsichtigen Zylindern (Glas) ist seitliches Licht zweckmäßig durch ein übergeschobenes Rohr aus Pappe oder durch Schwärzung der senkrechten Wandungen des Zylinders abzuhalten. Man hält den Zylinder über eine gut beleuchtete weiße Fläche (weißes Papier, Porzellan, Milchglas) und schaut von oben durch die Wassersäule hindurch. Sörensen empfiehlt statt dessen 20 cm lange, 2 cm im Durchmesser haltende Röhren mit rundem Boden und rät an, diese bei der Beobachtung in einem Winkel von 45° zur Tischfläche gegen weißes oder dunkles Papier zu halten.

Bei vergleichenden Bestimmungen muß natürlich die Höhe der Wasserschicht in allen Versuchen die nämliche sein. Die Wahl der Höhe und des Durchmessers der benutzten Visierzylinder ist beliebig. Aus praktischen Gründen benutzt man jedoch meistens Zylinder von ca. 30—40 cm Höhe und 2—3 cm Durchmesser.

Die einfachste Methode, um einen zahlenmäßigen Ausdruck für die Trübung eines Wassers zu erhalten[1]), ist die Bestimmung der Durchsichtigkeit mittels der **Leseprobe.** Das zu untersuchende

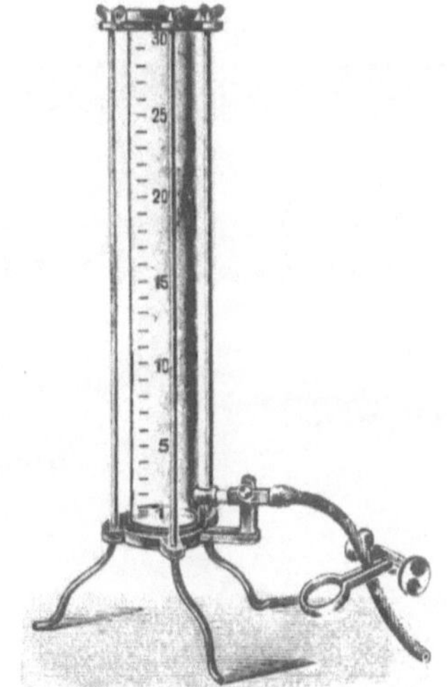

Fig. 1.

Wasser wird in einen Zylinder (wie oben beschrieben) gefüllt. Der Zylinder muß indessen Teilung in cm besitzen und mit einem Abfluß-

---

[1]) Man kann den Trübungsgrad nach dem Gewicht der suspendierten Teile (s. später) nicht angeben, denn gleiche Gewichtsmengen verschieden schwerer suspendierter Stoffe ergeben unter Umständen ganz verschiedene Trübungsgrade.

stutzen über dem Boden versehen sein (vgl. Fig. 1). Man kann zu diesem Zweck auch bequem die sog. „Hehnerschen Zylinder" (S. 85) gebrauchen. Es sind dies graduierte Zylinder von 100 ccm Inhalt, welche unten mit einem Hahn versehen sind. Man hält den mit der Wasserprobe gefüllten Zylinder über die Snellensche Schriftprobe Nr. I (s. unten) und läßt so lange Wasser abfließen, bis die Schrift eben deutlich lesbar wird. Die Probe ist nur bei erheblicheren Trübungen anwendbar. Schnelles Arbeiten ist notwendig, um ein Sedimentieren der Schwebestoffe während des Versuches möglichst zu vermeiden.

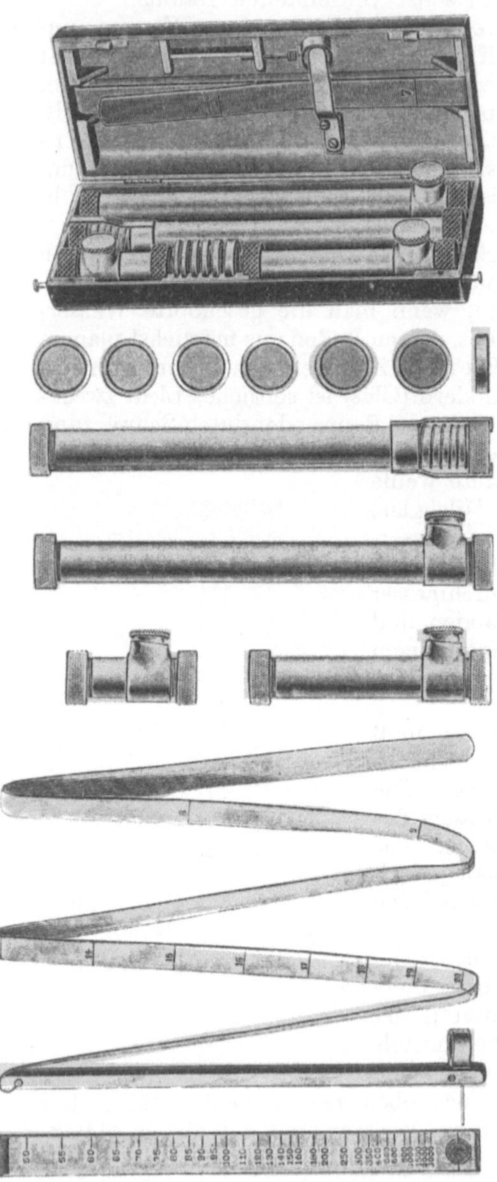

Fig. 2.

Der Jüngling, wenn Natur und Kunst ihn anziehen, glaubt mit einem lebhaften Streben bald in das innerste Heiligtum zu bringen.

5 4 1 7 8 3 0 9

Snellensche Schriftprobe Nr. I.

Eine Methode, welche eine Flüssigkeit von bestimmtem Trübungsgrad als **Vergleichsflüssigkeit** benutzt, ist von der geologischen Vermessungsbehörde der Vereinigten Staaten von Nordamerika unter Mitwirkung von Hazen und Whipple ausgearbeitet worden (4). Die Vergleichsflüssigkeit, d. h. die „Einheit der Trübung", mit 100 bezeichnet, enthält 100 Teile Kieselsäure (SiO_2) auf eine Million Teile Wasser in feinster Verteilung. Die Lösung wird wie folgt bereitet: Möglichst reine

Diatomeenerde wird mit Wasser aufgeschlämmt, um die löslichen Salze zu entfernen, dann getrocknet und zur Entfernung der organischen Substanz geglüht, dann mit verdünnter Salzsäure erwärmt, mit destilliertem Wasser bis zur Säurefreiheit ausgewaschen und gründlich getrocknet. Die Masse wird in einem Achatmörser zermahlen, durch ein 200-Maschen-Sieb[1]) gesiebt und im Exsikkator getrocknet. Ein Gramm dieser präparierten Masse in 1 Liter destillierten Wassers ergibt eine **Stammaufschwemmung mit einem Gehalt von 1000 Teilen Kieselsäure auf eine Million Teile Wasser.** Von dieser wird 1 Teil mit 9 Teilen destillierten Wassers gemischt. Ist die Aufschwemmung richtig, so muß die Spitze eines blanken Platindrahts von 1 mm Durchmesser (zweckmäßig an einem Holzstabe befestigt, vgl. Fig. 2) eben noch sichtbar sein, wenn sie sich 100 mm unterhalb der Oberfläche der Vergleichsflüssigkeit, und das Auge des Beobachters sich 120 cm über dem Drahte befindet. Die Beobachtung ist im Freien, aber nicht im direkten Sonnenlicht um die Mitte des Tages vorzunehmen, und es soll das Gefäß, in welchem das fragliche Wasser sich befindet, eine solche Größe haben, daß dessen Wände das Eindringen des Lichtes nicht behindern. Wird der angegebene Wert für die Sichttiefe nicht beobachtet, so ist die Aufschwemmung durch Zugabe von Kieselsäure oder Wasser zu korrigieren. Um Bakterien- oder Algenwachstum in der Aufschwemmung zu verhindern, kann ein wenig Quecksilberchlorid zugegeben werden.

Man kann sich als Vergleichsflüssigkeiten Mischungen mit einem Gehalt von 5—100% der Standardflüssigkeit herstellen oder die Platindrahtmethode direkt benützen, indem man den **Stab mit einer Einteilung von Trübungsgraden** versieht, entsprechend den Zahlenangaben der nachstehenden Tabelle (vgl. Fig. 2 unten):

Trübungsgrad	Die Spitze verschwindet bei mm	Trübungsgrad	Die Spitze verschwindet bei mm	Trübungsgrad	Die Spitze verschwindet bei mm	Trübungsgrad	Die Spitze verschwindet bei mm
7	1095	19	446	60	158	140	76
8	971	20	426	65	147	150	72
9	873	22	391	70	138	160	68,7
10	794	24	361	75	130	180	62,4
11	729	26	336	80	122	200	57,4
12	674	28	314	85	116	300	43,2
13	627	30	296	90	110	400	35,4
14	587	35	257	95	105	500	30,9
15	551	40	228	100	100	600	27,7
16	520	45	205	110	93	800	23,4
17	493	50	187	120	86	1000	20,9
18	468	55	171	130	81	2000	14,8
						3000	12,1

---

[1]) Entsprechend etwa der Maschenweite eines feinen Planktonnetzes.

Statt der Kieselsäure hat man auch die durch Mastix erzeugbare Trübung als Vergleich empfohlen. Zu diesem Zweck werden 2 g Mastix in 50 ccm absolutem Alkohol gelöst und diese Lösung bei 18° in einem feinen Strahl mittels einer Pipette rasch unter Umschwenken in einen Meßkolben von 200 ccm Inhalt gegeben, in welchem sich 140 ccm ungefärbtes klares destilliertes Wasser befinden. Dann wird bis zur Marke mit destilliertem Wasser aufgefüllt. Jeder ccm der Lösung enthält dann 10 mg Mastix. Die Vergleichsflüssigkeiten werden so hergestellt, daß sie 10, 20, 30 usw. mg Mastix im Liter enthalten.

Bei der Untersuchung von Flüssen, Seen und dgl. leistet häufig die **Beobachtung der Sichttiefe mittels der Senkscheibe** ausreichende Dienste. Die Senkscheibe, auch Secchische Scheibe genannt (5), besteht ursprünglich aus einem kreisrunden mit weißem Emaillelack gestrichenen Bleche von verschiedenem Durchmesser (etwa 20—100 cm), welches an einer mit Längeneinteilung versehenen Schnur oder Kette soweit in das zu untersuchende Wasser versenkt wird, bis ihre Konturen eben verschwinden bzw. eben noch sichtbar sind. Die Scheibengröße muß, um die Untersuchungsergebnisse vergleichbar zu machen, konstant sein. Je größer die Scheibe, desto länger bleibt sie im allgemeinen beim Versenken sichtbar. Um die Reflexion von der Wasseroberfläche zu vermeiden, empfiehlt sich die Beobachtung durch ein eingetauchtes weites, langes, geschwärztes Rohr („Wassergucker"). Bei Verwendung desselben findet man die Sichttiefe meist etwas größer als ohne dasselbe. Vielfach, vor allem bei bewegtem Wasser, ist es zweckmäßiger, die Scheibe oder eine rechteckige Platte (Figur 3), welche auch z. B. mit einem großen Kreuz von schwarzem Lack versehen werden kann, an einem festen, mit Einteilung versehenen Stab (sog. Ausziehstock (6), vgl. S. 307) zu befestigen. Als geeignete Größe erscheint eine Scheibe von 20 cm Durchmesser oder eine rechteckige Platte von gleichem Flächeninhalt (etwa 314 qcm).

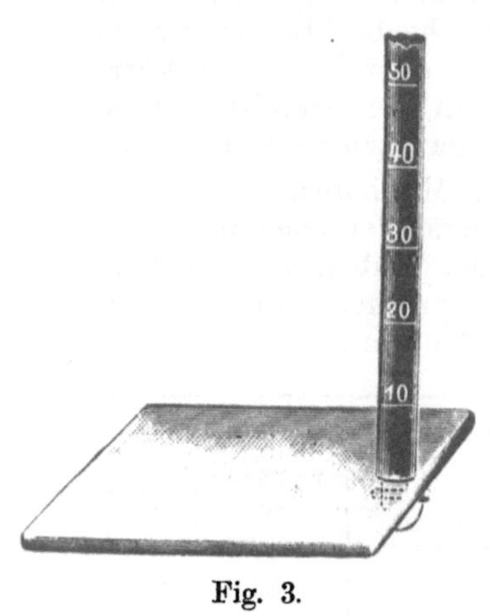

Fig. 3.

Auf ähnlichen Prinzipien wie die Senkscheibenmethode beruht die Anwendung des sog. „Tholometers" (7), doch ist der Apparat zu kompliziert und verhältnismäßig kostspielig.

Ein Nachteil der genannten Methoden liegt darin, daß man mit Licht von unbestimmter und eventuell wechselnder Stärke arbeitet, die Ergebnisse der zu verschiedenen Zeiten ausgeführten Untersuchungen also nicht gut miteinander vergleichbar sind. Dieser Übelstand ist zwar praktisch nicht so groß, wie es theoretisch erscheinen mag, aber immerhin für genauere Untersuchungen störend. Man hat deshalb versucht, konstante Lichtquellen einzuführen, die durchgelassene Lichtmenge zu bestimmen oder mit Vergleichsflüssigkeiten von bekannter Konzentration zu arbeiten, derart, daß man Lösungen von verschiedener Konzentration in solchen Schichtdicken betrachtet, daß die Helligkeiten des durchgelassenen Lichtes gleich werden. Letztere Methoden haben indessen mehr Verwendung bei der Bestimmung der Farbe eines Wassers gefunden und sollen daher erst dort beschrieben werden. Es gehört hierher besonders das **Diaphanometer von König** (8).

Jacksons Candle Turbidimeter besteht aus einem graduierten Glaszylinder mit planem Boden, in eine Metallhülse eingeschlossen. Unterhalb des Zylinders befindet sich eine Normalkerze, und zwar wird dieselbe dauernd so weit von dem Boden des Zylinders gehalten, daß die Randspitze der Flamme 7,6 cm vom Boden entfernt ist. In einem dunklen Raum, oder unter einem dunklen Tuch gießt man von dem zu untersuchenden Wasser so viel in den Zylinder, daß das Bild der Flamme beim Durchblicken von oben gerade verschwindet. Die Kalibrierung der Röhre erfolgt entsprechend den oben erwähnten Trübungsgraden. Folgende Einteilung ist annähernd richtig, muß aber von dem Experimentator nachgeprüft werden (s. folgende Tab.):

Flüssigkeits- höhe in cm	Trübungs- grad	Flüssigkeits- höhe in cm	Trübungs- grad	Flüssigkeits- höhe in cm	Trübungs- grad
2,3	1000	6,4	340	11,4	190
2,6	900	6,6	330	12,0	180
2,9	800	6,8	320	12,7	170
3,2	700	7,0	310	13,5	160
3,5	650	7,3	300	14,4	150
3,8	600	7,5	290	15,4	140
4,1	550	7,8	280	16,6	130
4,5	500	8,1	270	18,0	120
4,9	450	8,4	260	19,6	110
5,5	400	8,7	250	21,5	100
5,6	390	9,1	240	[40,0	50
5,8	380	9,5	230	85,0	20
5,9	370	9,9	220	140,0	10
6,1	360	10,3	210	200,0	5
6,3	350	10,9	200	295,0	1]

Dem Apparat kann auch eine konstante elektrische Lichtquelle beigegeben werden. Verfertiger: **Baker and Fox**, 83 Schermerhorn St., Brooklyn, N. Y.

Kißkalt (9) bringt das zu untersuchende Wasser in einem verdunkelten Zimmer in einen etwa 20 cm langen und 7 cm weiten Zylinder aus geschwärztem Blech, der oben offen, unten mit einer Glasplatte verschlossen ist, und läßt das Licht einer konstanten Lichtquelle (am besten elektrisches Glühlicht) von oben durch die Wassersäule auf ein weißes Papier fallen. Die Bestimmung der Lichtintensität auf dem unterliegenden Papier erfolgt mittels des **Weberschen Photometers**.

Der Lichtverlust wird zweckmäßig in Prozenten angegeben. Derartige Untersuchungen sind natürlich ihrer Umständlichkeit wegen nur unter besonderen Verhältnissen ausführbar.

Einen besonderen optischen Apparat zur Messung von Trübungen, bei dem das Maß für die Trübung die Helligkeit des Tyndallstreifens, der in der Flüssigkeit von einem eindringenden Lichtbündel erzeugt wird, bildet, haben Mecklenburg und Valentiner konstruiert. Der „Tyndallmeter" genannte Apparat wird von der Firma Franz Schmidt und Haensch, Berlin S. 42, gebaut (10).

2. Prüfung auf Farbe.

Dieselbe erfolgt ähnlich wie die Prüfung auf Durchsichtigkeit in nicht zu kurzen (mindestens 40 cm langen) Glaszylindern (Visierzylindern) mit planem Boden und eventuell geschwärzten Wandungen mit Abflußrohr (Fig. 1). Durch Schwebestoffe getrübte Flüssigkeiten müssen vor Anstellung der Probe filtriert werden, und zwar durch Papier- oder Berkefeldfilter. Pasteurfilter können unter Umständen eine entfärbende Wirkung ausüben. Weniger empfehlenswert erscheint der Vorschlag, die Vergleichslösungen künstlich, z. B. durch Mastixzugabe (s. o.), zunächst auf den gleichen Trübungsgrad zu bringen.

Quantitative Bestimmungen der Farbe des Wassers sind auf verschiedenem Wege möglich. Meistens bedarf man dazu einer **Vergleichslösung** und für genauere Untersuchungen auch besonderer optischer Apparate. Wenn nicht besondere Umstände (Verunreinigung durch bestimmte Farbstoffe) vorliegen, so spielt die Färbung des Wassers gewöhnlich in das Gelbliche bis Braungelbe und zeigt dann viel Ähnlichkeit mit der Farbe verdünnter **Karamellösungen.** Man hat deshalb diesen Stoff zu annähernden Schätzungen der Färbung des Wassers benutzt (Kubel-Tiemann, King), indem man destilliertes Wasser so lange mit einer solchen Lösung von bestimmtem Gehalte versetzte, bis der Farbenton der gleiche war.

Die Karamellösung wird hergestellt, indem man 1 g reinen Rohrzuckers in 40—50 ccm destillierten Wassers löst, nach Hinzufügung von 1 ccm verdünnter Schwefelsäure (1 : 3) 10 Minuten lang aufkocht und dann nach Beigabe von 1 ccm Natronlauge (1 Teil Natriumhydrat und 2 Teile Wasser) nochmals so lange in der Siedehitze erhält. Nach dem Erkalten füllt man die Flüssigkeit zu 1 Liter auf; 1 Kubikzentimeter entspricht 1 mg Karamel.

In Amerika ist als Vergleichsflüssigkeit eine **Platinkobaltlösung** gebräuchlich (11). Die Normallösung, welche den Färbungsgrad 500 besitzt (500 Teile Platin in einer Million Teile Flüssigkeit), wird wie folgt hergestellt.

Es werden 1,246 g (gelbes) Kaliumplatinchlorid (K_2PtCl_6), 0,5 g Platin enthaltend, und 1,01 g kristallisiertes Kobaltchlorid ($CoCl_2 + 6H_2O$), 0,25 g Kobalt enthaltend, in Wasser unter Zugabe von 100 ccm konzentrierter Salzsäure gelöst und die Flüssigkeit mit destilliertem Wasser auf 1 Liter aufgefüllt. Aus dieser Stammlösung werden durch entsprechende Verdünnung mit destilliertem Wasser Lösungen mit dem

Färbungsgrad 5, 10, 15, 20, 25, 30, 35, 40, 50, 60 und 70 hergestellt, in Visierzylinder von 100 ccm Inhalt und gleichem Durchmesser gefüllt und in diesen verschlossen aufbewahrt. Sie dienen als Vergleichsflüssigkeiten für das zu untersuchende Wasser. Hat letzteres eine dunklere Färbung als 70, so muß es entsprechend mit destilliertem Wasser verdünnt werden.

Da das Arbeiten mit den Vergleichsflüssigkeiten bei Untersuchungen an Ort und Stelle unbequem ist, hat die U. S. Geological Survey (12) einen Apparat (Fig. 2 oben) eingeführt, in welchem die Vergleichsflüssigkeiten durch nach dieser abgestimmte gefärbte Gläser in Aluminiumfassung ersetzt sind[1]). Die auf den Gläsern angegebenen Zahlen (unter 100) geben den entsprechenden Färbungsgrad der Platin-Kobaltvergleichslösungen an. Man kann auch mehrere Gläser übereinandergelegt anwenden. Die auf ihnen angegebenen Zahlen sind dann zu addieren. Der Apparat besteht aus einer mit destilliertem Wasser zu beschickenden Vergleichsröhre von 20 cm Länge (die Füllung mit Wasser kann eventuell auch unterbleiben), an deren einem Ende die Farbgläser vorgeschaltet werden können, und den Röhren, in welche das zu untersuchende Wasser eingefüllt wird. Die aus Aluminium gefertigten Röhren sind an ihren Enden mit Glasplatten verschlossen. Von den Röhren für das zu untersuchende Wasser ist eine 20 cm, eine 10 cm und eine 5 cm lang. Die letzteren beiden werden angewandt bei sehr stark gefärbten Wassern. Das erhaltene Resultat ist in diesem Falle mit 2 bzw. 4 zu multiplizieren. Beim Vergleich sieht man durch beide Röhren tunlichst gleichzeitig auf einen vom Tageslicht gut beleuchteten weißen Hintergrund. Bei künstlichem Licht sind die erhaltenen Ergebnisse leicht fehlerhaft.

Zu genauen Farbmessungen dienen die **Kolorimeter** (13).

Die Konzentration einer gefärbten Lösung kann durch Vergleichung mit einer Lösung des gleichen Körpers von bekanntem Gehalt oder von einer bestimmten Färbung gleicher Art dadurch bestimmt werden, daß man die Färbung der beiden Lösungen bei durchfallendem Licht durch Veränderung der Schichtdicke (Flüssigkeitssäule) gleich zu machen sucht. Die Konzentration der beiden Lösungen ist dann umgekehrt proportional der Höhe der beiden Flüssigkeitssäulen. Am einfachsten läßt sich eine solche „kolorimetrische" Bestimmung ausführen bei **Benutzung zweier Hehnerscher Zylinder** (vgl. S. 85), durch deren Inhalt man von oben gegen eine beleuchtete Fläche sieht. Man läßt von dem dunkler gefärbten Zylinderinhalt durch den am Fuße des Zylinders angebrachten Hahn so viel abfließen, daß Farbengleichheit erzielt wird, und berechnet mit Hilfe der Flüssigkeit von bekanntem Farbgehalt den Färbungsgrad des zu prüfenden Wassers (vgl. später unter Eisenbestimmung). Zum bequemeren Vergleich der Farben sind verschiedene besondere Apparate („Kolorimeter") konstruiert worden. Dieselben ermöglichen, beide Lösungen gleichzeitig und unmittelbar nebeneinander zu beobachten, indem durch geeignete optische Vorrichtungen die Strahlen, welche durch die zwei miteinander zu vergleichenden Lösungen gegangen sind, unmittelbar nebeneinander gelagert werden. Hierzu gehören hauptsäch-

---

[1]) Angefertigt von Builders Iron Foundry, Providence, R. J.

lich die **Kolorimeter von Duboscq und C. H. Wolff** sowie auch das **Farbenmaß von Stammer (14).**

Das Kolorimeter von Duboscq wird wie folgt beschrieben:

„Ein Spiegel, welcher von dem Fuße des Instrumentes getragen wird und welchen man nach Belieben neigen kann, erlaubt, die zwei Flüssigkeitssäulen, welche verglichen werden sollen, gleichmäßig zu beleuchten. Die beiden Lösungen sind enthalten in zwei senkrechten Glasröhren, welche unten durch zwei planparallele Glasscheiben geschlossen sind. Um die Höhe der Flüssigkeitsschicht, welche das Licht durchstrahlen soll, beliebig verändern zu können, sind in diesen Röhren zwei zylindrische Tauchröhren angebracht, welche oben offen, unten ebenfalls durch planparallele Glasplatten verschlossen sind. Diese beiden Tauchröhren können mit ihrer unteren Fläche in Berührung mit dem Boden der Flüssigkeitsbehälter gebracht und davon mehr oder weniger entfernt werden, indem man die horizontalen Träger der Tauchröhren in zwei senkrechten Schlitzen des Statives verschiebt. Eine an diesen Schlitzen angebrachte Einteilung erlaubt, mit Genauigkeit die Höhe der Flüssigkeitssäule zu messen, welche sich zwischen den Tauchröhren und dem Boden der Flüssigkeitsbehälter befindet, welche also auf das hindurchgesandte Licht absorbierend wirkt. Unter die Zylinder können gefärbte Gläser gebracht werden, um nach Bedarf die Färbung der Lichtstrahlen zu verändern.

Senkrecht über den beiden Tauchröhren befinden sich zwei Glasprismen. Dieselben führen die beiden aus den Tauchröhren kommenden Strahlenbündel durch zweimalige Reflexion zur unmittelbaren Berührung. Diese Strahlenbündel werden dann mit Hilfe eines kleinen Fernrohres beobachtet und man erhält im Gesichtsfelde einen Kreis, dessen eine Hälfte das Licht durch den einen Flüssigkeitszylinder, dessen andere solches durch den anderen Zylinder vom Spiegel zugesandt erhält.

Um nun eine kolorimetrische Beobachtung zu machen, stellt man zuerst den Spiegel, indem man durch das Fernrohr schaut, so ein, daß die beiden Hälften des kreisförmigen Gesichtsfeldes in gleicher Helligkeit erscheinen. Es ist hervorzuheben, daß für diese Beobachtung die Röhren leer und gut gereinigt sein müssen. Sodann gießt man die Lösungen in die beiden Glasröhren, und zwar in eine derselben die Normallösung mit bekanntem Gehalt, in die andere die Lösung, deren Gehalt bestimmt werden soll. Die Tauchröhre, welche sich in der Normallösung befindet, wird in eine bestimmte Höhe eingestellt und sodann die zweite Tauchröhre in solche Höhe gebracht, daß die beiden Hälften des Gesichtsfeldes wieder dieselbe Helligkeit zeigen. Man liest dann an den beiden Einteilungen die Höhen der Flüssigkeiten ab; das umgekehrte Verhältnis dieser Höhen, welche gleiche Absorption ausüben, ergibt das Verhältnis der in beiden Flüssigkeiten enthaltenen Mengen an färbender Substanz, woraus sich der Farbstoffgehalt der untersuchten Lösung sehr einfach berechnet. Ist nach Einstellung auf gleiche Helligkeit h die Höhe der einen Flüssigkeit, h′ diejenige der anderen, p das Absorptionsvermögen der einen, p′ das der zweiten Flüssigkeit, so ist

$$p : p' = h' : h,$$

d. h. das Licht-Absorptionsvermögen einer gefärbten Flüssigkeitsschicht ist umgekehrt proportional ihrer Schichtendicke.“

Ähnlich, aber einfacher konstruiert ist das **Kolorimeter von Wolff,** bei welchem die Höhe der gefärbten Flüssigkeitssäule durch Ablaufenlassen der Flüssigkeit geändert wird. Krüß (15) hat später dann das Photometerprinzip von Lummer und Brodhun (16) in die kolorimetrische Methodik eingeführt. Die verschieden hellen Gesichtsfelder liegen hier konzentrisch zueinander, und es wird dadurch eine größere Genauigkeit in der Ablesung erzielt. Die Fig. 4 zeigt das von Laurent abgeänderte Duboscqsche Kolorimeter, das mit optischem Würfel nach Lummer-Brodhun versehen ist.

Dem Duboscqschen Kolorimeter mit Lummer-Brodhunschem Prismenpaar ist nachgebildet das bereits oben erwähnte **Diaphanometer von J. König** (8). Mit diesem Instrument kann gleichzeitig Farbentiefe und Trübungsgrad von Flüssigkeiten ermittelt und auf ein einheitliches Maß, d. h. auf das der Lichtdurchlässigkeit für weißes Licht zurückgeführt werden. Durch Einschaltung farbiger Gläser wird die Lichtdurchlässigkeit in Rot und Grün ähnlich wie beim Weberschen Photometer bestimmt und der Quotient $\frac{\text{Grün}}{\text{Rot}}$ ermittelt. Als Maß für die Lichtdurchlässigkeit werden verschiedene Rauchgläser benutzt, deren Lichtdurchlässigkeit genau bekannt ist. (Näheres s. in der Originalarbeit.) Das Diaphanometer kann auch zu gewöhnlichen kolorimetrischen Bestimmungen benutzt werden.

Krüß hat ferner die Methode der Kolorimetrie durch Polarisation eingeführt. Zur Einstellung auf gleiche Helligkeit wird hier nicht die Schichthöhe der Lösungen meßbar veränderlich gemacht, sondern es wird eine **Polarisationsvorrichtung** angebracht. Bei ungleicher Helligkeit bilden sich Farbenunterschiede in den 4 Gesichtsfeldern des Instrumentes (je zwei über Kreuz liegende haben gleiche Farbe und Helligkeit) aus, gegen welche das Auge empfindlicher ist als gegen Helligkeitsunterschiede. (Näheres s. unter 14.)

Der allgemeineren Anwendung der Kolorimeter stellt sich hauptsächlich ihr ziemlich hoher Preis hindernd in den Weg [1]).

Das von Autenrieth und Königsberger angegebene Kolorimeter kann ebenfalls für die Wasseruntersuchung

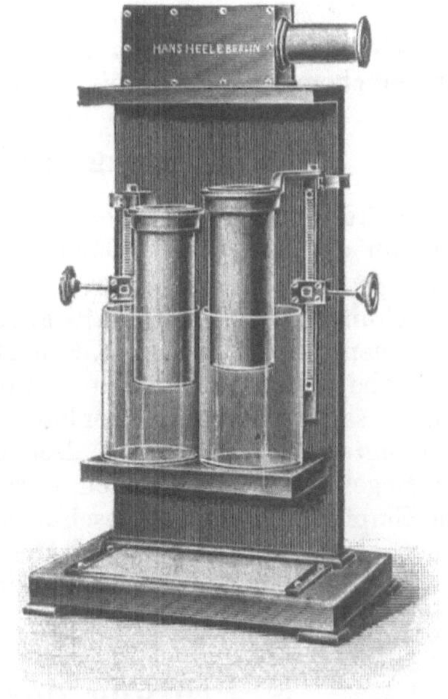

Fig. 4.

nutzbar gemacht werden (17), doch wird es weniger zur Bestimmung der natürlichen Farbe des Wassers verwendet als zur kolorimetrischen Bestimmung des Ammoniaks, der salpetrigen Säure, der Salpetersäure, des Eisens, des Bleis und des Schwefelwasserstoffs (vgl. diese Bestimmungen).

3. Prüfung auf Geruch.

Um die riechbaren Stoffe gut erkennbar zu machen, erwärmt man 100—200 ccm Wasser auf 40—60° in einer weithalsigen Flasche. Nicht

---

[1]) Lieferanten für Kolorimeter sind u. a. Hans Heele, Berlin O. 34, und Schmidt & Haensch, Berlin S. 42.

unzweckmäßig ist es dabei, die Öffnung der Flasche zunächst mittels eines mäßig fest aufgesetzten neuen Korkens zu verschließen, welchen man erst unmittelbar vor der Geruchsprüfung entfernt. Die durch das Erwärmen frei gewordenen Riechstoffe können dann nicht vor der Geruchsprüfung entweichen. Zur Unterscheidung, ob das Auftreten eines etwaigen fauligen Geruches durch Schwefelwasserstoff bedingt ist, fügt man eine Lösung von Kupfervitriol (Kupfersulfat) hinzu; hierdurch wird der Schwefelwasserstoff an Kupfer gebunden, da

$$H_2S + CuSO_4 = CuS + H_2SO_4.$$

Die Verwendung von Bleiazetat zu gleichem Zwecke ist nicht ratsam, da bei der Reaktion leicht etwas freie Essigsäure auftritt, deren Geruch stört.

Die Geruchsprüfung läßt flüchtige Stoffe oft sicherer erkennen als es der chemische Nachweis vermag.

4. Prüfung auf Geschmack.

Diese Prüfung wird in allen den Fällen zu unterbleiben haben, wo es sich um ein infektionsverdächtiges Wasser handelt.

Niedrige Temperaturen führen bei Geschmackprüfungen des Wassers zu Täuschungen. Es ist deshalb angezeigt, kleine Proben auf 15—20° zu erwärmen, bevor man die Kostprobe macht. Im allgemeinen ist von dieser Probe wenig Auskunft zu erwarten, insofern es sich nicht um ein brackiges, salziges, stark eisenhaltiges oder durch fremdartige Gase verunreinigtes Wasser handelt. Der Mangel an Kohlensäure macht sich in der Regel durch einen faden Geschmack bemerkbar.

Die Empfindlichkeit des Geschmacks ist bekanntlich bei den einzelnen Personen verschieden (18). Auch die Einbildung spielt dabei eine große Rolle. Die Ergebnisse der Prüfung sind daher stets nur mit Vorsicht zu verwerten.

5. Prüfung der Temperatur.

Die Prüfung der Temperatur des Wassers hat meistens nur dann Wert, wenn gleichzeitig die zur Zeit der Probeentnahme herrschende Lufttemperatur gemessen wird. In Fällen, wo man aus der Temperatur lediglich auf Mischungsverhältnisse verschiedener Wässer schließen will (z. B. bei Mischung von Abwässern mit Flußwasser, bei Mischung verschiedener Flußwässer) kann die Lufttemperatur unberücksichtigt bleiben. Alle zu Temperaturmessungen benutzten Instrumente sollten vor ihrem Gebrauch — zumal bei vergleichenden und systematischen Untersuchungen — auf ihre Genauigkeit geprüft werden, am einfachsten durch Vergleich mit einem Normalthermometer. Auch die Einstellungsgeschwindigkeit muß bekannt sein. Für genauere Untersuchungen empfehlen sich Thermometer, welche in $^1/_5$ Grade geteilt sind. Die Messung kann bei Thermometern, welche sich schnell einstellen, in der geschöpften Wasserprobe außerhalb der Wasseransammlung (Brunnen, Quelle, Reservoir, Fluß, Teich) vorgenommen werden, doch muß dann die geschöpfte Wasserprobe etwa 1—1$^1/_2$ Liter betragen und das die Probe enthaltende Gefäß muß während der Messung vor Erwärmung (Handflächen, Sonnenstrahlen) geschützt werden. Es versteht sich von selbst, daß auch in den Fällen, wo die Temperatur an der geschöpften Probe festgestellt wird, diese Feststellung un mittelbar nach der Probenahme erfolgen muß. Will man die Temperatur in dem zu untersuchenden Wasser selbst bestimmen, so kann man sich in Fällen, bei welchen es auf sehr genaue Messungen nicht ankommt, der einfachen **Schöpfthermometer** (Fig. 5) bedienen. Bei solchen Thermometern ist die Quecksilberkugel von einem oben offenen Gefäß umschlossen, welches sich beim Einsenken des Instruments mit Wasser füllt. Durch mehrmals ausgeführtes ruckweises Anziehen des Thermometers in der gewünschten Wassertiefe sorgt man dafür, daß wirklich Wasser von der gewählten Stelle eintritt.

Zieht man nach Abwarten der Einstellungszeit das Thermometer schnell empor, so hält sich die Temperatur meist so lange auf der erreichten Höhe, daß die Ablesung keine größeren Fehler ergibt[1]). Für die Ermittelung der Temperaturen von Wasserleitungen, Pump - Brunnen und dgl. kann man sich auch des von Thummempfohlenen „Durchflußthermometers" bedienen, bei welchem das Wasser das Thermometer völlig umspült. Für genaue Bestimmungen sind diese Instrumente den einfachen Schöpfthermometern unbedingt vorzuziehen (19), doch ist ihre geringere Handlichkeit für manche Fälle ein Hindernis. Fig. 6 zeigt ein solches Durchflußthermometer von vorn.

Zur exakten Feststellung der Temperatur in größeren Wassertiefen braucht man kompliziertere Instrumente. Am gebräuchlichsten ist das Tiefseethermometer bzw. **Kippthermometer von Negretti und Zamba** (20). Dieses Thermometer befindet sich in einer Metallfassung, mit welcher es an einer Kette oder dgl. in die gewünschte Wassertiefe eingesenkt wird. Ist diese Tiefe erreicht, so wird durch ein Fallgewicht eine Feder ausgelöst, so daß das Thermometer eine Umdrehung von 180° macht. Der Quecksilberfaden reißt ab. Für diese Stellung ist das Thermometer geeicht. Beim Heraufziehen bleibt der Quecksilberstand fixiert. Ein Einfluß seitens anders temperierter Wasserschichten oder der Luft ist ausgeschlossen.

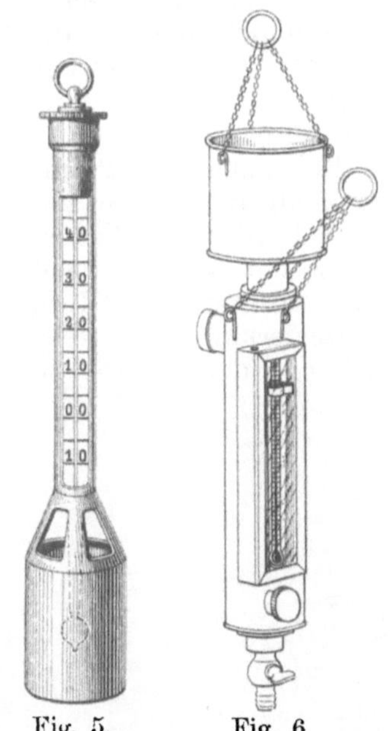

Fig. 5.   Fig. 6.

---

[1]) Die Trägheit der Instrumente kann auch durch Einschließen des Schöpfgefäßes in einen schlechten Wärmeleiter (z. B. Hartgummi) erhöht werden.

Auch die mit der Temperatur wechselnde Leitfähigkeit von Metallen für den elektrischen Strom hat man benutzt, um Temperaturen in großen Tiefen zu messen. Ein auf diesem Prinzip gegründetes Instrument ist das **Thermophone von Warren und Whipple** (21).

6. Bestimmung des spezifischen Gewichts.

Von verhältnismäßig untergeordneter Bedeutung für die Beurteilung des Wassers ist gewöhnlich die Bestimmung des spezifischen Gewichtes. Bei natürlichen, selbst bei verunreinigten Gewässern bewegen sich die Unterschiede zumeist innerhalb der Grenzen von Dezimalstellen, welche für die Beurteilung wenig brauchbar sind. Die gelösten Bestandteile in Abwässern kommen durch die chemische Untersuchung besser zur Geltung. Nur bei gewissen Abwässern mit starkem Salzgehalt (z. B. Abwässern von Chlorkaliumfabriken) ist die Messung des spezifischen Gewichtes üblich und für die Beurteilung und Kontrolle wertvoll.

In Fällen, wo die Anwendung dieses Verfahrens erwünscht ist, wird man sich eines Pyknometers oder eines fein eingeteilten Aräometers bedienen.

Die Benutzung des **Pyknometers** (Fig. 7a) setzt die Einhaltung gleicher Temperaturen bei dem zu prüfenden und dem zum Vergleich dienenden destillierten Wasser voraus. Man füllt zunächst das Instrument mit destilliertem Wasser und bestimmt das Gewicht (v), wenn das mit dem Glasstopfen verbundene Thermometer keine Veränderungen mehr zeigt. Hierauf wird das Pyknometer mehrmals mit dem zu prüfenden Wasser ausgespült, hiernach

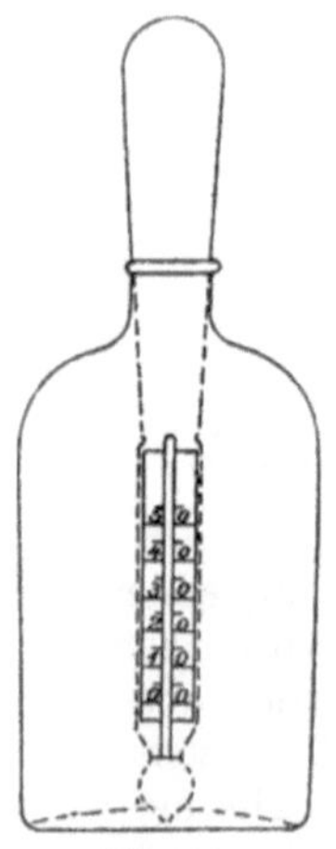

Fig. 7a.

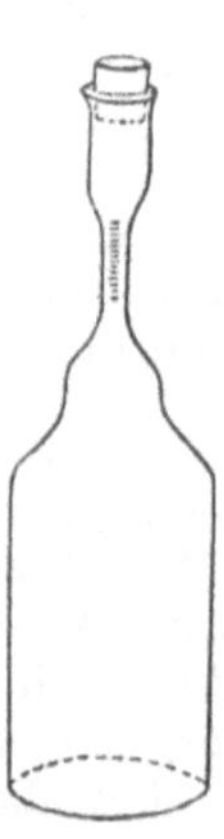

Fig. 7b.

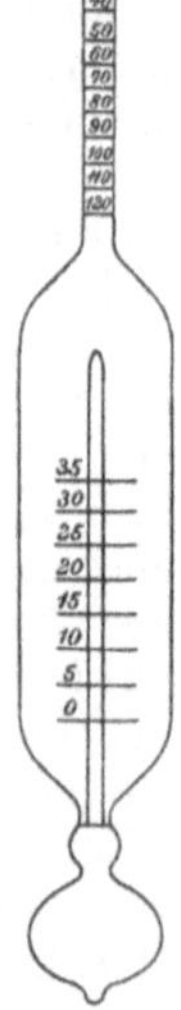

Fig. 8.

vollständig gefüllt, das Thermometer lose bis zum Eintritt der gleichen Temperatur eingehängt. Sobald dies der Fall ist, wird das Instrument durch Einschieben des Stopfens geschlossen, von anhaftendem Wasser sorgfältig befreit und rasch gewogen und hierdurch das Gewicht (p) bestimmt. Der Quotient aus $\frac{p}{v}$ ergibt das spezifische Gewicht des in Untersuchung gezogenen Wassers.

Bei Wässern, welche reich an flüchtigen Gasen (freier Kohlensäure) sind, verwendet man ein **Pyknometerfläschchen**, welches am Halse eine Einteilung trägt und in einiger Entfernung über derselben durch einen vollkommen dichten Stopfen geschlossen werden kann (Fig. 7b). Die Einstellung der beiden Flüssigkeiten auf die gleiche Temperatur bewerkstelligt man vor der jeweiligen Füllung des Instrumentes und verfährt im übrigen wie vorher.

Man kann auch das spezifische Gewicht des Wassers, jedoch weniger genau, mittels eines **Aräometers** (Fig. 8) bestimmen; jedenfalls ist zu fordern, daß die Ablesung der vierten Dezimale ermöglicht ist.

Zur Handhabung desselben füllt man das Wasser in einen Zylinder, dessen Weite eine völlig freie Bewegung des eingesenkten Instrumentes zuläßt. Als Normaltemperatur für die Messung gilt die Temperatur von 15° C.

7. Bestimmung des Gasgehaltes.

Wasser enthält fast immer Gase in wechselnden Mengen gelöst. Die hygienisch und technisch bedeutsamsten von ihnen sind: der Sauerstoff, die Kohlensäure und der Schwefelwasserstoff. Der Nachweis und die quantitative Bestimmung dieser Gase werden in dem Kapitel „Chemische Untersuchung des Wassers" besprochen werden. Handelt es sich um die Analyse von Gasen, z. B. aus Flußschlamm, Klärschlamm usw. entwickelten, so ist nach den Methoden der Gasanalyse zu verfahren (22).

8. Bestimmung des elektrischen Leitvermögens bzw. Messung des elektrischen Widerstandes (23).

Die Methoden der elektrischen Widerstandsmessung beruhen auf dem Ohmschen Gesetz $J = \frac{E}{W}$, d. h. die Stromstärke ist proportional der elektromotorischen Kraft und umgekehrt proportional dem Leitungswiderstand. Der letztere wird sowohl bei festen Leitern wie bei Lösungen durch die **Brückenmethode von Wheatstone** gemessen (vgl. hierzu die Lehrbücher der Physik). Ist der „spezifische Widerstand", d. h. der Widerstand, den ein Würfel von 1 qcm Seitenflächen dem Elektrizitätsdurchgang entgegensetzt = w, so ist der reziproke Wert, nämlich, $\frac{1}{w}$ die „spezifische Leitfähigkeit" eines Materials. Letztere wird gewöhnlich mit $\varkappa$ bezeichnet. Der Widerstand wird ausgedrückt in Ohm. Als Normaltemperatur für Widerstandsmessungen ist 18° C angenommen worden. $\varkappa_{18}$ bedeutet also die spezifische Leitfähigkeit bei 18° C. Die Leitfähigkeit nimmt bei festen Leitern (Metallen) mit steigender Tem-

peratur zu, bei fast allen Lösungen dagegen ab. Feste Leiter werden
im allgemeinen durch den elektrischen Strom nicht verändert, die
meisten flüssigen Leiter (Elektrolyte) dagegen elektrolysiert, gespalten,
d. h. die von Haus aus elektrisch geladenen Ionen der Elektrolyte
wandern zu den entgegengesetzt geladenen Polen der Batterie.

Wasser gibt mit den meisten Salzen, Säuren und Gasen gut leitende
Lösungen. Im allgemeinen haben die Lösungen anorganischer Stoffe
ein besseres Leitvermögen als die Lösungen organischer Stoffe. Mit
steigendem Gehalt an Elektrolyten (steigender Zahl der Ionen) nimmt
die Leitfähigkeit einer Lösung zu.

Die Messung der Leitfähigkeit einer Lösung mittels Gleichstroms
und Galvanometers ist für gewöhnlich nicht angängig, weil die dabei

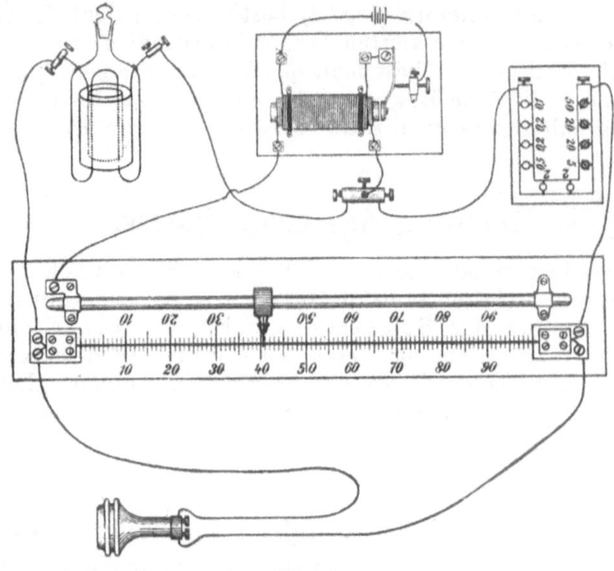

Fig. 9.

auftretende Polarisation der Elektroden das Ergebnis der Messung
fehlerhaft machen würde (der Widerstand würde zu hoch gefunden
werden). Man benutzt daher für Einzelbestimmungen den durch
eine Induktionsspule mit Neefschem Hammer erzeugten Wechsel-
strom und zur Kontrolle der Stärke bzw. des Verschwindens des Wechsel-
stroms das Bellsche Telephon (Kohlrausch). Nach Einschaltung eines
geeigneten Vergleichswiderstandes (durch Stöpselrheostaten) verschiebt
man den Schleifkontakt auf dem Meßdraht (Brückendraht; bequemer
noch sind die sog. Walzenbrücken) so lange, bis das Geräusch im Telephon
auf ein Minimum reduziert ist, und liest die Stellung des Schleifkontaktes
ab [1]). Das zu untersuchende Wasser wird entweder in Widerstandsgefäße

---

[1]) Apparate für Widerstandsmessungen liefern u. a. Hartmann und Braun,
A.-G., Frankfurt a. M., und Bleckmann und Burger, Berlin N. 24; ein leicht
transportabler Apparat für ambulante Messungen wird von der Firma Richard
Bosse & Co., Berlin SO. 36, nach den Angaben Pleißners gefertigt.

(es gibt solche von verschiedener Konstruktion) gefüllt, oder man benutzt eine Tauchelektrode (24). Letztere ist besonders für ambulante Messungen geeignet. Die Anordnung der Apparatur ergibt sich aus Fig. 9. Um die Leitfähigkeit einer Flüssigkeit, z. B. des Wassers, bestimmen zu können, muß die Widerstandskapazität des Meßgefäßes bekannt sein. Dieselbe läßt sich unter Umständen unmittelbar berechnen. Meist wird sie jedoch mittels einer Flüssigkeit von bekanntem Leitvermögen festgestellt (z. B. mit Fünfzigstel-Normal-Chlorkalium-lösung: $\varkappa_{18} = 0{,}002399$). Die Kapazität C ist $= \varkappa \cdot w$, wobei $\varkappa$ das bekannte Leitvermögen und w der gefundene Widerstand in Ohm ist. Hat man auf diese Weise die Kapazität C für ein bestimmtes Widerstandsgefäß bestimmt, so berechnet sich die Leitfähigkeit einer zu prüfenden Flüssigkeit $\varkappa_1$ (oder $\varkappa$) aus dem Quotienten der bekannten Kapazität und dem gefundenen Widerstand w_1 also $\varkappa_1 = \dfrac{C}{w_1}$. Bei sehr verdünnten Lösungen, wie es die meisten für die Untersuchung in Frage kommenden Wässer sind, ist das spezifische Leitvermögen dem Gehalt an gelöstem Salz nahezu proportional.

Zu beachten ist, daß sowohl die Temperatur der Lösung als auch ihr Gasgehalt (Kohlensäure) einen Einfluß auf das Ergebnis der Messung ausüben. $0{,}1^{0}$ Temperaturunterschied verursacht bereits $0{,}2\,^0/_0$ Fehler. Zur Berechnung auf die Normaltemperatur sind Korrektionstabellen verwendbar.

Beispiel:

1. **Bestimmung der Kapazität des Widerstandsgefäßes.**

Eine Tauchelektrode nach Pleißner ist in $^1/_{50}$ Normal-Chlorkalium-lösung eingetaucht. Die Temperatur der Lösung beträgt $18{,}7^{0}$ C. Als Vergleichswiderstand im Stöpselrheostaten sind 30 Ohm gewählt. Die Länge des ganzen Meßdrahts beträgt $100{,}0$ cm. Das Minimum des Telephongeräusches ist erreicht, wenn der Zeiger des Schleifkontaktes auf der Zahl $40{,}0$ der Meßdrahtteilung steht. Gesucht wird der unbekannte Widerstand, den die in der Tauchelektrode enthaltene $^1/_{50}$ Normal-Chlorkaliumlösung dem Durchgang des elektrischen Stromes bietet. Nach dem Prinzip der Wheatstoneschen Brücke ist

$$x : 40{,}0 = 30 : (100{,}0\!-\!40{,}0)$$

also

$$x = \frac{40{,}0 \cdot 30}{60{,}0} = 20 \text{ Ohm.}$$

Daraus würde sich die Kapazität berechnen als $C = 20 \cdot 0{,}002399$. Die Temperatur der $^1/_{50}$ Normal-Chlorkaliumlösung betrug aber nicht $18{,}0^{0}$, sondern $18{,}7^{0}$. Da für $^1/_{50}$ Normal-Chlorkaliumlösung nach den Angaben von Kohlrausch und Holborn

$$\varkappa_{25} = 0{,}002768$$

und

$$\varkappa_{18} = 0{,}002399$$

ist, so beträgt die Korrektur für $0{,}7^{0}$ $0{,}000037$; also ist

$$C = 20 \cdot 0{,}002436 = 0{,}04872.$$

Da ferner zur Herstellung der $^1/_{50}$ Normal-Chlorkaliumlösung nicht absolut „reines" Wasser genommen wurde, sondern nur das reine destillierte Wasser des Laboratoriums, welches an und für sich schon eine wenn auch geringe Leitfähigkeit besitzt, so muß auch diese — wenigstens für genaue Kapazitätsbestimmungen — in Rechnung gezogen werden.

Bei einer Temperatur von 18,0° und einem Vergleichswiderstand von 1000 Ohm wurde für das benutzte destillierte Wasser das Minimum bei der Stellung 95,1 gefunden, woraus sich ein Widerstand von 19408 Ohm und ein Leitvermögen von 0,00000251 berechnet. Demnach ist die Kapazität des Apparates tatsächlich C = 20 · 0,002439 = 0,04878.

2. Bestimmung der Leitfähigkeit eines Flußwassers.

Bei einem Vergleichswiderstand von 50 Ohm und einer Temperatur von 18,3° wurde das Minimum bei 49,5 gefunden; demnach berechnet sich

$$w = \frac{49,5 \cdot 50}{50,5} = 49,0 \text{ Ohm.}$$

Daraus berechnet sich mit Hilfe der bekannten Kapazität des Widerstandsgefäßes (Tauchelektrode)

$$\varkappa = \frac{0,04878}{49,0} = 0,000955$$

oder $9,55 \cdot 10^{-4}$. Eine geringe Abweichung von der Normaltemperatur wie im vorliegenden Beispiel (0,3°) kann praktisch gewöhnlich vernachlässigt werden, sonst muß man, wie oben unter I gezeigt, eine Korrektur anbringen. Die Korrektur kann bequemer mit Hilfe besonderer Tabellen berechnet werden (vgl. Pleißner).

Zur laufenden Kontrolle des Salzgehaltes von Flußwässern, wie sie sich bei den durch Kalifabrikabwässer usw. belasteten Flußläufen (Weser- und Elbstromgebiet) als notwendig erwiesen hat, benutzt man Registrierapparate, welche von Siemens & Halske, A.-G., nach den Angaben von Pleißner gebaut werden. Diese Apparate arbeiten mit Gleichstrom (vgl. 23).

9. Bestimmung der Radioaktivität.

Eine Reihe von Wässern, im besonderen natürliche Mineralwässer, enthalten radioaktives Gas, dessen Identätit mit der Radiumemanation in vielen Fällen nachgewiesen werden konnte. Durch Schütteln des Wassers wird die Emanation — ähnlich wie die gelöste Kohlensäure — ausgetrieben und die elektrische Leitfähigkeit der mit dem Wasser in Berührung befindlichen Luft erhöht. Zur Zeit ist das bequemste Instrument zur Bestimmung der Radioaktivität eines Wassers das **Fontaktoskop von C. Engler und H. Sieveking,** hergestellt von der Firma Günther & Tegetmeyer in Braunschweig (25).

Das Fontaktoskop besteht, wie Fig. 10 zeigt, aus einem Elektroskop Exnerscher Konstruktion mit Aluminiumblättchen (bb), welche mit ihren oberen Enden an einem vertikalen Metallstiel T befestigt sind. Dieser Metallstiel selbst hängt oben in einem isolierenden Bernsteinstopfen und verlängert sich nach unten in den Leitungsdraht, mit dem man bei O den Zerstreuungszylinder Z (oder statt dessen einen Zerstreuungsstab) verbinden kann. Die Blechkanne faßt 10 (oder 2) Liter.

Die Vorschrift für die Benutzung des Instruments lautet folgendermaßen:

Das Elektroskop ist mit großer Vorsicht zu behandeln, da die dünnen Blättchen sehr leicht beschädigt werden können. Dem Instrument ist eine Eichtabelle beigegeben, auf Grund welcher sich aus dem Ausschlag der Blättchen die Spannung entnehmen läßt.

Vor Beginn eines Versuches überzeuge man sich davon, daß keinerlei Isolationsmängel vorhanden sind, daß der Bernstein im Elektroskop trocken ist (in sehr seltenen Fällen vorsichtig trocknen mit Hilfe des Natriums in der seitlichen Röhre), daß die Kanne nicht von früheren Messungen her radioaktiv ist; alles dies konstatiert man durch Messung des sogenannten „Normalverlustes"; man erhält denselben in der Weise, daß man das Elektroskop mit angehängtem Zer-

streuungszylinder auf die leere Kanne setzt, lädt und den Abfall der Spannung in einer halben Stunde mißt. Zum Anhängen des Zylinders dient der kleine Stift, der in den Mittelbalken des Elektroskopes eingeschraubt werden kann und der den Zylinder mittels Bajonettverschlusses trägt. Das Laden erfolgt nach vorsichtigem Entfernen der Schutzbalken (ss) mit einem kleinen Stäbchen aus Hartgummi oder mit einer Zambonisäule, welch ersteres leicht am Ärmel oder am Haar gerieben wird. Bei feuchtem Wetter oder beim Arbeiten in großer Nähe der Quelle (Badehaus) ziehe man das Hartgummistäbchen jedesmal vor dem Reiben rasch durch die Flamme eines Zündhölzchens, da es sonst nicht genügend isoliert. Das Laden erfolgt nach Aufsetzen des Elektroskopes mit daran hängendem Zylinder auf die Kanne. Unter normalen Verhältnissen soll der Verlust in ener halben Stunde etwa 10 bis 15 Volt betragen, also auf eine Stunde umgerechnet 20—30 Volt. Während der Bestimmung des Normalverlustes kann gleichzeitig die Entnahme des zu prüfenden Wassers erfolgen; letztere hat mit großer Vorsicht

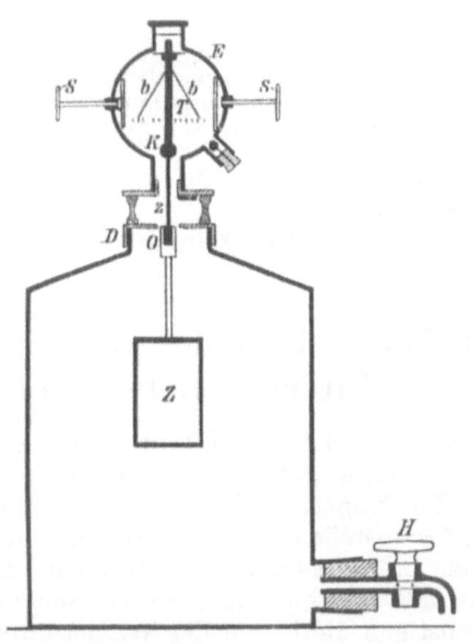

Fig. 10.

vor sich zu gehen; es ist speziell darauf zu achten, daß nicht Luft durch das Wasser quirlt; dasselbe soll langsam in das Schöpfgefäß einfließen, das Gefäß vorher mit dem Quellwasser gespült werden. Heiße Quellen werden im Wasserbade auf etwa 30 Grad abgekühlt; die Menge des zur Verwendung kommenden Wassers ist abhängig von der Stärke der Quelle; bei starken Quellen genügt $^{1}/_{4}$ Liter, bei schwächeren $^{1}/_{2}$ bis 1 Liter; darüber entscheidet ein orientierender Vorversuch.

Ist das Wasser hinreichend abgekühlt und die Bestimmung des Normalverlustes beendet, so lasse man das Quellwasser vorsichtig in die Kanne fließen und achte wieder darauf, überflüssiges Luftdurchperlen zu vermeiden; darauf schließe man die Kanne mit dem Gummistopfen sehr exakt und schüttele kräftig eine halbe Minute lang; dann lasse man, falls ein starker Überdruck in der Kanne herrscht, wie dies bei reichem Kohlensäuregehalt der Fall ist, ein entsprechendes Quantum Wasser aus dem unteren Hahn H vorsichtig ab, wobei man die Kanne leicht neigt, damit keine Luft entweichen kann. Nun lüfte man den oberen Stopfen D, befestige den Zerstreuungszylinder Z am Elektroskop E, setze letzteres rasch auf die Kanne, lade bis auf 30 Teilstriche etwa und beobachte den Abfall der Spannung. Die Beobachtungsdauer ist natürlich abhängig von der Stärke des

24 Die physikalische Prüfung des Wassers und Abwassers.

Quellwassers; man wähle die Versuchsdauer so, daß die Blättchen um etwa 10 ganze Skalenteile zusammengehen. Man wiederhole die Messung rasch ein zweites Mal. Der beobachtete Spannungsabfall wird umgerechnet auf eine Stunde und 1 Liter; dauerte der Versuch 5 Minuten bei $^1/_4$ Liter, so wäre der beobachtete Wert mit $12 \times 4 = 48$ zu multiplizieren.

Das so erhaltene Resultat bedarf, wenn es auf sehr genaue Messungen ankommt, gewisser Korrekturen.

Häufig wird die Aktivität einer Quelle in absoluten elektrischen Einheiten angegeben außer der Angabe des Voltabfalls pro Stunde.

Zur Berechnung genügt die Kenntnis der Kapazität des Apparates, deren Bestimmung zur Eichung des Instrumentes gehört. Zur Umrechnung beachte man, daß 300 Volt gleich einer absoluten elektrostatischen Einheit sind und eine Stunde gleich 3600 Sekunden ist.

Hat man z. B. pro Liter und Stunde einen Abfall von 8400 Volt gefunden, und ist die Kapazität = 13,5 cm, so ist die abfließende Elektrizitätsmenge pro Sekunde (Stromstärke)

$$\frac{8400}{300} \cdot \frac{13,5}{3600} \quad \text{Einheiten.}$$

Da dieser Wert unbequem klein wird, selbst für eine starke Quelle, bei der 8400 Volt gefunden wurden, so multipliziert man ihn noch mit 1000. Die so erhaltenen Zahlen bilden das von Mache vorgeschlagene Maß der Radioaktivität von Quellen.

Eine verbesserte Form des Fontaktoskops haben Engler, Sieveking und Koenig angegeben.

Wegen weiterer Einzelheiten der Untersuchung vgl. die angezogene Literatur.

10. Beurteilung des Wassers mittels des Wasser-Interferometers von F. Löwe (26).

Das von F. Löwe im Jahre 1910 beschriebene, von der Firma Carl Zeiß in Jena gebaute Flüssigkeitsinterferometer gestattet in kurzer Zeit Konzentrationsänderungen von Lösungen der verschiedensten Stoffe festzustellen. Im besonderen scheint es sich dazu zu eignen, die Kolloide in Abwässern zu bestimmen. Der sehr hohe Preis des Instrumentes läßt dasselbe aber einstweilen nicht in Wettbewerb treten mit den sonstigen Methoden der Wasseruntersuchung. Eigene Erfahrungen mit dem Apparat fehlen den Verfassern. Wir beschränken uns daher darauf, auf die wesentlichste über das Verfahren erschienene Literatur zu verweisen. Das Instrument, dessen Prinzip auf einer optischen Messung der Differenz in den Beugungserscheinungen zweier Wasserproben beruht, welche nebeneinander in je einer Wasserkammer untergebracht sind — das eine Wasser ist das zu untersuchende, das andere das Vergleichswasser — ist auch als Reiseinstrument ausgebildet worden, so daß nötigenfalls die Untersuchungen an Ort und Stelle stattfinden können.

II. Die chemische Untersuchung des Wassers und Abwassers.

Es kann nicht die Aufgabe dieses Leitfadens sein, die zum chemischen Arbeiten notwendigen Handgriffe und die grundlegenden Methoden zu schildern. Diese müssen als bekannt vorausgesetzt werden und sind ja auch tatsächlich nur praktisch zu erlernen. Wer sich über diese Dinge theoretisch näher unterrichten will, muß größere Werke (27) zur Hand nehmen.

Die für die gewöhnliche chemische Wasseruntersuchung notwendige Laboratoriumseinrichtung ist verhältnismäßig einfach. In Fig. 11 sind die für die Wasseranalyse am häufigsten gebrauchten Gerätschaften abgebildet. Daß daneben noch die in jedem chemischen Laboratorium vorhandenen größeren Apparate (analytische Wage, Trockenschrank, Wasserbäder usw.) benötigt werden, ist ebenso selbstverständlich wie die Sorge für reine Reagenzien[1]).

1. Bestimmung der Reaktion.

Folgende **Indikatoren** sind in der Wasseranalyse zur Prüfung der Reaktion gebräuchlich:

Lackmus bzw. der färbende Bestandteil des Lakmus, Azolithmin,
Phenolphthalein,
Rosolsäure,
Methylorange („Lunges Indikator"),
Jodeosin, auch Erythrosin genannt,
Kongorot.

Je nach der vorhandenen Reaktion zeigen die Lösungen dieser Stoffe folgende Farbe:

Indikator	Bei neutraler Reaktion	Bei alkalischer Reaktion	Bei saurer Reaktion
Lackmus	violett	blau	rot
Phenolphthalein	farblos	intensiv rot	farblos
Rosolsäure	schwach gelb	rosarot	gelb
Methylorange	orangerot	gelb	rot (Mineralsäure)
Jodeosin	rosa	kirschrot	orangefarben
Kongorot	rot	rot	blau

---

[1]) Vgl. Merck, E., Prüfung der chemischen Reagenzien auf Reinheit. 2. Aufl. Darmstadt 1912.

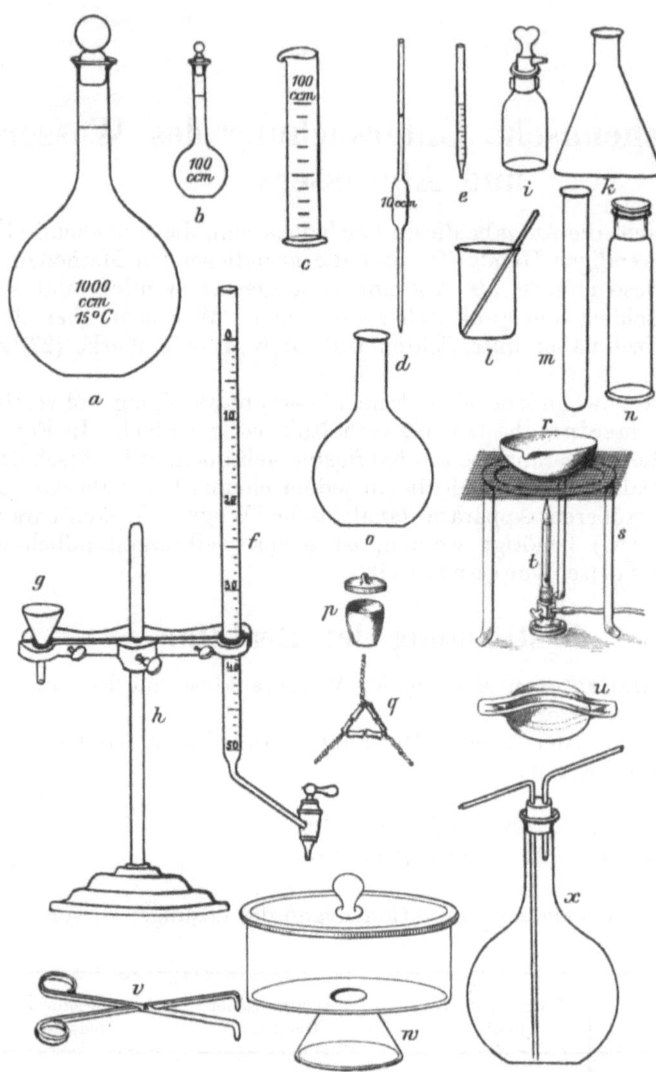

Fig. 11.

a Meßkolben zu 1 Liter. b Meßkölbchen zu 100 ccm. c Meßzylinder zu 100 ccm. d Vollpipette zu 1 ccm. e Kleine Meßpipette zu 1 ccm. f Glashahn-Bürette, 50 ccm Inhalt. g Trichter. h Stativ. i Tropffläschchen (für Indikatoren). k Erlenmeyerkolben. l Becherglas mit Glasstab. m Reagenzglas. n Standgefäß zum Absitzenlassen von Niederschlägen. o Rundkolben. p Porzellantiegel. q Tondreieck. r Porzellanschale. s Dreifuß mit Drahtnetz. t Bunsenbrenner mit Sparflamme. u Uhrschälchenapparat. v Tiegelzange. w Exsikkator. x Spritzflasche.

Man wendet die genannten Indikatoren in folgenden Lösungen an:

Lackmus.

Als **Lackmustinktur**, für deren Herstellung aus dem Lackmusfarbstoff verschiedene Vorschriften bestehen. Es empfiehlt sich im allgemeinen, die Lackmustinktur fertig zu beziehen. Lackmustinktur nach **Kubel** und **Tiemann** liefert u. a. C. A. F. **Kahlbaum**, Chemische Fabrik, Berlin in anerkannt guter Qualität. Die **Vorschrift** von **Kubel-Tiemann** lautet:

1. Der gepulverte, käufliche Lackmusfarbstoff wird wiederholt mit heißem destillierten Wasser behandelt. Die wäßrigen Auszüge werden behufs Zersetzung der darin vorhandenen Karbonate (Kaliumkarbonat) mit Essigsäure gelinde übersättigt und auf dem Wasserbade bis zur Konsistenz eines dicken Extraktes, keineswegs aber bis zur Trockenheit eingedampft. Den schwer flüssigen Rückstand verdünnt man allmählich mit $90^0/_0$igem Alkohol, bringt das Gemisch in einen Kolben und fügt eine reichliche Menge $90^0/_0$igen Alkohols hinzu. Es wird dadurch der gegen Säuren und Basen äußerst empfindliche Farbstoff gefällt, während ein weniger empfindlicher roter Farbstoff und Kaliumazetat in Lösung gehen. Man filtriert und wäscht mit Weingeist aus. Der zurückbleibende Farbstoff wird in destilliertem Wasser unter Erwärmen gelöst und die Lösung filtriert.

2. Die Bereitung der obigen Tinktur nimmt einige Zeit in Anspruch. Etwas rascher kommt man zum Ziele, erhält aber auch eine etwas weniger empfindliche und haltbare Lackmustinktur, wenn man aus den zerkleinerten Lackmusstücken zunächst den weniger empfindlichen Farbstoff mit Alkohol von 85 Volumprozenten [1]) entfernt und, sobald die alkoholischen Auszüge nur noch schwach violett gefärbt erscheinen, den Rückstand mit destilliertem Wasser behandelt, wobei der in Weingeist unlösliche, empfindliche Farbstoff in Lösung geht, gleichzeitig aber auch etwas kohlensaures Kalium gelöst wird. Die abfiltrierte Flüssigkeit erscheint bei dem Verdünnen mit wenig Wasser violett und wird durch stärkeres Verdünnen rein blau.

Ein Teil der konzentrierten Auflösung des blauen Pigments wird mit destilliertem Wasser verdünnt und solange tropfenweise mit sehr verdünnter Säure (1 bis 2 Tropfen verdünnte Schwefelsäure auf 200 ccm Wasser) versetzt, bis die blaue Färbung der Lösung in eine weinrote übergegangen ist. Darauf stellt man mit Hilfe der konzentrierten Auflösung die blaue Färbung der Flüssigkeit wieder her und bewahrt die letztere bei Luftzutritt in einer mit einem Baumwollstopfen verschlossenen Flasche auf, weil die Lösung sonst durch Reduktion mißfarbig wird.

In ausgedehntem Maße wird Lackmus in Form des **Lackmuspapiers** verwendet, gewöhnlich in Form des blauen oder des roten, oder auch zusammen als sog. „Duplitestpapier" (Helfenberg). Es ist in gut verschlossenen Behältern aufzubewahren.

Azolithmin.

Man löst 1 g Azolithmin in 100 ccm schwach alkalischen Wassers und bringt die blaue Lösung mit Oxalsäure vorsichtig auf den richtigen Farbenton. Die Lösung ist nicht empfindlicher, aber haltbarer als Lackmustinktur.

Phenolphthalein.

Man löst 1 g reines Phenolphthalein in 100 ccm 96proz. Alkohols.

Rosolsäure.

Man löst 0,5 g Rosolsäure in 50 ccm Alkohol und fügt 50 ccm

---

[1]) Vgl. die Alkoholtabelle auf S. 204.

destilliertes Wasser hinzu. Als Reagens auf freie Kohlensäure (s. S. 34) ist der Indikator in etwas anderer Weise herzustellen.

Methylorange.

Man löst 0,1 oder 0,05 g Methylorange in 100 ccm destillierten Wassers.

Jodeosin.

1 g gereinigtes Jodeosin wird in 500 ccm 96proz. Alkohols gelöst. Die Anwendung des Farbstoffs als Indikator wird erst möglich beim Schütteln mit Äther. Man kann daher auch den Indikator unmittelbar in säurefreiem wasserhaltigen Äther lösen und größere Mengen (10 bis 20 ccm) dieser Lösung als Indikator verwenden.

Kongorot.

Man löst 0,5 g Kongorot in 100 ccm destillierten Wassers und fügt 10 ccm 96%igen Alkohol hinzu. Die in neutralem Zustande rote Lösung wird durch Mineralsäuren blau gefärbt (also umgekehrt wie Lackmustinktur).

Phenolphthalein, Lackmus und Rosolsäure sind nicht anwendbar zur Titrierung ammoniakalischer Flüssigkeiten, Methylorange ist nicht brauchbar bei Anwesenheit organischer Säuren und schwefligsaurer Salze. In heißen Lösungen leidet die Empfindlichkeit der Methylorange. Man tut deshalb gut, diesen Indikator nur in der Kälte anzuwenden.

Rosolsäure empfiehlt sich zur Titrierung schwächerer, speziell organischer Säuren, desgl. Phenolphthalein.

Verhalten der genannten Indikatoren zu freier Kohlensäure und zu Bikarbonaten.

Im allgemeinen reagieren: die **freie Kohlensäure** auf die üblichen Indikatoren schwach sauer, die doppeltkohlensauren Salze neutral und die Monokarbonate (neutralen Karbonate) alkalisch.

So färbt freie Kohlensäure blaues Lackmuspapier weinrot, entfärbt schwach rot gefärbtes Phenolphthalein und färbt rote Rosolsäurelösung gelb. Methylorange wird dagegen von freier Kohlensäure fast gar nicht beeinflußt. Man benutzt es daher bei der Bestimmung der Alkalinität der Wässer und zur Ermittelung des Gehaltes des Wassers an Bikarbonaten („Temporäre Härte").

Die Sulfate, Chloride, Nitrate und Bikarbonate der Alkalien und Erdalkalien reagieren gegen Phenolphthalein neutral. Ebenfalls neutral verhalten sich die genannten Salze gegen Rosolsäure, mit Ausnahme der Bikarbonate, welche gegen diesen Indikator stark alkalisch reagieren. Aus diesem Grunde können sich bei der Prüfung auf freie Kohlensäure mit Rosolsäure nach v. Pettenkofer (vgl. S. 34) erhebliche Mengen von freier Kohlensäure dem Nachweis entziehen, da 1 mg Bikarbonat-Kohlensäure die saure Reaktion von 0,25 mg freier Kohlensäure verdeckt (Tillmans und Heublein, 31). Auch auf Lackmus wirken Bikarbonate alkalisch.

Die Indikatoren sind selbst entweder schwach sauer oder schwach alkalisch. Bei der Neutralisation entstehen die entsprechenden Farbenänderungen. Die Wirkung der Indikatoren wird bekanntlich mit Hilfe der Dissoziationstheorie erklärt. Näheres über Indikatoren s. bei Glaser u. a. (28).

Ausführung der Prüfung der Reaktion.

Man bestimmt die Reaktion eines Wassers gewöhnlich dadurch, daß man je einen roten und einen blauen Streifen von Lackmuspapier 5—10 Minuten zur Hälfte in ein mit dem zu untersuchenden Wasser gefülltes Schälchen eintauchen läßt und erst dann die eingetretene Verfärbung feststellt.

2. Bestimmung des Säuregrades.
(Abgesehen von Kohlensäure bzw. flüchtigen Säuren.)

Im Trinkwasser kommen außer der Kohlensäure andere freie Säuren nicht oft vor.

Ausführung der Bestimmung.

100—200 ccm Wasser werden zum Sieden erhitzt und unter Benutzung von Lackmustinktur, Azolithminlösung oder Phenolphthalein als Indikator mit $^1/_{10}$ Normallauge bis zum Farbenumschlag titriert. Verwendet man Methylorange als Indikator, so wird die Kohlensäure ausgeschaltet, und die Titration kann in der Kälte erfolgen. Doch läßt sich der Säuregrad bei Anwendung von Methylorange scharf nur hinsichtlich der Mineralsäuren bestimmen. Etwaige flüchtige Säuren müssen zuerst durch Destillation, eventuell mittels Wasserdampfes entfernt und im Destillat bestimmt werden.

3. Bestimmung der Alkalinität.

Unter **Alkalinität** eines Wassers begreift man die Summe der an Kohlensäure gebundenen Alkalien, des Kalkes und der Magnesia sowie etwaiger freier Alkalien im Wasser oder Abwasser. In gewöhnlichen Trinkwässern wird die Alkalinität fast nur durch Kalzium- und Magnesiumbikarbonat bedingt. Die Bestimmung der Alkalinität ist dann gleichbedeutend mit der Bestimmung der sog. Karbonathärte (s. d.). Man kann daher die Alkalinität auch in Härtegraden ausdrücken. Die Alkalinität ist ferner identisch mit dem „Säurebindungsvermögen" (Weigelt) natürlicher Oberflächenwasser.

Vgl. auch: Bestimmung der Bikarbonat-Kohlensäure.

Ausführung der Bestimmung.

100 oder 200 ccm des zu untersuchenden Wassers werden zur Abscheidung etwa unlöslich gewordener Erdalkalien filtriert, mit einigen Tropfen Methylorange (Lunge) versetzt und mit $^1/_{10}$ Normal-Salzsäure

bis zum Farbenumschlag in der Kälte titriert. Oder man versetzt die Wassermenge mit einem Überschuß von $^1/_{10}$ Normal-Schwefelsäure, erhitzt bis zum Sieden und titriert unter Benutzung von Lackmus oder Azolithmin als Indikator mit $^1/_{10}$ Normallauge.

Berechnung (für 2 und 3).

Der Säuregrad (Azidität) bzw. die Alkalinität wird ausgedrückt in der Anzahl von Kubikzentimetern Normallauge bzw. Normalsäure, welche für einen Liter Wasser verbraucht worden sind.

Beispiel: 200 ccm Wasser wurden mit 10 ccm $^1/_{10}$ Normal-Schwefelsäure versetzt, erhitzt und unter Zusatz von Azolithmin als Indikator mit $^1/_{10}$ Normal-Natronlauge zurücktitriert. Die beiden Normallösungen (s. u.) waren vollständig aufeinander eingestellt. Es wurden verbraucht: 6,3 ccm Normalnatronlauge.

Demnach hatten 200 ccm Wasser 3,7 ccm $^1/_{10}$ Normalsäure benötigt, d. s. für einen Liter 18,5 ccm. Die Alkalinität betrug daher 1,9 ccm Normalsäure[1]).

Anhang: Normallösungen (29).

Bei der Maßanalyse benutzt man neben empirischen Maßflüssigkeiten (vgl. z. B. die maßanalytische Chlorbestimmung) mit Vorliebe sogenannte „Normallösungen". Normallösungen sind Lösungen, welche die einem Atom Wasserstoff äquivalente Menge der betreffenden Substanz in Gramm (Äquivalentgewicht) in einem Liter enthalten. Enthalten sie z. B. nur $^1/_{10}$ oder $^1/_{100}$ der äquivalenten Menge, so heißen die Lösungen $^1/_{10}$ oder $^1/_{100}$ Normallösungen, enthalten sie z. B. die doppelte äquivalente Menge, so heißen sie Doppelnormallösungen u. s. f.

Die äquivalente Menge einer chemischen Substanz bzw. ihr Äquivalentgewicht ist gleich dem Molekulargewicht, dividiert durch die (auf Wasserstoff als Einheit bezogene) Wertigkeit. Beispiele s. in folgender Tabelle.

Name der Verbindung	Formel	Molekular-gewicht	Wertigkeit	Äquivalent-gewicht
Kochsalz	$NaCl$	58,46	1	58,46
Silbernitrat	$AgNO_3$	169,89	1	169,89
Salzsäure	HCl	36,47	1	36,47
Soda (Natriumkarbonat)	Na_2CO_3	106,00	2	53,0
Natriumhydrat	$Na(OH)$	40,01	1	40,01
Schwefelsäure	H_2SO_4	98,08	2	49,04
Oxalsäure	$C_2H_2O_4 + 2(H_2O)$	126,06	2	63,03
Kaliumpermanganat	$KMnO_4$	158,03	5	31,61
Calciumoxyd	CaO	56,07	2	28,04

---

[1]) Diese 1,9 ccm Normalsäure würden 76 mg SO_3 (Schwefelsäureanhydrid) entsprechen. Nach der von Weigelt eingeführten Art der Bezeichnung hätte also das Wasser das „Säurebindungsvermögen" 76.

Ein Liter Normalsäure wird durch einen Liter Normallauge gerade neutralisiert, ein Liter Normaloxalsäurelösung durch einen Liter Normalkaliumpermanganatlösung in Kohlensäure und Wasser zerlegt, das Silber eines Liters Normalsilbernitratlösung durch einen Liter Normalkochsalzlösung genau als Chlorsilber ausgefällt usw.

Die Normallösungen können bisweilen so hergestellt werden, daß man die erforderliche Menge der betreffenden chemischen Substanz genauestens abwiegt und zu einem Liter in destilliertem Wasser von 15°C löst (Silbernitrat, Kochsalz, Oxalsäure). Vielfach muß man aber zunächst eine größere Menge als notwendig ungefähr abwiegen oder abmessen, lösen bzw. verdünnen und den Gehalt der Lösung maßanalytisch feststellen (Bestimmung des „Titers" der Lösung). Sodann berechnet man, wie viel destilliertes Wasser noch zugegeben werden muß, damit eine Normallösung entsteht.

Beispiel: Es bestehe die Aufgabe, eine Normalschwefelsäure herzustellen, d. h. eine Lösung, welche 49,05 g wasserfreie Schwefelsäure im Liter enthält.

Es werden ungefähr 60 g reinster konzentrierter Schwefelsäure in einem Kölbchen oder Becherglas abgewogen und unter Kühlung in destilliertes Wasser vorsichtig eingegossen und gemischt. Nachdem die Temperatur der Mischung sich auf etwa 15° C eingestellt hat, wird die Lösung zu etwas mehr als einem Liter (z. B. zu etwa 1100 ccm) aufgefüllt und gründlich durchgemischt. Von der Mischung titriert man 25 ccm mit Normalnatronlauge. Angenommen, es würden zur Neutralisation dieser 25 ccm 28,8 ccm Natronlauge gebraucht, so enthielte die Lösung nicht 49,05 g Schwefelsäure im Liter, sondern $0{,}04905 \times 28{,}8 \times 40 = 56{,}5$ g. Es sind dann (nach dem Ansatz $1000 : 49{,}05 = x : 56{,}5$) 1000 ccm der Lösung auf 1152 ccm aufzufüllen, um eine Normalschwefelsäure zu erhalten. Man mißt also von der noch mehr als 1 Liter betragenden Lösung genau einen Liter ab, setzt demselben 152 ccm destilliertes Wasser zu und mischt gründlich durch.

Vereinfachen kann man sich unter Umständen die Darstellung von Normallösungen etwas, wenn man sich bestimmter Hilfstabellen [1]) bedient. Man bestimmt dann von einer konzentrierteren Lösung, welche durch Verdünnen auf eine Normallösung gebracht werden soll, unter Innehaltung der Temperatur von 15° das Volumgewicht mit einer Genauigkeit von etwa einer Einheit der 4. Dezimale. Die Tabellen geben dann an, auf wie viel Volum ein Volum der untersuchten Lösung zu verdünnen ist, bzw. wie viel ccm auf 1 Liter aufzufüllen sind, nm eine Normallösung zu erhalten. Das Verfahren gibt Lösungen, die auf Zehntelprozente richtig sind.

Bei den azidimetrischen und alkalimetrischen Methoden geht man nicht von einer Normalnatronlauge als Urmeßflüssigkeit aus, sondern von einer Normalsodalösung, weil diese genauer herzustellen ist. Von der Reinheit des verwendeten Natriumkarbonats muß man sich durch qualitative Reaktionen (Prüfung auf Chlor- und Schwefelsäuregehalt) überzeugen, oder man wählt als Ausgangspunkt das im Handel in sehr reinem Zustande vorhandene Natriumbikarbonat ($NaHCO_3$), welches man durch Erhitzen in einer Platinschale bis zur kaum sichtbaren Rotglut in Natriumkarbonat überführt.

Man kann zu Titrationszwecken ebensogut Kalilauge wie Natronlauge nehmen. Im allgemeinen wird aber angenommen, daß die Kalilauge beim Aufbewahren das Glas der Flaschen weniger angreift. Karbonathaltig sind meist beide Produkte, ein Punkt, auf welchen man unter Umständen wegen der Empfindlichkeit einzelner Indikatoren gegen Kohlensäure (s. o.) wird Rücksicht zu nehmen haben.

Normallösungen sollten tunlichst immer mit Hilfe desjenigen Indikators eingestellt werden, mit welchem zusammen sie in der Praxis angewandt zu werden pflegen, da mit verschiedenen Indikatoren geprüft, der Neutralpunkt einer Lösung nicht immer der gleiche ist.

---

[1]) Vgl. Küster-Thiel, Logarithmische Rechentafeln für Chemiker, Pharmazeuten, Mediziner und Physiker. 22. Aufl. 1920 (Berlin und Leipzig).

4. Bestimmung der Kohlensäure.

A. Allgemeine Bemerkungen.

Die bisher üblichen Vorstellungen über die verschiedenen Zustände, in welchen sich die Kohlensäure im Wasser findet, bedürfen nach den neueren Anschauungen über die Natur wäßriger Lösungen einer gewissen Modifikation (30). Die auch zurzeit leider noch vielfach geübte Einteilung ist die in „ganz gebundene Kohlensäure", d. h. in einfachkohlensaure Salze (Monokarbonate), z. B. $CaCO_3$, „halb gebundene Kohlensäure", d. h. solche, welche sich locker den einfachkohlensauren Salzen zu doppeltkohlensauren Salzen (Bikarbonaten, Hydrokarbonaten) addiert, z. B.

$$CaCO_3 + H_2CO_3 = Ca(HCO_3)_2$$

und „freie Kohlensäure", d. h. der Rest der Kohlensäure, welcher nicht an Basen gebunden ist.

Die Kohlensäure kommt im natürlichen Wasser, hauptsächlich an Kalk und Magnesia gebunden, gewöhnlich aber nur als Hydrokarbonat vor, da die einfachkohlensauren Erdalkalien wenig löslich sind; daneben als freie Kohlensäure.

Nach physikalisch-chemischen Anschauungen sind die Salze, Säuren und Basen in verdünnten wäßrigen Lösungen mehr oder weniger elektrolytisch gespalten (dissoziiert). Die Kohlensäure ist eine sehr schwache Säure und bei der elektrolytischen Dissoziation ihrer Salzs bildet sich neben dem Metall-Ion (Kation) praktisch nur Hydrokarbonat-Ion. Bei der Auflösung von kohlensaurem Kalk in Wasser entstehen dementsprechend nur Kalzium- und Hydrokarbonat-Ionen. Der Begriff der „gebundenen + halbgebundenen" Kohlensäure deckt sich also praktisch mit dem Begriff der „Hydrokarbonat-Ionen". Neben diesen ist nur von Bedeutung die freie Kohlensäure (CO_2).

In den gewöhnlichen natürlichen Wässern kommen fast ausschließlich kohlensaure Erdalkalien vor, hier spielen also die Hydrokarbonat-Ionen und die freie Kohlensäure eine Rolle; in Mineralwässern, Abwässern und dgl. kommen aber auch Karbonate der Alkalien vor, ja die Menge der „festgebundenen" Kohlensäure kann hier mehr als die Hälfte der Gesamtkohlensäure betragen. Solche Wässer können natürlich keine freie Kohlensäure enthalten, ja sie reagieren oft gegen Phenolphthalein alkalisch, indem die sich neben Hydrokarbonat-Ionen (HCO_3') findenden Karbonat-Ionen (CO_3'') unter Hydrolyse zum Teil in Hydrokarbonat-Ionen übergehen, wobei es zu einer der OH'-Konzentration entsprechenden alkalischen Reaktion kommt

$$CO_3 + H_2O = CO_3H' + OH'.$$

Monokarbonate (Karbonat-Ionen) und freie Kohlensäure (CO_2) schließen sich also aus, dagegen ist stets neben Monokarbonat (Karbonat-Ionen) Bikarbonat (Hydrokarbonat-Ionen) vorhanden. Die Erfahrung lehrt auch, daß dort, wo für die Bindung der freien Kohlensäure genügend Kalk und Magnesia vorhanden ist, das Grundwasser frei oder wenigstens arm an freier Kohlensäure ist, d. h. harte Wässer enthalten häufig keine freie Kohlensäure, weiche dagegen meist in mehr oder minder erheblichem Maße.

Werden bei einer Wasseranalyse sämtliche Metalle (Kationen) quantitativ bestimmt, wie das bei Mineralwasseranalysen regelmäßig, bei der Untersuchung gewöhnlicher Trink- und Gebrauchswässer seltener geschieht, und hat man ferner die Menge der vorhandenen Reste der stärkeren Säuren (Anionen), meist nur SO_4', NO_3' und Cl', durch die Analyse kennen gelernt, so genügt eine Bestimmung der Gesamtkohlensäure des frisch geschöpften Wassers, um die Menge an Hydrokarbonat und eventuell an freier Kohlensäure zu berechnen. Man bildet nämlich die Summe der Äquivalente der gefundenen Kationen, zieht von dieser Summe die Summe der starken Anionen ab und findet in der Differenz dann die Kohlensäureanionen (Hydrokarbonat-Ionen, HCO_3'). Zieht man diese Menge von der als Gesamtkohlensäure gefundenen ab und bleibt dabei ein Rest, so besteht derselbe aus freier Kohlensäure (CO_2).

Beispiel: (Koburger Mariannenquelle. Vgl. Deutsches Bäderbuch S. 9.)

Die Analyse habe ergeben:

	mg im Liter	mg-Äquivalente [1]
Kalium (K·)	6,083	0,1554
Natrium (Na·)	19,180	0,8323
Calcium (Ca··)	107,700	5,3730
Magnesium (Mg··)	55,510	4,5580
	Summe:	10,9187

ferner:

	mg im Liter	mg-Äquivalente
NO_3'	59,050	0,9517
Cl'	33,180	0,9361
SO_4''	67,270	1,4010
	Summe:	3,2888

Gesamtkohlensäure, berechnet als HCO_3' (Hydrokarbonat) . 514,400   8,433

Kationen . . . . 10,9187 mg-Äquivalente
Starke Anionen . . . . . . 3,2888 „   „

Differenz = 7,6299

ist als Hydrokarbonat zu rechnen.

Gefunden sind aber 514,4 mg, entsprechend 8,433 mg-Äquivalenten HCO_3' demnach ist freie Kohlensäure vorhanden

8,433
− 7,630

entsprechend 0,803 mg Äquivalenten Hydrokarbonat.

Auf mg CO_2 umgerechnet, ergibt das $0,803 . 44 = 35,33$ mg freie Kohlensäure im Liter Wasser.

Die freie Kohlensäure ist im Wasser sehr löslich, desgleichen die Hydrokarbonate. Beim Erwärmen des Wassers entstehen aus den Hydrokarbonaten Monokarbonate, welche unter Trübung des Wassers als fast völlig unlöslich ausfallen [2]. Der Vorgang wird durch folgende Gleichung veranschaulicht:

$$Ca(HCO_3)_2 = CaCO_3 + CO_2 + H_2O.$$

---

[1] Berechnet durch Division der gefundenen mg mit dem entsprechenden Äquivalentgewicht.

[2] Ein Liter kohlensäurefreies Wasser löst aber immerhin noch 34 mg $CaCO_3$ und 118 mg $MgCO_3$.

B. Freie Kohlensäure.

a) Qualitativer Nachweis der freien Kohlensäure.

50—100 ccm des zu untersuchenden Wassers, das in geeigneter Weise entnommen sein muß (s. u.), versetzt man in einem Kölbchen mit einigen Tropfen einer Phenolphthalein-Lösung, welche durch Zugabe von ein wenig Alkali eben rot gefärbt ist. Ist freie Kohlensäure im Wasser vorhanden, so tritt Entfärbung ein. Ist die Menge der vorhandenen freien Kohlensäure erheblich, so läßt sie sich auch mittels Rosolsäure nachweisen. Gibt man nämlich zu dem zu untersuchenden Wasser 5—10 Tropfen einer Rosolsäurelösung, die durch Lösen von 0,2 g Rosolsäure in 100 ccm 80 volumprozentigen Alkohols und Neutralisieren mit Barytwasser hergestellt ist, so erfolgt durch die freie Kohlensäure ein Umschlag der Farbe in Gelb (Reaktion nach v. Pettenkofer).

b) Quantitative Bestimmung der freien Kohlensäure nach Tillmans und Heublein

(in Anlehnung an die Methode Seyler-Trillich) (31).

Das Verfahren beruht auf der Bindung der freien Kohlensäure durch Natronlauge nach der Gleichung:

$$H_2CO_3 + Na(OH) = NaHCO_3 + H_2O$$

Als Indikator dient Phenolphthalein, dessen Menge, wie Noll (32), sowie Tillmans und Heublein (33) feststellen konnten, auf das Ergebnis der Bestimmung von erheblichem Einfluß ist. Die Bestimmung liefert nur dann richtige Ergebnisse, wenn der Gehalt an Bikarbonat-Kohlensäure sich unterhalb einer gewissen Höhe (unter 10 Grad transitorischer Härte) hält, d. h. wenn bei der Titration von 200 ccm Wasser mit $^1/_{10}$ Normalsalzsäure bei Anwendung von Methylorange als Indikator höchstens 7 ccm Salzsäure gebraucht werden. Andernfalls ist das zu untersuchende Wasser durch kohlensäurefreies destilliertes Wasser zu verdünnen (vgl. unten).

Untersuchung des Wassers.

Nach der von Tillmans und Heublein gegebenen Anweisung läßt man am Orte der Entnahme das zu untersuchende Wasser aus einem Schlauch in stetigem langsamen Strahle eine Zeit lang austreten, setzt dann den Schlauch in ein 200 ccm-Meßkölbchen von der in Fig. 12 wiedergegebenen Form, indem man ihn fest bis auf den Boden einführt. Sobald das Gefäß nahezu gefüllt ist, zieht man den Schlauch langsam heraus und entfernt die über 200 ccm betragende Menge durch vorsichtiges Abschwenken. Man setze dann mit einer Pipette 1 ccm einer Phenolphthaleinlösung hinzu, welche durch Auflösen von 0,375 mg reinem Phenolphthalein in 1 l 95 %igem Alkohol hergestellt ist. Dann läßt man aus einer kleinen, genau in $^1/_{10}$ ccm geteilten Bürette $^1/_{20}$ Normal-Natronlauge zufließen. Nach jedem Zusatz verschließt man mit einem sauberen Korkstopfen und schüttelt um. Das Ende der Reaktion ist erreicht, wenn eine entstandene Rosafärbung 5, bei unter 9° kaltem Wasser

10 Minuten bestehen bleibt. Zweckmäßig ist es, die Titration nochmals zu wiederholen, indem man die bei der ersten Titration verbrauchte Menge von Natronlauge auf einmal zugibt und einen etwaigen Rest von Kohlensäure bis zur eben auftretenden Rosafärbung austitriert.

1 ccm $^1/_{20}$ Normal-Natronlauge entspricht 2,2 mg CO_2. Um auf ein Liter zu berechnen, hat man also die verbrauchten Kubikzentimeter Natronlauge mit der Zahl 11 zu multiplizieren. Hat das Wasser am Schlusse der Titration mehr als 440 mg Bikarbonat-Kohlensäure oder tritt während der Titration eine Trübung unter Entfärbung des Phenolphthaleins auf, so verdünnt man in einem zweiten Versuch vorher zweckmäßig mit dem gleichen Volumen kohlensäurefreien destillierten Wassers. Man stellt dasselbe durch viertelstündiges Auskochen auf dem Drahtnetz und schnelles Abkühlen her und bewahrt es, natürlich wohl verschlossen, in einer Jenenser Flasche auf. In diesem ausgekochten Wasser muß aber erst nach dem vorstehend angegebenen Verfahren der etwa noch vorhandene Rest freier Kohlensäure bestimmt und die zur Bindung dieser Kohlensäuremenge notwendige Menge von Natronlauge zugegeben   Fig. 12. werden. Von diesem Wasser gibt man 100 ccm in das Titrationskölbchen und füllt mit dem zu untersuchenden Wasser bis zur Marke 200 ccm auf. Bei sehr hohem Bikarbonatgehalt muß noch stärker verdünnt werden.

Beispiel:

200 ccm Brunnenwasser verbrauchten bis zu bleibender Rosafärbung 1,8 ccm $^1/_{20}$ Normal-Natronlauge, mithin enthielt 1 Liter Wasser 19,8 mg freie Kohlensäure.

Klut (34) verwendet statt der Natronlauge eine Sodalösung, welche durch Auflösen von 1,2045 g bei 160—180° getrockneten reinen Natriumkarbonats in ausgekochtem destilliertem Wasser zu 1 Liter hergestellt ist und von der jeder Kubikzentimeter 0,5 mg CO_2 anzeigt. Man kann auch eine zehnmal so starke Lösung vorrätig halten und sie bei Bedarf verdünnen. Er benutzt zur Titration jeweils nur 100 ccm Wasser, eingefüllt in eine gewöhnliche, mit Stopfen verschließbare Glasflasche von 120—130 ccm Inhalt, die bei 100 ccm eine eingeätzte Ringmarke trägt und als Indikator 3 Tropfen (die Tropfenzahl muß für jede Tropfflasche festgestellt werden) einer Lösung von 1 g reinem Phenolphthalein in 100 ccm Alkohol von 98 Volumprozent, dessen etwaiger Säuregehalt durch Natronlauge abgestumpft ist. Diese Menge Phenolphthalein muß der von Tillmans und Heublein angegebenen entsprechen, was durch einen besonderen Versuch vorher festzustellen ist.

Um die störende Wirkung der häufig vorhandenen Eisenverbindungen und Härtebildner auszuschalten, empfiehlt es sich, dem auf freie Kohlensäure zu prüfenden Wasser 20—25 Tropfen einer 33%igen wässerigen Seignettesalzlösung zuzufügen. Bekanntlich besitzt das Seignettesalz (neutrales Kaliumnatriumtartrat) die Eigenschaft, die Fällung verschiedener Metalloxyde, so auch des Eisenoxyds, und der Erdalkalien durch Alkalilauge zu verhindern (bei der Zuckerbestimmung nach Fehling mit Kupfersulfat wird bekanntlich von dieser Eigenschaft des Seignettesalzes auch Gebrauch gemacht).

Die Entnahme der Wasserproben zur Bestimmung der freien Kohlensäure muß sehr sorgfältig geschehen, um den Gehalt des Wassers an Kohlensäure beim Einfüllen in das Entnahme- oder Untersuchungsgefäß nicht künstlich zu verändern. Bei Oberflächenwasser von zureichender Tiefe benutzt man zweckmäßig einen der für die Entnahme von Proben für die Sauerstoffbestimmung im Wasser angegebenen Apparate (vgl. S. 300). Bei Entnahme aus Wasserleitungen und Brunnenausflüssen muß durch Anbringung von Schläuchen oder dgl. Sorge getragen werden, daß das Wasser keinen freien Fall durch die Luft durchmacht und daß es ohne Wirbel und Blasenbildung das Aufnahmegefäß erfüllt. Bei unvorsichtigem Einfüllen des Wassers hat man fast stets mit Kohlensäureverlusten zu rechnen.

Neuerdings hat L. W. Winkler (35) eine Methode zur Bestimmung der freien Kohlensäure in Vorschlag gebracht, bei welcher auch Wässer mit höherer Härte (bis zu 40^0) ohne Verdünnung untersucht werden können, wenn man einen Korrektionsfaktor einführt. Das Verfahren ist aber umständlicher, als die oben beschriebenen. Es genügt daher, auf dasselbe hingewiesen zu haben.

Czensny (36) empfiehlt, der zur Titration dienenden Sodalösung von vornherein eine gewisse Menge von Phenolphthalein zuzusetzen. Er benützt eine n/20-Sodalösung (2,6525 g Na_2CO_3 im Liter), die im Liter 2,5 g Phenolphthalein enthält. Man titriert mit dieser Lösung 100 ccm des zu untersuchenden Wassers bis zur bleibenden Rosafärbung. Von den verbrauchten Kubikzentimetern werden 0,52 ccm abgezogen, der Rest ergibt mit 1,22 multipliziert die in 100 ccm Wasser enthaltene freie Kohlensäure in Milligramm. Die Modifikation von Czensny würde für die Untersuchung auf freie Kohlensäure an Ort und Stelle schon deswegen Vorzüge besitzen, da sie nur die Mitnahme einer einzigen Lösung erfordert und weil sie rasch auszuführen ist. Sie kann auch zum qualitativen Nachweis der freien Kohlensäure dienen.

C. Bestimmung der Bikarbonat-Kohlensäure
(der sog. gebundenen und halbgebundenen Kohlensäure) **nach** dem Verfahren von **Lunge** bzw. **V. Wartha und J. Pfeifer,** in der Ausführung nach **Grünhut** (37).

Ausführung: 250 ccm des zu untersuchenden Wassers werden in einen Erlenmeyerkolben aus Jenaer Glas gefüllt und nicht mehr als 2 Tropfen einer Methylorangelösung (1 : 1000) zugegeben. Nun fügt man aus einer Bürette so lange $^1/_{10}$ n-Salz- oder -Schwefelsäure zu, bis die gelbe Farbe des Indikators eben anfängt, ins Gelbbraune überzugehen. (Bestimmung der Alkalinität vgl. S. 29.) Der Vorgang vollzieht sich nach der Gleichung:

$$Ca(HCO_3)_2 + 2\,HCl = CaCl_2 + 2\,CO_2 + H_2O.$$

Jeder Kubikzentimeter verbrauchter Salz- oder Schwefelsäure entspricht 4,4 mg Bikarbonat-Kohlensäure, d. h. 2,2 mg gebundener und halbgebundener Kohlensäure. Bei Wässern mit hoher Karbonathärte kocht man nach Erreichung des Farbenumschlags zunächst einmal zur Entfernung der frei gemachten Kohlensäure auf und titriert dann nach dem Abkühlen nochmals bis zu einem etwaigen neuen Umschlagspunkt.

Beispiel:

250 ccm eines Brunnenwassers verbrauchten bis zum Farbenumschlag 11,9 ccm $^1/_{10}$-Normal-Salzsäure. Mithin waren in einem Liter Wasser vorhanden 209,4 mg Bikarbonat-Kohlensäure.

D. Bestimmung der Gesamtkohlensäure, nach L. W. Winkler.

Nach Tillmans und Heublein (39) übertrifft diese Methode die sonst gebräuchlichen (nach Fresenius und Pettenkofer-Trillich) an Genauigkeit und Einfachheit. Ich beschränke mich daher auf ihre Wiedergabe nach den Angaben der angeführten Autoren.

Ausführung: Das zu untersuchende Wasser wird in den Kolben a (vgl. Fig. 13) gefüllt, welcher ungefähr einen halben Liter faßt und an der Stelle, bis wohin der Gummistopfen des Aufsatzes b reicht, eine Marke trägt. Der Inhalt des Kolbens ist bis zu dieser Marke genau ausgemessen. c ist ein zur Aufnahme von Salzsäure bestimmter Tropftrichter, d ist eine mit Wasser gefüllte kleine Waschflasche, e ein Chlorkalziumrohr und f ein genau gewogener Kaliapparat zur Aufnahme der ausgetriebenen Kohlensäure. Bevor man das Chlorkalziumrohr der Apparatur einfügt, leitet man einen Strom reiner Kohlensäure hindurch, um etwaige

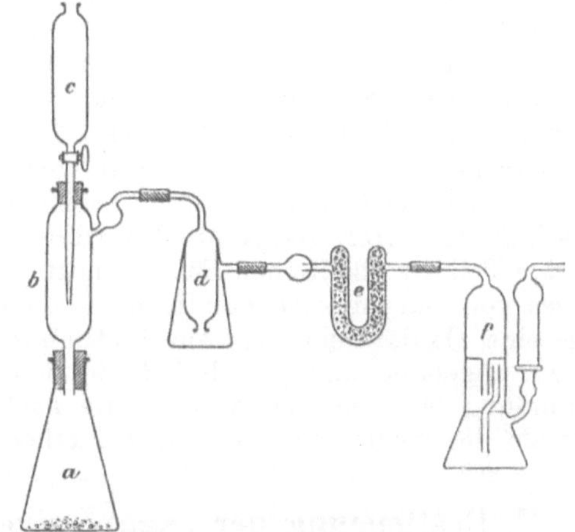

Fig. 13.

Kohlensäure absorbierende Verunreinigungen des Chlorkalziums mit Kohlensäure abzusättigen. Der Kaliapparat wird mit Kalilauge (2 Teile KOH und 3 Teile destilliertes Wasser) gefüllt.

Durch Einwerfen in einen kleinen Meßzylinder von 20 ccm Inhalt, der bis zur Marke 10 mit Wasser gefüllt ist, mißt man nun 2 ccm granuliertes Zink ab, bis der Wasserspiegel auf 12 ccm steht und gibt dieses Zink in die Flasche a, die man dann vorsichtig mit dem zu untersuchenden Wasser bis zur Marke am Stopfen füllt. Die zwei Kubikzentimeter Zink sind von der Wassermenge in Abzug zu bringen. Man setzt dann sofort den Aufsatz nebst Scheidetrichter auf, in welchem sich 100 ccm Salzsäure vom spezifischen Gewicht 1,09 befinden und verbindet den Rohransatz des Aufsatzes mit der Waschflasche. Nachdem man den Kaliapparat angeschlossen hat, läßt man die Hälfte der Salzsäure zu dem Wasser fließen. Durch die Salzsäure wird die Bikarbonat-Kohlensäure frei. Der gleichzeitig frei werdende Wasserstoff treibt sämtliche

Kohlensäure aus dem Wasser aus. Nachdem der Apparat $1^{1}/_{2}$ Stunde in Tätigkeit gewesen ist, läßt man den Rest der Salzsäure zufließen und nochmals $1^{1}/_{2}$ Stunde vergehen. Dann kann man sicher sein, daß die Kohlensäure völlig in den Kaliapparat hinübergetrieben ist. Nach Abschaltung des Gefäßes b und Ersetzung desselben durch eine mit Kalilauge gefüllte Waschflasche (zur Absorption der Kohlensäure der Luft) saugt man mittels einer Wasserstrahlpumpe vom freien Ende von f aus $^{1}/_{2}$ Stunde lang ganz langsam einen Luftstrom hindurch, so daß aller Wasserstoff aus dem Kaliapparat sicher verdrängt wird.

Sodann wird der Kaliapparat auf der analytischen Wage genau gewogen. Die Gewichtsdifferenz gegenüber der Wägung vor Beginn des Versuches ergibt die in dem abgemessenen Wasser (minus 2 ccm) vorhanden gewesene Gesamt-Kohlensäure.

Beispiel:

Der Inhalt des Aufnahmegefäßes nach Abzug des Volumens der Zinkmenge betrug 538 ccm, das Gewicht des Kaliapparates vor Ausführung der Untersuchung 57,684 g. Nach Beendigung des Versuches wurde das Gewicht zu 57,808 g ermittelt. Folglich betrug die Menge der absorbierten Kohlensäure 124 mg. Mithin betrug der Gesamt-Kohlensäuregehalt im Liter 230,5 mg.

Das früher hauptsächlich benutzte Verfahren nach Pettenkofer-Trillich, bei welchem freie und Bikarbonat-Kohlensäure durch einen Überschuß titrierter Baryumhydroxydlösung gefällt und der überschüssige Teil des alkalischen Fällungsmittels nach Absetzen des Niederschlages von Baryumkarbonat in der überstehenden klaren Flüssigkeit durch eine Oxalsäurelösung von bestimmtem Gehalt gemessen wird, gibt zu ungenaue und gewöhnlich zu hohe Werte. Die quantitative Bestimmung der gesamten Kohlensäure nach Fresenius ist umständlicher als die vorstehend angeführte Methode von Winkler.

E. Bestimmung der „aggressiven" Kohlensäure.

Der Begriff der „aggressiven" Kohlensäure ist von Tillmans und Heublein in die Praxis der Wasseruntersuchung eingeführt worden (40).

Wässer mit einem größeren Gehalt an freier Kohlensäure wirken gewöhnlich auch angreifend auf den kohlensauren Kalk der Baumaterialien ein. Die Erfahrung hat aber gelehrt, daß, wenn gleichzeitig größere Mengen von Bikarbonat-Kohlensäure vorhanden sind, die angreifende Wirkung ausbleibt. Die Gründe hierfür sind nach Tillmans und Heublein folgende: Um Kalziumbikarbonat im Wasser gelöst zu halten, bedarf es einer bestimmten Menge von freier Kohlensäure. Die zum jeweiligen Bikarbonatgehalte gehörige Kohlensäuremenge vermag nicht angreifend zu wirken. Um festzustellen, ob das Wasser aggressive Kohlensäure enthält, bedarf es einer Bestimmung der freien und der Karbonat-Kohlensäure. Sodann kann man — z. B. für den in diesem Falle wichtigsten Bestandteil des Wassers, das Kalziumbikarbonat — berechnen, welcher Anteil freier Kohlensäure jeweils auf die gefundene Bikarbonat-

Kohlensäure entfällt. Zu diesem Zwecke haben Tillmans und Heublein eine Tabelle und eine Kurve aufgestellt[1]). Im verkleinerten Maßstab ist die Kurve hier wiedergegeben mit einem Beispiel (nach F. Auerbach), wie man aus dieser Kurve leicht durch eine einfache Konstruktion die aggressive Kohlensäure bestimmen kann. Angenommen, in einer Wasserprobe seien 80 mg gebundene und 50 mg freie Kohlensäure analytisch gefunden worden, so entnimmt man aus der Kurve auf folgende Weise den Betrag für die aggressive Kohlensäure. Der eingetragene Punkt A entspricht den genannten Werten

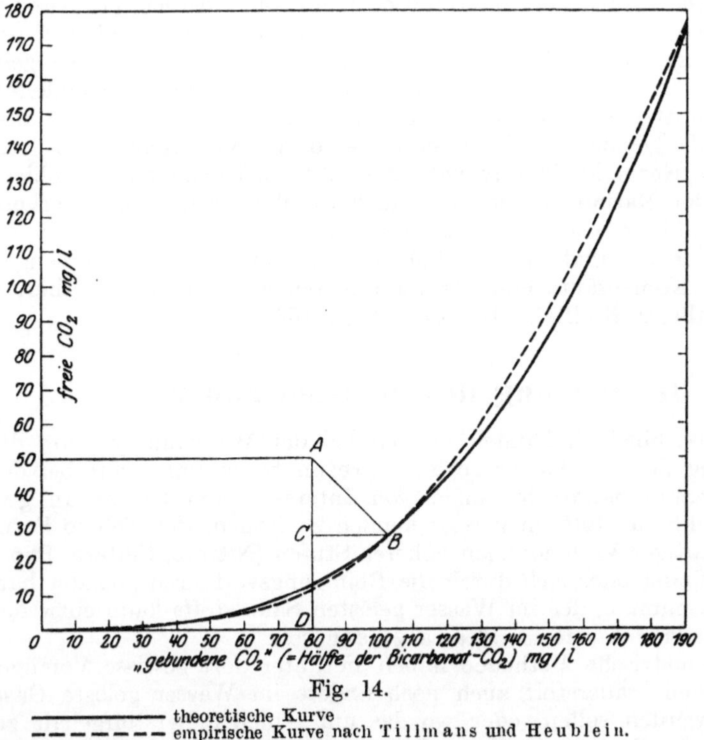

Fig. 14.

———————— theoretische Kurve
— — — — — empirische Kurve nach Tillmans und Heublein.

(gebundene Kohlensäure auf der Abszisse, freie Kohlensäure auf der Ordinate). Da bei dem Angriff auf kohlensauren Kalk die gebundene Kohlensäure um ebensoviel zunehmen muß, wie die freie abnimmt, verschiebt sich die Zusammensetzung der Lösung so, wie durch eine im Winkel von 45° nach rechts unten gezogene Gerade angegeben wird. Zieht man von dem Punkte B, wo diese Gerade die Kurve trifft, eine Senkrechte BC auf AD, so ist CD die zugehörige Kohlensäure, AC die aggressive. Der Gehalt an zugehöriger freier Kohlensäure ist demnach in diesem Beispiel 27,5 mg entsprechend CD, die aggressive Kohlensäure im ursprünglichen Wasser also 22.5 mg entsprechend AC.

---

[1]) Ein Abdruck derselben ist vom Hygienischen Institut der Universität Frankfurt zu beziehen.

Enthält das Wasser viel Magnesia, so empfiehlt sich statt der Berechnung der aggressiven Kohlensäure ein praktischer Versuch, wieviel das Wasser kohlensauren Kalk (Marmor) zu .lösen imstande ist. Zu diesem Zwecke verfährt man nach Heyer und Tillmans und Heublein folgendermaßen: Man füllt am Orte der Entnahme unter den geschilderten Vorsichtsmaßregeln eine Halbliterflasche bis zum Hals mit dem zu untersuchenden Wasser, nachdem man in dieselbe einige Gramme fein zerriebenes und gut ausgewaschenes Marmorpulver gegeben hat. Man setzt dann einen Korkstopfen auf, schüttelt kräftig durch und läßt 1—3 Tage absitzen. Dann pipettiert man 100 ccm des klar abgesetzten Wassers in einen Erlenmeyerkolben und titriert die Bikarbonat-Kohlensäure, wie oben angegeben. Der dabei ermittelte Wert wird von demjenigen, der für die Titration der Bikarbonat-Kohlensäure im unbehandelten Wasser unmittelbar erhalten wurde, abgezogen. Diese Differenz, ausgedrückt als gebundene Kohlensäure — d. h. Kubikzentimeter verbrauchte $^1/_{10}$ Normal-Salzsäure mal 2,2 —, gibt den Teil der freien Kohlensäure an, der Marmor gelöst hat. Auch für Wasser mit einem erheblichen Eisenbikarbonatgehalt ist eine Korrektur nötig (40 a).

Die aus dem Verhalten gegen kohlensauren Kalk errechneten Mengen aggressiver Kohlensäure eines Wassers gelten nicht für das Verhalten gegen Metalle, z. B. Blei. Hierzu vgl. S. 153.

5. Bestimmung des gelösten Sauerstoffs.

Fast ausschließlich handelt es sich bei der Wasseranalyse um die Bestimmung des im Wasser gelösten freien Sauerstoffs; nur bei der Abwasseranalyse ist es bisweilen von Interesse, den Gehalt an gebundenem Sauerstoff im Wasser kennen zu lernen, der sich in Form sauerstoffhaltiger Verbindungen höherer Stufen (Nitrate, Sulfate, Phosphate) vorfindet oder sich durch die Reinigungsverfahren gebildet hat.

Die Bestimmung des im Wasser gelösten Sauerstoffs kann entweder gasvolumetrisch oder maßanalytisch sein.

Gasvolumetrische Methoden haben mitunter dort gewisse Vorzüge, wo neben dem Sauerstoff auch noch andere im Wasser gelöste Gase bestimmt werden sollen, oder wo das auf seinen Sauerstoffgehalt zu untersuchende Wasser Stoffe enthält, welche auf die bei den titrimetrischen Verfahren benutzten Reagenzien chemisch einwirken können. Sie treten aber an Bedeutung weit hinter die maßanalytische Bestimmung zurück.

A. Gasvolumetrische Methoden.

Von den gasvolumetrischen Methoden sind folgende zu nennen:

a) Die Methode von Preuße und Tiemann (41).

Das zu untersuchende Wasser wird in einem Kolben von bekannter Größe durch Auskochen von seinen Gasen befreit, die ausgetriebenen Gase werden in einem Gassammler über Natronlauge aufgefangen, nachdem das ganze System luftfrei gemacht worden ist. Die aufgefangenen Gase werden aus dem Gassammler in eine Meßbürette übergeführt und dann nach den Regeln der Gasanalyse weiter untersucht (22).

Die Methode kommt ihrer Umständlichkeit wegen für die Wasseranalyse kaum noch in Betracht. Wegen Einzelheiten der Ausführung sei daher auf die Originalabhandlung verwiesen.

Noch mehr gilt dies von dem Verfahren Petterssons (42) und Hoppe-Seylers (43).

b) K. B. Lehmann (44) entgast eine größere Wassermenge (1 Liter) durch Kochen, nachdem er vorher die Luft aus dem System durch Kohlensäure unter Verwendung eines besonderen Kunstgriffes ausgetrieben hat, fängt die ausgetriebenen Gase in einem mit Natronlauge gefüllten kalibrierten Rohre auf, mißt die entwickelte Menge des Gases und absorbiert den Sauerstoff durch Zugabe von Pyrogallollösung. Die Verminderung des Volums ergibt die Menge des vorhandenen Sauerstoffs. Näheres s. a. a. O.

c) L. W. Winkler (45) beschreibt ein verhältnismäßig einfaches gasanalytisches Verfahren, bei welchem in der mit dem zu untersuchenden Wasser gefüllten, etwa $1/2$ Liter fassenden Flasche aus Marmor und Salzsäure Kohlendioxyd entwickelt wird. Dieses Gas reißt die im Wasser gelösten Gase, also auch den Sauerstoff, mit. Die entwickelten Gase werden in einer mit 20%iger Natronlauge gefüllten, 30—40 cm langen und etwa 1 cm weiten Meßröhre aufgefangen. Zur Absorption des Sauerstoffgases dient Natriumhydrosulfitlösung. Wegen der Einzelheiten der Ausführung sei auf die Originalarbeiten verwiesen.

B. Maßanalytische Methoden.

Von den maßanalytischen Methoden führen wir folgende an:

a) Bestimmung des Sauerstoffs im Wasser nach L. W. Winkler (46).

Diese Methode ist für die Zwecke der Wasseruntersuchung weitaus die bequemste und gebräuchlichste. Sie gründet sich auf folgende chemische Vorgänge:

Natronlauge bildet mit Manganochlorid zusammen einen Niederschlag von Manganohydroxyd nach der Gleichung:

$$2\,MnCl_2 + 4\,NaOH = 2\,Mn(OH)_2 + 4\,NaCl.$$

Ist bei diesem Vorgang gleichzeitig Sauerstoff vorhanden, so oxydiert derselbe nach Maßgabe seiner Menge einen Teil des Manganohydroxyds zu Manganihydroxyd:

$$2\,Mn(OH)_2 + O + H_2O = 2\,Mn(OH)_3.$$

Löst man das Niederschlagsgemisch von $Mn(OH)_2$ und $Mn(OH)_3$ mittels starker Salzsäure, so entsteht Manganochlorid ($MnCl_2$) und Manganichlorid ($MnCl_3$)

$$Mn(OH)_2 + 2\,HCl = MnCl_2 + 2\,H_2O$$
$$2\,Mn(OH)_3 + 6\,HCl = 2\,MnCl_3 + 6\,H_2O.$$

Das Manganichlorid gibt leicht Chlor ab und wirkt dadurch auf
etwa gleichzeitig anwesendes Jodkalium zersetzend ein:

$$2\,MnCl_3 + 2\,KJ = 2\,MnCl_2 + 2\,KCl + J_2.$$

Es wird Jod frei, und zwar in einer dem ursprünglich vorhandenen freien Sauerstoff äquivalenten Menge. Das Jod
löst sich leicht in dem überschüssigen Kaliumjodid. Diese Jodmenge
wird durch Titration mit Natriumthiosulfat bestimmt und
daraus der Sauerstoffgehalt berechnet.

Substanzen, welche schon an und für sich aus Jodkalium Jod frei-
machen (z. B. salpetrigsaure Salze), dürfen in dem zu untersuchenden
Wasser in nennenswerter Menge nicht vorhanden sein, wenn die Methode
richtige Resultate ergeben soll, auch besteht die Möglichkeit, daß unter
Umständen das Jod auf die organischen Substanzen des Wassers oxy-
dierend einwirkt. Es ist daher empfohlen worden, die Titration möglichst
schnell dem Ansäuern folgen zu lassen.

Reagenzien: wird das Jodkalium von vornherein der Natronlauge
beigefügt, so braucht man nur folgende drei Reagenzien:

1. Jodkaliumhaltige Natronlauge.

1 Gewichtsteil reinstes **Natriumhydroxyd** (pro analysi), welches
nitritfrei sein muß, wird in 2 Gewichtsteilen **destillierten Wassers**
gelöst. Zu 100 ccm dieser 33,3%igen Natronlauge werden 20 g zu Pulver
zerriebenes jodatfreies **Kaliumjodid** gegeben. Benutzt wird nur die
abgesetzte klare Lösung. Sie darf (mit Wasser verdünnt) nach dem
Ansäuern mit Schwefelsäure zugesetzte Stärkelösung nicht blau färben
(vgl. hierzu den Nachweis der salpetrigen Säure).

2. Manganochloridlösung.

1 Gewichtsteil reinstes, namentlich eisenfreies kristallinisches **Manganochlorid** ($MnCl_2 + 4\,H_2O$) wird in 2 Gewichtsteilen **destillierten
Wassers** gelöst. Die Lösung soll aus einer angesäuerten Lösung von
reinem Jodkalium Jod in nennenswerten Mengen nicht abscheiden.

3. Konzentrierte reine Salzsäure vom spez. Gewicht 1,19.

Bei der Entnahme von Wasserproben für die Sauerstoffbestimmung
sind besondere Vorsichtsmaßregeln anzuwenden (s. Probeentnahme).
Es sind ferner Wassertemperatur (genau) und für wissenschaftliche
Bestimmungen auch Barometerstand und Lufttemperatur aufzuzeichnen,
bei der Bestimmung der sog. „Sauerstoffzehrung" des Wassers (s. u.)
auch die Zeit der Entnahme bzw. die Zeit des Zusatzes der Reagenzien.
Der Zusatz hat (außer bei den Proben, in welchen die „Sauerstoffzehrung"
bestimmt werden soll) tunlichst unmittelbar nach der Entnahme der
Probe zu erfolgen.

Untersuchung des Wassers. Die Wasserproben für die Bestimmung
des Sauerstoffgehalts werden in Flaschen (Fig. 15b) von 250—300 ccm
Inhalt[1]) geschöpft, welche mit exakt schließenden, gut eingeschliffenen

---

[1]) Neuerdings empfiehlt **Winkler**, kleinere Flaschen von etwa 125 ccm Inhalt
zu wählen.

Glasstöpseln verschlossen sind. Der Inhalt muß durch Auswiegen genau
bestimmt und auf der Flasche vermerkt werden. Es ist vorteilhaft,
die Flaschen nebst zugehörigen Stöpseln mit eingeätzter Schrift fort-
laufend nummerieren zu lassen. Zur Sicherung des Stöpsels wird zweckmäßig noch ein Lübbert-Schneiderscher Flaschenverschluß (Fig. 15a)
aufgesetzt. Die Füllung der Flasche hat so zu geschehen, daß das Zurück-
bleiben oder Eindringen einer Luftblase peinlich vermieden wird. Zur
Ausführung der Bestimmung hebt man vorsichtig den Glasstopfen ab
und führt mittels einer Pipette mit langer Spitze und doppelter Marke
zuerst 1 ccm jodkaliumhaltige Natronlauge (bei kohlensäurereichen
Wässern die doppelte Menge) und dann mit einer
ebensolchen zweiten Pipette 1 ccm Manganochloridlösung derart ein, daß die Reagenzien sich über
dem Boden der Flasche ansammeln. Durch diese
Einführung der Reagenzien werden 2 ccm Wasser
zum Flaschenhals hinausgedrängt, welche bei der
späteren Rechnung abgezogen werden müssen. Man
setzt den Glasstopfen nebst Flaschenverschluß unter

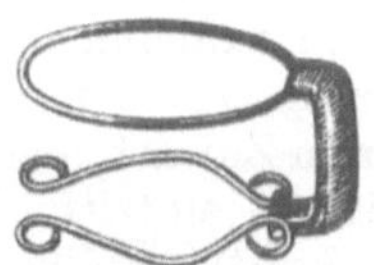

Fig. 15 a.

sorgfältiger Vermeidung des Eindringens einer Luftblase wieder auf und schüttelt dann einige Male
die Flasche um[1]). Den sich bildenden Niederschlag
von Manganhydroxyd läßt man dann ruhig absetzen,
bis die überstehende Flüssigkeit klar geworden ist
(insofern das zu untersuchende Wasser vorher auch
klar war), was meistens in $^1/_2$—1 Stunde geschehen
ist. Der Stopfen der Flasche wird dann abermals
entfernt und der Niederschlag durch Einlaufenlassen
von etwa 5 ccm konzentrierter Salzsäure gelöst.
Die völlige Lösung des Niederschlags erfolgt meist
leicht durch mehrmaliges Umschwenken. Wählt man
Flaschen von nur 125 ccm Inhalt, so genügt ein Zusatz von je 0,5 ccm Natronlauge und Manganchloridlösung und von 2 ccm Salzsäure.

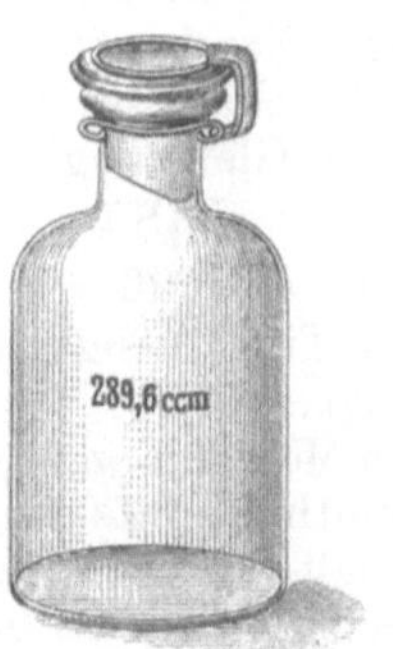

[Fig. 15 b.

Bei Bestimmungen am Orte der Entnahme selbst bewahrt man
die am besten schon äußerlich voneinander verschiedenen Pipetten,
um ihre gegenseitige Berührung zu vermeiden, vorteilhaft mit ihrer
unteren Hälfte in schmalen Glaszylindern auf. Das Ansaugen der jod-
kaliumhaltigen Natronlauge und der konzentrierten Salzsäure geschieht
am besten durch Aufsetzen dickwandiger kleiner Gummiballons auf die
Mundstücke der Pipetten.

Der Inhalt der Flaschen, der sich nach Zugabe der Salzsäure, je
nach dem ursprünglich vorhanden gewesenen Sauerstoffgehalt, hellgelb
bis tiefbraun gefärbt hat (bei Sauerstoffabwesenheit bleibt der
Niederschlag weiß, die Flüssigkeit nach der Auflösung farblos), wird in
ein geräumiges Becherglas oder einen geräumigen Erlenmeyerkolben
sorgfältig übergegossen, die Flasche mit destilliertem Wasser nachgespült
und die gesammelte Flüssigkeit dann unter Zugabe von etwas frischem

---

[1]) Schüttelt man zu lange, so verliert der Niederschlag seine flockige Beschaffenheit und setzt sich dann nur sehr langsam ab.

Stärkekleister[1]) oder löslicher Stärke mit $^1/_{100}$ Normal-Thiosulfatlösung bis zum Verschwinden der blauen Farbe über einer weißen
Unterlage titriert.

Diese jodometrische Methode beruht auf folgenden chemischen
Umsetzungen.

Jod setzt sich mit Natriumthiosulfat unter Bildung von tetrathion-
saurem Natrium und Jodnatrium um:

$$2\,Na_2S_2O_3 + 2\,J = 2\,NaJ + Na_2S_4O_6.$$

Die als Indikator benutzte Stärke bildet, so lange noch freies Jod
vorhanden ist, blaue Jodstärke. Die Aufhellung der zuerst blaugrünen,
dann dunkelblauen Flüssigkeit zu hellblau tritt allmählich ein, so daß
man den schließlichen Umschlag von blau in farblos gut abpassen kann.
Immerhin ist es ratsam, etwas schnell zu titrieren, da am Schluß bei
längerem Zuwarten ein Wiederblauwerden der bereits farblos gewordenen
Flüssigkeit eintritt. Die Flüssigkeit wird während des Titrierens mit
einem kräftigen Glasstab gut durchgerührt oder im Erlenmeyerkolben
tüchtig geschwenkt.

Zur Titration ist eine $^1/_{100}$ Normal-Natriumthiosulfatlösung notwendig.
Da sich Natriumthiosulfat in wäßriger Lösung durch Kohlensäure
unter Abscheidung von Schwefel und Bildung von schwefliger Säure
nach der Gleichung:

$$Na_2S_2O_3 + 2\,H_2CO_3 = 2\,NaHCO_3 + H_2SO_3 + S$$

zersetzt, so muß die Normalnatriumthiosulfatlösung mit Hilfe einer
anderen Titerflüssigkeit eingestellt und kontrolliert werden. Man verfährt
wie folgt:

Das Molekulargewicht des mit 5 Mol. Kristallwasser kristallisierenden
Natriumthiosulfats ist 248,12. Zur Herstellung einer $^1/_{10}$ Normallösung
(diese hält sich etwas besser als eine $^1/_{100}$ Lösung) muß man daher 24,812 g
des reinen Salzes zu einem Liter destillierten Wassers auflösen. Zweckmäßig nimmt man etwas mehr und verdünnt nachher nach dem Einstellen entsprechend. Die Einstellung erfolgt am einfachsten gegen
eine genaue $^1/_{10}$ Normal-Jodlösung, die bereitet wird durch Auflösen
von 12,692 g Jodum resublimat. puriss. und 18 g jodsäurefreiem Jodkalium zu einem Liter destillierten Wassers. Hat man eine genau eingestellte Jodlösung nicht zur Hand, so stellt man am besten mit Hilfe
einer Kaliumbichromatlösung ein, welche sich unverändert hält. Um
eine Kaliumbichromatlösung zu erhalten, welche einer $^1/_{10}$ Normal-
Jodlösung gleichwertig ist, muß man, entsprechend der Gleichung:

$$K_2Cr_2O_7 + 6\,KJ + 14\,HCl = 2\,(CrCl_3) + 8\,KCl + 6\,J + 7\,H_2O$$

$^1/_{60}$ des Molekulargewichtes des reinen Kaliumbichromats (pro analysi),
also 4,9033 g zum Liter destillierten Wassers auflösen. Zur Einstellung
der $^1/_{10}$ Thiosulfatlösung bringt man in eine Stöpselflasche von 250 bis
300 ccm 20 ccm der Kaliumbichromatlösung, 1 g Jodkalium und 5 ccm
konzentrierte Salzsäure, mischt und überschichtet mit 100 ccm destillier-

---

[1]) Zur Bereitung der Stärkelösung schwemmt man eine kleine Messerspitze voll Stärkekleister in kaltem destillierten Wasser auf und läßt diese Flüssigkeit
in siedendes destilliertes Wasser eintropfen, wobei man die Siedehitze erhält,
bis unter stetigem Umrühren die Stärke verkleistert ist.

tcm Wasser. Man läßt die Mischung $^1/_2$ Stunde lang [1] im Dunkeln stehen und fügt nun die Thiosulfatlösung zu. Ist dieselbe genau $^1/_{10}$ normal, so muß nach Zusatz von etwas Stärkelösung als Indikator die Blaufärbung bei Zusatz von genau 20 ccm Thiosulfatlösung verschwinden. Sonst ist die Thiosulfatlösung entsprechend zu verdünnen, wie es bei dem Beispiel auf S. 31 beschrieben ist.

Andere Autoren ziehen die Einstellung mittels einer $^1/_{10}$ Kaliumbijodatlösung, $KH(JO_3)_2$ vor.

Die zu den Titrationen bei den Sauerstoffbestimmungen zu benutzende $^1/_{100}$ Normal-Natriumthiosulfatlösung stellt man sich aus der $^1/_{10}$ Normallösung unter Verwendung geeichter Meßgefäße durch Verdünnung mit destilliertem Wasser her.

1 ccm dieser Lösung entspricht 1,27 mg Jod bzw. 0,08 mg Sauerstoff bzw. 0,0558 ccm Sauerstoff bei 0^0 und 760 mm Druck. Zur Vermeidung umständlicher Reduktionsrechnungen empfiehlt es sich, den Sauerstoffgehalt immer in mg pro Liter Wasser anzugeben.

Die Berechnung erfolgt nach folgender Formel

$$(n \cdot 0{,}08) : (V - 2) = x : 1000$$

dabei ist n = der Anzahl der zur Titration des Flascheninhalts verbrauchten ccm $^1/_{100}$ Normal-Natriumthiosulfatlösung, V = dem Volum der benutzten Sauerstofflasche in Kubikzentimeter, von welchem 2 ccm für die eingeführten Reagenzien in Abzug gebracht werden. Dann ist der Gehalt an Sauerstoff in mg pro Liter Wasser

$$x = \frac{1000 \cdot 0{,}08 \cdot n}{(V - 2)} = \frac{80}{(V - 2)} \cdot n$$

Hat man häufiger Sauerstoffbestimmungen auszuführen, so empfiehlt sich die Anlage einer Tabelle, in welcher der Faktor $\dfrac{80}{(V - 2)}$ für alle Flaschen bereits ausgerechnet ist, eventuell unter gleichzeitiger Hinzufügung des Logarithmus des Resultates. Man hat dann jedesmal nur nötig, den Logarithmus von n zu dem in der Tabelle stehenden Logarithmus hinzuzuaddieren und den Numerus der Summe in den Tafeln aufzuschlagen, um das Resultat zu finden.

b) Modifizierte Verfahren.

Bei stärker verunreinigten Wässern, insbesondere solchen, welche Nitrite enthalten, bedarf das Winklersche Verfahren einer Korrektur. Sind Nitrite vorhanden, so machen diese aus dem Kaliumjodid ebenfalls Jod frei, während das außerdem entstehende Stickoxyd sich beim Titrieren wieder oxydiert und dann gleichfalls Jod entbindet:

$$KNO_2 + 2\,HCl + KJ = J + 2\,KCl + H_2O + NO$$

d. h. der Sauerstoffgehalt wird zu hoch gefunden. Sind viel organische Substanzen im Wasser, so liegt die Möglichkeit vor, daß durch dieselben Jod gebunden wird und der Sauerstoffgehalt zu niedrig gefunden wird.

---

[1] Da die Umsetzung nach der obigen Gleichung langsam verläuft.

Den letzteren Fehler sucht Winkler dadurch zu korrigieren, daß er je 100 ccm destillierten Wassers und 100 ccm des zu untersuchenden Wassers mit je 10 ccm $^1/_{100}$ Normal-Jodlösung versetzt, einige Minuten stehen läßt und dann in beiden Flüssigkeiten die Jodmenge durch Titration mit $^1/_{100}$ Natriumthiosulfatlösung bestimmt. Die Differenz der in beiden Fällen verbrauchten Mengen von Natriumthiosulfatlösung gibt den Korrektionswert bezüglich 100 ccm Wasser ab.

Bei stark verunreinigtem Wasser empfiehlt Winkler folgendes Verfahren.

Zur Herstellung des Manganhydroxydniederschlages benutzt man eine jodkaliumfreie Natronlauge. Zum Lösen des Niederschlages verwendet man die doppelte Salzsäuremenge. Dann erst versetzt man die Flüssigkeit mit einem Kristall von Jodkalium, der sich leicht auflöst.

Für die Korrektur des Ergebnisses bedarf man einer Manganichloridlösung, die wie folgt hergestellt wird. Man gibt zu 20 ccm destillierten Wassers 1 ccm von der reinen Natronlauge, nachher 5 bis 10 Tropfen von der Manganochloridlösung. Man läßt das Gemenge unter öfterem Umschütteln einige Minuten stehen, damit sich in gehöriger Menge Manganihydroxyd bildet. Hierauf wird rauchende Salzsäure zugesetzt, bis sich der Niederschlag gelöst hat, endlich die braune Lösung mit ca. 500 ccm destillierten Wassers verdünnt. Von dieser Manganichloridlösung mißt man zweimal 100 ccm ab. Die ersten 100 ccm verdünnt man mit destilliertem Wasser auf 200 ccm, zu den anderen gibt man 100 ccm von dem zu untersuchenden Wasser. Nach Vermengen wartet man 2—3 Minuten und setzt dann zu beiden Mischungen einen Kristall von Jodkalium und mißt das ausgeschiedene Jod mittels $^1/_{100}$ Normal-Natriumthiosulfatlösung. Die Differenz der in beiden Fällen verbrauchten Natriumthiosulfatlösung gibt den Wert der Korrektur für 100 ccm Wasser. Man berechnet den Wert der Korrektur für die zur Titrierung des Sauerstoffs angewandte Wassermenge und addiert ihn zu der dort verbrauchten Menge von Natriumthiosulfatlösung.

Noll (47) hält folgendes Verfahren für richtiger: 2 ccm 50$^0/_0$iger Manganochloridlösung, 2 ccm 40$^0/_0$iger Natronlauge und 20 ccm destilliertes Wasser werden in einem geräumigen Kolben bis zum Braunwerden geschüttelt, dann 50 ccm konzentrierte Salzsäure hinzugefügt und mit destilliertem Wasser auf 300 ccm aufgefüllt. Man fügt jetzt zu je 100 ccm destillierten Wassers und 100 ccm des zu untersuchenden Wassers 10 ccm einer 5$^0/_0$iger Jodkaliumlösung, fügt ferner 25 ccm der oben beschriebenen Manganichloridlösung zu, läßt 5 Minuten stehen und stellt den eventuellen Verlust an Jod fest, den man, auf Sauerstoff umgerechnet, in Anschlag bringt.

Bei beiden Verfahren wird die salpetrige Säure durch das Manganichlorid zu Salpetersäure oxydiert.

Neuerdings (49) hat Winkler folgende Verfahren zur Bestimmung des gelösten Sauerstoffs in verunreinigten Wässern angegeben. Durch Zugabe von Chlorkalk wird etwa vorhandene salpetrige Säure zu Salpetersäure oxydiert, auch die organischen Verunreinigungen werden bis zu einem gewissen Grade zerstört. Das überschüssige Chlor wird durch Rhodankalium beseitigt. Bei der dann folgenden eigentlichen Sauerstoffbestimmung wird an Stelle von Manganchloridlösung Manganosulfatlösung und zum Ansäuern statt Salzsäure Schwefelsäure genommen.

Ausführung der Untersuchung.

Zu den in fast ganz vollen Flaschen befindlichen Wasserproben werden am Orte der Entnahme 0,5 ccm (10 Tropfen) einer Chlorkalklösung gesetzt, welche durch Verreiben von 1 g Chlorkalk (mit 30% wirksamem Chlor) in 100 ccm 25%iger Natriumsulfatlösung und Filtrieren durch Watte hergestellt worden ist. Außer der Chlorkalklösung werden 0,5 ccm 50%iger Schwefelsäure (10 Tropfen) zugefügt. Die Flaschen werden verschlossen und der Inhalt durch kräftiges Schütteln gemengt. Durch die Zugabe des Chlorkalks wird auch die Sauerstoffzehrung (s. u.) gehemmt. Nach einer Wartezeit von mindestens 10 Minuten läßt man in die Flasche 2 ccm einer Lösung von 1 g weißem Rhodankalium in 200 ccm 25%iger Natriumsulfatlösung fließen, schließt und mengt abermals. Nach einer Wartezeit von 10 Minuten kann die eigentliche Bestimmung des Sauerstoffs vorgenommen werden, indem man 1 ccm einer Manganosulfatlösung (1 Teil kristallisiertes Manganosulfat in 2 Teilen destillierten Wassers gelöst) und 2 ccm kaliumjodidhaltiger Natronlauge (2 Teile reinstes Natriumhydroxyd pro analysi und 1 Teil reinstes Kaliumjodid, in 4 Teilen destillierten Wassers gelöst) zufügt und den gebildeten Niederschlag durch Zugabe von 5 ccm 50%iger Schwefelsäure löst. Bei eisenreichen Wässern nimmt man statt der Schwefelsäure 5 ccm 50%iger Phosphorsäue. Vom Flascheninhalt wird im ganzen ein Abzug von rund 6 ccm gemacht.

Zur Zerstörung der Nitrite kann man sich auch des Verfahrens nach K. B. Lehmann und Fitzau (50) bedienen. Man versetzt die Wasserprobe vor der Sauerstoffbestimmung mit 1 ccm einer 10%igen Harnstofflösung und 1 ccm einer 25%igen Schwefelsäure und läßt verstöpselt 3 Stunden stehen. Die frei werdende salpetrige Säure zerlegt den Harnstoff in Kohlensäure und Stickstoff:

$$CO(NH_2)_2 + 2\,HNO_2 = CO_2 + 3\,H_2O + 4\,N.$$

Nach Noll (51) ist die Methode von K. B. Lehmann und Fitzau nur brauchbar, wenn eine 50%ige Harnstofflösung benutzt und die Einwirkungsdauer des Harnstoffs auf 4 Stunden ausgedehnt wird.

Sind im Wasser sowohl Nitrite wie auch organische Substanzen oder andere störende Stoffe in reichlicher Menge vorhanden, so empfiehlt Winkler (46) das Manganhydroxyd (den Niederschlag) durch Einleiten von Kohlensäure in Manganokarbonat überzuführen, welches, da es durch den Luftsauerstoff nicht angegriffen wird, abfiltriert und mit kohlensäurehaltiger Salzlösung ausgewaschen werden kann. Noll (51) empfiehlt statt dessen, dem Vorgange von Bruhns (52) folgend, die Umsetzung der Manganokarbonate durch Natriumbikarbonat herbeizuführen. Er verfährt folgendermaßen: Nach dem Absetzen des Niederschlages der in der üblichen Weise angesetzten Proben werden in jede Flasche 3 g eines Gemisches aus gleichen Teilen Natriumbikarbonat und Kochsalz gegeben. Nach wiederholtem Umschütteln der gut verschlossenen Flaschen und nachdem sich die Proben genügend geklärt haben, wird der Flascheninhalt durch ein quantitatives Filter filtriert, der in der Flasche verbleibende Niederschlag mit kohlensäurehaltiger Bikarbonatlösung (2% Bikarbonatlösung mit einem Zusatz von 1 ccm 25%iger Salzsäure auf 100 ccm) auf das Filter gespült und Filter mit Niederschlag nach dem Auswaschen in einen Erlenmeyerkolben überführt. Dann werden 100 ccm Wasser, dem einige Kristalle Jodkalium und 3 ccm konzentrierte Salzsäure zugefügt werden, in die Ansatzflasche gegeben, um die dieser etwa noch anhaftenden Spuren des Niederschlages zu lösen und diese Flüssigkeit dann über das Filter gegossen. Nach etwa 3 Minuten hat sich der Niederschlag gelöst. Das ausgeschiedene Jod wird dann in der üblichen Weise mit Natriumthiosulfatlösung titriert.

Von Modifikationen der Winklerschen Methode der Sauerstoffbestimmung sei noch derjenigen von Romyn (53) Erwähnung getan.

Nach Winkler empfiehlt es sich, um nicht an verschiedene Untersuchungsverfahren gebunden zu sein, in der Praxis die Vorbehandlung mit Chlorkalk und Rhodanidlösung in allen Fällen durchzuführen, da das Verfahren bei reinen Wässern keinen Nachteil bringt und bei verunreinigten Wässern erst die Bestimmung ermöglicht. Für praktische Untersuchungen kann man nach Ansicht der Verfasser aber gewöhnlich auf diese Korrekturen verzichten, wenn es sich nicht um hochgradig verunreinigte Wässer handelt.

c) Annähernde Bestimmung des Sauerstoffgehaltes.

Es hat nicht an Versuchen gefehlt, die Bestimmung des Sauerstoffs im Wasser, besonders für fischereiliche Zwecke, noch einfacher zu gestalten, indem man auf ganz exakte Resultate verzichtete und sich mit Annäherungswerten begnügte. Wir vermögen indessen keine der folgenden uns bekannt gewordenen Methoden besonders zu empfehlen.

Hofer (54) schätzt aus der Farbe des Niederschlages, welcher bei Zusatz von jodkaliumhaltiger Natronlauge und Manganochlorid sich bildet, den Sauerstoffgehalt des Wassers. Er hat zur annähernden Bestimmung des Sauerstoffgehaltes eine Vergleichsfarbenskala ausgearbeitet.

Ramsay (55) fügt dem zu untersuchenden Wasser Cuprochlorid zu und bestimmt das entstehende Cuprichlorid kolorimetrisch. Ein großer Mangel dieser Methode ist indessen, daß das Cuprochlorid sich kaum rein erhalten läßt, weil es in feuchtem Zustande sofort Sauerstoff anzieht und unter Grünfärbung eine Hydroxydverbindung bildet. Ähnlich verfahren Frankforter, Walker und Wilhoit (56).

Kaiser (57) benützt das Prinzip der jetzt ziemlich verlassenen Methode von Mohr-Mutschler (58) bzw. Lévy und Marboutin (59), indem er dem Wasser Eisenvitriol und Kalilauge zufügt und nach der entstehenden Färbung den Sauerstoffgehalt des Wassers schätzt.

Winkler (60) hat zu diesem Zwecke den photographischen Entwickler „Adurol[1])-Hauff“ empfohlen, der mit Wasser eine farblose

---

[1]) Chlorderivat des Hydrochinons.

Lösung gibt, alkalisch gemacht aber sich je nach dem Sauerstoffgehalte
färbt. Zur Herstellung des Reagens werden 1 Teil trockenes Adurol
mit 6 Teilen bei 100^0 getrocknetem Borax und mit 3 Teilen bei 100^0
getrocknetem Seignettesalz gemischt. Das Gemisch hält sich trocken
in verschlossener Flasche aufbewahrt monatelang.

d) Bestimmung des Sauerstoffdefizits und der Sauerstoffzehrung nach Spitta.

Wir führen die Bestimmung des Sauerstoffs im Wasser aus, um
1. das sog. Sauerstoffdefizit des Wassers kennen zu lernen und 2. die sog.
Sauerstoffzehrung. Unter „Sauerstoff-Defizit" (61) verstehen wir
die Menge von Sauerstoff, ausgedrückt in Milligramm oder Kubikzentimetern (bei 0^0 und 760 mm Druck) für 1 Liter Wasser, welche demselben für die jeweils vorhandene Wassertemperatur bis zur Sättigung
mit dem Sauerstoff der atmosphärischen Luft fehlt. Wässer, vor allem
stagnierende Wässer, in welchen sich lebhafte Zersetzungsvorgänge
(Oxydationen) abspielen, zeigen oft nur einen Bruchteil des Sauerstoffgehaltes, den sie in Berührung mit atmosphärischer Luft enthalten
könnten.

Die Sättigungsmenge ist verschieden je nach der Wassertemperatur
und dem Barometerstand. Die genaue Ermittelung dieser beiden Faktoren
ist deshalb für exakte Untersuchungen des Wassers auf sein Sauerstoff-
defizit unerläßlich, für die Bestimmung der Sauerstoffzehrung dagegen
belanglos.

Folgende Tabelle nach Winkler (62) gibt die wichtigsten Zahlen.
Die angegebenen Kubikzentimeter Sauerstoff sind außerdem noch in
Milligramm umgerechnet. Das Volum-Gewicht eines Liters Sauerstoff
bei 0^0 und 760 mm Druck ist dabei zu 1,430 g angenommen worden.

Ist s der Sättigungswert für die gegebene Temperatur und a der
gefundene Sauerstoffgehalt, so ist s—a das berechnete Sauerstoff-
defizit.

Zur Bestimmung des Sauerstoffdefizits muß die entnommene
Probe möglichst sofort mit den Reagenzien versetzt werden, da sich
bei Aufbewahrung der Probe der Sauerstoffgehalt häufig schnell ändert.
Hat man die fertigen Reagenzien nicht zur Stelle, so kann man im
Notfall den Sauerstoffgehalt durch Einwerfen von ca. 1 g reinstem
Natriumhydrat in Substanz in die gefüllte Flasche fixieren und muß
dann die Manganochloridlösung und das Jodkalium später hinzufügen
(63). Das gleiche erreicht man bei Benutzung der oben angegebenen
Vorbehandlung des Wassers mit Chlorkalk nach Winkler. Beträgt
der zur Zeit der Probeentnahme herrschende Barometerstand nicht
760 mm, so muß zur Berechnung des Sättigungswertes für die gegebene
Temperatur die aus der Tabelle entnommene Zahl umgerechnet werden,
wenigstens für exakte Bestimmungen, da mit steigendem Luftdruck
die Löslichkeit des Gases im Wasser zunimmt und umgekehrt. Als vereinfachte Formel kann man dafür benutzen

$$x = n \cdot \frac{B}{760},$$

Sättigung des Wassers mit kohlensäure- und ammoniakfreier Luft.

Sättigungswert für Sauerstoff mg pro Liter	Wassertemperatur ^{0} C	Sättigungswert für Sauerstoff ccm pro Liter	Stickstoff Argon etc. ccm	Summe ccm	Sauerstoffgehalt der gelösten Luft $^0/_0$
14,57	0	10,19	18,99	29,18	34,91
14,17	1	9,91	18,51	28,42	34,87
13,79	2	9,64	18,05	27,69	34,82
13,43	3	9,39	17,60	26,99	34,78
13,07	4	9,14	17,18	26,32	34,74
12,74	5	8,91	16,77	25,68	34,69
12,41	6	8,68	16,38	25,06	34,65
12,11	7	8,47	16,00	24,47	34,60
11,81	8	8,26	15,64	23,90	34,56
11,53	9	8,06	15,30	23,36	34,52
11,25	10	7,87	14,97	22,84	34,47
11,00	11	7,69	14,65	22,34	34,43
10,75	12	7,52	14,35	21,87	34,38
10,51	13	7,35	14,06	21,41	34,34
10,28	14	7,19	13,78	20,97	34,30
10,07	15	7,04	13,51	20,55	34,25
9,85	16	6,89	13,25	20,14	34,21
9,65	17	6,75	13,00	19,75	34,17
9,45	18	6,61	12,77	19,38	34,12
9,27	19	6,48	12,54	19,02	34,08
9,10	20	6,36	12,32	18,68	34,03
8,91	21	6,23	12,11	18,34	33,99
8,74	22	6,11	11,90	18,01	33,95
8,58	23	6,00	11,69	17,69	33,90
8,42	24	5,89	11,49	17,38	33,86
8,27	25	5,78	11,30	17,08	33,82
8,11	26	5,67	11,12	16,79	33,77
7,95	27	5,56	10,94	16,50	33,73
7,81	28	5,46	10,75	16,21	33,68
7,67	29	5,36	10,56	15,92	33,64
7,52	30	5,26	10,38	15,64	33,60

worin n den Sättigungswert bei der betreffenden Temperatur und
760 mm Luftdruck, B den beobachteten auf 0^0 reduzierten Barometerstand bedeutet (64). Unter Umständen findet man übrigens in Oberflächengewässern einen Sauerstoffgehalt, welcher den Sättigungswert für die gegebene Temperatur übersteigt (65).

Für die Beurteilung des Grades der Verunreinigung eines Wassers wichtiger als die Feststellung des Sauerstoffdefizits ist gewöhnlich die Feststellung der sog. „Sauerstoffzehrung" (66). Es sind dazu gewöhnlich von dem nämlichen Wasser gleichzeitig zwei Proben zu entnehmen (wegen der Vorsichtsmaßregeln s. Kapitel Probeentnahme). Die eine Probe wird sofort verarbeitet und ergibt das etwa vorhandene Sauerstoffdefizit. Die andere Probe läßt man sorgfältig verschlossen ohne Zusatz eines Reagens 48 Stunden vor Licht geschützt stehen (am besten bei 20—22°, sonst jedenfalls bei „Zimmertemperatur") und bestimmt in ihr dann den Sauerstoffgehalt.

Ist a der Sauerstoffgehalt der ersten Probe und b der Sauerstoffgehalt der nach 48 Stunden untersuchten Probe, so ist a—b = c die „Sauerstoffzehrung" des Wassers in 48 Stunden. 48 Stunden können im allgemeinen als Normalzeit genommen werden. Die Wartezeit ist jedenfalls bei Angabe der Versuchsergebnisse stets anzuführen. Bei sehr reinen Wässern empfiehlt es sich, die Wartezeit von 48 auf 72 Stunden auszudehnen. Werden gleichzeitig Plattenkulturen zum Zweck der Feststellung der Keimzahl gemacht, so bewahrt man die Proben für die „Sauerstoffzehrung" zweckmäßig am gleichen Ort und bei der gleichen Temperatur auf, wie die Gelatineplatten und macht die zweite Sauerstoffbestimmung dann, wenn die Kolonien auf der Platte so weit entwickelt sind, daß ihre Zählung bequem erfolgen kann.

Nach Pleißner geht die Sauerstoffzehrung der Zeit nicht proportional voran. Die Größe der Stundenzehrung fällt vielmehr mit der Zehrungsdauer. Um bei der Bestimmung der Sauerstoffzehrung vergleichbare Werte zu erhalten, muß man daher stets eine bestimmte Zehrungsdauer innehalten oder die erhaltenen Werte auf eine Normalzehrungsdauer von 48 Stunden umrechnen. Als Normaltemperatur gelten 20° C. Zur Berechnung der „Normal-Sauerstoffzehrung" (Sauerstoffabnahme in Milligramm für 1 Liter und 1 Stunde, bezogen auf eine Normalzehrungsdauer von 48 Stunden und eine Normaltemperatur von 20°) aus einer anderen Versuchsdauer als der Normalzeit von 48 Stunden hat Pleißner eine Hilfstabelle angegeben. Es ist aber oben schon gesagt worden, daß man es im allgemeinen vorziehen wird, die Zehrung nicht für die Stunde auszurechnen. Nach A. Müllers Versuchen hängt der ungleichmäßige Verlauf der Sauerstoffzehrung ursächlich mit dem Bakterienwachstum zusammen. Nach Überwindung eines anfänglichen Inkubations- (Latenz-) Stadiums ist die Größe der Sauerstoffzehrung ein Maßstab für die Konzentration der vorhandenen, durch die Bakterien abbaufähigen Nährstoffe des Wassers.

Wendet man die Methode zur Prüfung von Abwässern an, so muß man die Beobachtungszeit auf 24, 12 oder 6 Stunden reduzieren; doch bedient man sich für diesen Zweck dann besser der „Probe auf Fäulnisfähigkeit" oder der „Reduktionsprobe" (vgl. S. 55).

6. Bestimmung des Schwefelwasserstoffs.

Das auffallendste Produkt, welches bei der Fäulnis von Abwässern entsteht, ist der Schwefelwasserstoff. Derselbe kommt aber auch in reinen Grundwässern vor.

Bei Abwesenheit freier Kohlensäure kann kein freier Schwefelwasserstoff vorhanden sein (67). Alle Methoden, bei welchen mit angesäuertem

Wasser gearbeitet wird, bestimmen die Gesamtmenge des freien und gebundenen Schwefelwasserstoffs. Will man nur den gebundenen Schwefelwasserstoff bestimmen, so muß man den freien Schwefelwasserstoff zunächst durch längeres Durchleiten von reinem mit Kalilauge gewaschenen Wasserstoffgase entfernen.

A. Qualitativer Nachweis.

Qualitativ ist Schwefelwasserstoff nachweisbar:

a) Durch den Geruch. Bei Zugabe von Kupfersulfat zum Wasser wird der Schwefelwasserstoff gebunden (vgl. S. 16);

b) Durch alkalische Bleilösung. Man hängt entweder in eine mit dem zu untersuchenden Wasser nicht völlig angefüllte Flasche einen mit alkalischer Bleilösung getränkten Fließpapierstreifen ein (der Streifen wird zwischen Kork und Flaschenhals festgeklemmt) und läßt einige Zeit stehen, oder man fügt die alkalische Bleilösung direkt dem Wasser zu.

Es ist in diesem Falle zweckmäßig, das Wasser zuerst von den Erdalkalien zu befreien, indem man 100 ccm desselben in einem mit Glasstopfen verschließbaren Glas mit Natriumhydrat- und Natriumkarbonatlösung (s. S. 83) versetzt und den entstandenen Niederschlag vollständig absetzen läßt. Ein Teil der überstehenden klaren Flüssigkeit wird mit der Pipette abgehoben und in ein Probierröhrchen gebracht. Bei Zusatz von alkalischer Bleilösung, welche man dadurch bereitet, daß man zu einer $10\,\%$igen Lösung von Bleiazetat so lange Natronlauge hinzufügt, bis der anfänglich entstehende Niederschlag sich wieder gelöst hat, entsteht dann eine gelblichbräunliche bis schwärzliche Färbung bzw. bei größeren Mengen von Schwefelwasserstoff ein Niederschlag von Bleisulfid

$$Pb(C_2H_3O_2)_2 + H_2S = PbS + 2\,C_2H_4O_2.$$

Die Wasserproben werden zweckmäßig leicht erwärmt.

c) Durch die Nitroprussidnatriumprobe. Man fügt zu dem zu untersuchenden Wasser etwas verdünnte Natronlauge und einige Tropfen einer Nitroprussidnatriumlösung. Bei Gegenwart von Schwefelwasserstoff bzw. Sulfiden tritt Violettfärbung ein.

d) Methylenblauprobe. Para-Amidodimethylanilin (Dimethylparaphenylendiamin), ein Zwischenprodukt der Methylenblaudarstellung nach Caro (68) gibt mit Schwefelwasserstoff und Eisenchlorid unter Zusatz von Salzsäure Methylenblau. Man versetzt das zu untersuchende Wasser mit $^1/_{50}$ seines Volumens rauchender Salzsäure, fügt einige Körnchen Para-Amidodimethylanilin hinzu und nach Lösung 4—5 Tropfen $5\,\%$ige Eisenchloridlösung. Man wartet bis zu $^1/_2$ Stunde. Die Methode ist sehr empfindlich und gestattet den Nachweis von 0,02—0,1 mg H_2S im Liter.

Weldert und Röhlich (69) haben die notwendigen Reagenzien vereinigt, indem sie 1 g p-Amidodimethylanilin in 300 ccm Salzsäure vom spezifischen Gewicht 1,19 lösen und 100 ccm $1\,\%$ige Eisenchloridlösung zugeben.

Nach Fendler und Stüber versagt die Carosche Reaktion bei Anwesenheit größerer Mengen von Nitriten.

B. Quantitative Bestimmung.

Für die quantitative Bestimmung des Schwefelwasserstoffs im Wasser kommen in Betracht:

a) Die Methode von Dupasquier-Fresenius (70).

Dieselbe empfiehlt sich bei höherem Schwefelwasserstoffgehalt des Wassers.

Die Methode beruht darauf, daß Schwefelwasserstoff mit Jod unter Schwefelabscheidung Jodwasserstoff bildet

$$H_2S + 2\,J = 2\,JH + S.$$

Man versetzt 250 bis 500 ccm des zu untersuchenden Wassers, nachdem man es schwach mit Essigsäure angesäuert hat, mit einigen Tropfen frisch bereiteter Stärkelösung und läßt dann aus einer Bürette so lange $^1/_{100}$ Normal-Jodlösung zufließen, bis die Flüssigkeit sich blau färbt. Man wiederholt den Versuch, indem man fast soviel Kubikzentimeter Jodlösung, als man beim ersten Versuch gebraucht hat, in den zum Titrieren benutzten Kolben fließen läßt, dann die zu untersuchende Wassermenge zugibt und Essigsäure und Stärkelösung zusetzt. Dann titriert man wieder bis zur Blaufärbung. Für genaue Bestimmungen muß man noch die Menge Jodlösung von der insgesamt verbrauchten Menge in Abzug bringen, welche notwendig ist, um in einem gleichgroßen Quantum mit der gleichen Menge Stärkelösung versetzten destillierten Wassers die Blaufärbung zu erzeugen. 1 ccm $^1/_{100}$ Normal-Jodlösung entspricht 0,17 mg Schwefelwasserstoff.

Da der Schwefelwasserstoff in gewöhnlichen Trinkwässern nur in kleinen Mengen vorkommt, so muß meist eine kolorimetrische Methode zu seiner Bestimmung herangezogen werden. Dieselbe kann sich sowohl auf die Schwefelbleireaktion wie auf die Natriumprussidreaktion stützen.

b) Kolorimetrische Methode von Winkler (71).

Man setzt zu dem schwefelwasserstoffhaltigen Wasser Seignettesalzlösung (um die Ausscheidung von Kalzium- und Magnesiumkarbonat zu verhindern) und alkalische Bleilösung und vergleicht die entstehende Färbung mit einer Färbung, welche unter denselben Verhältnissen durch Zugabe einer verdünnten Sulfidlösung von bekanntem Gehalt entsteht. Als Vergleichsflüssigkeit benutzt Winkler eine ammoniakalische Arsentrisulfidlösung.

Man bedarf folgender Reagenzien:

1. 25 g kristallinisches Seignettesalz, 5 g Natriumhydroxyd und 1 g Bleiazetat werden in Wasser zu 100 ccm gelöst.

2. 0,0370 g reines trockenes Arsentrisulfid werden in einigen Tropfen Ammoniak gelöst und die Flüssigkeit auf 100 ccm mit destilliertem Wasser verdünnt. Diese Lösung muß jedesmal frisch bereitet werden. 1 ccm der Lösung entspricht 0,1 ccm Schwefelwasserstoffgas von 0^0 und 760 mm Druck (= 0,154 mg).

Von dem zu untersuchenden Wasser werden 100 ccm in eine Flasche aus farblosem Glase von ca. 150 ccm Inhalt geschüttet, in der sich 5 ccm

Reagens Nr. 1 befinden. In eine ebensolche Flasche kommen 100 ccm destillierten Wassers und 5 ccm Reagens Nr. 1.

Zu dieser letzteren Flüssigkeit wird nun von der in einer kleinen engen Bürette enthaltenen Ammoniumthioarsenitlösung so viel hinzugeträufelt, bis beide Flüssigkeiten gleich gefärbt erscheinen. Soviel Kubikzentimeter Ammoniumthioarsenitlösung verbraucht werden, ebensoviele Kubikzentimeter Schwefelwasserstoff enthalten 1000 ccm des untersuchten Wassers.

Da der Schwefelwasserstoff durch den Sauerstoff der Luft leicht oxydiert wird, so empfiehlt es sich, bei genauen Bestimmungen mit dem zu untersuchenden Wasser erst eine Zeitlang die Flasche, welche bei 100 ccm eine Marke besitzen muß, zu durchspülen. Man hebert bis zur Marke ab und bringt die 5 ccm Reagens mit einer langgestielten Pipette (wie bei der Winklerschen Sauerstoffbestimmung) auf den Boden der Flasche. Die Winklersche Methode bietet den Vorteil, daß die in Schwefelwässern meist vorhandenen Thiosulfate das Resultat nicht beeinflussen. Beträgt die Schwefelwasserstoffmenge weniger als 0,2 ccm pro Liter, so muß man eine größere Wassermenge (500—1000 ccm) für den Versuch verwenden; beträgt sie mehr als 1,5 ccm, so empfiehlt es sich, die Methode Dupasquier-Fresenius anzuwenden.

c) Kolorimetrische Methode mit Nitroprussidnatrium.

Brauchbare Resultate ergibt auch die Bestimmung des Schwefelwasserstoffs durch Vergleichung der Farbenunterschiede, welche durch Verwendung des alkalischen Nitroprussidnatriums entstehen. Diese Methode setzt die Benutzung einer Schwefelwasserstofflösung von bekanntem Gehalte als Vergleichsobjekt voraus. Zur Herstellung derselben übergießt man Schwefeleisen in einem Kolben mit verdünnter Schwefelsäure und leitet das sich entwickelnde Gas in vorher abgekochtes, wieder erkaltetes destilliertes Wasser ein. Das auf diese Weise dargestellte Schwefelwasserstoffwasser ist in kleine, 100 ccm fassende Flaschen abzufüllen und gut verschlossen im Dunkeln aufzubewahren. Die Neigung des Gases, zu entweichen und sich zu oxydieren, ist sehr groß; es ist daher der Gehalt der Lösung stets vor dem Gebrauch neu zu bestimmen.

Um den Gehalt des auf diese Weise dargestellten Schwefelwasserstoffwassers an Schwefelwasserstoff zu ermitteln, verfährt man nach 6 B a.

Prüfung des zu untersuchenden Wassers. Man füllt in ein mit Glasstöpsel versehenes Glas 300 ccm des Wassers, bewirkt durch Zufügung von 1,5 ccm Natriumhydrat- und 3 ccm Natriumkarbonat-Lösung (vgl. Ammoniaknachweis) die Ausfällung der Erdalkalien und schließt gut ab. Sobald sich der Niederschlag vollständig abgesetzt hat, gießt man 250 ccm in einen engen Zylinder ab, fügt 1 ccm Nitroprussidnatriumlösung hinzu, welche durch Lösung von 4 g dieses Salzes in 1 Liter destillierten Wassers hergestellt ist, und beobachtet nach dem Umschütteln die Rotfärbung.

Zur Bestimmung dieser durch den Schwefelwasserstoffgehalt hervorgerufenen Rotfärbung gibt man in einen gleichen Zylinder 245 ccm destillierten Wassers, fügt 1 ccm Nitroprussidnatriumlösung und 2 ccm Natriumhydrat-Lösung hinzu und läßt aus einer Bürette soviel des vorher geprüften Schwefelwasserstoffwassers hinzufließen, bis unter Umschütteln der Flüssigkeit der gleiche Farbenton entstanden ist. Man ermittelt nun auf Grund der vorausgegangenen Prüfung des Schwefelwasserstoffwassers, wieviel die jetzt verbrauchten Kubikzentimeter desselben Milligramme Schwefelwasserstoff enthalten haben, und berechnet hieraus den Gehalt des Wassers an diesem Bestandteil auf 1 Liter. Sollte das Wasser mehr als 20 mg im Liter enthalten, so ist mit Verdünnungen zu arbeiten; bei einem Gehalt von 1 mg im Liter liefert diese Methode keine zuverlässigen Resultate mehr.

Im engen Zusammenhange mit der Prüfung eines Wassers auf Schwefelwasserstoff steht die Prüfung eines Wassers auf Fäulnisfähigkeit, wie solche bei der Untersuchung von Abwasserkläranlagen (72), im besonderen der biologischen Reinigungsanlagen, erforderlich ist.

7. Prüfung der Fäulnisfähigkeit.

a) Geruchsprobe.

Die zu untersuchende (Ab-) Wasserprobe wird in eine Flasche von etwa 100—200 ccm Inhalt gefüllt, so daß nur der Hals und der oberste Teil der Wölbung der Flasche vom Wasser freibleibt. Ein Streifen Bleipapier wird zwischen Kork und Flaschenhals geklemmt und die verschlossene Flasche an einem warmen Orte (am besten im Brutschrank bei 22°) aufbewahrt. Man überzeugt sich von Zeit zu Zeit durch Besichtigung des Papiers und durch die Geruchsprobe, ob Fäulnis (H_2S-Bildung) aufgetreten ist. Man pflegt die Proben eine Woche bis 10 Tage lang zu beobachten.

b) Methylenblauprobe nach Spitta und Weldert (73).

Diese Methode benutzt die reduzierenden Wirkungen der Fäulnisprodukte, im besonderen des Schwefelwasserstoffs auf das Methylenblau. Das Methylenblau geht durch die Reduktion in eine farblose Verbindung (Leukobase) über.

Von einer 0,05%igen wässerigen Lösung des Methylenblau (am besten wird das Methylenblau B. extra der Firma Kahlbaum-Berlin oder das Methylenblau medicinale benutzt) gibt man mittels einer genau kalibrierten Pipette 0,3 ccm auf den Boden eines 50 ccm fassenden, mit Glasstopfen verschließbaren Fläschchens, füllt dann das Fläschchen bis zum Rande mit dem zu prüfenden (Ab-) Wasser, setzt den Glasstopfen auf, so daß keine Luftblasen im Flaschenhals bleiben, sichert den Glasstopfen durch Überschieben eines Lübbert-Schneiderschen Flaschenverschlusses und stellt das Fläschchen in den Brutschrank bei 37°. Ist nach 6 Stunden noch keine Entfärbung eingetreten, so kann man im allgemeinen annehmen, daß ein Nachfaulen des Wassers unter Schwefelwasserstoffbildung auch bei tagelanger Aufbewahrung nicht eintreten wird. Die Methode eignet sich hauptsächlich für die schnelle und regelmäßige Kontrolle von Abflüssen aus biologischen Körpern (74). Seligmann (75) füllt fallende Mengen des zu untersuchenden Abwassers (10, 8, 5, 4, 3, 2, 1, 0,5 ccm) in sterile Reagenzröhren, füllt bei Mengen unter 10 ccm mit sterilisiertem Leitungswasser auf 10 ccm auf, fügt 3 Tropfen einer Methylenblaulösung (Methylenblau medicinale 1,0, Alcoh. abs. 20,0, Aq. dest. 29,0, mit sterilem Wasser auf das 120fache verdünnt) hinzu und überschichtet mit flüssigem Paraffin. Die Röhrchen kommen dann auf 24 Stunden in den Brutschrank bei 37°. Als Maß des Reduktionsvermögens gilt die geringste Menge Abwasser, die nach 24 Stunden das Methylenblau noch entfärbt hat.

c) „Hamburger Test" auf Fäulnisfähigkeit (76).

Derselbe beruht darauf, die Abwesenheit von organischem Schwefel in den zu untersuchenden Abwasserproben, als der Quelle der Schwefelwasserstoffbildung, festzustellen. Zu diesem Zweck muß zunächst der anorganische Schwefel entfernt werden. 100 ccm des zu untersuchenden Wassers werden mit etwa 30 ccm Barytwasser (1,5%) und 5 ccm Chlorbaryumlösung (1 : 9) versetzt und das Gemisch so lange auf etwa 50° C erwärmt, bis sich ein flockiger Niederschlag bildet, über dem eine klare, wasserhelle Flüssigkeit steht. Man prüft nun durch Zusatz eines neuen Tropfens Chlorbaryumlösung, ob in der klaren Flüssigkeit noch eine weitere Fällung entsteht. Ist dies nicht der Fall, so wird von dem Barytniederschlag abfiltriert und das klare, von Sulfaten befreite Wasser zunächst auf freier Flamme bis auf 10 ccm, dann auf dem Wasserbade ganz zur Trockne eingedampft. Den Abdampfrückstand löst man in wenig warmem destillierten Wasser, filtriert die Lösung durch ein kleines Filter in ein Reagenzglas und prüft das Filtrat wie oben nochmals auf Sulfate. Ist es sulfatfrei, so wird es in einem Porzellanschälchen auf dem Wasserbade und im Trockenschrank bis zur völligen Trockenheit verdunstet. Der Trockenrückstand wird quantitativ in ein kleines Reagenzgläschen hinübergebracht und hierin mit einem erbsengroßen Stückchen in Äther gewaschenen Kaliummetalls erhitzt. Die Reaktion tritt unter lebhaftem Glühen ein. Man erhitzt nun kurze Zeit stärker bis zur Rotglut des Gläschens und taucht es noch heiß in ein Porzellanschälchen, welches etwa 20 ccm destilliertes Wasser enthält. Das Gläschen zerspringt und teilt seinen Inhalt quantitativ dem Wasser mit. Bei Anwesenheit von organischem Schwefel hat sich Kaliumsulfid gebildet. Man filtriert von der Kohle und den Glassplittern ab und prüft auf Schwefelwasserstoff mittels der Methylenblaureaktion, wie oben (vgl. 6. A. d) angegeben.

Tritt Blaufärbung ein, so war organischer Schwefel vorhanden, und das Wasser ist fäulnisfähig. Dies gilt für biologisch gereinigte, normal zusammengesetzte städtische Abwässer.

d) Methode von Weldert und Röhlich.

Weldert und Röhlich (69) schlagen vor, zur Bestimmung der Fäulnisfähigkeit des Abwassers die Proben bei 37° aufzubewahren und dann den gebildeten freien und gebundenen Schwefelwasserstoff mittels der Caroschen Reaktion (vgl. 6. A. d) nachzuweisen. Sie benutzen dabei ihr vereinfachtes Reagens (S. 52).

e) Indirekte Methode nach Dunbar und Thumm.

Indirekt läßt sich bei biologisch gereinigten städtischen Abwässern ihre Fäulnisfähigkeit oder ihre Unfähigkeit zu faulen dadurch feststellen, daß man die Oxydierbarkeit sowohl des Rohwassers als des gereinigten Wassers mittels Kaliumpermanganat feststellt (vgl. die Methoden auf S. 108). Nach Dunbar und Thumm (77) faulen erfahrungsgemäß Wässer nicht mehr nach, wenn ihre Oxydierbarkeit, verglichen mit der des Rohwassers, um 60—65% oder mehr herabgesetzt worden ist.

f) Indirekte Methode nach Johnson, Copeland und Kimberley.

Nach Johnson, Copeland und Kimberley läßt sich die Fäulnisfähigkeit eines Wassers vorher bestimmen, wenn man einerseits die Menge des reaktionsfähigen Sauerstoffs (freier Sauerstoff und an Stickstoff gebundener Sauerstoff [1])) kennt (vgl. die Bestimmung des gelösten Sauerstoffs, der Nitrite und der Nitrate) und andererseits den Sauerstoffbedarf des Wassers. Nach Ansicht der Autoren ergibt sich derselbe annähernd aus dem Kaliumpermanganatverbrauch des Wassers in saurer Lösung, bei 3 Minuten langer Einwirkung in der Kälte oder bei 5 Minuten langer Einwirkung bei Siedetemperatur. Im letzteren Fall muß indessen das Resultat durch 5 dividiert werden. Ist der Sauerstoffverbrauch nun gleich oder größer als die Menge des gelösten Sauerstoffs, und sind keine Nitrate oder Nitrite vorhanden, so fault das Abwasser mit größter Wahrscheinlichkeit nach; ist er geringer als die zur Verfügung stehende Menge freien und gebundenen Sauerstoffs, so wird gewöhnlich das Abwasser nicht nachfaulen.

g) „Incubator test".

Die Fäulnisfähigkeit einer Abwasserprobe kann ferner festgestellt werden mit der sogenannten Bebrütungsprobe („Incubator test"), vgl. S. 113.

8. Bestimmung einiger durch besondere Verfahren in das Wasser künstlich hineingebrachter Bestandteile.
(Vgl. auch Abschnitt 29.)

A. Ozon.

Eine qualitative bzw. quantitative Bestimmung des Ozons im Wasser ist bisweilen bei der Kontrolle der Ozonanlagen zur Sterilisierung des Wassers zentraler Wasserversorgungen notwendig (78).

a) Qualitativer Nachweis.

Sind Stoffe, welche eine ähnliche oxydierende Eigenschaft wie das Ozon entfalten (z. B. Chlor, freie salpetrige Säure, Wasserstoffsuperoxyd) auszuschließen, so erfolgt die Prüfung einfach durch Zugabe einiger Tropfen Kaliumjodidlösung und etwas Stärkekleister. Das Ozon macht

---

[1]) Der sonstige, z. B. an Sulfate gebundene Sauerstoff eines Wassers vermag gewöhnlich nicht der Oxydation organischer Substanzen zu dienen.

aus dem Jodkalium Jod frei, und dieses färbt den Stärkekleister blau. Dabei wird die Lösung alkalisch:

$$O_3 + 2\,KJ + H_2O = O_2 + 2\,KOH + J_2.$$

Bei irgendwie erheblicheren Mengen von Ozon ist schon der Geruch charakteristisch.

b) Quantitative Bestimmung.

Die brauchbarste der bekannten Bestimmungsmethoden stützt sich auf den gleichen chemischen Vorgang wie die qualitative Prüfung. Jedoch ist der genaue Verlauf der Umsetzung verwickelter, als die oben angeführte Gleichung anzeigt. Das ausgeschiedene Jod wird in bekannter Weise (vgl. die Bestimmung des Sauerstoffs nach Winkler) mit $^1/_{100}$ Normalnatriumthiosulfatlösung bestimmt, doch muß die Titration in schwefelsaurer oder essigsaurer Lösung geschehen. Nach Ladenburg und Quasig (79), deren Ansicht sich auch Brunk (80) angeschlossen hat, soll das Ozon indessen auf die neutrale Kaliumjodidlösung einwirken, die Säure also (in einer dem angewandten Kaliumjodid äquivalenten Menge) erst vor der Titration zugesetzt werden, sonst fällt die gefundene Ozonmenge zu hoch aus. Ein Nachbläuen der titrierten Flüssigkeit am Schluß der Titration findet bei diesem Verfahren nicht statt. 1 ccm verbrauchte $^1/_{100}$ Normal-Natriumthiosulfatlösung entspricht 0,240 mg Ozon.

B. Freies und gebundenes Chlor (Hypochlorite) (81).

a) Qualitativer Nachweis.

Die Prüfung erfolgt — wie beim Ozon — mit Kaliumjodid und Stärkekleister. Bei Prüfung auf gebundenes Chlor ist mit Salzsäure schwach anzusäuern. Die Reaktion verläuft nach folgender Gleichung:

$$2\,KJ + Cl_2 = 2\,KCl + J_2.$$

Eine empfindliche Reaktion auf freies Chlor hat L. W. Winkler (82) angegeben. 250 ccm des zu untersuchenden Wassers und ebensoviel destilliertes Wasser (zum Vergleich) werden mit 1—2 Tropfen sehr verdünnter Methylorangelösung (1 : 5000) versetzt, dann mit je 2—3 ccm 10%iger Salzsäure angesäuert. Die Hypochlorit enthaltende Wasserprobe wird sofort oder in einigen Augenblicken entfärbt, während die Vergleichsflüssigkeit blaß rosenrot gefärbt erscheint. Ozon wirkt ähnlich, aber etwas langsamer. Mit der Probe lassen sich noch 0,1 mg wirksamen Chlors im Liter Wasser nachweisen. Noch empfindlicher wird die Probe, wenn man Methylrot als Indikator verwendet. Man löst 0,01 g Methylrot unter gelindem Erwärmen in 1 ccm $^1/_{10}$ Normal-Natronlauge und verdünnt auf 100 ccm. Sollte die Lösung durch den Kohlensäuregehalt des Wassers beim Verdünnen rot werden, so gibt man zur Lösung tropfenweise so viel Natronlauge, bis sie wieder goldgelb geworden ist. Wird auf 500 ccm Wasser von dieser Lösung 1 Tropfen genommen, so läßt sich bei Verwendung von hohen Bechergläsern im Liter noch 0,02 mg wirksames Chlor nachweisen.

b) Quantitative Bestimmung (83).

Die Bestimmung wird ausgeführt, indem 100 ccm des zu untersuchenden Wassers mit 0,2 g reinsten Jodkaliums versetzt und sodann mit 2—3 ccm 25%iger Phosphorsäure angesäuert werden. Das ausgeschiedene Jod wird in bekannter Weise durch Titration mit $1/_{200}$ Normal-Natriumthiosulfatlösung mit Stärkekleister als Indikator bestimmt. 1 ccm $1/_{200}$ Normal-Thiosulfatlösung entspricht 0,1773 mg Chlor. Für die Bestimmung des Chlors in Abwässern und des Chlors im Chlorkalk selbst bedient man sich zweckmäßig folgender etwas modifizierter Methode (84), da gewisse im Abwasser und im käuflichen Chlorkalk vorhandene Verunreinigungen bei Gegenwart von Salzsäure aus Jodkalium Jod in Freiheit setzen und daher eine größere Menge wirksames Chlor vortäuschen, als tatsächlich vorhanden ist. Die Abänderung der ursprünglichen Methode besteht darin, daß an Stelle der starken Salzsäure die schwächere Essigsäure gesetzt wird:

100 ccm des zu untersuchenden Abwassers oder der Chlorkalklösung (s. u.) werden mit 5 ccm einer 5%igen Kaliumjodidlösung und 2 ccm 50%iger Essigsäure (spez. Gew. 1,064) versetzt und dann das ausgeschiedene Jod mit $1/_{100}$ Normal-Natriumthiosulfatlösung (Stärkekleister als Indikator) titriert. Stark verunreinigtes Abwasser bzw. solches mit färbenden Verunreinigungen titriert man auf Farbengleichheit. Die Titration gilt als beendet, wenn 5 Minuten nach Eintritt der Entfärbung bzw. Farbengleichheit kein Farbenrückschlag mehr stattfindet.

1 ccm $1/_{100}$ Normal-Natriumthiosulfatlösung entspricht 0,355 mg Chlor. Zur Bestimmung des Gehaltes des Chlorkalks an wirksamem Chlor zerreibt man eine gewogene Menge Chlorkalk unter Wasserzugabe, füllt die trübe Lösung mit destilliertem Wasser auf 500 oder 1000 ccm auf, mischt und titriert 100 ccm davon wie angegeben.

C. Wasserstoffsuperoxyd.

Das Wasserstoffsuperoxyd ist mehrfach zur Trinkwassersterilisation vorgeschlagen worden (85).

a) Der qualitative Nachweis von Wasserstoffsuperoxyd gelingt ähnlich wie beim Ozon durch **Jodkaliumstärkekleister**. Jedoch wird das Jodkalium vom Wasserstoffsuperoxyd nur langsam zersetzt, d. h. die Blaufärbung tritt nicht sofort wie beim Ozon ein, sondern allmählich. Gibt man indessen gleichzeitig einen Kristall von Ferrosulfat hinzu, so erscheint die Blaufärbung sofort. Übrigens können Ozon und Wasserstoffsuperoxyd gleichzeitig nebeneinander nicht bestehen, da sie sich zu Wasser und Sauerstoff umsetzen:

$$O_3 + H_2O_2 = 2\,O_2 + H_2O.$$

Charakteristischer und empfindlicher ist die **Reaktion des Wasserstoffsuperoxyds mit Chromsäure.** Man überschichtet das zu prüfende Wasser in einem weiten Reagenzglase mit etwas Äther — der kein Wasserstoffsuperoxyd enthalten darf, wie es zuweilen vorkommt — und fügt einige Tropfen einer 10%igen Lösung von Chromsäure hinzu. Schüttelt man jetzt durch, so färbt sich der Äther blau. Die rote Chromsäure wird, wie man annimmt, durch H_2O_2 zu blauer Überchromsäure $HCrO_4$

oxydiert, welche sich leicht im Äther löst. Die Reaktion ist übrigens wenig haltbar. Löst man etwas Titandioxyd (TiO_2, Acidum titanicum anhydricum puriss.) in verdünnter Schwefelsäure, so lassen sich mit diesem Reagens noch sehr kleine Mengen von Wasserstoffsuperoxyd nachweisen, da letzteres die Titansäure zu zitronengelbem Titantrioxyd (TiO_3) oxydiert. Bei Anstellung der Reaktion in einem Visierzylinder in hoher Schicht lassen sich schon sehr geringe Grade von Gelbfärbung, d. h. Spuren von Wasserstoffsuperoxyd erkennen.

b) Die quantitative Bestimmung des Wasserstoffsuperoxyds wird gewöhnlich mit Kaliumpermanganatlösung in schwefelsaurer Lösung vorgenommen. Die Umsetzung findet nach folgender Gleichung statt:

$$5\,H_2O_2 + 2\,KMnO_4 + 3\,H_2SO_4 = K_2SO_4 + 2\,MnSO_4 + 8\,H_2O + 5\,O_2.$$

Der Endpunkt der Reaktion ist eben überschritten, wenn sich die Mischung durch den ersten überschüssigen Tropfen Kaliumpermanganatlösung bleibend rosa färbt. Da nach obiger Gleichung 170 Gewichtsteile Wasserstoffsuperoxyd durch 316 Gewichtsteile Kaliumpermanganat zerlegt werden, so entspricht z. B. 1 ccm einer $^1/_{10}$ Normalkaliumpermanganatlösung (vgl. S. 109) 1,7 mg H_2O_2. Die Kaliumpermanganatlösung ist durch eine $^1/_{10}$ Normal-Oxalsäure auf ihre Genauigkeit zu kontrollieren.

Ausführung der Bestimmung.

Zur Bestimmung des H_2O_2 in einem Wasser mißt man 200 oder 300 ccm des Wassers ab, gibt diese in ein sorgfältig gereinigtes Becherglas, fügt 20 bis 30 ccm verdünnte (ca. 20%ige) Schwefelsäure hinzu und läßt aus einer mit $^1/_{10}$ Normal-Kaliumpermanganatlösung gefüllten Glashahnbürette so lange Kaliumpermanganatlösung zufließen, bis eine Rosafärbung der Flüssigkeit bestehen bleibt. Die Flüssigkeit ist dabei mit einem Glasstab gut umzurühren. Gewöhnlich verläuft die Umsetzung anfangs sehr langsam und erst allmählich glatt. Es ist stets darauf zu achten, daß genügend Schwefelsäure vorhanden ist.

Beispiel: Von einer Kaliumpermanganatlösung, von welcher 20 ccm 21,3 ccm $^1/_{10}$ Normal-Oxalsäure oxydierten (vgl. S. 111), wurden zur Zersetzung des in 200 ccm Wasser vorhandenen Wasserstoffsuperoxyds 3,8 ccm verbraucht.

Demnach waren im Liter Wasser vorhanden:

$$\frac{21,3 \cdot 1,7 \cdot 3,8 \cdot 5}{20} = 34,4 \text{ mg } H_2O_2.$$

1 mg H_2O_2 liefert bei der Zersetzung 0,47 mg oder 0,329 ccm Sauerstoff. 1 ccm eines 3%igen Wasserstoffsuperoxydpräparates entwickelt bei der Zerlegung rund 10 ccm Sauerstoff. 1 Gewichtsprozent = 3,288 Vol.-Proz.

9. Bestimmung des Gesamtrückstandes (Trockenrückstand).

Bei einem Wasser, welches Trübungen aufweist, können Zweifel darüber entstehen, in welcher Weise der Trockenrückstand bestimmt

werden soll, ob im filtrierten oder unfiltrierten Wasser oder in dem
Wasser, das man durch ruhiges Stehenlassen zur Klärung gebracht hat.
Dazu muß folgendes bemerkt werden. Sollen die Schwebestoffe für sich
bestimmt werden, wie es bei Abwasseranalysen in Deutschland üblich ist, so empfiehlt sich die Bestimmung des Abdampfrückstandes im filtrierten Wasser; im anderen Fall dürfte es das richtigere
sein, das Wasser, unmittelbar bevor man das nötige Quantum für die
Bestimmung des Trockenrückstandes abmißt, so kräftig und so lange
umzuschütteln, daß eine tunlichst gleichmäßige Verteilung der Schwebestoffe entsteht.

Ein Absitzenlassen des Wassers empfiehlt sich nur, wenn es grobe
oder schwere Sinkstoffe enthält. So pflegt etwa dem Wasser beige-
mengter Sand nicht mit gewogen, sondern durch kurzes Absitzenlassen
entfernt zu werden. Abwässer enthalten vielfach grobe Partikel, wie
Teile von Kotballen, Papierfetzen, Holz und dgl. Ist es nicht möglich,
dieselben mit einem Glasstab oder dgl. in kleine Partikel zu zerdrücken,
so läßt man sie bei der Bestimmung zurück und macht nur einen entsprechenden schriftlichen Vermerk zu den Ergebnissen der Analyse.
Überhaupt ist es bei der Bestimmung von Rückstand und
Schwebestoffen geboten, genau in der Niederschrift der
Ergebnisse anzugeben:
1. die zur Bestimmung angewandte Wassermenge;
2. ob das Wasser filtriert (welche Filtermarke?) oder unfiltriert
   (aufgeschüttelt) war, oder ob und wie lange man es hatte absetzen lassen;
3. bei welcher Temperatur und wie lange die Trocknung vorgenommen wurde.
Nur die Ergebnisse gleichartig ausgeführter Bestimmungen sind miteinander gut vergleichbar.

Das Gewicht der sämtlichen im
Wasser gelösten, bei 100 bis 110⁰
nicht flüchtigen Bestandteile, der
Rückstand, wird ermittelt, indem
man eine bestimmte Menge Wasser
verdampft und den Rest wiegt.

Ausführung. Eine Porzellanschale
(besser Platinschale) von ungefähr
100 ccm Inhalt wird geglüht; nach
dem Erkalten im Exsikkator wird ihr
Gewicht genau bestimmt. Von dem
evtl. (s. o.) vorher filtrierten Wasser
werden 300—500 ccm in einem Meßkölbchen abgemessen und diese Menge
nach und nach auf dem Wasserbade

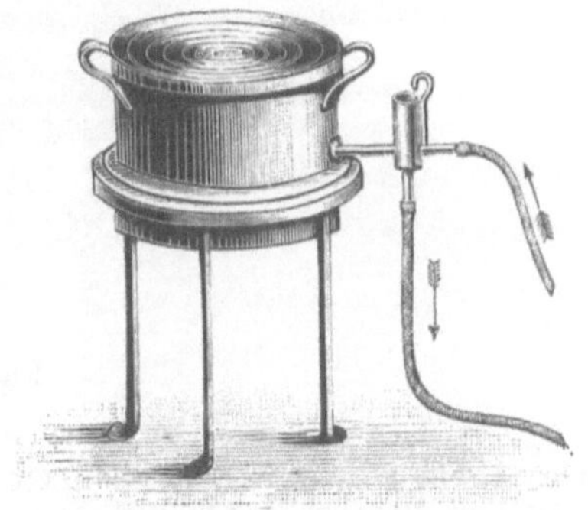

Fig. 16.

(Fig. 16) in der Schale eingedampft, wobei letztere nie über die Hälfte
gefüllt sein darf. Bei Abwasseranalysen genügen 100 bis 200 ccm.
Um ein Vertropfen des Wassers beim Übergießen aus dem Meßkölbchen
in die Schale zu verhüten, überzieht man den äußeren Rand der Mündung des Kölbchens an der Ausgußstelle mit einer äußerst feinen Fett-

schicht und läßt stets das Wasser vermittels eines Glasstabes in die Schale ablaufen. Schließlich spült man das Kölbchen mehrmals mit wenig destilliertem Wasser aus und gibt das Spülwasser ebenfalls in die Schale, um es zu verdampfen. Sobald dies geschehen ist, wird die Schale ca. 3 Stunden im Trockenschrank bei 100⁰ oder 110⁰ gehalten; hierauf läßt man sie im Exsikkator erkalten und bestimmt das Gewicht des Rückstandes auf der analytischen Wage.

Das Trocknen ist unter Umständen so lange, jeweils eine Stunde lang, fortzusetzen, bis die letzten beiden Wägungen übereinstimmende

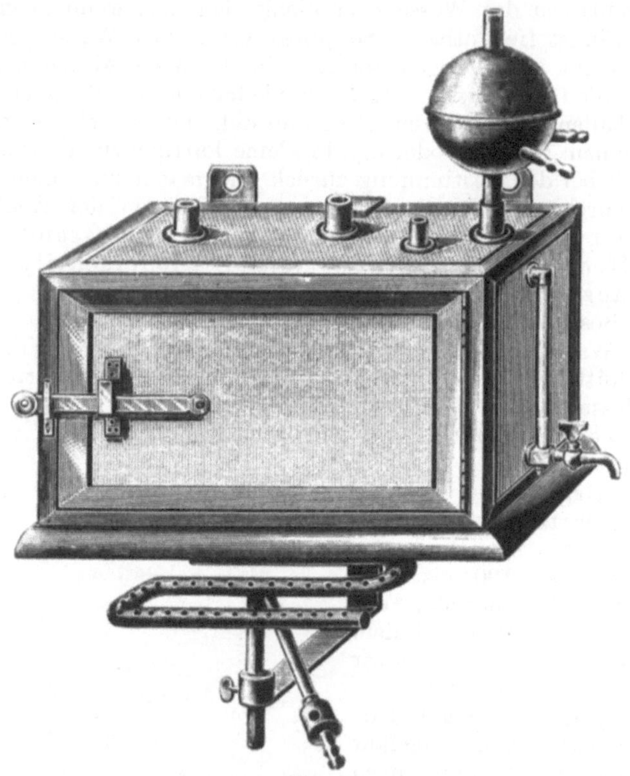

Fig. 17.

Zahlen ergeben haben. Indessen ist es, besonders bei der Bestimmung des Rückstandes von Abwässern, oft schwer, ein konstantes Gewicht zu erzielen.

Was die Temperatur des Trocknens anlangt, so zieht die Mehrzahl der Analytiker die Temperatur von 110⁰ der von 100⁰ vor. Bei 100⁰, ja selbst bei 110⁰ wird aber nicht alles Kristallwasser der Salze völlig entfernt. Nach Tillmans empfiehlt es sich, nach dem Trocknen bei 110⁰ noch eine Stunde bei 180⁰ zu trocknen. Der bei dieser Temperatur festgestellte Abdampfrückstand kann als Kontrolle dafür dienen, ob die Einzelbestimmungen (vgl. S. 33) richtig sind, da er mit der berechneten Summe aller Einzelbestandteile des Wassers gut übereinzustimmen pflegt. Wählt man Trockenschränke mit Wassermantel (s. Fig. 17), so muß die zum Füllen des Mantels benutzte Flüssigkeit (z. B. eine Glyzerin-Wassermischung) einen entsprechenden Siedepunkt besitzen. Das Verdampfen der Flüssigkeit im Mantel des Schrankes verhütet man durch Benutzung eines Rückflußkühlers.

Das Abdampfen des Wassers muß an einem staubfreien Orte ausgeführt werden; um das Einfallen von Staubteilchen zu verhüten, kann man auch einen umgekehrten Trichter in einer Entfernung von einigen Zentimetern über der Schale befestigen. Gutes und eisenfreies Wasser liefert einen nahezu weißen Rückstand; je nach dem Vorhandensein von organischen Substanzen oder von gewissen Eisenverbindungen u. dgl. nimmt derselbe eine gelbliche bis gelbbraune Färbung an.

Das Gewicht des Rückstandes wird auf 1 Liter Wasser berechnet und in Milligrammen zum Ausdruck gebracht.

10. Bestimmung des Glühverlustes.

Setzt man den Rückstand der Glühhitze aus, so erfährt derselbe eine Gewichtsverminderung, welche man als Glühverlust bezeichnet.

Ausführung: Die Schale mit dem Rückstand, dessen Gewicht endgültig festgestellt ist, wird bei mäßiger Hitze (am besten mittels eines Pilzbrenners) bis zur Verkohlung des Rückstandes gehalten. Während dieses Vorgangs, namentlich gleich zu Beginn der Erhitzung, ist es wichtig, auf etwa entstehende Gerüche und Verfärbungen zu achten. Die Hitze wird dann verstärkt, nötigenfalls durch Auflegen eines passenden Porzellan- oder Platindeckels. Man gehe indessen nicht über einen durch „dunkle Rotglut" der Platinschale gekennzeichneten Wärmegrad hinaus. Manche Autoren empfehlen, es überhaupt nicht bis zur Rotglut der Platinschale kommen zu lassen.

Erzielt man auf diese Weise bereits eine weiße Asche, so läßt man die Schale im Exsikkator erkalten und bestimmt wieder ihr Gewicht. Die Differenz gegenüber der früheren Wägung vor dem Veraschen bedeutet den Glühverlust. Derselbe wird ebenfalls in Milligrammen ausgedrückt und auf 1 Liter Wasser berechnet.

Vielfach, besonders bei stärker verunreinigten Wässern, setzen sich einer glatten Veraschung erhebliche Widerstände in den Weg. Die Asche wird nicht weiß[1]). Bisweilen genügt in diesen Fällen dann bereits das Befeuchten des abgekühlten Glührückstandes mit einigen Tropfen destillierten Wassers, Abdunsten desselben und Wiederholung des oben geschilderten Veraschungsvorganges. Andernfalls setzt man zu dem abgekühlten Glührückstand eine etwas größere Menge (10—20 ccm) destillierten Wassers und digeriert unter Benutzung eines Glasstäbchens den Inhalt der Schale einige Minuten auf dem heißen Wasserbade. Dann filtriert man unter Nachspülen durch ein kleines „aschefreies"

---

[1]) Bei manchen Wässern bleibt die Asche schon wegen starken Eisengehaltes rötlichbraun gefärbt.

Filter und wäscht die auf dem Filter zurückgebliebenen Partikel mit etwas destilliertem heißen Wasser nach. Filtrat und Waschwasser werden zunächst beiseite gestellt, das benutzte Filter im Trockenschrank lufttrocken gemacht und mit Hilfe eines Platindrahtes oder auch unmittelbar in der Platinschale vorsichtig verascht. Darauf wird das beiseite gestellte Filtrat nebst Waschwasser in die abgekühlte Schale gegeben (Nachspülen mit etwas destilliertem Wasser), auf dem Wasserbade eingedampft und, nachdem der Rückstand mit einigen Tropfen einer Ammoniumkarbonatlösung (20 g Ammoniumkarbonat, gelöst in 80 ccm destilliertem Wasser + 20 ccm Ammoniaklösung vom spez. Gewicht 0,96) befeuchtet worden ist, eine Stunde bei 180° getrocknet.

Der gefundene Glührückstand bezw. Glühverlust ist häufig ein Wert, welcher keineswegs nur den verbrannten organischen Kohlenstoff anzeigt. Er ist daher meist nur unsicher. Es ist in vielen Fällen nämlich unmöglich, die Verflüchtigung und Zersetzung anorganischer Stoffe (z. B. von Karbonaten, Nitraten, Chloriden usw.) zu vermeiden. Die Salze organischer Säuren gehen in Karbonate über. Vielfach (besonders bei Abwässern) treten unübersehbare Umsetzungen ein. Die an Erdalkalien gebundene Kohlensäure geht beim Glühen zum Teil verloren, indem sich Oxyde der betreffenden Metalle bilden. Vielfach sucht man diesen Fehler dadurch auszugleichen, daß man den wieder erkalteten Rückstand mit etwas mit Kohlensäure gesättigtem destilliertem Wasser oder Ammoniumkarbonatlösung (s. o.) befeuchtet und nach dem Abdampfen nur gelinde erhitzt.

Da bei Benutzung der freien Flamme es schwierig ist, die nötige Glühtemperatur einzuhalten, so empfiehlt sich, zumal wenn einigermaßen vergleichbare Werte gewonnen werden sollen, die Anwendung eines gut regulierbaren, am besten elektrisch beheizten Muffelofens. Behufs Vermeidung eines Verlustes an Chlor ist es bei den an Chlorverbindungen (im besonderen Chlormagnesium) reichen Wässern angezeigt, schon vor Ermittelung des Rückstandes eine bestimmte Menge einer Lösung von kohlensaurem Natron von bekanntem Gehalte im Überschuß zuzusetzen. Hierdurch wird beispielsweise das Chlormagnesium in Magnesiumkarbonat übergeführt, während das Chlor des ersteren an das Natrium gebunden wird. Die hinzugefügte Gewichtsmenge des kohlensauren Natrons wird schließlich bei dem ermittelten Rückstand und Glühverlust wieder in Abzug gebracht.

Trotz der vorerwähnten Maßregeln wird die Ermittelung des Glühverlustes nur dann verwertbare Zahlen liefern, wenn die organischen Substanzen in relativ großer Menge vorhanden sind.

In den meisten Fällen wird es genügen, die beim Glühen des Rückstandes sich abspielenden Erscheinungen (Farbenveränderungen, Auftreten von charakteristischen Dämpfen und Gerüchen) als das Ergebnis einer qualitativen Prüfung zu verzeichnen. Man hat dieselben in folgende Gruppen zusammengestellt:

1. Sind keine organischen Substanzen und vorwiegend Kalksalze vorhanden, so tritt nur ein Weißwerden des Rückstandes beim Glühen ein.

2. Ist wenig organische Substanz zugegen, so tritt beim Erhitzen

eine leichte Braunfärbung ein, die rasch vorübergeht und schließlich einer rein weißen Farbe weicht.

3. Bei etwas größerer Menge organischer Stoffe zeigt sich an einzelnen Stellen Schwärzung des Rückstandes, die erst durch anhaltendes starkes Erhitzen vertrieben werden kann.

4. Bei sehr großen Mengen organischer Beimengung tritt beim Erhitzen sofort eine Schwärzung der ganzen Masse und daneben oft ein Geruch nach verbrannten Federn oder Haaren auf; es ist schwer oder gar nicht möglich, eine weiße Asche zu erzielen. (Flügge.)

11. Bestimmung der suspendierten Stoffe.

Je geringer ihre Menge ist, um so größere Wassermengen müssen zu ihrer Bestimmung verarbeitet werden, wenn die Ergebnisse Anspruch auf einige Genauigkeit machen wollen. Von reineren Wässern sollte man daher 500—2000 ccm in Arbeit nehmen, von Abwässern 200—500 ccm. Häufig, namentlich bei reineren Wässern, ergibt die Bestimmung der Durchsichtigkeit (s. S. 6) bessere Resultate als die Bestimmung der suspendierten Stoffe.

Die Bestimmung kann eine direkte und eine indirekte sein.

A. Direkte Bestimmung.
a) Durch Wägung.

In einem abgemessenen Quantum der zu untersuchenden Wasser- oder Abwasserprobe läßt man die Schwebestoffe durch ruhiges Aufbewahren der abgefüllten Wassermenge am kühlen Ort zunächst absetzen. Ein Filter von bekanntem Aschengehalt wird bei 100° oder 110° im Wägegläschen oder Uhrschalenapparat (Fig. 11u) getrocknet und sein Gewicht genau bestimmt. Nun filtriert man das abgemessene Wasserquantum durch das Filter, ohne den etwa gebildeten Bodensatz zunächst durch Schütteln aufzurühren. Das in einer trockenen oder mit kleinen Mengen des Filtrates mehrfach ausgespülten Flasche aufgefangene Filtrat kann eventuell für weitere chemische Untersuchungen des Wassers zurückgestellt werden. Schließlich bringt man etwa vorhandenen Bodensatz, in der letzten Portion des Wassers aufgeschüttelt, auf das Filter und spült mit kleinen Mengen destillierten Wassers nach. (Unter Umständen wird man dieses Spülwasser gesondert von der zuerst aufgefangenen Wasserprobe ablaufen lassen.) Etwaige an der Wandung des Glases anhaftende Stoffe sind mittels eines „Gummiwischers" loszureiben.

Der Inhalt des Filters wird mit destilliertem Wasser sorgfältig ausgewaschen, dann bis zur Gewichtskonstanz bei 100° oder 110° getrocknet und nach dem Erkalten im Exsikkator im Wägegläschen oder Uhrschälchenapparat gewogen.

Zur Bestimmung des anorganischen Anteils der suspendierten Stoffe bringt man den Inhalt des Filters in einen ausgeglühten und gewogenen Platintiegel und fügt die Asche des Filters, welches man in einer Platinspirale verbrannt hat, hinzu. Zur Verbrennung der organischen

Substanz erhitzt man den offenen Tiegel über der Flamme. Um etwa gebildete Oxyde von Kalzium und Magnesium in Karbonate wieder überzuführen, befeuchtet man den erkalteten Rückstand mit etwas kohlensäurehaltigem destilliertem Wasser, verjagt dessen Überschuß und glüht nochmals gelinde (s. S. 64). Nach dem Erkalten des Tiegels im Exsikkator bestimmt man seine Gewichtszunahme.

Die Gewichte der suspendierten Substanzen sowie des anorganischen Anteils derselben werden nach Abzug der Filterasche auf Milligramme im Liter Wasser berechnet.

Bei schlecht filtrierendem Wasser (Abwasser) kann man statt der gewöhnlichen Filter solche aus gehärtetem Papier anwenden. Das getrocknete und gewogene, womöglich durch einen Platinkonus gestützte, der Trichterwand glatt anliegende Filter wird mit dem Trichter auf einer Saugflasche befestigt, welche durch eine Wasserstrahlluftpumpe unter negativen Druck gesetzt ist. Die Filtration pflegt dann schneller vor sich zu gehen. Indessen ist es in solchen Fällen noch mehr vorzuziehen, sich eines mit präpariertem Asbest beschickten sog. „Goochtiegels" (Tiegel mit Siebboden) zu bedienen. Die Präparation des für Goochsche Tiegel käuflichen Asbestes besteht im längeren Behandeln mit warmer konzentrierter Salzsäure und Auswaschen der Säure mit destilliertem Wasser. Eine gleichmäßige 2—3 mm dicke Schicht des so präparierten Asbestes wird auf den Boden eines Goochschen Tiegels von etwa 4,5 cm Höhe und 3,8 cm oberem Durchmesser gebracht, der Tiegel (a in Fig. 18) mittels eines weiten Kautschukringes in luftdichte Verbindung mit einem Vorstoß (b) gebracht und durch diesen an eine Saugflasche (c) angeschlossen.

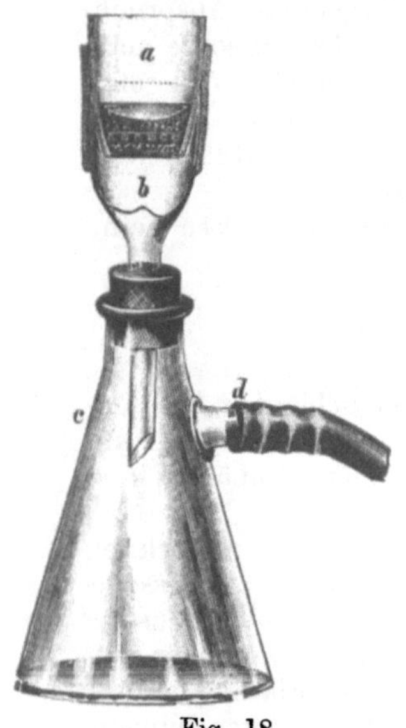

Fig. 18.

Man saugt dann durch Ansetzen einer Wasserstrahlpumpe an den Seitenstutzen (d) sorgfältig 2—3 mal destilliertes Wasser durch den präparierten Tiegel, trocknet ihn bei 110°, läßt im Exsikkator erkalten und wägt. Die zu untersuchende Abwassermenge (50—500 ccm) läßt man, nach tunlichstem Absitzenlassen, zuerst ohne Absaugen durch das Asbestfilter gehen. Ist das Filtrat nicht klar, so wird es auf das Filter zurückgebracht. Das Sediment bringt man zuletzt auf das Asbestfilter, wäscht schließlich 3—4 mal mit destilliertem Wasser nach, trocknet wie oben, läßt erkalten und wägt. Die Veraschung der suspendierten Stoffe kann ebenfalls in dem Tiegel stattfinden (86).

b) Volumbestimmung nach Dost und nach Spillner.

Neben der Bestimmung der suspendierten Stoffe in getrocknetem Zustande durch Wägung ist auch in den letzten Jahren die Volumbestimmung der frischen Stoffe in Aufnahme gekommen. Begreiflicherweise wird dieselbe ganz vorwiegend bei der Abwasseranalyse angewandt, im besonderen dort, wo es sich um die Kontrolle mechanisch wirkender Abwasserreinigungsanlagen handelt. Hier gibt die Volumbestimmung sogar richtigere Werte (87). In Anlehnung an ein von der Royal Commission on sewage disposal empfohlenes Verfahren hat Dost (88) folgende Methode angegeben.

Das zu untersuchende Abwasser (50 ccm) wird in einem besonders konstruierten Zentrifugenröhrchen (Fig. 19) mittels der Zentrifuge ausgeschleudert und das Volumen des ausgeschleuderten Schlammes an einer am unteren verjüngten Ende des Röhrchens eingeätzten Skala abgelesen.

Das Zentrifugenröhrchen ist unten mittels eingeschliffenen Glashahns abgeschlossen. An den unterhalb des Glashahns befindlichen, möglichst kurzen Teil des Glasrohrs kann mittels Glasschliffes ein kleines Gefäß angesetzt werden. Dieses kleine Gefäß dient zur Aufnahme der Schlammstoffe.

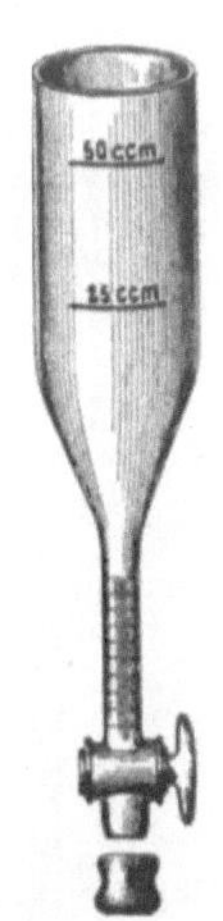

Fig. 19.

Die Untersuchung wird derart angestellt, daß man in das Zentrifugenröhrchen bei geschlossenem Hahn 50 ccm Abwasser einfüllt und dann 3 Minuten lang zentrifugiert. Das Volumen der ausgeschleuderten Schlammstoffe liest man hierauf an der Teilung des Röhrchens ab. Falls es zu klein für die genaue Bestimmung des Volumens ist, kann man, ohne einen Verlust an ungelösten Abwasserbestandteilen befürchten zu müssen, das überstehende klare Wasser abgießen, von neuem 50 ccm Abwasser auffüllen und wiederum zentrifugieren, bis die erhaltene Schlamm-Menge groß genug erscheint. Nach dem Abheben des Wassers wird das gewogene kleine Gefäß für die Aufnahme der Schlammstoffe angesetzt, der Glashahn geöffnet und das Röhrchen mit dem Ansatz zusammen zentrifugiert, bis sich alle Schlammstoffe im Ansatzgefäß befinden. Durch Wägen des Gefäßes mit Inhalt, Trocknen bei 100° und nochmaliges Wägen erhält man den Gehalt des Schlammes an Wasser und festen Bestandteilen, deren flüchtige Stoffe durch Glühen eventuell auch noch bestimmt werden können.

Die mit Hilfe des Zentrifugenröhrchens ermittelten Zahlen für das Gewicht des bei 100° getrockneten Schlamms sind stets kleiner als die z. B. mit der Gooch-Tiegel-Methode gefundenen; die mit der Zentrifugenmethode gewonnenen Werte sind also nur unter sich vergleichbar.

Auf einem ähnlichen Verfahren, aber unter Weglassen der Ausschleuderung, beruht die Messung der Sink- und Schwebestoffe nach Spillner (89) und Guth und Feigl (90). Die Fig. 20 zeigt Absitzgläser nach Spillner (I) und nach Imhoff (II) [1]. Es handelt sich hierbei mehr um eine Schnellmethode für die Praxis der Überwachung mechanisch wirkender Abwasserreinigungsanlagen.

---

[1] Zu beziehen von der Firma Reininghaus in Essen (Ruhr).

Häufig kommt es nur darauf an, die „absiebbaren Schwebe-stoffe" (das sog. „Seston" nach Kolkwitz) in einem Flußwasser oder Abwasser zu bestimmen. Man benutzt hierzu die in dem Abschnitt V für die biologische Untersuchung angegebenen Apparate, im besonderen das Kupfersieb. Die auf diesem Siebe zurückgehaltenen Körper haben einen größeren Durchmesser als $^1/_{15}$ mm. Tonpartikel, Kohleteilchen usw. gehen also durch dieses Sieb hindurch. Man siebt bei Flußwasser 25 oder 50 Liter ab, bei Abwasser 5 Liter und berechnet die im

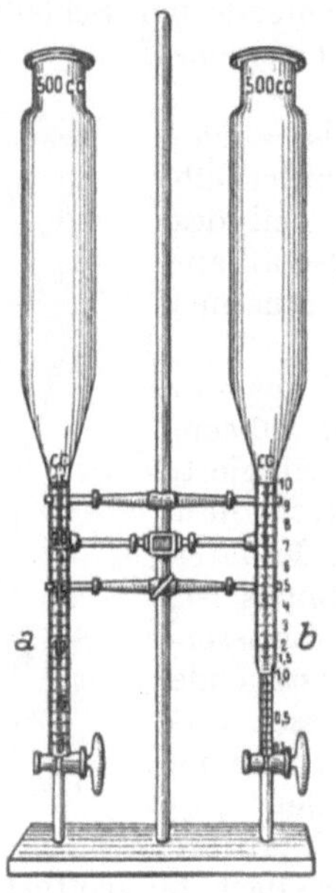

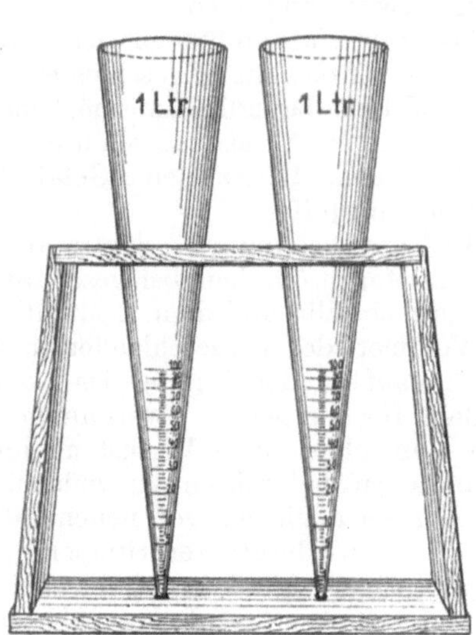

<table>
<tr><td>Fig. 20 I.</td><td>Fig. 20 II.</td></tr>
</table>

a für Rohrwasser, b für geklärtes Abwasser.

Absitzglas (nötigenfalls nach dem Zentrifugieren) gemessene Menge auf 1 cbm. Ein Abwasser kann als mechanisch gut geklärt gelten, wenn es für 1 cbm unter 100 ccm Schwebestoffe enthält.

B. Indirekte Bestimmung.

Nach gutem Durchschütteln wird eine gemessene Menge des zu untersuchenden Wassers oder Abwassers in bekannter Weise zur Be-stimmung des Trockenrückstandes benutzt, ein anderer Teil wird durch ein größeres trockenes Faltenfilter (der Trichter ist während des Fil-trierens mit einer Glasplatte zu bedecken) filtriert und von einer gleich großen gemessenen Menge des Filtrates ebenfalls der Trockenrückstand bestimmt. **Die Differenz beider Bestimmungen ergibt die Menge der Schwebestoffe.**

Die Fehler dieser Methode sind verhältnismäßig groß. Sie eignet sich daher hauptsächlich für Wasser mit höherem Gehalt an Schwebestoffen (Abwasser). Sie ist aber bequem auszuführen. Von den erhaltenen Rückständen kann, wie sonst, der Glühverlust ermittelt werden.

C. Ausfällungsmethode nach Rubner.

Nach Rubner (92) kann man die suspendierten Bestandteile des Wassers (allerdings mit gewissen Beimengungen gelöster Stoffe) erhalten durch **Ausfällen mit Eisenchlorid und essigsaurem Natron** in der Hitze. Im Niederschlag läßt sich der Stickstoffgehalt bequem bestimmen (vgl. 15, E., b, δ), auch läßt sich seine Verbrennungswärme feststellen. (Vgl. hierzu die Bestimmung des Stickstoffs und der organischen Substanzen.) Dieses Rubnersche Verfahren wird auch zur Ausfällung der suspendierten und kolloidalen Stoffe von Fowler, Evans und Oddie bei der Abwasseranalyse empfohlen (93).

D. Nähere Untersuchung der suspendierten Stoffe.

Bisweilen ist es erwünscht, in den suspendierten Stoffen den Stickstoffgehalt, den Gehalt an organischem Kohlenstoff, Zellulose und „Fett" (Ätherextrakt) zu ermitteln. Die Ausführung dieser Bestimmungen ist die nämliche, wie sie später unter den betreffenden Kapiteln beschrieben ist (vgl. 15. E.). Für die Stickstoff-, Kohlenstoff- und „Fett"- (Ätherextrakt-) Bestimmung werden abgewogene Mengen der gut getrockneten und nach Möglichkeit fein zerriebenen Masse ohne weiteres benutzt. Für die annähernde Zellulosebestimmung wird eine abgewogene Menge der zu untersuchenden Masse mit der angegebenen Menge Wasser aufgeschwemmt und dann, wie beschrieben, verarbeitet.

12. Bestimmung der Chloride.

A. Qualitativer Nachweis.

Freie Chlorwasserstoffsäure und alle löslichen Chloride geben mit Silbernitrat einen Niederschlag — bei geringen Mengen eine Opaleszenz oder Trübung — von **Chlorsilber**. Derselbe ist weiß, färbt sich am Licht dunkel, ist **löslich in Ammoniak, unlöslich in Salpetersäure.**

Zum **Nachweis der Chloride im Wasser** säuert man dasselbe im Reagenzglase mit chlorfreier verdünnter Salpetersäure an und fügt einige Tropfen 5%iger Silbernitratlösung hinzu. Ist z. B. **Natriumchlorid** gegenwärtig, so entsteht folgende Umsetzung:

$$NaCl + AgNO_3 = AgCl + NaNO_3.$$

Kohlensaure Salze und phosphorsaure Salze geben mit Silbernitratlösung ebenfalls weiße Niederschläge, dieselben lösen sich aber in Salpetersäure.

Die in natürlichen Wässern selten vorkommenden **Jodide** und **Bromide** geben mit Silbernitrat einen hellgelben bzw. gelblichweißen Niederschlag von Jod- bzw. Bromsilber. Jodsilber ist unlöslich in Ammoniak und Salpetersäure, Bromsilber ist in Ammoniak schwer löslich.

B. Quantitative Bestimmung.

Die für die quantitative Bestimmung anzuwendende Methode
hängt — abgesehen von der gewünschten Genauigkeit des Resultates —
ab von der im Wasser vorhandenen Chlormenge. Dieselbe
muß annähernd bekannt sein oder mittels Titrierverfahrens
zunächst ungefähr ermittelt werden.

Enthält ein Wasser weniger als 25 mg Chlor (Cl) im Liter [1]), so wird
die unmittelbare titrimetrische Bestimmung (s. u.) zu ungenau. In
solchen Fällen muß ein größeres abgemessenes Wasserquantum (etwa
300 ccm) durch Eindampfen auf ein kleines Volum (100 ccm) gebracht
und mit diesem die maßanyaltische Bestimmung vorgenommen werden,
oder die Bestimmung erfolgt in einer größeren Wassermenge, z. B. 500 ccm,
gewichtsanalytisch.

a) Gewichtsanalytisch.

500 oder 1000 ccm Wasser werden nach und nach in einer Platin-
oder Porzellanschale vorsichtig auf dem Wasserbade bis auf etwa 100 ccm
eingedampft, mit etwas chlorfreier Salpetersäure angesäuert und die
Flüssigkeit — nach eventueller Filtration und Nachwaschen mit destilliertem Wasser — in einem Becherglase erwärmt, dann mit Silbernitratlösung in schwachem Überschuß versetzt und mit einem Glasstabe
gut umgerührt, bis sich der Niederschlag zusammengeballt hat. Ein
Nachgießen von Silbernitratlösung muß so lange erfolgen, bis kein
Niederschlag mehr entsteht. Zur Kontrolle nimmt man einen Tropfen
der überstehenden Flüssigkeit heraus und prüft mit Silbernitrat auf einer
schwarzen Unterlage. Tritt noch eine Trübung ein, so wird die Probe
in das Glas zurückgespült und noch weiteres Silbernitrat hinzugefügt.
Das vollständige Absetzen des Niederschlages wird durch fleißiges Umrühren und Erwärmen auf dem Wasserbade befördert.

Der Niederschlag wird sodann auf ein Filter mit bekanntem Aschengewicht gebracht und hier mit heißem Wasser so lange ausgewaschen,
bis einige Kubikzentimeter des Filtrates im Reagenzröhrchen auf Zusatz
einer Chlornatriumlösung eine Opaleszenz nicht mehr erkennen lassen.
Das Filter samt Inhalt wird zunächst im Trichter belassen und im
Trockenschrank getrocknet. Inzwischen wird ein Porzellantiegel gut
ausgeglüht und, nach dem Erkalten im Exsikkator, gewogen. Der
Inhalt des Filters wird auf schwarzes Glanzpapier entleert, das leere
Filter in der Platinspirale über dem Tiegel verbrannt und im Tiegel
vollständig verascht; seinen Rückstand löst man in einigen Tropfen
Salpetersäure und fügt 2 Tropfen Salzsäure hinzu. Nach dem Verjagen
der Säuren auf dem Wasserbade wird der Niederschlag von Chlorsilber
hinzugegeben, erhitzt, bis derselbe oberflächlich zu schmelzen beginnt,
und, nach dem Erkalten im Exsikkator, gewogen. Die gefundene Zahl
entspricht, nach Abzug des Gewichtes der Filterasche, dem Chlorsilber,

---

[1]) Nach Sell (Über Wasseranalyse. Mitteilungen aus dem Kais. Gesundheits-
Amte, 1. Band, S. 370) sogar weniger als 35,5 mg.

aus welchem man das Chlor berechnet, indem man mit 0,2474 multipliziert, da

$$AgCl : Cl = 1 : x$$
$$143,34 : 35,46$$
$$x = 0,2474.$$

Das Chlorsilber kann auch im Wasserstoffstrom reduziert und als metallisches Silber gewogen werden. Es ist dann die gefundene Zahl mit 0,3287 zu multiplizieren.

Enthält das Wasser viel organische Stoffe, so kann durch dieselben eine Abscheidung von metallischem Silber herbeigeführt werden. In solchen Fällen (Abwasser) dampft man daher das Wasser besser zur Trockne ein, verascht und bestimmt in dem wässerigen Auszug der Asche das Chlor wie angegeben. Um Verluste an Chlor zu vermeiden (S. 64), hat das Eindampfen aber unter Zusatz von so viel reinem Natriumkarbonat zu erfolgen, daß das Wasser deutlich alkalisch reagiert.

b) Maßanalytisch nach Mohr.

Diese Methode ist nur bei neutraler oder schwach alkalischer Reaktion des Wassers anwendbar.

In neutraler Lösung bildet Kaliumchromat mit Silbernitrat einen rotbraunen Niederschlag von Silberchromat. Da die Affinität des Silbers zu Chlor eine größere ist als zum Chrom, so bildet sich bei Gegenwart von Chlorverbindungen zunächst so lange ein weißer Niederschlag von Silberchlorid, bis die letzte Spur von Chlor verbraucht ist; hierauf entsteht der charakteristische Niederschlag von Silberchromat, welcher das Ende der Chlorreaktion anzeigt. Die chemischen Vorgänge dabei sind folgende:

Zuerst

$$NaCl + AgNO_3 = NaNO_3 + AgCl,$$

hierauf

$$K_2CrO_4 + 2\,AgNO_3 = 2\,KNO_3 + Ag_2CrO_4.$$

Zunächst stellt man sich eine Lösung von Silbernitrat her, bei welcher 1 ccm genau 1 mg Chlor entspricht. Da

$$AgNO_3 : Cl = x : 1$$
$$169,89 : 35,46$$
$$x = 4,791$$

so müssen 4,791 g geschmolzenes Silbernitrat zu 1 Liter destillierten Wassers gelöst werden [1]).

---

[1]) Es empfiehlt sich, diese Titrierflüssigkeit durch eine Chlornatriumlösung, bei welcher 1 ccm ebenfalls 1 mg Chlor entspricht, zu kontrollieren. Da

$$NaCl : Cl = x : 1,$$
$$58,46 : 35,46,$$

so bedarf man einer Lösung von 1,649 g Chlornatrium zu 1 Liter destillierten Wassers. Das Kochsalz wird in überdecktem Tiegel solange bei schwacher Flamme erwärmt, bis alles eingeschlossene Wasser unter Knistern entwichen ist; nach dem Erkalten im Exsikkator wird die entsprechende Menge abgewogen und hieraus die gewünschte Lösung gefertigt. Versetzt man 10 ccm derselben mit 1 bis 2 Tropfen Kaliumchromatlösung, so darf, wenn die Silberlösung richtig ist, erst Rotfärbung eintreten, sobald man 10 ccm Silbernitratlösung hat hinzutropfen lassen. Die Silbernitratlösung muß in dunklem, mit Glasstöpsel gut verschlossenem Glase aufbewahrt werden.

Ferner benötigt man eine 10%ige Lösung von neutralem, chlorfreien, gelben kristallisierten Kaliumchromat.

Ausführung. Handelt es sich um reine, neutral reagierende Wässer
mit höherem Chlorgehalt (S. 70), so werden 100 ccm Wasser in
eine Porzellanschale gegeben und 1—3 Tropfen[1]) der Kaliumchromatlösung hinzugefügt. Aus einer Glashahnbürette läßt man unter Umrühren mit einem Glasstabe Silbernitratlösung zutropfen. Zuerst entsteht ein weißer Niederschlag; allmählich bildet der einfallende Tropfen
der Titerflüssigkeit eine braunrote Färbung, welche durch Umrühren
wieder verschwindet. In dem Augenblick, wo dies nicht mehr der Fall,
ist die Titrierung beendet. Die Flüssigkeit hat nun einen Stich ins Rot-
braune angenommen.

Es wurden beispielsweise verbraucht

3,9 ccm Silbernitratlösung;

dann enthielten

100 ccm Wasser 3,9 mg Chlor

also

1 Liter Wasser 39 mg Chlor.

Will man auch für chlorarme Wässer das Titrationsverfahren
in Anwendung bringen (s. o.), so muß man nach Tillmans und Heublein (94) die Indikatormenge auf 1 ccm Kaliumchromatlösung erhöhen,
darf dann aber nur bis zur ersten Dunklerfärbung (Vergleichsflüssigkeit
aufstellen!) titrieren. Bei weniger als 7,5 mg Chlor im Liter kann man
aber auch mit diesem Kunstgriff keine zuverlässigen Ergebnisse erzielen.
Man dampft dann besser vor Ausführung der Titration, wie oben erwähnt,
300 ccm auf dem Wasserbade auf etwa 80 ccm ab und füllt mit destilliertem Wasser auf 100 ccm auf. Von sehr chlorreichen Wässern
(z. B. Abwässern) werden nur 50 ccm oder 10 ccm (mit destilliertem
Wasser auf 100 ccm aufgefüllt) genommen. Bei der Berechnung ist
natürlich die gewählte Menge zu berücksichtigen.

Ist das zu untersuchende Wasser stärker verunreinigt, so zerstört
man die organischen Substanzen vor der Titration dadurch, daß man
100 ccm mit einigen Körnchen Kaliumpermanganat einige Zeit kocht.
Tritt auch bei längerem Kochen keine völlige Entfärbung ein, so zerstört man den Rest, d. h. das nicht zur Oxydation der organischen
Substanzen verbrauchte Kaliumpermanganat durch tropfenweisen
Zusatz von Alkohol. Man filtriert von dem Niederschlag (Mangan-
oxyde) ab, wäscht mit etwas destilliertem Wasser nach und füllt auf
100 ccm mit destilliertem Wasser auf.

Alkalisch reagierende Wässer oder solche, welche durch Zugabe
von viel Kaliumpermanganat alkalisch geworden sind, werden mit
Essigsäure oder Salpetersäure vor der Titration neutralisiert. Ebenso
müssen sauer reagierende Wässer vorher mittels Sodalösung neutralisiert werden. Eisenhaltige Wässer, bei welchen das ausflockende
Eisenoxydhydrat die Erkennung des Farbenumschlages erschwert,
werden nach Tillmans und Heublein (a. a. O.) durch Zugabe einer
wässerigen Menge chlorfreien Zinkoxyds, Durchschütteln und Filtrieren

---

[1]) Es empfiehlt sich, stets die gleiche Tropfenzahl anzuwenden.

von Eisen befreit. Wässer, welche stark gelb gefärbt sind, können durch Aufkochen mit Aluminiumhydrat entfärbt werden. Enthalten die Wässer Schwefelwasserstoff, so entfernt man diesen vor der Titration durch Auskochen.

Zur Titration kann außer der oben angegebenen Silberlösung auch $^{1}/_{10}$ Normal-Silberlösung benutzt werden. 1 ccm dieser Lösung entspricht 3,55 mg Chlor. Es muß aber bemerkt werden, daß beim Gebrauch dieser stärkeren Silberlösungen, wenigstens bei geringem Chlorgehalt der Wässer, die Genauigkeit der Bestimmung etwas leidet, weil mit dem Tropfen, welcher die Endreaktion hervorruft, unter Umständen ein unnötiger Überschuß an Silbernitrat dem Wasser zugefügt wird. Rechnet man 1 ccm zu 20 Tropfen, so bedeutet 1 Tropfen Mehrverbrauch einer $^{1}/_{10}$ Normal-Silberlösung bei der Titration von 100 ccm Wasser schon 1,77 mg Chlorzuwachs im Liter Wasser! Andererseits hat es aber auch keinen Zweck, eine dünnere Silbernitratlösung anzuwenden als die oben genannte, weil dann der Farbenumschlag minder scharf wird. Durch Erhöhung des für die Titration verwendeten Wasserquantums wird zwar auch die Menge der verbrauchten Silbernitratlösung erhöht und der Ablesungsfehler gegebenenfalls geringer. Dafür ist der Farbenumschlag aber in einem kleineren Flüssigkeitsquantum besser zu erkennen. Die Anwendung größerer Wassermengen als 100 ccm bietet bei der Titration des Chlors daher keinen Vorteil.

Die titrimetrische Bestimmung des Chlors hat, wie manche andere Titrationsmethode, den Nachteil, daß sie gewöhnlich nur in der Hand des nämlichen Untersuchers vergleichbare Werte liefert, da die Empfindlichkeit der Augen verschiedener Analytiker für das Auftreten des ersten rötlichen Schimmers oder der Dunklerfärbung der Lösung eine verschiedene zu sein pflegt. Andererseits kann aber diese Empfindlichkeit auch durch Übung gesteigert werden.

Um tunlichst genaue Resultate zu erhalten, empfiehlt es sich, stets bei der gleichen Beleuchtung zu arbeiten [1]) und beim Titrieren eine Vergleichsflüssigkeit zu benutzen. Man versetzt zu diesem Zweck eine gleiche Wassermenge mit der gleichen Menge Kaliumchromat als Indikator und fügt nur so viel Silberlösung hinzu, daß die Flüssigkeit durch das sich ausscheidende Chlorsilber zwar getrübt, der Endpunkt der Titration aber unzweifelhaft noch nicht erreicht, sondern die Farbe noch eine rein gelbe ist. Nicht unzweckmäßig erscheint auch der Vorschlag (95), eine in folgender Weise präparierte Kaliumchromatlösung zu benutzen: 50 g neutrales chromsaures Kali werden in wenig destilliertem Wasser gelöst und dann soviel Silbernitratlösung hinzugefügt, daß ein leichter roter Niederschlag entsteht. Man filtriert vom Niederschlag ab und füllt das Filtrat mit destilliertem Wasser zum Liter auf. Von dieser Lösung benutzt man jedesmal 1 ccm als Indikator.

Ist man in der Praxis genötigt, Wässer mit niedrigem Chlorgehalt schnell titrieren zu müssen, weil die gewichtsanalytische Bestimmung oder das Eindampfen zu umständlich oder zu zeitraubend ist, und kann

---

[1]) Von einigen Autoren wird die Vornahme der Chlortitration im Dunkelzimmer bei gelbem Licht empfohlen.

auch das oben erwähnte Verfahren unter Anwendung einer eihöhten Indikatormenge nicht benutzt werden, so hilft man sich entweder durch Einführung einer Korrektur oder man erhöht künstlich den Chlorgehalt des Wassers durch Zugabe einer genau bekannten Chlornatriummenge so weit, daß die Grenze mindestens erreicht wird, von welcher an die Titration wieder genauere Werte liefert.

Das erste Verfahren hat Winkler (96) vorgeschlagen. Er titriert 100 ccm Wasser unter Zugabe von 1 ccm 1%iger Kaliumchromatlösung und einer Silberlösung, von welcher 1 ccm 1 mg Chlor entspricht. Von der Menge der verbrauchten Silberlösung zieht er den in der folgenden Tabelle jeweilig angegebenen Korrektionswert für 100 ccm ab. Dieser ist verhältnismäßig am größten bei den kleinen Mengen verbrauchter Silberlösung.

Korrektionstabelle.

Verbrauchte Lösung ccm	Korrektion ccm	Verbrauchte Lösung ccm	Korrektion ccm
0,2	— 0,20	2,0	— 0,44
0,3	— 0,25	3,0	— 0,46
0,4	— 0,30	4,0	— 0,48
0,5	— 0,33	5,0	— 0,50
0,6	— 0,36	6,0	— 0,52
0,7	— 0,38	7,0	— 0,54
0,8	— 0,39	8,0	— 0,56
0,9	— 0,40	9,0	— 0,58
1,0	— 0,41	10,0	— 0,60

Nach dem zweiten Verfahren fügt man der zu untersuchenden Wasserprobe vor der Titration genau 10 ccm einer Kochsalzlösung zu, von der jeder Kubikzentimeter 1 mg Chlor entspricht. (Vgl. die Fußnote auf S. 71.) Bei der Berechnung des Resultates ist diese Menge natürlich in Abzug zu bringen.

Das Mohrsche Titrationsverfahren gibt auch bei vorsichtigem Arbeiten leicht etwas zu hohe Werte. Im Gegensatz dazu fallen die Resultate bei Anwendung der folgenden Methode gewöhnlich zu niedrig aus, wenigstens bei Mengen von weniger als 10 mg Cl im Liter.

c) Maßanalytisch nach Volhard.

Die Methode wird neuerdings wieder mehr als bisher für die Wasseranalyse empfohlen (97), weil der bei ihr eintretende Farbumschlag ein etwas schärferer ist. Das Prinzip der Methode besteht in der Fällung der Chloride durch Zugabe einer bekannten überschüssigen Menge von Silbernitratlösung und Zurücktitrieren des überschüssigen Silbers mit einer Rhodanammoniumlösung von bekanntem Gehalt. Als Indikator dient eine Lösung von Eisenammoniakalaun, welche mit dem geringsten

Überschuß des Rhodanammoniums blutrotes Ferrirhodanid bildet. Die sich abspielenden chemischen Vorgänge sind demnach folgende:

$$NaCl + AgNO_3 = AgCl + NaNO_3$$
$$AgNO_3 + \underbrace{NH_4CNS}_{Rhodanammonium} = \underbrace{AgCNS}_{Rhodansilber} + NH_4NO_3$$
$$\underset{Rhodanammonium}{6\,(NH_4CNS)} + \underset{Eisenammoniakalaun}{Fe_2(SO_4)_3 \cdot (NH_4)_2SO_4} = \underset{Ferrirhodanid}{2\,(CNS)_3Fe} + 4\,(NH_4)_2SO_4.$$

Folgende Lösungen sind erforderlich:

1. Zehntel-Normal-Silberlösung (16,99 g Silbernitrat im Liter).

2. Zehntel - Normal - Rhodanammoniumlösung (7,612 g Rhodanammonium im Liter). Da ein genaues Abwiegen dieses Salzes wegen seiner wasseranziehenden Eigenschaften schwer möglich ist, wiegt man etwa 8 g ab, löst in Wasser zu etwas über einem Liter, stellt gegen $^1/_{10}$ Silbernitratlösung ein und bereitet durch weiteren Zusatz der berechneten Wassermenge (s. o. unter Normallösung) die genaue Lösung. Dieselbe ist haltbar.

3. Eine kalt gesättigte Lösung von Eisenoxydammoniakalaun,

$$Fe_2(SO_4)_3 \cdot (NH_4)_2SO_4 + 24\,H_2O.$$

4. Konzentrierte, von salpetriger Säure freie Salpetersäure. (Spez. Gewicht 1,2.)

Ausführung. 50 oder 100 ccm des zu untersuchenden Wassers werden in einem Kölbchen mit einem mäßigen Überschuß von $^1/_{10}$ Normal-Silberlösung versetzt. Man schüttelt um und läßt das entstandene Chlorsilber absetzen. Darauf werden, je nach der angewandten Wassermenge, 5 oder 10 Tropfen Eisenammoniakalaunlösung und so viel von der Salpetersäure zugefügt, daß die durch den Eisenalaun bedingte Färbung wieder verschwindet. Darauf läßt man unter Umschwenken der Flüssigkeit von der $^1/_{10}$ Rhodanammoniumlösung zufließen bis zum Auftreten einer gelbbräunlichen (rötlichen) Färbung, welche sich etwa 10 Minuten lang halten muß.

Beispiel. Wenn bei Anwendung von 50 ccm Wasser, welche mit 4 ccm Silberlösung versetzt waren, beispielsweise 1,9 ccm Rhodanammoniumlösung zum Zurücktitrieren gebraucht wurden, so enthielt 1 Liter Wasser:

$$4,0 - 1,9 = 2,1 \cdot 20 \cdot 3,55 = 149 \text{ mg Chlor.}$$

Folgende Vorsichtsmaßregeln sind bei Ausführung der Bestimmung zu beachten:

1. Das Wasser darf keine salpetrige Säure enthalten, da dieselbe schon bei gewöhnlicher Temperatur zersetzend auf Ferrirhodanid wirkt.

2. Die Titration muß in der kalten Flüssigkeit erfolgen, da in der Wärme die Farbe des Ferrirhodanids durch Salpetersäure zerstört wird.

3. Die Titration muß schnell erfolgen, da sonst, wenn auch in beschränktem Maße, eine wechselweise Umsetzung zwischen dem suspendierten Chlorsilber und Ferrirhodanid zu Rhodansilber und Ferrichlorid stattfindet, was einen Mehrverbrauch von Rhodanammoniumlösung zur Folge hat.

Rothmund und Burgstaller (98) empfehlen daher, zu der mit überschüssigem Silbernitrat versetzten salpetersauren Chloridlösung eine zur Bildung zweier Schichten hinreichende Menge reinen Äthers zu setzen und in der Kälte bis zur völligen Klärung zu schütteln. Das Chlorsilber ballt sich dann zusammen. Seine Löslichkeit und Lösungsgeschwindigkeit wird dadurch herabgesetzt. Hernach titriert man direkt mit Rhodanidlösung unter Zusatz des Eisenalauns. In dieser Modifikation soll die Volhardsche Methode auch bei sehr kleinen absoluten Chlormengen zuverlässige Resultate ergeben; sonst wird sich bei kleinen Chlormengen auch bei der Volhardschen Methode die Titration in einer durch Eindampfen konzentrierten Wassermenge (z. B. 300 auf 100 ccm) empfehlen.

13. Bestimmung der Sulfate.

A. Qualitativer Nachweis.

Man säuert etwa 100 ccm Wasser in einem Visierzylinder mit Salzsäure an und fügt Chlorbaryumlösung hinzu; das Baryumsalz verbindet sich mit der Schwefelsäure zu unlöslichem schwefelsaurem Baryt, welcher je nach seiner Menge in Form einer weißen Trübung oder eines Niederschlages erscheint, da

$$H_2SO_4 + BaCl_2 = BaSO_4 + 2\,HCl.$$

Der Zusatz der Salzsäure verhindert die Bildung von kohlensaurem Baryt.

B. Quantitative Bestimmung.

a) Gewichtsanalytisch.

Je nach dem Ergebnis der qualitativen Untersuchung verwendet man 200—500 ccm oder mehr Wasser, säuert dieses mit Salzsäure an und dampft es nach Umständen auf 200 ccm ein. Das Wasser wird in ein dünnwandiges Becherglas übergefüllt, wobei die letzten Reste durch Nachspülen mit destilliertem Wasser aus dem Abdampfgefäß entfernt werden. Hierauf wird es über einem Drahtnetze zum schwachen Sieden erhitzt und tropfenweise nach und nach heiße Chlorbaryumlösung (1 : 20) hinzugesetzt. Um sich zu überzeugen, ob die Reaktion zu Ende ist, nimmt man die Flamme ab und zu weg, läßt den Niederschlag etwas absetzen und sieht zu, ob das erneute Einfallen der Chlorbaryumlösung noch eine Trübung erzeugt. Schließlich wird man sich darüber noch dadurch vergewissern, daß man 1 Tropfen der überstehenden klaren Flüssigkeit aus dem Becherglase entnimmt, auf eine schwarze Glastafel bringt und 1 Tropfen verdünnte Schwefelsäure zufließen läßt. Entsteht eine weiße Trübung, so ist dies ein Zeichen, daß Baryumchlorid in genügender Menge vorhanden ist; ein erheblicher Überschuß ist zu vermeiden. Damit das abgeschiedene Baryumsulfat nicht mit durch das Filter läuft, ist es notwendig, daß es sich in grobkristallinischer Form ausscheidet und daß beim Filtrieren selbst gewisse Bedingungen eingehalten werden. Von den zahlreichen Vorschriften, welche gegeben worden sind, um dieses Ziel zu erreichen, sei auf die neuerdings von Eroboese empfohlene Arbeitsweise hingewiesen (99).

Man läßt den Niederschlag mehrere Stunden absetzen, bringt ihn dann auf ein Filter mit bekanntem Aschengewicht, welches man vorher mit Alkohol angefeuchtet hat, um dessen Durchlässigkeit tunlichst zu vermindern. Der Niederschlag muß mit heißem Wasser so lange ausgewaschen werden, bis das Filtrat auf Zusatz von Silbernitrat im Proberöhrchen eine Chlorreaktion nicht mehr erkennen läßt.

Der Niederschlag wird im Trichter getrocknet, dann über einem Bogen schwarzen Glanzpapiers vorsichtig in einen Platin- oder Porzellantiegel entleert; das Filter selbst wird in der Platinspirale verbrannt und dessen Asche hinzugefügt. Man glüht hierauf, bis die Asche weiß geworden, läßt im Exsikkator erkalten und wiegt. Die Gewichtszunahme besteht nach Abzug der Filterasche aus Baryumsulfat ($BaSO_4$). Um hieraus die Schwefelsäure als Anhydrid (SO_3) zu berechnen, multipliziert man dieses Gewicht mit 0,343, um sie als $SO_4{}''$-Ion zu berechnen, mit 0,4115.

b) Maßanalytisch.

Von den zur maßanalytischen Bestimmung der Schwefelsäure angegebenen Methoden hat sich bisher die Benzidinmethode von Raschig (100) in der Praxis verhältnismäßig am meisten eingebürgert. Auf die übrigen (101) sei daher nur kurz verwiesen. Hartleb fällt die Schwefelsäure mit einer gemessenen überschüssigen Chlorbaryumlösung und bestimmt den Überschuß durch Titration mittels einer Lösung von neutralem chromsaurem Kali unter Benützung von Silbernitrat als Indikator. Nach Rossi gibt diese Methode nur bei kleinen Schwefelsäuremengen befriedigende Resultate.

Winkler, Komarowski und Bruhns behandeln das zu untersuchende Wasser mit Baryumchromat in salzsaurer Lösung, wodurch Baryumsulfat und eine der vorhandenen Schwefelsäure äquivalente Menge von Chromsäure entsteht. Beim Neutralisieren fällt das überschüssige Baryumchromat aus und kann zusammen mit dem ausgeschiedenen Baryumsulfat abfiltriert werden. Im Filtrat wird dann die Chromsäure kolorimetrisch (Winkler) oder jodometrisch (Komarowski, Bruhns) bestimmt.

Das Benzidin, p-Diaminodiphenyl, $H_2N—H_4C_6—C_6H_4—NH_2$, bildet mit Schwefelsäure unlösliches Benzidinsulfat $(C_6H_4—NH_2)_2H_2SO_4$. Diese Verbindung verhält sich bei der Titration wie eine freie Säure und kann daher mit einer $^1/_{10}$ n-Natronlauge unter Benutzung von Phenolphthalein als Indikator bestimmt werden.

Die zur Ausführung der Bestimmung notwendige Benzidinlösung wird hergestellt, indem man 40 g Benzidin-Base mit destilliertem Wasser zu Brei zerreibt, den Brei in einen Literkolben spült und mit destilliertem Wasser zu einem Liter auffüllt, nachdem man zuvor 50 ccm Salzsäure vom spezifischen Gewicht 1,19 zugefügt hat. Nach kräftigem Durchschütteln entsteht eine braune Lösung, die vor Licht geschützt aufzubewahren ist.

Vor Ausführung der Untersuchung muß man sich durch eine Vorprobe durch Zugabe von Baryumchlorid und Salzsäure über den ungefähren Reichtum des Wassers an Sulfat unterrichten. Je nach der Stärke der auftretenden Reaktion werden 1000 bis 200 ccm Wasser genommen. Mengen, die 200 ccm übersteigen, werden nach dem Zusatz von etwas Salzsäure auf etwa 200 ccm eingedampft. Zu dem abgekühlten salzsauren Wasser setzt man in einem Becherglase 10 ccm Benzidinlösung, rührt um und läßt 15 Minuten stehen. Sodann wird der Niederschlag in einem Trichter durch eine mit zwei Papierfiltern von 46 mm Durchmesser überdeckte Porzellansiebplatte von etwa 40 mm Durchmesser unter Zuhilfenahme einer Wasserstrahlluftpumpe von der Flüssigkeit, die man zuerst durch das Filter gibt, getrennt, mehrmals mit kleinen Mengen destilliertem Wasser ausgewaschen und dann Filter nebst Niederschlag in einem weithalsigen Erlenmeyerkolben von etwa 250 ccm Inhalt mit 100 ccm ausgekochtem destilliertem Wasser übergossen. Der Kolben wird mit einem gut passenden Stopfen verschlossen und so lange kräftig geschüttelt, bis Filter und Niederschlag zu einem gleichmäßigen Brei geworden sind. Hiernach fügt man 2 ccm 1%ige alkoholische Phenolphthaleinlösung zu und titriert den Inhalt des Kolbens mit $^1/_{10}$ n-Natronlauge bis zur Rotfärbung, erhitzt zum Kochen, stellt die meist dabei verschwindende rote Färbung durch weitere Zugabe von Natronlauge wieder her und wiederholt diesen Vorgang mehrmals, bis die rote Färbung bestehen bleibt. Auf Zusatz von zwei Tropfen $^1/_{10}$ n-Salzsäure muß dann die Rotfärbung wieder verschwinden. Der Gehalt der untersuchten Wassermenge an Milligrammen Schwefelsäureanhydrid (SO_3) berechnet sich durch Multiplikation der verbrauchten Kubikzentimeter Natronlauge mit 4, da 1 ccm $^1/_{10}$ Lauge 4 mg SO_3 entspricht. Er wird auf 1 Liter umgerechnet. Einen wesentlichen Vorteil vor der gewichtsanalytischen Methode hat die Raschigsche Methode nicht — abgesehen von der Ausschaltung der analytischen Wage — vielmehr ist die gewichtsanalytische Methode als die genauere zu betrachten. Bei Gegenwert von Ferriverbindungen ergibt die Methode fehlerhafte Erlebnisse. Raschig empfiehlt daher, zur Reduktion etwa vorhandener Ferrisalze zu Ferrosalzen das Wasser vor der Ausfällung mit Benzidin mit 1—2 ccm einer 1%igen Lösung von Hydroxylamin zu versetzen.

14. Bestimmung der Phosphate.

A. Qualitativer Nachweis.

Zum Nachweis der Phosphorsäure werden 100 ccm Wasser stark mit Schwefelsäure angesäuert und in einer Porzellanschale zur Trockene eingedampft. Der Rückstand wird durch kurzes Erwärmen etwas über 100^0 erhitzt (indem man die Flamme unter der Schale vorsichtig hin- und herbewegt), um die vorhandene Kieselsäure unlöslich zu machen, und nach dem Erkalten mit verdünnter Salpetersäure aufgenommen und filtriert. Das Filtrat wird in einem Proberöhrchen mit einer klaren, etwas angewärmten Lösung von Ammoniummolybdat, $(NH_4)_6Mo_7O_{24}$ +

4 H_2O, in Salpetersäure im Überschuß versetzt. Das Vorhandensein von Phosphorsäure zeigt sich durch eine gelbe Färbung oder durch einen gelben Niederschlag, welcher aus Ammoniumphosphormolybdat (phosphormolybdänsaurem Ammonium), $(NH_4)_3PO_4 \cdot 12\,MoO_3$, besteht.

Die salpetersaure Lösung des Ammoniummolybdats wird hergestellt, indem man 150 g Ammoniummolybdat mit destilliertem Wasser zu 1 Liter löst und die Lösung in 1 Liter Salpetersäure vom spezifischen Gewicht 1,2 gießt. Nach mehrtägigem Stehen filtriert man und bewahrt die fertige Lösung in dunklen Flaschen auf.

Phosphormolybdänsäure ist ein sehr empfindliches Erkennungsmittel für Alkaloide. Diese Tatsache benutzen Pouget und Chouchak zu einer kolorimetrischen Bestimmung kleinster Mengen Phosphorsäure.

P. Medinger (102) hat diese Methode nachgeprüft und ein Verfahren darnach ausgearbeitet, welches das Erkennen auch der kleinsten Phosphorsäuremengen in Trinkwässern mit Leichtigkeit gestattet.

In einem Erlenmeyerkölbchen von 500 ccm Inhalt versetzt man eine filtrierte Lösung von 40 g Ammoniummolybdat in 100 ccm destilliertem Wasser unter Umschütteln nach und nach mit 80 ccm einer gesättigten wässerigen Lösung von Strychninnitrat (etwa 1 %), bis die anfangs entstehende Trübung nach dem Umschütteln nicht mehr vollständig verschwindet. Diese Lösung gießt man dann unter Umschütteln zu einer gleichgroßen Raummenge (180 ccm) starker Salpetersäure vom spez. Gewicht 1,4. Man läßt über Nacht stehen und füllt auf Tropfflaschen.

Das Wasser wird, wie folgt, auf Phosphorsäure geprüft: In ein sauberes Reagenzglas gibt man 20 Tropfen Reagens und dann schnell 10 ccm des zu prüfenden Wassers und schüttelt rasch einmal um. Will man sich nicht an die vom Verfasser vorgeschlagene Wassermenge von 10 ccm halten, so läßt man auf je 1 ccm Wasser 2 Tropfen Reagens kommen. Die Ergebnisse sind folgende:

P_2O_5 im Liter Wasser
```
mg 10    sofort sehr starke Trübung, ballt sich nach 20 Sekunden zusammen,
„   5    „     „      „       „        „    „     „  2 Minuten      „
„   2,5  „     „      „       „        „    „     „  2½ bis 3 Min.  „
„   1    „     schwache Trübung, rasch zunehmend,
„   0,75 nach 2 bis 3 Sekunden schwache Trübung, zunehmend,
„   0,5  „  3 „ 5  „              „         „              „
„   0,25 „     20 Sekunden schwache Trübung, zunehmend,
„   0,1  „.    1 Minute schwache Trübung.
```

Es empfiehlt sich, nebenher mit einer frisch bereiteten Vergleichslösung zu arbeiten. die 0,5048 g kristallisiertes Natriumphosphat auf 1 Liter gelöst enthält; 1 ccm entspricht 0,1 mg P_2O_5.

Die Grenze der Empfindlichkeit liegt bei einem Gehalt des Wassers an Phosphorsäure von 0,0001 g P_2O_5 im Liter. Die Beobachtungszeit soll im allgemeinen nicht über 30 Sekunden hinausgehen, innerhalb dieser Zeit sind die entstehenden Trübungen allein auf die Anwesenheit von Phosphorsäure zurückzuführen. Bei sehr harten Wässern soll man auf jeden Kubikzentimeter Wasser 3 Tropfen Reagens verwenden.

Mit der Zeit geht die Haltbarkeit des Reagens etwas zurück. Gibt man zu älterem Reagens einige Tropfen Strychninnitratlösung, so kann es dadurch immer wieder auf den ursprünglichen Wirkungswert gebracht werden. Es wird dabei immer haltbarer und bleibt selbst mehrere Monate lang vollkommen unverändert.

B. Quantitative Bestimmung.

Der unter A zunächst geschilderte Nachweis dient auch zur quantitativen Bestimmung, indem man das Gewicht des gewonnenen Niederschlages direkt oder nach dessen Überführung in pyrophosphorsaures Magnesium ermittelt und hieraus die Phosphorsäure (P_2O_5 bzw. PO_4) berechnet.

a) Gewichtsbestimmung der Phosphorsäure durch Wägung als Ammoniumphosphormolybdat nach Finkener.

Die Methode gestattet, die Phosphorsäure in Gegenwart der meisten anderen Substanzen zu fällen. In einer Porzellanschale werden 1 bis 2 Liter des Wassers, welches man stark mit Salpetersäure angesäuert hat, vollständig verdampft. Der Rückstand wird 2—3 mal mit Salpetersäure (spez. Gewicht 1,4) übergossen, und hierauf wird immer wieder bis zur Trockene eingedampft. Diese Maßregel ist notwendig, um die Kieselsäure unlöslich zu machen, die Chloride zu beseitigen und die organischen Substanzen zu zerstören, welche das Ausfallen der Phosphorsäure in der gewünschten Form verzögern oder verhindern. Nunmehr wird der Rückstand mit verdünnter Salpetersäure aufgenommen und der gelöste Anteil desselben von dem ungelösten durch Filtrierung geschieden. Zum Filtrat wird so viel von der oben erwähnten Ammoniummolybdatlösung gegeben, daß auf etwa 100 mg P_2O_5 100 ccm Molybdanlösung kommen, d. h. also ein Überschuß der Lösung. Die Flüssigkeit wird 4—6 Stunden auf dem Wasserbade auf 50—60° erwärmt und dann abgekühlt oder 12 Stunden in Zimmertemperatur beiseite gestellt.

Der so gewonnene Niederschlag wird abfiltriert und mit einer 20%igen Ammoniumnitratlösung ausgewaschen, bis ein Tropfen des Filtrats, auf dem Deckel eines Platintiegels verdampft, beim Glühen keinen Rückstand mehr hinterläßt. Es ist notwendig, anfangs der Waschflüssigkeit etwas Salpetersäure beizufügen, damit sich nicht saures Ammoniummolybdat kristallinisch ausscheidet. Zur Entfernung des überschüssigen Ammoniumnitrats wird der Niederschlag einmal mit destilliertem Wasser übergossen und dann mit dem Strahl einer Spritzflasche in einen gewogenen Porzellantiegel geschwemmt. Die am Filter haftenden Reste des Niederschlags werden in wenig warmem verdünnten Ammoniak gelöst; diese durch Verdampfen eingeengte Lösung wird mit verdünnter Salpetersäure versetzt und rasch vor erfolgter Ausfällung zu dem übrigen Niederschlag gebracht. Der Porzellantiegel wird nun auf einem Asbestteller vorsichtig mit der Flamme erwärmt, um das Ammoniumnitrat zu verflüchtigen. Dieser Vorgang ist als beendet zu betrachten, wenn ein darüber gehaltenes Uhrglas sich nicht mehr weiß beschlägt, d. h. wenn Ammoniumnitrat nicht mehr sublimiert. Hierauf läßt man den Tiegel im Exsikkator erkalten und bestimmt das Gewicht des Niederschlags, dessen Zusammensetzung der Formel

$$12\,\mathrm{MoO_3} \cdot \mathrm{PO_4} \cdot (\mathrm{NH_4})_3$$

entspricht. Hieraus wird der Phosphorsäuregehalt des Wassers berechnet (103).

Beispiel: Es seien 1000 ccm Wasser in den Versuch genommen worden. Der Niederschlag von Ammoniumphosphormolybdat wog 8,5 mg. Daraus berechnet sich die Menge P_2O_5 durch Multiplikation mit 0,0375, die Menge PO_4 durch Multiplikation mit 0,0502.

b) Gewichtsbestimmung der Phosphorsäure durch Wägung als Magnesiumpyrophosphat.

Der Niederschlag von Ammoniumphosphormolybdat enthält nur wenige Prozente von Phosphorsäure. Es empfiehlt sich daher, bei einem höheren Gehalt des Wassers an Phosphorsäure, diesen Niederschlag durch Zusatz einer Magnesiamischung in Magnesiumammoniumphosphat überzuführen, dieses durch Glühen in pyrophosphorsaures Magnesium $(\mathrm{Mg_2P_2O_7})$ umzuwandeln und als solches zu wiegen.

Zu dem Ende wird der nach 14 B. a erhaltene Niederschlag nach einmaligem Auswaschen mit Ammoniumnitrat noch feucht mit Ammoniak gelöst. Zu dieser Lösung setzt man die in der folgenden Anmerkung beschriebene Magnesiamischung und vermehrt das Gesamtvolumen um $^1/_3$ durch Hinzufügen einer 10%iger Ammoniaklösung vom spez. Gewicht 0,96. Nach 24 stündigem Stehen scheidet sich aus der Flüssigkeit ein kristallinischer Niederschlag von phosphorsaurem Ammoniummagnesium aus, welcher in gleicher Weise, wie bei der Bestimmung des Magnesiums (vgl. S. 120) zu beschreiben ist, weiter behandelt wird. Das Gewicht des pyrophosphorsauren Magnesiums mit 0,638 multipliziert ergibt die entsprechende Menge P_2O_5, mit 0,854 multipliziert die entsprechende Menge PO_4.

Beispiel: 1000 ccm Wasser lieferten 1,69 mg Magnesiumpyrophosphat, demnach enthielt 1 Liter 1,08 mg P_2O_5 bzw. 1,44 mg PO_4.

Anmerkung: Die Magnesiamischung wird hergestellt, indem man 55 g Chlormagnesium und 70 g Chlorammonium in 350 ccm 10%iger Ammoniakflüssigkeit und 750 ccm destillierten Wassers löst. Die Lösung muß nach mehrtägigem Stehen filtriert werden. Es gibt übrigens mehrere voneinander abweichende Vorschriften für die Herstellung.

c) Kolorimetrisch.

Wegen der Strychninmethode vgl. unter A.

Zur schnelleren Bestimmung kleinerer Mengen von Phosphorsäure (Phosphaten) im Wasser ist auch die kolorimetrische Bestimmung empfohlen worden (Lepierre, Woodman und Cayvan). Für die Ausführung der Bestimmung werden folgende Vorschriften gegeben (104), dabei ist mit der Anwesenheit von Kieselsäure, welche die Reaktion mit Ammoniummolybdat stört, gerechnet:

50 ccm des zu untersuchenden Wassers werden zusammen mit 3 ccm Salpetersäure (spez. Gewicht 1,07) in einer Porzellanschale auf einem Wasserbade zur Trockne verdampft, der Rückstand zwei Stunden im

Trockenschrank bei 100⁰ gehalten. Der Rückstand wird dann mit 50 ccm kalten destillierten Wassers aufgenommen und in einen Visierzylinder (Kolorimeterröhre) gefüllt. Die Lösung braucht nicht filtriert zu werden. Man fügt 4 ccm Ammoniummolybdatlösung hinzu und 2 ccm Salpetersäure, mischt und vergleicht die entstandene Färbung nach 3 Minuten mit einer Vergleichsflüssigkeit, welche durch Verdünnung verschiedener Mengen einer Standardphosphatlösung zu 50 ccm hergestellt ist, und welcher man die gleichen Reagenzien wie oben zugefügt hat. Zweckmäßig stellt man daneben einen Kontrollversuch mit destilliertem Wasser an. Nach Angabe der Autoren ist die Genauigkeit der auf diese Weise ausgeführten Bestimmung für gewöhnliche Zwecke ausreichend. Für genauere Bestimmungen ist eine Korrektionstabelle zu benutzen (s. Original). Die zur Ausführung der Bestimmung notwendigen Reagenzien sind folgende:

1. 50 g reines neutrales molybdänsaures Ammoniak werden in einem Liter destillierten Wassers gelöst.

2. Salpetersäure, spez. Gewicht 1,07.

3. Standardphosphatlösung:

0,5045 g reinen kristallisierten phosphorsauren Natrons ($Na_2HPO_4 +$ 12 H_2O) werden in frisch destilliertem Wasser gelöst, 100 ccm der Salpetersäure zugefügt und das ganze auf 1 Liter mit destilliertem Wasser aufgefüllt. 1 ccm dieser Lösung entspricht 0,1 mg P_2O_5. Die Lösung kann gut verstopft einige Zeit in einer Flasche aus Jenaer Glas unverändert aufbewahrt werden. Aus dieser Lösung werden zu Vergleichszwecken Lösungen mit verschiedenem Gehalt an Phosphorsäure hergestellt (s. o.).

Neuerdings hat auch L. W. Winkler (105) ein Verfahren zur Bestimmung der Phosphorsäure im Wasser angegeben, bei welchem die Phosphorsäure zunächst an Eisen gebunden, dann in Salpetersäure gelöst und mit Molybdänreagens gefällt wird. Der Niederschlag wird in Ammoniak gelöst. Die Bestimmung läuft auf einen kolorimetrischen Vergleich mit einer Kaliumchromatlösung von bestimmter Konzentration hinaus.

Bei der verhältnismäßig nicht sehr großen Bedeutung des quantitativen Nachweises der Phosphorsäure in der Wasseranalyse möge es genügen, auf das Prinzip der Methode hingewiesen zu haben.

Will man die Phosphorsäure in Abwässern bestimmen, so säuert man den in einer Platinschale erhaltenen Abdampfrückstand einer bestimmten Abwassermenge mit Salpetersäure an, setzt 0,1 g Kaliumnitrat und 0,3 g wasserfreies Natriumkarbonat zu, dampft zur Trockne ab und erhitzt zur Rotglut, bis die Masse weiß geworden ist. Die Schmelze wird mit sehr verdünnter Salpetersäure aufgenommen, mit Salpetersäure übersättigt, zur Trockne verdampft und dieser Prozeß noch einmal wiederholt, wie unter 14 B. a angegeben. Es wird in gleicher Weise weiter verfahren und die Phosphorsäure schließlich nach 14 B. b bestimmt. Handelt es sich um industrielle, an Metallsalzen reiche Abwässer, so entfernt man die Metalle vorher zweckmäßig durch Ausfällen mit Schwefelwasserstoff.

Wegen des Indikan-Nachweises vgl. S. 332 (328a).

15. Bestimmung der Stickstoffverbindungen.

A. Bestimmung des freien Ammoniaks.

a) Qualitativer Nachweis.

Ein sehr empfindliches Mittel zum Nachweis des Ammoniaks besitzen wir in dem Neßlerschen Reagens, einer Doppelverbindung von Jodquecksilber und Jodkalium ($HgJ_2 \cdot 2\,KJ$), in Kalilauge gelöst. Das Reagens gibt mit wenig Ammoniak eine gelbe bis rotgelbe Färbung, bei stärkerem Ammoniakgehalt einen braunroten Niederschlag von Ammoniumquecksilberoxyjodid. Der chemische Vorgang ist hierbei folgender:

$$NH_3 + 2\,(HgJ_2 \cdot 2\,KJ) + 3\,KOH = N \begin{matrix} H \\ H \\ Hg \\ Hg \\ J \end{matrix} \Big> O + 7\,KJ + 2\,H_2O.$$

Die Herstellungsweise des Neßlerschen Reagens ist folgende: 50 g Kaliumjodid werden in 50 ccm heißen destillierten Wassers gelöst und hierauf konzentrierte heiße Quecksilberchloridlösung so lange hinzugefügt, bis der sich bildende rote Niederschlag nicht mehr verschwindet. Hierauf filtriert man, versetzt das erkaltete Filtrat mit einer Lösung von 150 g Kalihydrat in 300 ccm destillierten Wassers, fügt noch einige Kubikzentimeter der Quecksilberchloridlösung hinzu und füllt nach dem Erkalten auf 1 Liter auf. Das so gewonnene Reagens muß in gut schließender Flasche aufbewahrt werden. Der sich bildende Bodensatz schließt seine Verwendbarkeit nicht aus, es ist vielmehr nur dessen Beimengung durch sorgfältiges Abheben mit der Pipette bei dem Gebrauch auszuschließen.

Die oben geschilderten Färbungen sind gleichfalls durch einen Niederschlag von äußerst feiner Verteilung bedingt. Da das alkalische Reagens eine Fällung etwa vorhandener Erdalkalien im Gefolge hat, so ist vor Zusatz desselben auf eine Entfernung dieser Bedacht zu nehmen.

Zur Prüfung auf Ammoniak gibt man ungefähr 200 ccm des zu untersuchenden Wassers in einen gut verschließbaren Zylinder (Fig. 11 n), fügt 1 ccm Natronlauge (1 : 4) und 2 ccm Natriumkarbonatlösung (1 : 3) zu und läßt den sich bildenden Niederschlag von Erdalkalien 12 Stunden absitzen. Dann hebt man mittels einer Pipette eine geeignete Menge von der klaren überstehenden Flüssigkeit ab, überträgt dieselbe in ein Proberöhrchen und beobachtet nah Zusatz von 5 Tropfen Neßlerschem Reagens die Färbung oder den Niederschlag, indem man die Höhe der Flüssigkeitssäule gegen eine weiße Unterlage betrachtet. Es ist nicht ratsam, die gefällten Erdalkalien durch Filtration abzutrennen, da Filterpapier (namentlich nach längerer Aufbewahrung) fast immer ammoniakhaltig ist. Muß filtriert werden (Abwässer), so bedient man sich am besten der Filtration durch Asbest.

Die Ausfällung der Erdalkalien kann hintangehalten — ihre vorige Ausfällung also umgangen — werden dadurch, daß man dem zu untersuchenden Wasser etwas Seignettesalz (weinsaures Natrium-Kalium) zusetzt. Es kommt dadurch zur Bildung löslicher Doppelsalze. Nach Winkler (106) verfährt man folgendermaßen: 50 g kristallinisches Seignettesalz werden in 100 ccm warmen dest. Wassers gelöst und die filtrierte Lösung, um sie vor Schimmel zu schützen, mit 5 ccm Neßlerschem Reagens versetzt. Nach 2- bis 3 tägigem Stehen ist die Flüssigkeit farblos. Eventuell filtriert man sie durch einen kleinen, in einen Glastrichter hineingedrückten Wattebausch (die anfänglich abtropfende Flüssigkeit ist zu verwerfen). Zur Untersuchung des Wassers auf Ammoniak versetzt man etwa 50 ccm des Wassers in einem Zylinder von farblosem Glase mit 1 ccm dieser Lösung und 1 ccm Neßlerschem Reagens oder 10 bis 15 ccm Wasser in einem Probierröhrchen mit 4—5 Tropfen der genannten Lösungen und beobachtet die Färbung der Flüssigkeit in der Durchsicht von oben nach unten gegen ein untergelegtes Stück weißen Papiers. In sehr harten Wässern erzeugt Seignettesalz allerdings einen Niederschlag. In diesen Fällen empfiehlt sich daher die vorige Ausfällung der Erdalkalien mit Soda-Natronlauge.

Die Reaktion mit Neßlers Reagens auf Ammoniak ist sehr empfindlich. Es lassen sich mit ihr noch bis 0,05 mg NH_3 im Liter nachweisen. Da indessen das Reagens selbst gelblich gefärbt ist, so muß man vorsichtig bei der Deutung der erhaltenen Resultate sein. Zunächst empfiehlt es sich, nicht zu viel und immer gleiche Mengen Reagens anzuwenden. 5 Tropfen auf 10 ccm Wasser genügen im allgemeinen. Dann sollte überall dort, wo es sich um geringe Mengen Ammoniak handelt, die Gegenprobe mit längere Zeit ausgekochtem und in ammoniakfreier Luft erkaltetem destillierten Wasser unter Zugabe der gleichen Reagenzmenge gemacht werden. Bei von Haus aus gelb gefärbten Wässern muß mindestens das betreffende Wasser ohne Reagens unter gleichen Belichtungsverhältnissen zum Vergleich herangezogen werden, oder man sucht die gelbe Farbe, wenn sie durch Huminsubstanzen bedingt ist, durch Fällung mit Aluminiumsulfat zu beseitigen (1 ccm einer 2%igen Lösung von chemisch reinem kristallisierten Aluminiumsulfat auf 100 ccm Wasser). Das gleiche Verfahren kann man auch bei trüben Wässern anwenden. Abwässer behandelt man zweckmäßig vor der kolorimetrischen Ammoniakbestimmung wie folgt: 50 ccm Abwasser werden mit 50 ccm destilliertem Wasser versetzt und zur Mischung einige Tropfen 10%ige Kupfersulfatlösung und (nach dem Durchschütteln) 1 ccm 50%ige Natriumhydratlösung zugefügt. Man mischt und läßt den Niederschlag absetzen. In einem aliquoten Teil der überstehenden klaren Flüssigkeit bestimmt man das Ammoniak kolorimetrisch mit Neßlers Reagens.

Wässer, welche Schwefelwasserstoff oder Alkalisulfide enthalten, geben mit Neßlers Reagens eine gelbrote Färbung durch sich bildendes Merkurisulfid. Dasselbe ist aber in Mineralsäuren unlöslich (Unterschied gegen den durch Ammoniak bedingten Niederschlag). Man beseitigt die Sulfide und den Schwefelwasserstoff meist durch Ausfällen mit 10%iger wässeriger Zinkazetat- oder Bleiazetatlösung; doch werden auf diese Weise leicht Spuren von Ammoniak mit entfernt.

Selbstverständlich sind die übrigen Reagenzien, insbesondere die

Sodalösung, daraufhin zu prüfen, ob sie frei von Ammoniak sind. Sollte dies nicht der Fall sein, so ist dies durch anhaltendes Kochen und nachheriges Auffüllen zum ursprünglichen Volumen zu erreichen.

b) Quantitative Bestimmung.

α) Methode von Frankland und Armstrong.

Die eben geschilderte Methode läßt sich auch zur quantitativen Bestimmung des Ammoniaks durch kolorimetrische Vergleichung verwerten. Zu diesem Behufe ist es erforderlich, eine Lösung von bekanntem Gehalte an Ammoniak zu besitzen. Man bedient sich hierzu des Ammoniumchlorids (NH_4Cl). Da

$$NH_4Cl : NH_3 = x : 1$$
$$53{,}50 : 17{,}03$$

und demgemäß $x = 3{,}141$ ist, so wird eine Lösung dieser Menge Ammoniumchlorids in 1 Liter 1 g oder 1 ccm derselben 1 mg Ammonium enthalten. Zum Gebrauche verdünnt man 50 ccm der Lösung auf 1 Liter, wovon dann 1 ccm $0{,}05$ mg NH_3 entspricht.

Untersuchung des Wassers. Von dem zu prüfenden Wasser werden 300 ccm (in gleicher Weise wie bei dem qualitativen Nachweis) zur Entfernung der Erdalkalien vorbehandelt. Dann hebt man 100 ccm ab, füllt diese in einen Hehnerschen Zylinder (Fig. 21), setzt 1 ccm des Neßlerschen Reagens hinzu und mischt gehörig mittels eines Glasstabes. In einen zweiten solchen Zylinder gibt man 2 ccm der oben beschriebenen verdünnten Ammoniumchloridlösung, füllt mit ammoniakfreiem, entweder frisch destilliertem oder durch längeres Kochen von Ammoniak befreiten destillierten Wasser bis zur Marke 100 ccm auf, setzt ebenfalls 1 ccm Neßlersches Reagens hinzu und mischt in gleicher Weise. Die in beiden Zylindern entstandenen Färbungen werden durch Betrachten der Flüssigkeitssäulen gegen eine Unterlage von Filtrierpapier verglichen. Durch Ablassen der stärker gefärbten Flüssigkeit (welche sich tunlichst in dem zweiten Vergleichszylinder befinden soll) stellt man nun Farbengleichheit in beiden Flüssigkeitssäulen her.

Beispiel. Der gleiche Farbenton wurde erreicht, nachdem man 20 ccm aus dem zweiten Zylinder abgelassen hatte; 101 ccm entsprechen $0{,}1$ mg NH_3, demgemäß entsprachen 81 ccm $0{,}08$ mg. Die gleiche Färbung wurde in dem zu untersuchenden Wasser durch die entsprechende Gewichtsmenge von Ammoniak hervorgerufen: die 100 ccm des Wassers enthielten daher $0{,}08$ mg oder

$$\text{1 Liter } 0{,}8 \text{ mg } NH_3.$$

Sobald die Ammoniakreaktion so stark auftritt, daß die Durchsichtigkeit der Flüssigkeitssäule erschwert ist, oder gar sich ein deutlicher Niederschlag bildet, sind Verdünnungen des Wassers mit ammoniakfreiem destillierten Wasser in entsprechender Weise anzuwenden und diese folgerichtig in Berechnung zu ziehen.

In Ermangelung von Hehnerschen Zylindern kann man auch mehrere gleich große Zylinder mit wechselndem Ammoniumgehalt ansetzen und diese in Vergleich ziehen (Fig. 22) oder zwei Zylinder ohne Abflußhahn anwenden. Am leichtesten sind die Farbenunterschiede zu erkennen in den Grenzen zwischen 0,05 und 1,0 mg NH_3 im Liter Wasser.

Die kolorimetrische Methode eignet sich hauptsächlich zur Beurteilung des Trinkwassers. Bei der Untersuchung von Abwässern muß man entsprechende Verdünnungen verarbeiten. Man verdünnt zu diesem Zweck z. B. 2 ccm filtriertes Rohwasser oder 20—50 ccm gereinigtes Abwasser auf 100 ccm mit ammoniakfreiem destillierten Wasser und stellt die gemachten Verdünnungen entsprechend in Rechnung. Im übrigen wird der Ammoniakgehalt des Abwassers gewöhnlich mittels des Destillationsverfahrens bestimmt. Dabei darf jedoch nicht vergessen werden, daß dieses Verfahren fehlerhafte Resultate geben kann dadurch, daß durch die Destillation aus stickstoffhaltigen Körpern (Zersetzungsprodukten

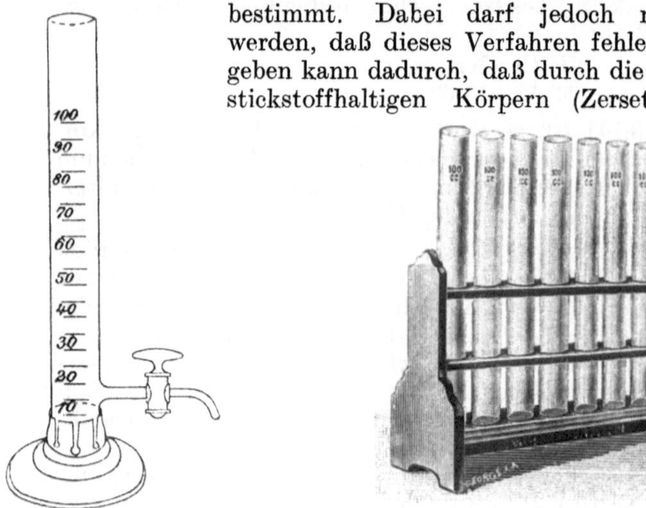

Fig. 21.   Fig. 22.

aus Eiweißstoffen usw.) Ammoniak abgespalten werden kann. Diese Gefahr besteht hauptsächlich dann, wenn das Wasser durch langes Destillieren stark eingeengt wird. Dies ist daher zu vermeiden.

β) Kolorimetrisch nach voraufgegangener Destillation.

In einen Destillationskolben werden 500 ccm ammoniakfreies Wasser gegeben und dann die gemessene Menge Abwasser (100 bis 250 ccm) hinzugefügt. Man destilliert unter guter Kühlung 200 ccm ab, nachdem man dem Wasser vorher 0,5 g ammoniakfreie Soda oder 1 g frisch ausgeglühtes Magnesiumoxyd zugesetzt hat und prüft dann eine kleine Menge des weiteren Destillats mittels des Neßlerschen Reagens auf Ammoniak. Ist dasselbe nicht oder nur noch in Spuren nachweisbar, so wird die Destillation unterbrochen und das Destillat, wie oben angegeben, kolorimetrisch untersucht. Im anderen Fall werden nochmals 100 ccm abdestilliert.

Statt der direkten Destillation kann man sich auch der mittelbaren Destillation durch einen durchgeleiteten Dampfstrom bedienen, wodurch auch das häufig auftretende unangenehme „Stoßen" der Flüssigkeit vermieden wird. Zu beachten ist bei der kolorimetrischen Vergleichung, daß Destillat und Vergleichsflüssigkeit möglichst die nämliche Temperatur besitzen. Handelt es sich um ein Abwasser mit hohem Ammoniakgehalt, so kann die Destillation auch unter Vorlage von titrierter Schwefelsäure erfolgen, eine Methode, die unten bei der Bestimmung des Albuminoid-Ammoniaks und des organischen Stickstoffs näher beschrieben werden wird.

Statt die auftretenden Färbungen mit den Farbtönen zu vergleichen, welche in mit Neßlerschem Reagens versetzten Vergleichslösungen von Ammoniumchlorid auftreten, kann man sich nach amerikanischem Muster auch permanenter Vergleichsfarbflüssigkeiten bedienen, welche sich monatelang unverändert aufbewahren lassen. Zur Herstellung dieser Lösungen benutzt man das Kaliumplatinichlorid ($PtCl_4 2\,KCl$) und das Kobaltochlorid ($CoCl_2 6\,H_2O$) und stellt sich durch das Platindoppelsalz allein oder durch Vermischen beider in angegebenen Verhältnissen die der betreffenden Ammoniumchloridlösung entsprechende Farblösung her (107). Vgl. hierzu S. 12.

Desgleichen hat man eine Farbenskala auf Papier hergestellt, um nach ihr den Ammoniakgehalt eines Wassers bequemer bestimmen zu können (Kolorimeter mit fester Farbenskala nach J. König). Auch das Kolorimeter nach Autenrieth-Koenigsberger (vgl. Literatur 17) läßt sich bei der kolorimetrischen Bestimmung des Ammoniaks verwerten.

B. Bestimmung des sogenannten Albuminoid-Ammoniaks und Proteid-Ammoniaks.

Englische Wasseranalysen führen zuweilen in einer eigenen Rubrik den Gehalt an „albuminoidem Ammoniak" auf. Es ist dies derjenige Bestandteil an Ammoniak, welcher durch eine alkalische Kaliumpermanganatlösung aus den organischen Substanzen abgespalten wird. Für die Beurteilung des Wassers fällt diese Größe weniger ins Gewicht, da schon die Ermittelung der letzteren genügende Anhaltspunkte ergibt. Trotzdem mag die Methode angeführt werden.

Die Bestimmung schließt sich an die Bestimmung des freien Ammoniaks durch Destillation an (S. 103). Sind 200 ccm abdestilliert, so unterbricht man die Destillation und gibt 50 ccm alkalischer Kaliumpermanganatlösung (vgl. unten) in den Destillationskolben. Man destilliert nun zunächst weiter 100 ccm ab, dann weitere 50 ccm und, falls diese noch mit Neßlers Reagens eine Färbung geben, nochmals 50 ccm. Die durch kolorimetrische Bestimmung in den einzelnen Portionen gefundenen Ammoniakmengen werden in der Rechnung addiert.

Die alkalische Kaliumpermanganatlösung wird folgendermaßen bereitet: 1200 ccm destilliertes Wasser werden in eine $2^{1}/_{2}$ Liter fassende, bei 2 Liter mit einer Marke versehene Porzellanschale gegossen und auf dem Drahtnetz zum Kochen erhitzt. In dieser Wassermenge werden 16 g reines Kaliumpermanganat unter Umrühren gelöst. Sodann werden 800 ccm klare 50%ige Kalihydratlösung hinzugefügt und so viel destilliertes Wasser, daß annähernd die Schale gefüllt ist.

Man dampft dann die Mischung auf 2 Liter ein, wobei etwa vorhandenes Ammoniak sich größtenteils verflüchtigt. Die Lösung ist in Flaschen mit eingefetteten Glasstöpseln aufzubewahren.

Bevor dieses Reagens verwendet wird, stellt man zur Vorsicht durch einen „blinden" Destillationsversuch fest, ob und wieviel Ammoniak 50 ccm der Lösung zusammen mit destilliertem Wasser entwickeln. Die hierbei etwa gefundene Menge ist als Korrektur bei den späteren Bestimmungen in Abrechnung zu bringen. Das Resultat wird angegeben in Milligramm Ammoniak für den Liter Wasser.

Für stickstoffreiche Wässer (Abwässer) empfiehlt sich die Bestimmung des „Albuminoid-Ammoniaks" überhaupt nicht. An die Stelle dieser Methode tritt dort besser die Bestimmung des gesamten organischen Stickstoffs. Bei Wässern, die nur in mäßigem Grade verunreinigt sind, kann die Bestimmung ausgeführt werden. Doch hat sie sich auch für diese Fälle in Deutschland wenig eingebürgert. Man kann damit rechnen, daß mittels dieser Methode annähernd die Hälfte des insgesamt vorhandenen organischen Stickstoffs gefunden wird. Winkler (108) empfiehlt an Stelle der Bestimmung des Albuminoid-Ammoniaks die **Bestimmung des „Proteid-Ammoniaks"** durch Oxydation mittels Kaliumpersulfats in saurer Lösung und Bestimmung der Menge des abgespaltenen Ammoniaks mit Umgehung der Destillation in der Flüssigkeit selbst durch Farbenvergleich.

C. Bestimmung der salpetrigen Säure (der Nitrite).

a) Qualitativer Nachweis.

α) Jodzinkstärkereaktion.

Versetzt man ein nitrithaltiges Wasser mit verdünnter Schwefelsäure, so wird aus den Nitriten salpetrige Säure frei, z. B.

$$2\,KNO_2 + H_2SO_4 = N_2O_3 + K_2SO_4 + H_2O.$$

Setzt man dem Wasser außerdem Jodzinklösung zu, so vollzieht sich nebenher folgende Umsetzung:

$$ZnJ_2 + H_2SO_4 = ZnSO_4 + 2\,HJ.$$

Die freigewordene salpetrige Säure wirkt nun ihrerseits wieder auf den Jodwasserstoff ein:

$$N_2O_3 + 2\,HJ = H_2O + 2\,NO + J_2.$$

Enthält die Flüssigkeit nun außerdem noch Stärke, so bildet das freigewordene Jod mit der Stärke blaue Jodstärke. Als Reagens benützt man Jodzink und Stärke zusammen, d. h. Jodzinkstärkelösung.

Zur Herstellung der Jodzinkstärkelösung verreibt man 4 g Stärkemehl im Porzellanmörser mit wenig destilliertem Wasser zu einer milchigen Flüssigkeit und trägt diese zunächst in eine siedende Lösung von 20 g käuflichen reinen Zinkchlorids zu 100 ccm destillierten Wassers unter stetigem Umrühren langsam ein. Das Gemenge wird anhaltend unter Ergänzung des verdampfenden Wassers erhitzt, bis es klar geworden ist, d. h. bis sich die Stärke gelöst hat. Hiernach verdünnt man dasselbe, setzt 2 g käufliches, reines, trockenes Zinkjodid hinzu, füllt auf 1 Liter auf und filtriert nach Lösung des letzteren. Das Reagens muß in gut verschlossenen braunen Flaschen aufbewahrt werden. Es darf, auf das Fünfzigfache verdünnt, auf Zusatz von verdünnter Schwefelsäure eine bläuliche Färbung nicht erkennen lassen [1]).

Zum Nachweis der salpetrigen Säure versetzt man etwa 20 ccm Wasser im Reagenzglase oder besser 100 ccm in einem Visierzylinder mit etwa 5 Tropfen bzw. 1—2 ccm verdünnter Schwefelsäure und etwa ebensoviel Jodzinkstärkelösung, mischt und beobachtet, indem man von oben durch die Flüssigkeitssäule auf ein weißes Papier schaut, ob Bläuung eintritt. Stellt sich die Blaufärbung nicht sofort ein, so wird die Probe, vor direktem Licht geschützt, 15 Minuten lang stehen gelassen. Ist auch dann keine Blaufärbung bemerkbar, so ist die Probe negativ ausgefallen.

Bei der Beurteilung eines positiven Ausfalls der Reaktion ist daran zu denken, daß auch Ozon, Wasserstoffsuperoxyd (in Meteorwässern häufig) und unter Umständen auch Eisenoxydverbindungen Jodzinkstärkelösung bläuen können. Größere Mengen organischer Substanz können den Eintritt der Reaktion verhindern.

β) Reaktion mittels schwefelsauren Metaphenylendiamins

$$\left(\text{Metadiamidobenzol} \quad C_6H_4 \Big\langle {}^{NH_2}_{NH_2} \right).$$

Die Herstellung dieses Reagens wird bewerkstelligt, indem man eine ca. 0,5 %ige Lösung reinen, bei 63° schmelzenden Metaphenylendiamins mit verdünnter Schwefelsäure bis zur deutlichen sauren Reaktion versetzt. Die Flüssigkeit muß farblos sein, widrigenfalls sie vor dem Gebrauch durch Erwärmen mit ausgeglühter Tierkohle zu entfärben ist. Zur Prüfung des zu untersuchenden Wassers säuert man dasselbe im Proberöhrchen oder Visierzylinder mit verdünnter Schwefelsäure an und fügt schwefelsaures Metaphenylendiamin hinzu. Etwa vorhandene salpetrige Säure bedingt die Bildung eines Azofarbstoffes, Triamidoazobenzol (Bismarckbraun), welcher sich sofort oder nach einigen Minuten durch eine gelbbraune Färbung verrät. Die Lösung ist vor Licht geschützt aufzubewahren.

Der Nachteil der Methode liegt in der verhältnismäßig geringen Haltbarkeit der Lösung (Bräunung) und in dem Umstande, daß sie bei bereits gelblich oder bräunlich gefärbten Wässern undeutliche Ergebnisse liefert.

Man wird die Reaktion mit Vorteil dort anwenden, wo die Jodzinkstärkeprobe wegen Anwesenheit anderer jodabscheidender Stoffe (s. o.) nicht angebracht ist.

γ) Sonstige Reaktionen.

Von anderen Reagenzien auf salpetrige Säure seien folgende wenigstens dem Namen nach angeführt:

---

[1]) Übrigens läßt sich die Jodzinkstärkelösung bei der Jodtitration als Ersatz für den gewöhnlichen Stärkekleister verwenden.

E. Rieglers Naphtholreagens (109) auf salpetrige Säure. Bildung eines roten Azofarbstoffes.

Reagens nach Grieß (110) (α-Naphthylamin-Sulfanilsäurelösung). Bildet gleichfalls mit salpetriger Säure einen roten Azofarbstoff.

Erdmanns Reagens (111), welches unter dem Namen „Wasserprüfungsmethode Bagdad" in den Handel kam, bildet mit salpetriger Säure einen roten Farbstoff. Von diesen dreien sind die beiden letztgenannten im allgemeinen zu empfindlich für die praktische Wasseranalyse; denn da kleinste Mengen salpetriger Säure auch häufig in der Luft vorkommen, so führen diese Reagenzien unter Umständen zu Täuschungen.

Über die Empfindlichkeit und über sonstige Methoden (z. B. die Indolreaktion) vgl. die Angaben bei Mennicke und bei Berger (112).

b) Quantitative Bestimmung.

α) Methode von Trommsdorff.

Die Farbenerscheinung, welche in salpetrigsäurehaltigem Wasser bei Zusatz von Jodzinkstärkelösung und Schwefelsäure auftritt, läßt sich kolorimetrisch verwerten, wenn man dieselbe außerdem mit einer Nitritlösung von bestimmtem Gehalte hervorruft und das Ergebnis in Vergleich stellt.

Zur Herstellung einer Nitritlösung von bestimmtem Gehalte bedient man sich des käuflich zu erhaltenden reinen Natriumnitrits ($NaNO_2$). Dieses Präparat enthält nur 1% Verunreinigungen; der hieraus entstehende Fehler ist wenig von Belang. Da

$$N_2O_3 : 2\,NaNO_2 = 1 : x$$
$$76{,}02 \quad\ 138{,}02$$

so ist

$$x = 1{,}816.$$

Löst man demgemäß 1,816 g Natriumnitrit in 1 Liter destillierten Wassers und füllt 10 ccm hiervon zu 1 Liter auf, so entspricht 1 ccm dieser Lösung 0,01 mg salpetriger Säure (N_2O_3).

Untersuchung des Wassers. In einen Visierzylinder von ungefähr 20 ccm Höhe gibt man 100 ccm des zu prüfenden Wassers, fügt 2 ccm der Jodzinkstärkelösung und 1 ccm 30%ige Schwefelsäure hinzu und mischt gehörig durch Umrühren mittels eines Glasstabes. Ohne unnötigen Zeitverlust stellt man 4 Zylinder von gleicher Höhe und gleichem Querdurchmesser auf (vgl. Fig. 22), füllt dieselben mit destilliertem Wasser in entsprechender Menge und setzt 1, 2, 3 und 4 ccm der Natriumnitritlösung hinzu. Nach Hinzufügung der beiden Reagenzien in demselben Maßverhältnis wie oben vergleicht man nach Verlauf von 5 Minuten die Zylinder untereinander, indem man die Höhe der Flüssigkeitssäule gegen eine weiße Unterlage betrachtet. Derjenige Kontrollzylinder, welcher die gleiche Farbenintensität (Blaufärbung) aufweist wie der, in welchem sich das zu untersuchende Wasser befindet, gibt den N_2O_3-Gehalt für 100 ccm Wasser in Milligrammen an, da 1 bzw. 2, 3 oder 4 ccm Nitritlösung 1 bzw. 2, 3 oder 4 Hundertstel-Milligramm N_2O_3 entsprechen. War unter diesen Verhältnissen eine Farbengleichheit nicht zu erzielen, so ist der Versuch unter den gleichen Bedingungen zu wiederholen, indem man in weiteren 4 Zylindern den noch genügend intensiven Farbenton durch Vermehrung der Nitritlösung um 0,2 bzw. 0,4, 0,6 oder 0,8 ccm ausfindig zu machen sucht. Das nunmehrige Ergebnis mit 10 multipliziert bringt den Gehalt an salpetriger Säure für 1 Liter Wasser in Milligrammen zum Ausdruck.

Statt der verschiedenen Kontrollzylinder mit bestimmtem N_2O_3-Gehalte kann man auch Farbengleichheit herstellen durch Vergleichung zweier ungleich hoher Flüssigkeitssäulen. Man stellt sich einen Kontrollzylinder in der oben geschilderten Weise her, welcher eine stärkere Blaufärbung aufweist als der mit dem zu prüfenden Wasser angesetzte, gießt von dieser Vergleichsflüssigkeit zuerst so viel in irgend ein Gefäß (Becherglas), bis die Färbung der restierenden Flüssigkeitssäule heller geworden ist, und sucht dann durch Nachfüllen den gleichen Farbenton zu erzielen.

Zum Arbeiten mit ungleichem Volumen sind zweckmäßiger die schon mehrfach genannten (vgl. Fig. 21) Hehnerschen Zylinder. Ein Kontrollzylinder Nr. I ist bei vollständiger Füllung dunkler gefärbt als ein anderer Nr. II, in welchem sich das zu untersuchende, entsprechend behandelte Wasser befindet. Nun öffnet man den Hahn bei Nr. I und läßt langsam so viel Flüssigkeit abfließen, bis in beiden Zylindern der Farbenton gleich ist.

Sei es, daß man Farbengleichheit durch Nachfüllen oder Ablassen des Kontrollzylinders herbeigeführt hat, so liest man den Inhalt desselben in Kubikzentimetern Flüssigkeit ab, ermittelt, wieviel sich hierin Milligramme salpetriger Säure befinden und berechnet daraus den Gehalt derselben in dem Wasser. Der Umstand, daß die Intensität der Färbung bei längerem Zuwarten zu wachsen pflegt, macht es notwendig, daß der Zusatz der Reagenzien zu beiden Zylindern tunlichst gleichzeitig erfolgt. Vgl. auch S. 13 unter: Kolorimeter.

Beispiel. Der zur Hälfte entleerte Kontrollzylinder mußte wieder bis zu 80 ccm aufgefüllt werden, oder von dem Hehnerschen Kontrollzylinder mußten 20 ccm abgelassen werden, um den gleichen Farbenton wie in dem Zylinder mit dem zu prüfenden Wasser zu erzielen. In vollständiger Füllung von 103 ccm enthielt der Kontrollzylinder (der Hehnersche oder der andere) 0,04 mg N_2O_3; demgemäß waren in der Flüssigkeit bei dem Stande von 80 ccm (nach der Gleichung 103 : 0,04 = 80 : x) 0,031 mg N_2O_3. Der Gehalt an salpetriger Säure war in 100 ccm Wasser der gleiche; demnach enthielt 1 Liter desselben

$$0,31 \text{ mg } N_2O_3.$$

Der Nachweis von salpetriger Säure mittels der Jodzinkstärkelösung ist sehr empfindlich. Ein Gehalt an dieser Säure von 0,4 mg für das Liter Wasser ruft bereits eine so intensive Blaufärbung hervor, daß eine feinere Unterscheidung der Farbentöne nicht mehr möglich ist. Bei dem Eintreten solcher Färbungen darf man nur mit Verdünnungen arbeiten, welche mit destilliertem Wasser herzustellen und entsprechend in Rechnung zu ziehen sind.

Enthält ein Wasser bzw. Abwasser viel organische Stoffe, Eisenoxydverbindungen, Chlorate, Chromate und dgl. oder Wasserstoffsuperoxyd oder Ozon, so ist, wie oben erwähnt, die Reaktion mit Jodzinkstärke nicht anwendbar. In diesem Falle wird — vorausgesetzt, daß es sich um ein ungefärbtes Wasser handelt — zweckmäßiger die quantitative Bestinmumg mit Metaphenylendiamin als Reagens ausgeführt (Methode von Preuße und Tiemann). Die Ausführung der Methode ist die gleiche wie bei der Methode nach Trommsdorf. Zu 100 ccm des zu untersuchenden Wassers und zu der Lösung mit bekanntem Gehalt an salpetriger Säure fügt man je 1 ccm verdünnte Schwefelsäure (1 : 3) und je 1 ccm Metaphenylendiaminlösung. Enthält das Wasser zu viel salpetrige Säure, so ist es mit gemessenen Mengen destillierten Wassers zu verdünnen. Bei einem für die Bestimmung passenden Gehalt tritt die Gelb- oder Braunfärbung erst nach etwa 1 Minute auf.

Auerbach und Rieß (113) empfehlen bei kochsalzhaltigen Wässern folgendes Vorgehen: 50 ccm des zu prüfenden Wassers werden in einem Beobachtungszylinder mit 1 ccm einer $10^0/_0$igen Lösung von Natriumazetat, ferner mit 0,2 ccm $30^0/_0$iger Essigsäure und sodann mit 1 ccm einer m-Phenylendiaminlösung (0,5 g in 100 ccm destilliertem Wasser mit einigen Tropfen verdünnter Essigsäure) versetzt. Die entstandene Färbung wird nach mehrstündigem Stehen der Probe festgestellt. Als Vergleichsflüssigkeiten dienen Lösungen, welche in je 50 ccm 0,05, 0,1, 0,2 und 0,3 mg $NaNO_2$ enthalten, hergestellt mit Hilfe einer $0,01^0/_0$igen Natriumnitritlösung. Die Wässer müssen neutral oder nur ganz schwach alkalisch reagieren.

Gefärbte Wässer, bei welchen man die Bestimmung mittels Metaphenylendiamins nicht umgehen kann, sucht man vor Anstellung der Untersuchung durch Fällung der Erdalkalien mittels Soda-Natronlauge (vgl. Nachweis des Ammoniaks) zu entfärben, oder, falls sie hierzu zu weich sind, durch Zugabe einiger Tropfen einer $10^0/_0$igen Alaunlösung. Bei Abwässern wird auch die Klärung durch Ammoniakzusatz (10 Tropfen auf 200 ccm Abwasser) vor Anstellung der Jodzinkstärkereaktion empfohlen. Schwefelwasserstoff wird durch Zinkazetat gebunden. Auch die übrigen genannten Reaktionen auf salpetrige Säure lassen sich teilweise für die quantitative Bestimmung verwerten (114).

<h3 style="text-align:center">β) Methode von Tillmans und Sutthof.</h3>

Auch mit dem für die Bestimmung der Salpetersäure (s. u.) benutzten Reagens, dem Diphenylamin, kann man, wie Tillmans und Sutthof fanden. die salpetrige Säure bestimmen. Die genannten Autoren stellten nämlich fest (115), daß, wenn man das von ihnen für die Bestimmung der Salpetersäure hergestellte Diphenylamin-Reagens genügend mit destilliertem Wasser verdünnt, dasselbe nicht mehr auf Salpetersäure, wohl aber auf salpetrige Säure reagiert,' daß man also bei der Anwendung eines so verdünnten Reagenzes salpetrige Säure neben sehr viel Salpetersäure bestimmen kann, ohne daß die Salpetersäure die Nitritreaktion irgendwie beeinflußt. Sie stellen das Reagens für Nitrit einfach dadurch her, daß sie 500 ccm des Nitratreagens mit 200 ccm destillierten Wassers verdünnen. (Die Herstellung des Nitratreagens ist unter: Bestimmung der Salpetersäure beschrieben.)

Zur Ausführung der Untersuchung benutzt man die oben angegebene Natriumnitritlösung von bestimmtem Gehalt als Vergleichsflüssigkeit und stellt sich mit derselben mit destilliertem Wasser Lösungen her, welche 0,5, 1,0, 1,5, 2,0 und 2,5 mg salpetriger Säure im Liter enthalten. Diese Lösungen werden zu je 5 ccm in Reagenzgläser gefüllt und vorsichtig 5 ccm des Nitritreagens zugegeben. In gleicher Weise werden 5 ccm des zu prüfenden Wassers behandelt. Man vergleicht die bei Anwesenheit salpetriger Säure auftretende Blaufärbung nach einer Wartezeit von 10 Minuten. Enthält ein Wasser mehr als 2,5 mg Nitrit, so verdünnt man es vor Anstellung der Reaktion mit destilliertem Wasser auf das doppelte. Im Wasser vorhandene Ferrisalze, die allerdings in natürlichen Wässern selten vorkommen, müssen, da sie mit dem Nitritreagens reagieren, vor Anstellung der Reaktion durch Fällung mit Ammoniak entfernt werden.

L. W. Winkler (116) bestimmt die salpetrige Säure im Wasser jodometrisch.

Bei einem hohen Gehalt an Nitriten — der aber nur selten vorkommen dürfte — kann man auch nach Feldhaus-Kubel (117) die salpetrige Säure mit Kaliumpermanganat titrieren, deren verbrauchte Menge durch Eisenammonsulfatlösung zurückgemessen wird.

D. Bestimmung der Salpetersäure (der Nitrate).

a) Qualitativer Nachweis.

Der Nachweis der Salpetersäure bietet insofern Schwierigkeiten, als die meisten der für sie charakteristischen Reaktionen auch bei dem Vorhandensein von salpetriger Säure eintreten. Das verhältnismäßig seltenere Auftreten der letzteren in Wässern wird allerdings den Zweifel, ob man es mit der einen oder anderen Säure zu tun hat, nur bisweilen auftauchen lassen. Die gebräuchlichsten Methoden des Nachweises von Salpetersäure sind:

α) **Die Brucinreaktion.** Von dem zu prüfenden Wasser dampft man 1 ccm in einem flachen Porzellanschälchen ab und fügt zu dem Rückstande 1—2 Tropfen einer gesättigten Brucinlösung oder eine Spur Brucin in Substanz. Läßt man nun tropfenweise reine konzentrierte Schwefelsäure zufließen, so entsteht bei Gegenwart von Salpetersäure eine Rotfärbung.

β) **Die Diphenylaminreaktion.** Auf dem Deckel eines Porzellantiegels löst man einige Körnchen reinen Diphenylamins in 4 Tropfen konzentrierter Schwefelsäure auf und läßt von der Seite her 1 Tropfen des Wassers zufließen. Die Gegenwart von Salpetersäure zeigt sich durch eine intensive Blaufärbung an.

Die Reaktion läßt sich auch in der Weise modifizieren, daß man das Diphenylamin in Alkohol löst, einige Tropfen dieser Lösung dem zu prüfenden Wasser im Reagenzglase zufügt und nun vorsichtig mit konzentrierter Schwefelsäure unterschichtet. Bei Anwesenheit von Nitraten (bzw. Nitriten) entsteht an der Berührungsstelle ein blauer Ring.

Es ist daran zu erinnern, daß die Schwefelsäure nicht

selten Salpetersäure enthält. Die Anstellung einer Kontrollprobe mit destilliertem Wasser ist bei positivem Ausfall also immer zu empfehlen.

Die vorstehend genannten Reaktionen auf Nitrate sind längst nicht so empfindlich wie die Reaktionen auf Nitrite. Die Reaktion mit Brucin gilt für empfindlicher als die mit Diphenylamin. Nach Klut (118) lassen sich im Wasser unter 7 mg N_2O_5 in einem Liter mittels Diphenylamin nicht mehr erkennen, während bei Anwendung des Brucins noch 1 mg N_2O_5 im Liter Wasser nachweisbar sein soll.

Nach Grosse-Bohle (119) werden die Reaktionen auf Salpetersäure unsicher, wenn das zu untersuchende Wasser weniger als 2 mg davon im Liter enthält. Er empfiehlt daher, für die Salpetersäurebestimmung 200 ccm auf 10—20 ccm einzudampfen und in diesem konzentrierten Wasser die Bestimmung auszuführen.

Tillmans fand, daß ein höherer Gehalt des zu untersuchenden Wassers an Chloriden die Reaktion empfindlicher macht und daß auch die Konzentration der Schwefelsäure nicht ohne Einfluß auf die Schärfe der Reaktion ist (vgl. Salpetrige Säure). Das Reagens zur Prüfung auf Nitrate wird nach ihm wie folgt bereitet: 0,085 g Diphenylamin werden in einen 500 ccm-Meßkolben gebracht und 190 ccm verdünnte Schwefelsäure (1 + 3 Wasser) aufgegossen. Darauf wird konzentrierte Schwefelsäure zugegeben und umgeschüttelt. Dabei erwärmt sich die Flüssigkeit so stark, daß das Diphenylamin schmilzt und sich löst. Man füllt mit konzentrierter Schwefelsäure weiter auf, fast bis zur Marke; dann wird abgekühlt, nach dem Abkühlen mit konzentrierter Schwefelsäure aufgefüllt und gemischt. Das Reagens ist, in einer geschlossenen Flasche aufbewahrt, unbegrenzte Zeit haltbar.

Zur Prüfung eines Wassers auf Nitrate setzt man zu 100 ccm Wasser zunächst 2 ccm einer kalt gesättigten Kochsalzlösung (Natrium chloratum purissimum pro analysi). Man mißt dann mit einer 1 ccm-Pipette 1 ccm des Wassers in ein Reagenzrohr und läßt 4 ccm Reagens an der Wand des Reagenzrohres langsam herunterfließen. Nach kurzem kräftigen Durchschütteln kühlt man sofort unter der Wasserleitung ab und läßt unter mehrmaligem Umschütteln das Röhrchen eine Stunde lang stehen. Nach dieser Zeit ist in allen Fällen die stärkste Farbe erreicht. Bei Anwesenheit von Salpetersäure — 0,1 mg im Liter geben noch eine deutliche Reaktion — ist die Schwefelsäure dann prachtvoll blau gefärbt. Natur und Konstitution des blauen Farbstoffs sind nicht näher bekannt. Die Stärke der Blaufärbung ist genau proportional dem Nitratgehalt (vgl. die quantitative Bestimmung).

Ähnliche Reaktionen wie die Nitrate mit Diphenylamin und Brucin werden auch durch Chlorate, Chromate, Persulfate, Hypochlorite, freies Chlor und dgl. hervorgerufen. Die Anwesenheit solcher Stoffe ist in Abwässern möglich, kann aber in natürlichen Wässern gewöhnlich ausgeschlossen werden.

Die Reaktion mit Brucin bietet nach Winkler und Lunge (120) die Möglichkeit, auch bei Gegenwart von Nitriten nur auf Nitrate zu prüfen. Es zeigt nämlich Brucin in schwefelsaurer Lösung bei großem Überschusse von Schwefelsäure nur Salpetersäure, nicht salpetrige Säure an, d. h. um nur auf Salpetersäure zu reagieren, muß die Lösung wenigstens zu $^2/_3$ ihres Volums aus konzentrierter Schwefelsäure bestehen. Die salpetrige Säure wird dann in Nitrosulfonsäure übergeführt, welche mit Brucin nicht reagiert. Winkler gibt folgende Vorschrift: Man mischt nach Augenmaß zu 3 ccm konzentrierter Schwefelsäure tropfenweise 1 ccm des Wassers und löst in der vorerst vollständig abgekühlten Flüssigkeit einige Milligramme Brucin. Aus der Intensität der Färbung kann man beurteilen, ob das Wasser viel, wenig oder nur Spuren von Salpetersäure enthält. Folgende Farben werden erhalten: Ist der Salpetersäuregehalt im Liter etwa

100 mg N_5O_5: kirschrote Färbung, die bald in Orange und nach längerem Stehen in Schwefelgelb übergeht;

10 mg N_2O_5: die Flüssigkeit färbt sich rosenrot, nach längerem Stehen blaßgelb;

1 mg N_2O_5: blaßrosenrote Färbung, später fast farblos.

Die Anwesenheit von Ferrosalzen stört sowohl die Diphenylamin- wie die Brucinreaktion (Winkler). Diese Salze müssen daher zunächst durch Zugabe einiger Tropfen nitratfreier Natronlauge oder Ammoniaks entfernt werden. Man gießt das Wasser von dem Sediment ab oder filtriert und bestimmt dann erst die Nitrate.

b) Quantitative Bestimmung.

α) Nach Marx-Trommsdorff.

Diese Methode ist zwar nicht sehr genau, aber verhältnismäßig rasch auszuführen. Sie kann bei Wässern dort angewandt werden, wo es nur auf eine angenäherte Bestimmung der Nitrate (nebst etwaigen Nitriten) ankommt.

Die Methode beruht auf der oxydierenden Wirkung, welche die Salpetersäure auf Indigo ausübt (Oxydation des blauen Indigofarbstoffs zu gelbem Isatin). Die zu verwendende Indigolösung ist eine empirische. Sie ist am besten von der Stärke herzustellen, daß 8—10 ccm durch 1 mg N_2O_5 entfärbt werden. Zur Darstellung löst man vom besten Indigokarmin — Teigform pro analysi — d. i. indigodisulfosaures Natrium, so viel im Wasser auf, daß die Lösung in einem weiten Reagenzglas noch durchscheinend ist. Diese Lösung stellt man in der unten zu beschreibenden Weise auf die angegebene Stärke mit einer Kaliumnitratlösung ein, von welcher 25 ccm gerade 1 mg, 1000 ccm also 40 mg Salpetersäureanhydrid (N_2O_5) entsprechen.

Da
$$\begin{cases} 2\,KNO_3 : N_2O_5 \\ 202{,}22 : 108{,}02 = x : 40 \end{cases}$$

also
$$x = 74{,}9,$$

so sind 74,9 mg KNO_3 zum Liter destillierten Wassers aufzulösen. Als drittes Reagens bedarf man für die Bestimmung reinster nitrat- und nitritfreier konzentrierter Schwefelsäure.

Zur Einstellung der Indigolösung füllt man mit derselben eine Bürette an, mißt mittels einer Pipette 25 ccm der Kaliumnitratlösung in ein 200—300 ccm fassendes Kölbchen und gibt vorsichtig zu diesen

25 ccm Kaliumnitratlösung 50 ccm der konzentrierten Schwefelsäure, welche man vorher in einem Meßzylinder abgemessen bereit gestellt hat. **Die Mischung erhitzt sich stark.** Das Kölbchen wird (am besten, indem man es mittels eines um den Hals gelegten mehrfach zusammengefalteten Papierstreifens faßt) unter die auf den Nullpunkt eingestellte, mit Indigolösung gefüllte Bürette gebracht. Man läßt unter ständigem Umschwenken des Kölbchens so viel Indigolösung zufließen, bis eine grünliche Färbung in der Mischung entsteht und einige Sekunden bestehen bleibt. Hat man bis zur Erreichung dieses Endpunktes weniger als 8 ccm Indigolösung gebraucht, so ist die Lösung mit destilliertem Wasser zweckmäßig noch zu verdünnen; hat man mehr als 10 ccm anwenden müssen, so war die Lösung zu schwach, und man muß in ihr noch etwas Indigokarmin auflösen. Nicht unzweckmäßig ist es auch, sich eine 10fach so starke Indigolösung herzustellen. In dunkeln Flaschen aufbewahrt, hält sich dieselbe einige Zeit lang, während die dünnere Lösung minder haltbar ist.

Zur **genauen Titerstellung** wird die geschilderte Titration in der Weise noch einmal wiederholt, daß man auf einmal annähernd so viel Indigolösung zulaufen läßt, wie man beim ersten Mal verbrauchte und nun einen schwach grünlichen Farbenton durch tropfenweises Zugeben der Indigolösung zu erzielen sucht. **Unter allen Umständen muß rasch gearbeitet werden, um eine zu starke Abkühlung der Mischung zu vermeiden.**

Die bei dieser zweiten Titration durch Ablesung der Bürette gefundene Menge Indigolösung entspricht 1 mg N_2O_5.

Die Bestimmung der Salpetersäure in der zu untersuchenden Wasserprobe wird genau in der gleichen Weise vorgenommen. Man ersetzt nur die 25 ccm Kaliumnitratlösung durch 25 ccm des zu untersuchenden Wassers. Auch hier wird die Titration zweimal ausgeführt, das erste Mal um festzustellen, **wieviel Indigolösung annähernd** verbraucht wird, das zweite Mal zur Ermittelung des **genauen** Endpunktes der Titration.

Beispiel. Die ursprünglich etwas zu starke Indigolösung war so weit mit Wasser verdünnt worden, daß von ihr bei der zweiten Titration 8,8 ccm verbraucht wurden, um in 25 ccm der (mit 50 ccm konzentrierter Schwefelsäure versetzten) Kaliumnitratlösung einen grünlichen Farbenton hervorzurufen. Unter den gleichen Verhältnissen verbrauchten 25 ccm des untersuchten Wassers 5,6 ccm Indigolösung. Dann enthielt das Wasser Nitrate (bzw. Nitrite) im Liter entsprechend

$$\frac{5,6 \cdot 40}{8,8} = 25 \text{ mg } N_2O_5.$$

Verbrauchen 25 ccm Wasser mehr als 10 ccm Indigolösung, so empfiehlt es sich, das Wasser mit der gleichen Menge destlliierten Wassers zu verdünnen und mit dieser Verdünnung die Bestimmung noch einmal zu wiederholen.

Enthält das Wasser sehr viel leicht oxydable Substanzen, so wird die Bestimmung sehr ungenau. Man kann dann zwar diese Substanzen durch Erhitzen einer abgemessenen Wassermenge mit etwas Kaliumpermanganatlösung und Schwefelsäure zerstören (vgl. die Bestimmung der Oxydierbarkeit), den Überschuß an Kaliumpermanganat durch tropfenweises Zugeben von Oxalsäure beseitigen, schließlich durch nochmaliges Zugeben einiger Tropfen Kaliumpermanganatlösung das genaue Gleichgewicht herstellen, abkühlen lassen und mit destilliertem Wasser auf das ursprüngliche Volumen wieder auffüllen, bevor man zur Bestimmung der Salpetersäure schreitet; indessen dürfte es sich doch in solchem Falle mehr empfehlen, von der Bestimmung der Salpetersäure nach Marx-Trommsdorf ganz abzusehen und die Bestimmung lieber nach Ulsch oder Schulze-Tiemann auszuführen.

Das oben genannte Verfahren von Tillmans und Sutthoff zur qualitativen Bestimmung der Salpetersäure läßt sich auch für die quantitative Bestimmung verwerten. Man benutzt das gleiche Reagens und als Vergleichslösungen eine Kaliumnitratlösung, bereitet durch Auflösen von 0,1872 g Kaliumnitrat zu einem Liter destillierten Wassers. 1 ccm dieser Lösung entspricht 0,1 mg N_2O_5. Von dieser Lösung werden 0,5, 1,0, 1,5, 2,0 und 2,5 ccm mit je 2 ccm kalt gesättigter Kochsalzlösung versetzt und mit destilliertem Wasser auf 100 ccm aufgefüllt. Das zu untersuchende Wasser wird ebenfalls in einer Menge von 100 ccm abgemessen und mit 2 ccm Kochsalzlösung versetzt.

Man mißt nun in Reagenzröhrchen 1 ccm des zu untersuchenden Wassers und der Lösungen ab, läßt dazu je 4 ccm Nitratreagens laufen, mischt durch Schütteln und kühlt unter der Wasserleitung ab. Nach einer Stunde wird die Stärke der bei dem untersuchten Wasser etwa entstandenen Blaufärbung mit derjenigen der Vergleichslösungen verglichen. Das Verfahren eignet sich hauptsächlich zur Bestimmung kleiner Nitratmengen.

β) Nach Ulsch (121).

Die Methode beruht darauf, die Salpetersäure durch naszierenden Wasserstoff zu Ammoniak zu reduzieren, dieses in Schwefelsäure überzudestillieren und auf titrimetrischem oder kolorimetrischem Wege zu bestimmen. Die salpetrige Säure wird dabei mitbestimmt.

Ausführung der Untersuchung. Es werden 1—2 Liter Wasser schwach alkalisch gemacht, auf 25—30 ccm Wasser eingedampft und unter Nachspülen mit möglichst wenig siedendem Wasser in einen Destillierkolben übergeführt. Hierauf fügt man 10 ccm verdünnter Schwefelsäure vom spezifischen Gewichte 1,35 (ungefähr 2 Volumen Wasser und 1 Volumen konzentrierter Schwefelsäure) und 5 g des käuflichen Ferrum hydrogenio reductum hinzu. In den Hals des Kolbens hängt man ein unten spitz ausgezogenes, birnförmiges Glas. Hierdurch vermeidet man einerseits Verluste durch Spritzen der Flüssigkeit bei dem späterem Kochen, andererseits wirkt dieses Glas kondensierend als Rückflußkühler.

Zunächst erwärmt man mit der Flamme vorsichtig, damit die Entwickelung des Wasserstoffs nicht zu stürmisch verläuft. Ist diese (nach ungefähr 5 Minuten) vollendet, so hält man die Flüssigkeit noch weitere 3—5 Minuten im schwachen Sieden. Das vorher in den Kolbenhals eingehängte Glas wird mit einer Spritzflasche in den Kolben hinein abgespült und entfernt. Man verdünnt hierauf die Flüssigkeit mit 75—100 ccm Wasser und übersättigt die Säure durch Zugabe von 25 bis 30 ccm einer Natronlauge von 1,25 spezifischem Gewichte. Unmittelbar darauf wird der Kolben an einen Destillierapparat angeschlossen und das freigewordene Ammoniak in eine Vorlage von titrierter Schwefelsäure durch ungefähr $^1/_2$ stündiges Kochen überdestilliert, wie S. 104 beschrieben ist.

Die Anzahl der durch Übersdestillieren in $^1/_{10}$ Normal-Säure gefundenen Milligramme Ammoniak (NH_3) mit 3,2 multipliziert ergibt die gefundenen Milligramme N_2O_5, da sich $2\,NH_3 : N_2O_5 = 1 : x$ verhält, x also $= 3,17$ ist.

γ) Nach Schulze-Tiemann.

Diese Methode ist zwar in allen Fällen anwendbar, sie wird aber ihrer Kompliziertheit halber nur dann benutzt werden, wenn das Wasser viel störende, im besonderen organische Substanzen enthält (Abwasser). Die Methode gibt genaue Resultate unter der Voraussetzung sehr geschickten Arbeitens. Eine Einübung der Methode ist daher unerläßlich, bevor an eine praktische Anwendung derselben herangegangen werden kann. Wir geben die knappe und klare Beschreibung wieder, die Classen (122) in Anlehnung an die Originalarbeiten gegeben hat.

„Die Methode ist eine gasvolumetrische und besteht darin, aus den Nitraten durch Einwirkung von Salzsäure und Eisenchlorür Stickoxyd zu entwickeln, letzteres in einem Meßrohr über Natronlauge aufzufangen und aus dem Volumen des Gases die Salpetersäure zu berechnen:

Die Zersetzung erfolgt nach der Gleichung:

$$2\,KNO_3 + 6\,FeCl_2 + 8\,HCl = 2\,KCl + 3\,Fe_2Cl_6 + 4\,H_2O + 2\,NO.$$

Damit etwaige Fehler, von denen unten die Rede ist, beim Messen des Gasvolumens nicht ins Gewicht fallen, darf das Volumen Stickoxyd nicht zu klein ausfallen, man muß daher über den Salpetersäuregehalt des Wassers annähernd orientiert sein, um eine entsprechende Menge Wasser in Arbeit zu nehmen. Man verwendet ein Volumen Wasser, welches mindestens 5 mg N_2O_5 enthält.

Man dampft die Probe, z. B. 100 bis 300 ccm, in einer Schale bis auf etwa 50 ccm ein und bringt die rückständige Flüssigkeit samt den Erdkarbonaten in den etwa 150 ccm fassenden Kolben A (Fig. 23).

Die Erdkarbonate brauchen indessen, da sie kein Nitrat zurückhalten, nicht quantitativ eingefüllt zu werden. Der Kautschukstopfen trägt die Glasröhre d e, welche mit der unteren Fläche des Stopfens abschneidet, und die Röhre c, welche in Form einer nicht zu feinen Spitze etwa 2 cm in den Kolben hineinragt. Die Röhren a und f sind durch Schlauchstücke (b und e) und Drahtligaturen angeschlossen, das aufwärts gebogene Ende f von e f ist mit einem Schlauchstück zum Schutz gegen Zerbrechen überzogen. Die Wanne B und die möglichst enge, in $^1/_{10}$ ccm geteilte Meßröhre C sind mit ausgekochter Natronlauge gefüllt.

Man öffnet die beiden Quetschhähne, zieht das Rohr e f aus der Wanne heraus und kocht das Wasser im Kolben noch weiter ein. Nach einiger Zeit bringt man das Rohr e f wieder in die Wanne, so daß die Wasserdämpfe durch die Natronlauge entweichen. Ist die Luft vollständig aus dem Apparate verdrängt, so wird, wenn man bei e den Schlauch mit den Fingern zusammendrückt, die Natronlauge in das Rohr emporsteigen, wobei man einen gelinden Schlag an den Fingern wahrnimmt. Alsdann schließt man den Quetschhahn bei e und läßt die Wasser-

dämpfe durch c b a entweichen, bis die Flüssigkeit auf etwa 10 ccm konzentriert
ist. Inzwischen hat man die Meßröhre über die Mündung des Rohres c f geschoben.
Hat die Meßröhre oben einen Abschluß durch einen Glashahn, was im vorliegenden
Fall nicht unzweckmäßig ist, so kann man sie durch Saugen mit Natronlauge
bis über den Hahn füllen, sonst muß sie gefüllt mit Hilfe eines untergeschobenen
Schälchens in ihre Lage gebracht werden.

Man bringt nun, während das Wasser noch immer kocht, unter das Rohr a
ein Bechergläschen mit gesättigter Eisenchlorürlösung, welches am oberen Teile
zwei, ein Volum von 10 ccm begrenzende Marken trägt. Zieht man jetzt die
Flamme unter dem Kolben weg, so tritt infolge der Abkühlung die Lösung in den
Kolben ein, und man schließt den Quetschhahn, sobald etwa 10 ccm Eisenchlorür
eingesaugt sind. Durch dasselbe noch mit der Lösung gefüllte Rohr läßt man

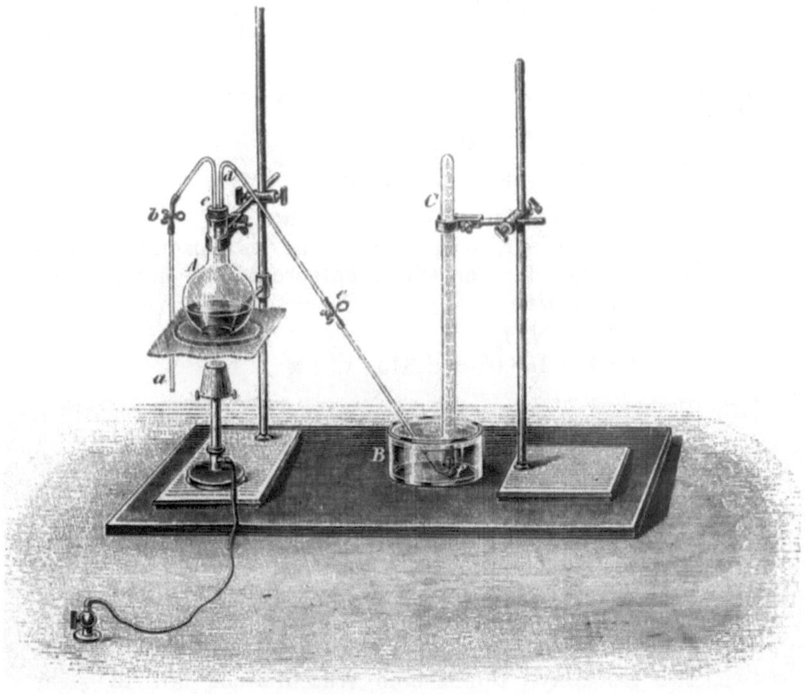

Fig. 23.

zweimal 5 bis 10 ccm konzentrierte Salzsäure nachsaugen und schließt den Quetschhahn bei b. Bei der ganzen Operation ist das Eintreten von Luft in den Apparat
sorgfältig zu vermeiden.

Jetzt bringt man die Gasflamme wieder unter den Kolben und erhitzt bei
geschlossenen Quetschhähnen anfangs gelinde, bis die Schlauchverbindungen bei
b und e sich wieder blähen. Man entfernt dann den Quetschhahn e und verschließt
zugleich den Schlauch mit den Fingern, so daß man wahrnehmen kann, wann
der Druck stark genug ist, um das Stickoxydgas in die Meßröhre eintreten zu
lassen. Nimmt die Gasentwicklung ab, so verstärkt man sie durch Erhitzen und
destilliert, bis das Gasvolumen in der Meßröhre nicht mehr zunimmt. Das Salz-
säuregas wird von der Natronlauge absorbiert. Um den in der Flüssigkeit noch
gelösten Rest von Stickoxyd auszutreiben, erzeugt man im Kölbchen eine Druck-
verminderung, indem man den Quetschhahn e schließt, darauf sofort die Flamme

wegzieht und den Kolben etwas abkühlen läßt. Man erwärmt von neuem, bis die Schläuche sich blähen, öffnet e und destilliert, bis die letzten Gasreste übergetrieben sind, wonach man das Rohr e f aus der Lauge entfernt und die Flamme löscht.

Um das Gasvolumen zu messen, bringt man die Meßröhre mit Hilfe eines untergehaltenen, mit Lauge gefüllten Schälchens in einen hohen Glaszylinder, welcher so viel Wasser von Zimmertemperatur enthält, daß die Röhre darin vollständig untertauchen kann. Nach 15—20 Minuten mißt man die Temperatur t des Wassers, notiert den Barometerstand b und zieht die Röhre, indem man sie, um eine Erwärmung zu vermeiden, mit einer Tiegelzange oder dgl. anfaßt, so weit aus dem Wasser, daß letzteres innerhalb und außerhalb der Röhre in demselben Niveau steht, und liest das Gasvolumen V ab.

Man reduziert dasselbe auf 0^0, auf 760 mm und den Trockenzustand nach der Formel:

$$V' = \frac{V \cdot (b - f)}{760 \, (1 + 0,00367 \, t)}$$

wobei f die Tension des Wasserdampfes bei t^0 ist.

Da 1 ccm NO 1,343 mg wiegt, so ist das Gewicht des ganzen Volumens Stickoxyd $= 1,343 \cdot V'$ mg; die demselben entsprechende Menge N_2O_5 ergibt sich aus der Proportion

$$2 \, NO : N_2O_5$$
$$60,02 : 108,02 = 1,343 \cdot V' : x,$$

woraus

$$x = 2,417 \cdot V' \text{ mg.}$$

Man hat nur noch die Umrechnung vom angewendeten Wasservolumen auf 1 Liter auszuführen."

Von den verbrauchten Reagenzien wird die Eisenchlorürlösung durch Auflösung von Eisen (eiserne, äußerlich gereinigte Nägel) unter Erwärmen in Salzsäure hergestellt. Die Lösung soll kalt gesättigt sein. Die angewandte Salzsäure soll das spezifische Gewicht 1,12 besitzen.

Pfyl (123) hat das Schulze-Tiemannsche Verfahren dadurch abgeändert, daß er das mittels Eisenchlorür und Salzsäure aus den Nitraten entwickelte Stickoxyd durch eine Waschflasche mit 15%iger Natronlauge unter Luftabschluß in ein Absorptionskölbchen mit $^1/_{10}$ Normal-Kaliumpermanganatlösung leitet. Hier wird das Stickoxyd absorbiert. Der Überschuß der angewandten Permanganatlösung wird mit Eisenoxydul zurücktitriert. Der für diese Methode notwendige einfache Glasapparat wird von der Firma Dr. Bender und Dr. Hobein in München geliefert. Das Verfahren soll mindestens so genau sein, wie das Schulze-Tiemannsche. Organische Substanzen beeinträchtigen die Genauigkeit des Verfahrens nicht. Näheres ist aus der Originalarbeit zu ersehen.

δ) Kolorimetrisch nach Noll (124).

Hierbei werden die Nitrite mitbestimmt. Man dampft 100 ccm Wasser auf 10 ccm ein und läßt auf diese Menge eine Lösung von 0,05 g Brucin in 20 ccm Schwefelsäure (spez. Gewicht 1,84) unter Umrühren

$^1/_4$ Minute lang einwirken. Die Brucin-Schwefelsäure darf höchstens 24 Stunden alt sein. Dann gießt man das Gemisch in einen Hehnerschen Zylinder, in welchem sich bereits 70 ccm destilliertes Wasser befinden, und vergleicht den entstandenen Farbenton mit dem einer Salpeterlösung von bekanntem Gehalt (0,1872 g Kaliumnitrat im Liter, 10 ccm = 1 mg N_2O_5), die man in der gleichen Weise behandelt hat. Das zu untersuchende Wasser muß eventuell so verdünnt werden, daß im Liter nicht mehr als 50 mg N_2O_5 vorhanden sind.

ε) „Nitron"-Methode nach Busch (125).

Diese gewichtsanalytische Methode gründet sich auf die außerordentliche Schwerlöslichkeit des Nitrates der von Busch synthetisch gewonnenen Base Diphenylendanilo-dihydrotriazol („Nitron"). Als Reagens, mit welchem zugleich die qualitative Vorprüfung ausgeführt wird, benutzt man eine $10^0/_0$ige Lösung von Nitron (Merck) in $5^0/_0$iger Essigsäure. Das Reagens stellt eine in brauner Flasche lange haltbare schwach rötlich gefärbte Flüssigkeit dar. 5—6 ccm des zu untersuchenden Wassers werden mit einem Tropfen verdünnter Schwefelsäure angesäuert und dazu 6 bis 8 Tropfen Reagens gegeben. Entsteht sofort ein weißer Niederschlag von Nitronnitrat oder kristallisiert das Salz innerhalb von 1—2 Minuten in glänzenden Nädelchen aus, so enthielt das Wasser über 100 mg Salpetersäure (HNO_3) im Liter. Tritt der Niederschlag innerhalb einer Stunde auf, so sind über 25 mg vorhanden; im anderen Fall weniger. Bei einem Gehalt von über 100 mg kann das Wasser ohne weiteres für die quantitative Bestimmung benutzt werden, sonst dampft man $^1/_2$—2 Liter für die Bestimmung auf 70 bis 80 ccm ein.

Ausführung der quantitativen Bestimmung.

100 ccm des zu untersuchenden Wassers werden nahe zum Sieden erhitzt, 10 Tropfen verdünnter Schwefelsäure und 10—12 ccm Nitronreagens hinzugegeben. Darauf wird das Gefäß zur Abscheidung der Kristalle $1^1/_2$—2 Stunden in Eiswasser gesetzt. Der aus glänzenden Nädelchen bestehende Niederschlag wird in einem gewogenen Goochtiegel abgesaugt, indem man mit dem Filtrat nachspült und schließlich mit 10 ccm Eiswasser derart nachwäscht, daß man das Waschwasser in 4—5 Portionen aufgießt. Der Niederschlag wird 1 Stunde lang bei 105—110° getrocknet und gewogen.

Nach der Formel $C_{20}H_{16}N_4 \cdot HNO_3$ berechnet sich die im Wasser vorhandene Salpetersäure (HNO_3) durch Multiplikation der gefundenen Menge salpetersauren Nitrons mit $\dfrac{63,02}{375,23} = 0,168$.

Ist neben Nitrat auch Nitrit vorhanden, so läßt man die möglichst konzentrierte Salzlösung auf etwas (ca. 0,3 g) fein gepulvertes Hydrazinsulfat tropfen. Nach Beendigung der Gasentwicklung verdünnt man und verfährt, wie oben geschildert.

Soll bei den Salpetersäurebestimmungen des Wassers die salpetrige Säure von vornherein ausgeschaltet werden, so empfiehlt sich ihre Entfernung in der von K. B. Lehmann vorgeschlagenen Weise (126): Man setzt zu etwa 100 ccm des zu untersuchenden Wassers einige Tropfen Schwefelsäure und eine Messerspitze reinen, salpetersäurefreien Harnstoffs und läßt einige Stunden bei Zimmertemperatur stehen. Die salpetrige Säure wird dabei nach folgender Gleichung zu Stickstoff umgewandelt:

$$2\,HNO_2 + CO(NH_2)_2 = CO_2 + 2\,N_2 + 3\,H_2O \quad \text{(vgl. auch S. 47)}.$$

E. Bestimmung des organischen Stickstoffs und des Gesamtstickstoffs.

a) Allgemeine Bemerkungen.

Die Bestimmung des organisch gebundenen Stickstoffs im Wasser (Abwasser) geschieht nach dem Verfahren von Kjeldahl.

Durch Erhitzen des auf eine geringe Menge eingedampften Wassers mit konzentrierter Schwefelsäure wird der Stickstoff der im Wasser vorhandenen organischen Substanz in Ammoniumsulfat übergeführt. Macht man die schwefelsaure Lösung dann durch Zugabe von überschüssiger Natronlauge alkalisch, so wird das Ammoniak aus der Lösung entbunden und kann in eine gemessene Menge titrierter Säure (Normalsäure) überdestilliert werden. Auf azidimetrischem Wege wird dann derjenige Teil der Säure ermittelt, welcher nicht durch das Ammoniak gebunden worden ist, und aus dieser Menge das übergegangene Ammoniak bzw. der Stickstoff berechnet.

Das Ammoniak kann auch kolorimetrisch mittels Neßlerschem Reagens bestimmt werden.

Säuert man das Wasser (Abwasser) vor dem Eindampfen an, so bestimmt man das bereits vorhandene Ammoniak mit. Im allgemeinen ist dieses Vorgehen zu empfehlen. Will man nur den Gehalt an organischem Stickstoff kennen lernen, so muß das vorhandene freie Ammoniak für sich bestimmt und, auf Stickstoff umgerechnet, in Abzug gebracht werden. Nitrate und Nitrite werden bei der gewöhnlichen Methode nach Kjeldahl nur unvollständig in Ammoniak übergeführt. Will man sie mitbestimmen, so muß man die Modifikation der Kjeldahlschen Bestimmung nach Jodlbauer anwenden, will man sie nicht mitbestimmen, so muß man sie vor Beginn der Kjeldahlschen Bestimmung entfernen. Dies geschieht, indem man die Nitrate durch Zugabe von schwefliger Säure zu salpetriger Säure reduziert und diese durch Eisenchlorür (welches durch die schweflige Säure aus zugegebenem Eisenchlorid entstanden ist) ähnlich wie bei der Schulze-Tiemannschen Methode der Salpetersäurebestimmung in Stickoxyd überführt, welches entweicht.

b) Methode von Kjeldahl.

Die völlige Oxydation der organischen Stoffe durch konzentrierte Schwefelsäure allein stößt mitunter auf Schwierigkeiten. Man pflegt daher der Schwefelsäure Stoffe beizufügen, welche entweder mittelbar oder unmittelbar oxydationsbefördernd wirken, wie metallisches Quecksilber, Platinchlorid, Quecksilberoxyd, Kupfersulfat, Kaliumpermanganat. Eine stärker oxydierende Wirkung übt auch das sog. „Säuregemisch" aus, welches man durch Eintragen von 200 g käuflichem pulverigem Phosphorpentoxyd in reine konzentrierte ammoniakfreie Schwefelsäure erhält, bis das Ganze einen Liter ausmacht.

Das Quecksilber oder das Quecksilberoxyd befördert die Oxydation mehr als das Kupfersulfat, seine Anwendung führt indessen dazu, daß man den Stickstoff nicht vollständig als Ammoniak erhält, denn die gebildeten Quecksilberamidverbindungen werden durch Natronlauge allein nicht vollständig zersetzt. Um den Stickstoff völlig als Ammoniak zu erhalten, muß man daher diese Quecksilberamidverbindungen wieder zerlegen. Zu diesem Zwecke fügt man etwas Schwefelnatriumlösung oder Natriumthiosulfat (10 ccm einer 20%igen Lösung) gleichzeitig mit der für die Alkalisierung notwendigen Natronlauge zu. Gewöhnlich kommt man indessen mit der Zugabe von Kupfersulfat aus.

a) Bestimmung des organischen Stickstoffs (+ Ammoniak) bei Abwesenheit von Nitriten und Nitraten.

250 ccm Abwasser werden in einem birnenförmig gestalteten Kjeldahlschen Oxydationskolben von Jenaer Hartglas unter Zugabe von etwas geglühtem Bimsstein (um das Stoßen zu verhüten) mit 5 ccm konzentrierter Schwefelsäure (spez. Gewicht 1,84) und einigen Kristallen (etwa 0,1 g) Kupfersulfat unter einem gut ziehenden Abzug abgedampft (Fig. 24). Man konzentriert die Flüssigkeit so lange, bis sich Schwefelsäure - Dämpfe entwickeln, und erhitzt die nur wenige Kubikzentimeter betragende Flüssigkeit über kleiner Flamme weiter, bis sie farblos oder grünlich geworden ist. Dann entfernt man den Kolben von der Flamme und gibt nacheinander einige Kriställchen von Kaliumpermanganat hinzu, bis sich ein grüner Niederschlag ausbildet. Dann läßt man den Kolben abkühlen. Man kann nun das Ammoniak, nachdem man die Flüssigkeit alkalisch gemacht hat,

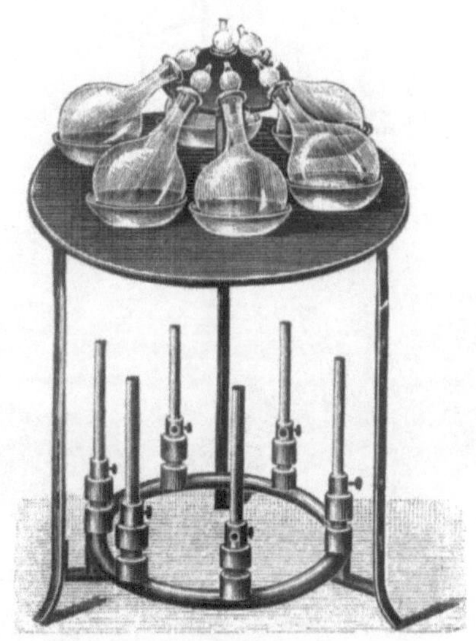

Fig. 24.

1. überdestillieren in titrierte Schwefelsäure,
2. überdestillieren (am besten mittels eines Dampfstroms) und im Destillat das Ammoniak kolorimetrisch bestimmen.

Zu 1. Im ersteren Fall spült man den erkalteten Kolbeninhalt quantitativ mittels ammoniakfreien destillierten Wassers in einen Destillierkolben von etwa 1 Liter Inhalt über. Zweckmäßiger ist es, den

Digestionskolben schon so groß zu wählen, daß er auch als Destillationskolben dienen kann, so daß ein Umfüllen vermieden wird. Hierauf fügt man so viel konzentrierte reine Natronlauge hinzu (Erhitzung!), daß das Gemisch stark alkalisch wird (und zwar wird am besten durch eine kleine Vorprobe festgestellt, wieviel Natronlauge notwendig ist, um 5 ccm der mit destilliertem Wasser stark verdünnten Schwefelsäure von 1,84 spezifischem Gewicht zu neutralisieren; von der 15%igen offizinellen Natronlauge braucht man dazu anähernd 50 ccm).

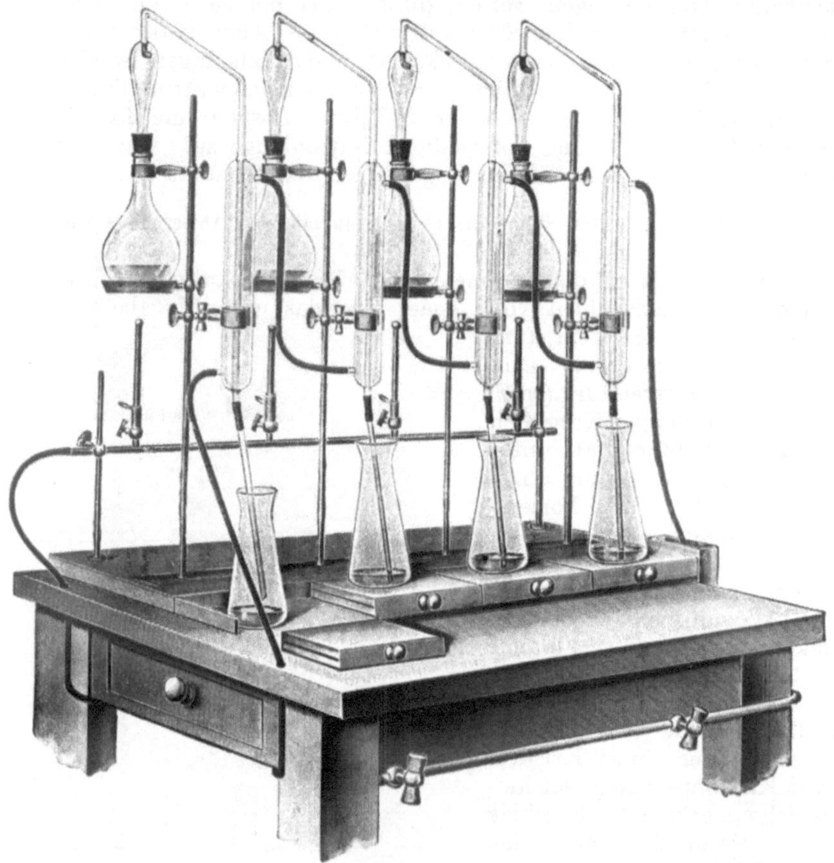

Fig. 25.

Dann setzt man etwas Talkum oder Zinkstaub hinzu und destilliert (Fig. 25) sofort — eventuell auch ohne Kühlung — in ein Erlenmeyer-Kölbchen über, welches mit einer genau gemessenen Menge (20—50 ccm) Normal-Schwefelsäure beschickt ist. Der Vorstoß muß dabei in die Schwefelsäure eintauchen. Nachdem mindestens 100 ccm überdestilliert sind, zieht man den Vorstoß aus der Schwefelsäure so weit heraus, daß er nicht mehr eintaucht, destilliert noch einige Minuten weiter und dreht dann die Gasflamme ab. Ist der Vorstoß (falls ohne Kühlung destilliert worden ist) abgekühlt, so spritzt man ihn, nach Loslösung vom Destillationsrohr, innen und außen mit destilliertem Wasser ab, läßt dieses in das vorgelegte Kölbchen mit titrierter Schwefelsäure laufen, wartet, bis das Kölbchen völlig kalt geworden ist, und titriert die Schwefelsäure mittels $^1/_{10}$ Normal-Natronlauge unter Zusatz von einigen Tropfen Kongorot oder Methylorange bis zur alkalischen Reaktion. Kommt es auf sehr genaue Resultate an, so empfiehlt sich die Anstellung eines blinden Versuches und die Berücksichtigung der durch denselben gefundenen in den Reagenzien etwa vorhandenen Stickstoffmengen.

Beispiel: Es waren vorgelegt 20 ccm $^1/_{10}$ Normal-Schwefelsäure, welche von einer genau eingestellten $^1/_{10}$ Normal-Natronlauge 20 ccm zur Neutralisation bedurften. Nach dem Destillieren wurden zur Neutralisation bzw. zur ersten Andeutung alkalischer Reaktion nur 14,7 ccm $^1/_{10}$ Normal-Natronlauge gebraucht, mithin waren durch Ammoniak gebunden 20—14,7 = 5,3 ccm $^1/_{10}$ Normal-Schwefelsäure. Da 1 ccm $^1/_{10}$ Normal-Schwefelsäure 1,703 mg Ammoniak und 1,401 mg Stickstoff entspricht, so enthielten die 250 ccm untersuchten Abwassers 5,3 · 1,703 = 9,03 mg Ammoniak bzw. 5,3 · 1,401 = 7,43 mg organischen Stickstoff (+ etwaigem Ammoniakstickstoff), Mengen, welche durch Multiplikation mit 4 auf ein Liter zu berechnen sind. War Ammoniak von vornherein vorhanden, so ist dieses gesondert (s. oben) zu bestimmen und in Abzug zu bringen, falls man den an organische Stoffe gebundenen Stickstoff allein bestimmen will. L. W. Winkler hat empfohlen (127), statt der gemessenen Menge titrierter Schwefelsäure etwa 5 g kristallisierte Borsäure in 100 ccm destilliertem Wasser vorzulegen. Das überdestillierende Ammoniak wird dann als borsaures Ammonium gebunden. Man titriert dann dieses direkt unter Verwendung von Methylorange oder Kongorot als Indikator mit $^1/_{10}$-Normal-Salzsäure bis zum Farbenumschlag in Gelbrot bzw. Violett. Das Verfahren ist auch von anderer Seite (Tillmans, A. Schulze) als zweckmäßig bezeichnet worden. 1 ccm $^1/_{10}$ Normal-Salzsäure entspricht 1,4 mg Stickstoff.

Zu 2. Für den Fall, daß die kolorimetrische Bestimmung beabsichtigt ist, nimmt man nur 10—100 ccm Abwasser für eine Bestimmung.

Nach beendeter Oxydation wird der Digestionskolben von der Flamme genommen und erkalten gelassen. Mittels kleiner Portionen von destilliertem Wasser wird der Inhalt des Kolbens in einen Meßkolben von 100 ccm Inhalt übergespült, so daß die Flüssigkeitsmenge etwa 40 ccm beträgt. Dann wird durch vorsichtigen Zusatz von 25%iger ammoniakfreier Sodalösung alkalisch gemacht (es werden etwa 25 ccm dazu gebraucht), bis ein flockiger Niederschlag sich ausscheidet. Man läßt auf Zimmertemperatur abkühlen und füllt auf 100 ccm mit destilliertem Wasser auf, gießt die Flüssigkeit in eine reine trockene Flasche mit Glasstopfen und läßt hier den flockigen Niederschlag sich absetzen. Ein passender Teil der klaren überstehenden Flüssigkeit wird mittels einer Pipette in einen Kolorimeterzylinder gebracht, mit destilliertem Wasser aufgefüllt und mit Neßlers Reagens versetzt. Von der gefundenen Ammoniakmenge wird die Menge des von vornherein vorhanden gewesenen Ammoniaks abgezogen.

Schwierigkeiten können bei dieser Methode durch das Auftreten von Trübungen entstehen (Kimberly und Roberts).

Die geschilderte Art der Bestimmung, welche bisher vorwiegend in englischen und amerikanischen Laboratorien üblich war (128), ist auch in ähnlicher Form in Deutschland empfohlen worden (129). Als Vergleichsflüssigkeit benützt man am besten eine Ammoniumchloridlösung, von welcher jeder Kubikzentimeter 0,01 mg Stickstoff entspricht. Dieselbe stellt man sich jedesmal aus einer vorrätig gehaltenen stärkeren Lösung her, indem man 10 ccm derselben auf 1000 ccm mit ammoniakfreiem destilliertem Wasser auffüllt. Diese stärkere Lösung enthält, da

$$\frac{(NH_4)Cl : N}{53,50 : 14,01} = x : 1,$$

3,819 g Ammoniumchlorid im Liter.

Die Bestimmung erfolgt im einzelnen, wie bei der Bestimmung des Ammoniaks nach Frankland und Armstrong (vgl. S. 85) angegeben ist.

β) Bestimmung des organischen Stickstoffs (+ Ammoniak) bei Anwesenheit von Nitriten und Nitraten (falls mehr als Spuren vorhanden).

Die zu untersuchende abgemessene Abwassermenge (z. B. 250 ccm) wird in einem Rundkolben aus Jenaer Glas von etwa dem doppelten Rauminhalt mit 5 ccm verdünnter Schwefelsäure versetzt und durch Kochen auf dem Drahtnetz oder dem Asbestteller auf etwa 100 ccm eingedampft. Man setzt nun (nach Ulsch) 30 ccm einer kalt gesättigten Lösung von schwefliger Säure (oder auch 0,5 g Natriumbisulfit) und nach 5 Minuten einige Tropfen Eisenchloridlösung (1 + 5 Wasser) hinzu und erwärmt etwa 20 Minuten lang im Dampfbade (Wasserbad). Man erhitzt alsdann wieder zum Sieden und dampft weiter bis zur Sirupkonsistenz der Flüssigkeit ein. Darauf gibt man 20 ccm eines aus reiner konzentrierter Schwefelsäure und Phosphorpentoxyd bestehenden „Säuregemisches" (s. oben), 0,2 g kristallisiertes Kupfersulfat und fünf Tropfen einer 4%igen Platinchloridlösung hinzu und oxydiert wie gewöhnlich über mäßiger Flamme auf dem Drahtnetz. Das Erhitzen wird vorsichtig so lange fortgesetzt, bis die Flüssigkeit rein grün geworden ist. Nun läßt man erkalten. Hernach gibt man vorsichtig etwa 100 ccm destillierten Wassers zu und bringt so die beim Erkalten ausgeschiedenen Salze in Lösung. Nach abermaliger Abkühlung und Zugabe von einigen Zinkschnitzeln (um das Stoßen der Flüssigkeit zu vermeiden) übersättigt man mit 100 ccm ammoniakfreier 33%iger Natronlauge (spez. Gewicht 1,36), verbindet den Kolben sofort mit dem Destillierapparat und destilliert etwa die Hälfte des Kolbeninhalts in titrierte Schwefelsäure ab oder bestimmt im Destillat das Ammoniak kolorimetrisch (s. S. 87).

γ) **Bestimmung des Gesamtstickstoffs (organischer Stickstoff + etwa vorhandenem Ammoniakstickstoff, Nitritstickstoff und Nitratstickstoff), Modifikation der K j e l - d a h l schen Methode nach J o d l b a u e r (130).**

Durch Zusatz von Phenol zur Schwefelsäure wird der Nitratstickstoff in Nitrophenol übergeführt und dieses durch Amidierung mit Zinkstaub in Amidophenol umgewandelt. Der Stickstoff des Amidophenols wird durch das Kochen mit Schwefelsäure in Ammoniumsulfat verwandelt. Die zu benutzende Phenolschwefelsäure wird erhalten durch Auflösen von Phenol in konzentrierter Schwefelsäure (spez. Gewicht 1,84). Die Phenolschwefelsäure soll 5°/₀ Phenol enthalten.

Die gemessene Menge Abwasser (z. B. 250 ccm) wird zusammen mit 25 ccm der Phenolschwefelsäure und ein wenig pulverisiertem Bimsstein in einem Rundkolben von Jenaer Hartglas, welcher etwa die dreifache Menge des angewandten Abwassers fassen könnte, auf dem Drahtnetz eingedampft bis auf etwa 30 ccm. Man läßt abkühlen und fügt umschüttelnd 2,5 g Zinkstaub und 0,2 g Kupfersulfat hinzu. Es wird nun weiter erhitzt, bis die Flüssigkeit hellgrün geworden ist. Man läßt wieder abkühlen und verdünnt vorsichtig mit 100—150 ccm destilliertem Wasser. Nach nochmaliger Abkühlung und Zugabe von einigen Zinkschnitzeln macht man alkalisch durch Zugabe von 125 ccm ammoniakfreier 33°/₀iger Natronlauge, verbindet den Kolben sofort mit dem Destillierapparat und destilliert etwa die Hälfte des Kolbeninhalts in titrierte Schwefelsäure ab oder bestimmt im Destillat das Ammoniak kolorimetrisch (s. S. 87).

δ) **Bestimmung des Stickstoffgehalts der suspendierten Stoffe nach R u b n e r.**

Der Stickstoffgehalt der suspendierten Bestandteile eines Wassers zuzüglich gewisser gelöster Stoffe (Kotbestandteile u. dgl.) kann auch nach R u b n e r (92) in dem durch Eisenchlorid und essigsaures Natron in der Siedehitze hervorgerufenen Eisenniederschlag (vgl. 11 C) bestimmt werden. Zu diesem Zwecke setzt man zu einer größeren Wassermenge (z. B. 5 Liter) nach eventuellem Neutralisieren derselben je 20 ccm 8°/₀ige Eisenchloridlösung und 20°/₀ige Natriumazetatlösung. Der sich bildende flockige Niederschlag wird durch etwa einstündiges Erhitzen der Mischung im K o c h schen Dampftopf (s. bakterioligischer Teil) zum Absetzen gebracht, das überstehende Wasser abgegossen, der Niederschlag einige Male mit Wasser, schließlich mit Alkohol ausgewaschen (man benützt bei diesen Manipulationen zweckmäßig eine Zentrifuge) und getrocknet. Die Methode eignet sich mehr für wissenschaftliche Untersuchungen als für die Praxis.

16. Bestimmung der „organischen Substanzen".

(Methoden, bei welchen der **Verbrauch an Kaliumpermanganat,** d. h. die „**Oxydierbarkeit**" oder das „Reduktionsvermögen" des Wassers bestimmt wird.)

Die Bestimmung des Glühverlustes des Rückstandes gibt uns, wie S. 64 bereits bemerkt, einen sehr unzuverlässigen Anhaltspunkt über die Mengen der „organischen Substanzen". Einigermaßen erhalten wir einen Begriff von dieser Größe, indem wir bestimmen, wieviel Sauerstoff zur Oxydation der vorhandenen organischen Bestandteile benötigt wird. Die verschiedenartige Zusammensetzung der letzteren, der Umstand ferner, daß oxydierbare anorganische Stoffe, wie salpetrige Säure oder Eisenoxydul, gleichfalls einen Sauerstoffverbrauch bedingen, um in ihre höheren Oxydationsstufen (Salpetersäure — Eisenoxyd) übergeführt zu werden, läßt deutlich erkennen, daß ein solches Verfahren nur annähernde Resultate liefern kann. Diese sind jedoch, untereinander verglichen, zur Beurteilung des Wassers in hygienischer Hinsicht gewöhnlich brauchbar.

Auch die quantitative Bestimmung des Kohlenstoffs und des Stickstoffs gibt Anhaltspunkte für den Gehalt des Wassers oder Abwassers an „organischer Substanz", ferner unter Umständen die Bestimmung der Sauerstoffzehrung (Bestimmung der zersetzlichen organischen Substanz) und das Chlorbindungsvermögen des Wassers.

Bei nicht ganz klaren Wässern sollte stets angegeben werden, ob die Bestimmung der „organischen Substanzen" im filtrierten Wasser, oder nach dem Absetzenlassen, oder nach dem Aufschütteln vorgenommen worden ist, denn Grosse-Bohle fand z. B. bei Untersuchungen des Rheinwassers, daß 1 mg suspendierte organische Substanz ungefähr 1 mg Sauerstoff verbrauchte (119). Ferner sollte angegeben werden, wie lange nach der Entnahme der Probe die Untersuchung begonnen wurde. Will man die Proben vor Zersetzung schützen, so konserviert man durch Zugabe von Schwefelsäure in der Menge, wie sie bei der Methode nach Kubel-Tiemann angegeben ist.

Zur Oxydation der organischen Stoffe wird allgemein das Kaliumpermanganat benutzt, entweder in saurer Lösung (nach Kubel-Tiemann) oder in alkalischer Lösung (nach Schulze-Trommsdorff). Erstere Methode ist die einfachere und darum gebräuchlichere. Enthält jedoch das Wasser erhebliche Mengen von Chloriden, so ist die Oxydation in alkalischer Lösung vorzuziehen.

a) Methode nach Kubel-Tiemann.

Prinzip der Methode. Oxalsäure ($C_2H_2O_4$) wird durch Kaliumpermanganat in Kohlensäure und Wasser zerlegt durch den aus dem Kaliumpermanganat abgespaltenen Sauerstoff. Folgende Gleichungen mögen den Vorgang veranschaulichen:

$$2\,KMnO_4 + 3\,H_2SO_4 = 2\,MnSO_4 + K_2SO_4 + 3\,H_2O + 5\,O$$
$$C_2H_2O_4 + O = 2\,CO_2 + H_2O.$$

So lange noch unzersetztes Kaliumpermanganat in der Lösung vorhanden ist, ist die Farbe der Mischung rot; ist alles Kaliumpermanganat zersetzt (reduziert), so wird die Mischung farblos.

Der Wirkungswert einer Kaliumpermanganatlösung läßt sich also durch eine Oxalsäurelösung von bekanntem Gehalt (z. B. eine $^1/_{100}$ Normal-Oxalsäurelösung) kontrollieren. Ähnlich wie die Oxalsäure werden auch eine Reihe von in natürlichen Wässern vorkommenden organischen Stoffen mehr oder minder vollständig durch den aus dem Kaliumpermanganat abgespaltenen Sauerstoff oxydiert. Der Verbrauch einer auf Oxalsäure eingestellten Kaliumpermanganatlösung ist also das Maß für die Menge, in welcher diese „organischen Stoffe" vorhanden sind. Um eine gute Oxydationswirkung zu ermöglichen, oxydiert man von vorn herein mit einem Überschuß an Kaliumpermanganatlösung und mißt die nicht zur Oxydation der organischen Stoffe verbrauchte Menge Kaliumpermanganat durch Titration mit Oxalsäure zurück.

Vergleichbare Ergebnisse sind mit dieser Methode nur dann zu erhalten, wenn stets die nämlichen Versuchsbedingungen (Temperatur, Einwirkungsdauer, Menge der Flüssigkeit, Konzentration der Lösungen usw.) peinlich eingehalten werden. In erster Linie ist stets die gleiche Temperatur bei der Oxydation anzuwenden und die gleiche Einwirkungsdauer dieser erhöhten Temperatur. Gewöhnlich wird die Mischung über kleiner Flamme auf dem Drahtnetz 10 Minuten lang in mäßigem Sieden erhalten. Da die Mischungen dabei die unangenehmen Erscheinungen des Siedeverzugs (Stoßen, explosionsartiges Aufwallen nach längeren Ruhepausen) zu zeigen pflegen, welche man nicht immer sicher durch Zugabe von Glasperlen, Bimssteinsand u. dgl. vermeiden kann und durch diese ungleichmäßige Erhitzung auch die Gewinnung vergleichbarer Ergebnisse in Frage gestellt wird, so ist es zu empfehlen, die Oxydationskölbchen (s. S. 110) in ein kochendes Wasserbad einzusetzen und 10 Minuten darin zu belassen. Von manchen Seiten wird auch eine Zeit von 30 Minuten vorgeschlagen, doch werden dadurch die Bestimmungen sehr zeitraubend.

Als Oxalsäure benutzt man gewöhnlich eine $^1/_{100}$ normale, welche man sich durch Verdünnen aus einer $^1/_{10}$ normalen Vorratslösung bereitet.

Die Oxalsäure kristallisiert mit 2 Mol. Kristallwasser, ihr Molekulargewicht beträgt daher 126,06, ihr Äquivalentgewicht 63,03. Am besten fertigt man sich durch genaues Abwägen von 6,303 g reiner, kristallisierter, nicht verwitterter Oxalsäure und Auflösen dieser Menge mit destilliertem Wasser zu einem Liter eine $^1/_{10}$ Normallösung an, aus welcher man sich durch entsprechende Verdünnung die $^1/_{100}$ Normallösung bereitet. Zugabe von etwas metallischem Quecksilber verhütet die bei längerer Aufbewahrung leicht eintretende Bildung von Schimmelpilzen. in der Lösung.

Eine der Oxalsäure äquivalente Lösung von Kaliumpermanganat durch genaues Abwägen der entsprechenden Menge desselben herzustellen, ist nicht angängig, da geringe Staubmengen den Wirkungswert der Lösung vermindern. Erst nach mehrtägigem Stehen erlangt die Lösung einen konstanten Wert, den sie dann bei zweckmäßiger Aufbewahrung längere Zeit ziemlich unverändert beibehält.

Das Molekulargewicht des Kaliumpermanganats beträgt 158,03. Da nach obigen Gleichungen zwei Moleküle $KMnO_4$ 5 Moleküle $C_2H_2O_4$ + 2 H_2O oxydieren würden, so würde eine der Normaloxalsäure entsprechende Kaliumpermanganatlösung

$$\frac{2\cdot 158,03}{5\cdot 2} = 31,606 \text{ g } KMnO_4$$

enthalten müssen. Zur Bereitung einer der $^1/_{10}$ Normaloxalsäure ungefähr entsprechenden Lösung löst man zweckmäßig etwas mehr als nötig, also etwa 3,3 g Kaliumpermanganat zum Liter destillierten Wassers auf. Man verdünnt die Lösung für den Versuch auf das Zehnfache. Die Titerstellung der so bereiteten Kaliumpermanganatlösung müßte mit destilliertem Wasser erfolgen, welches gänzlich frei von organischen Substanzen ist. Da das destillierte Wasser der Laboratorien fast immer etwas Kaliumpermanganat reduziert (zumal wenn es längere Zeit in den mit Heberschläuchen versehenen Flaschen gestanden hat!), so schließt man die Titerstellung zweckmäßiger an die eigentliche Bestimmung unmittelbar an und umgeht auf diese Weise die Benutzung des destillierten Wassers vollständig.

Die Kaliumpermanganatlösung darf nicht in eine mit Gummischlauch und Quetschhahn verschlossene Bürette gefüllt, sondern muß in eine Bürette mit eingeschliffenem Glashahn eingegossen werden.

Ausführung der Bestimmung.

100 ccm des zu untersuchenden Wassers, bei stark verunreinigten Wässern geringere Mengen (z. B. 10 ccm, welche mit 90 ccm von reduzierenden Substanzen möglichst freien destillierten Wassers [1]) auf 100 ccm gebracht worden sind), werden in einen Erlenmeyerkolben von etwa 300 ccm Inhalt, welcher vorher mit etwas verdünnter Kaliumpermanganatlösung und einigen Tropfen Schwefelsäure ausgekocht und von seinem Inhalt durch kräftiges Ausschwenken möglichst vollständig befreit worden ist, eingefüllt und 5 ccm 25 %ige Schwefelsäure zugegeben. Dann läßt man aus der Bürette, deren Inhalt man genau auf den Nullpunkt eingestellt hat, 10 ccm der Kaliumpermanganatlösung zufließen. Das Kölbchen wird jetzt für 10 Minuten in das kochende Wasserbad gesetzt, darauf herausgenommen. Erhitzt man auf dem Drahtnetz oder Asbestteller über offener Flamme, so setzt man zur Verhütung des „Stoßens" der Flüssigkeit (S. 109) eine Messerspitze ausgeglühten Bimssteinpulvers zu. Die Flüssigkeit muß auch nach dem Kochen noch einen deutlichen roten Farbenton besitzen. Wenn nicht, muß der Versuch neu angestellt werden, entweder unter Verwendung einer geringeren Quantität Wasser oder nach Zugabe von 15 ccm Kaliumpermanganatlösung anstatt 10 ccm. Nur wenn Kaliumpermanganat im Überschuß angewendet wird, erhält man brauchbare Werte. Zu der heißen Flüssigkeit werden unter Umschwenken (einen aus zusammengefalteten Filtrierpapierstreifen gefertigten Halter um den Hals des Kölbchens legen!) aus einer vorher bereit gestellten Bürette genau 10 ccm $^1/_{100}$ Normal-Oxalsäurelösung gegeben. Es muß völlige Entfärbung eintreten, auch dürfen sich keine braunen Flocken ausscheiden. Andernfalls ist der Versuch zu wiederholen. Zu der völlig entfärbten Flüssigkeit läßt man wieder unter fortwährendem Umschwenken in kleinen Portionen, zuletzt tropfenweise, Kaliumpermanganatlösung zufließen, bis eben eine schwache Rosafärbung bestehen

---

[1]) Hat das destillierte Wasser mehr als Spuren von organischer Substanz, so kann der Fehler bei so starker Verdünnung sehr groß werden. Es empfiehlt sich daher, das Reduktionsvermögen des destillierten Wassers noch besonders festzustellen und nötigen Falls in Abzug zu bringen.

bleibt. Die Gesamtmenge der verbrauchten Kubikzentimeter $KMnO_4$-Lösung wird genau notiert (Zahl G). Man gibt nun sofort noch einmal genau 10 ccm $^1/_{100}$ Normal-Oxalsäure hinzu und titriert abermals mit Kaliumpermanganatlösung bis zu schwacher Rosafärbung („Titerstellung der Kaliumpermanganatlösung"). Der Stand der Bürette wird abermals genau abgelesen. Die Differenz zwischen dieser Ablesung und der ersten Zahl G ist die Zahl T. G ist die Anzahl Kubikzentimeter Kaliumpermanganatlösung, die zur Oxydation der im Wasser vorhandenen organischen Substanz zuzüglich der 10 ccm $^1/_{100}$ Normal-Oxalsäurelösung verbraucht wurde, T die Anzahl Kubikzentimeter Kaliumpermanganatlösung, die zur Oxydation von 10 ccm $^1/_{100}$ Normal-Oxalsäurelösung allein nötig war.

Daher verhält sich T : 10 = (G—T) : x. Multipliziert man die Zahl x mit 0,31606, so erhält man die Kaliumpermanganatmenge in Milligramm, welche zur Oxydation der in der angewandten Wassermenge vorhandenen „organischen Substanz" gebraucht worden ist. Da $2 \times 158,03$ g $KMnO_4$ 5×16 g Sauerstoff abgeben, so entsprechen 316,06 g Kaliumpermanganat 80 g Sauerstoff, also 0,31606 mg Kaliumpermanganat 0,08 mg Sauerstoff, d. h. die gefundene Menge Kaliumpermanganat, durch 4 dividiert, ergibt die entsprechende Menge an verbrauchtem Sauerstoff. Das Ergebnis als „Sauerstoffverbrauch" auszudrücken, liegt aber ein Grund nicht vor, zumal dieser Ausdruck leicht mit dem Begriff der „Sauerstoffzehrung" verwechselt werden kann. Die von manchen Analytikern noch beliebte Angabe von „organischer Substanz" in Gewichtsteilen, berechnet durch Multiplikation der Menge des verbrauchten Kaliumpermanganats mit 5, ist willkürlich. Sie hat weder eine Berechtigung noch einen Vorteil und sollte daher durchaus vermieden werden.

Beispiel. Zur Oxydation von der in 100 ccm Wasser enthaltenen „organischen Substanz" zuzüglich 10 ccm $^1/_{100}$ Normal-Oxalsäure wurden verbraucht (Zahl G) 16,7 ccm Kaliumpermanganatlösung. 10 ccm $^1/_{100}$ Normal-Oxalsäure allein verbrauchten 9,8 ccm Kaliumpermanganatlösung (Zahl T). Folglich verhält sich:

$$9,8 : 10 = (16,7—9,8) : x$$

also

$$x = \frac{690}{98} = 7,04.$$

Zur Oxydation der in einem Liter des untersuchten Wassers vorhandenen „organischen Substanz" wurden demnach verbraucht:

$$70,4 \cdot 0,31606 = 22,27 \text{ mg } KMnO_4$$

oder

$$70,4 \cdot 0,08 = 5,64$$

oder rund 5,6 mg Sauerstoff.

Die Berechnung der verbrauchten Menge Kaliumpermanganat kann auch mit Hilfe bestimmter Tabellen vorgenommen werden (132), doch ist deren Anwendung nur bei Massenuntersuchungen von wesentlichem Vorteil.

b) Methode nach Schulze-Trommsdorff.

Das Verfahren wird im allgemeinen so ausgeführt wie das unter a) beschriebene, doch wird die Oxydation der „organischen Substanzen" zuerst in alkalischer Lösung bewirkt und der Prozeß dann in saurer Lösung zu Ende geführt.

Nach Ansicht einiger Autoren ist die Oxydation der „organischen Substanzen" mittels alkalischer Kaliumpermanganatlösung zumeist eine vollständigere. Sie| gibt auch bei Gegenwart größerer Mengenvon Chloriden richtige Werte und schließlich verläuft die Erhitzung der alkalischen Lösung gleichmäßiger als die der sauren Lösung. Die benutzten Lösungen sind die gleichen wie unter a) angegeben, nur wird auf 10—15 ccm Kaliumpermanganatlösung 0,5 ccm einer Natronlauge gegeben, welche durch Auflösen von 1 Teil reinen Natriumhydrats in 2 Teilen Wasser erhalten wird. Winkler gibt zur **Herstellung der alkalischen Chamäleonlösung** folgende Vorschrift: 50 g reinstes käufliches Natriumhydroxyd (pro analysi) und 0,8 g Kaliumpermanganat werden in 250 ccm destilliertem Wasser gelöst und die so erhaltene 60—70° warme Lösung nach vollständigem Abkühlen auf 500 ccm verdünnt. Die Lösung wird in einer gut verschlossenen Flasche aufbewahrt. Durch Verdünnen von 100 ccm derselben auf 500 ccm erhalten wir die zu den Messungen zu benutzende Lösung. Die **Titerstellung** dieser Chamäleonlösung wird in einem ganz kleinen Kochkolben mit 10 ccm der $^1/_{100}$ Normal-Oxalsäure vorgenommen.

Ausführung der Bestimmung.

Nach dem Erhitzen der Mischung auf dem Drahtnetz oder in dem Wasserbad fügt man 10 ccm verdünnte Schwefelsäure hinzu und dann sogleich 10 ccm $^1/_{100}$ Normal-Oxalsäurelösung. Nachdem die Flüssigkeit vollständig farblos geworden ist, und alle Flocken sich gelöst haben, läßt man noch so viel Chamäleonlösung zufließen, bis eine bleibende schwache Rötung der Flüssigkeit entsteht.

Nach Grünhut behandelt man manganhaltiges Wasser, damit man nicht unrichtige (zu niedrige) Werte erhält, folgendermaßen vor: 150 ccm des zu untersuchenden Wassers werden mit 0,75 ccm 33 %iger Natronlauge versetzt, einige Minuten unter gelegentlichem Umschwenken stehen gelassen und hierauf durch einen Gooch-Tiegel filtriert zur Entfernung des Manganniederschlages. 100,5 ccm des klaren Filtrats benutzt man dann in gewohnter Weise zur Bestimmung.

Die **Berechnung** geschieht in derselben Weise wie unter a) angegeben.

Nach Winkler (133) läßt sich das Reduktionsvermögen natürlicher Wässer auch jodometrisch bestimmen.

c) Englische Methoden.

Die in England bei der Abwasseruntersuchung üblichen Abweichungen von den vorgenannten Methoden (134), nämlich der „At Once test", der „3 Minutes test", der „4 Hours test" und der „Incubator test" (Scudder) bieten unseres Erachtens keine besonderen Vorzüge und geben ebenfalls nur unter sich vergleichbare Werte. Bei diesen Proben läßt man das zu untersuchende Abwasser $\frac{1}{2}$ Minute („At once"), 3 Minuten oder 4 Stunden mit schwefelsäurehaltiger Kaliumpermanganatlösung bei 80° F (26,7° C) unter zeitweisem Schütteln stehen, setzt dann etwas Jodkalium hinzu und bestimmt durch Titration mit Natriumthiosulfatlösung (Stärke als Indikator) die dem unzersetzten Kaliumpermanganat entsprechende frei gewordene Jodmenge. Hieraus berechnet sich die vom Abwasser verbrauchte Sauerstoffmenge. Der „Incubator test" ist eine Differenzmethode. Man bestimmt mittels des „3 Minutes test" den Säuerstoffverbrauch im frischen Abwasser, läßt das Abwasser dann in einer völlig gefüllten Glasstöpselflasche 5 Tage bei 26,7° C stehen und macht mit dem Inhalt der Flasche dann wieder die „Drei-Minuten-Probe". Waren viel leicht zersetzliche organische Stoffe im Wasser vorhanden, so fällt die Differenz zwischen den Ergebnissen beider Bestimmungen groß aus, im andern Fall nur unbedeutend. Das Prinzip der Methode ähnelt dem der Methode der „Sauerstoffzehrung".

Sind in dem Wasser oder Abwasser andere leicht oxydable Substanzen anorganischer Natur in größerer Menge vorhanden (Eisenoxydulsalze, Nitrite, Sulfide), so ist der für die „organische Substanz" gefundene Wert höher, als den Tatsachen entspricht. Sind oxydierende Substanzen (Chromate u. dgl.) im Wasser enthalten, so wird das Ergebnis der Bestimmungen, soweit es lediglich auf „organische Substanzen" bezogen wird, sehr ungenau.

17. Die Bestimmung des Chlorbindungsvermögens, (der „Chlorzahl").

Aus der Menge des von einem Wasser gebundenen Chlors läßt sich unter Umständen auf seinen Gehalt an organischen Substanzen schließen. Das Chlor kann man in Form einer Chlorkalklösung, einer Lösung von Natriumhypochlorit oder als Javellesche Lauge (Liquor Kalii hypochlorosi) auf das Wasser einwirken lassen. Das nicht gebundene freie Chlor wird durch Titration mit Natriumthiosulfatlösung bestimmt (vgl. S. 59). Froboese (135) hat folgende Ausführung empfohlen:

100 ccm des zu untersuchenden Wassers werden im Jenaer Erlenmeyerkolben mit 20 ccm Javellescher Lauge (C. A. F. Kahlbaum-Berlin), die 20 ccm $\frac{1}{50}$ Normal-Thiosulfatlösung und 20 ccm $\frac{1}{10}$ Normalsalzsäure entsprechen, versetzt. Der Kolben wird darauf auf einem Drahtnetz mit Asbesteinlage erhitzt, wobei die Flüssigkeit nach 5—5$\frac{1}{2}$ Minuten zu sieden beginnen muß. Genau 15 Minuten nach Beginn des Erwärmens wird der Kolben vom Netz genommen, sofort 2 ccm 10%ige Jodkaliumlösung zugefügt und der Kolben in schräger Stellung in kaltes Wasser gebracht. Nach völligem Abkühlen werden 10 ccm verdünnter Salzsäure (1 Vol. HCl vom spezifischen Gewicht 1,124 + 2 Vol. H_2O) zugefügt und es wird mit $\frac{1}{50}$ n-Thiosulfat und Stärke wie üblich titriert. Das Ergebnis wird auf 1 l Wasser umgerechnet.

Berechnung. Ist a die Anzahl Kubikzentimeter $^1/_{50}$ n-Thiosulfatlösung, die 20 ccm Javellescher Lauge entsprechen, und b die Anzahl Kubikzentimeter $^1/_{50}$ n-Thiosulfatlösung, die zur Titration der gekochten Wasserprobe verbraucht worden sind, so berechnet sich die Chlorzahl des Wassers zu

$$(a—b) \cdot 0{,}709 \cdot 10 \text{ mg Cl pro Liter.}$$

18. Bestimmung des organischen Kohlenstoffs im Wasser.

a) Methode nach J. König (136).

Prinzip der Methode. Der Kohlenstoff der organischen Verbindungen wird nach vorheriger Entfernung der fertiggebildeten Kohlensäure durch oxydierende Mittel in Kohlensäure übergeführt, diese durch Natronkalk (bzw. Kalilauge) gebunden und gewichtsanalytisch bestimmt.

Ausführung und Berechnung.

1. 500 ccm des Wassers (oder 250 ccm bei den an organischen Stoffen sehr reichen Wässern) werden, wenn trübe, durch einen Goochschen Tiegel von etwa

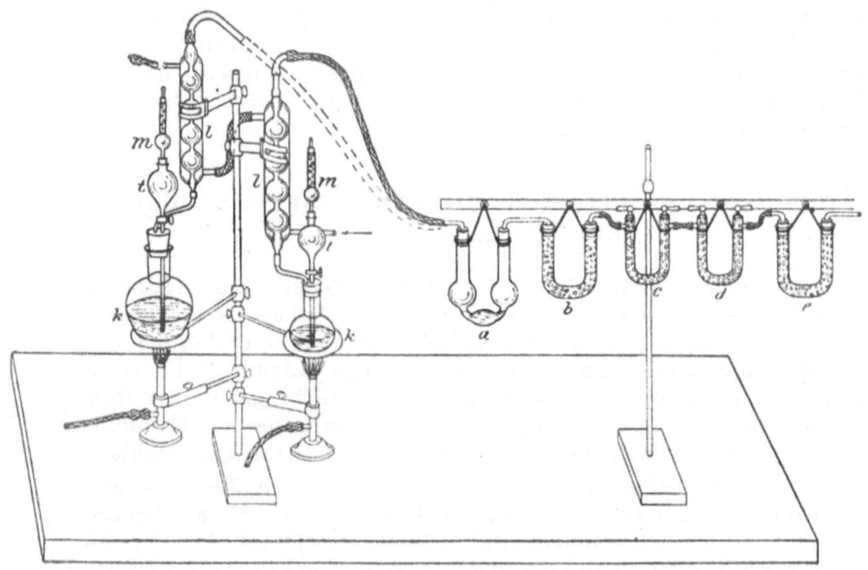

Fig. 26.

100 ccm Inhalt mit Asbestfilter unter Anwendung der Saugpumpe schnell filtriert (s. S. 66) und der abgesaugte Rückstand im Tiegel mit etwas destilliertem Wasser nachgewaschen.

2. Das Filtrat gibt man in einen Rundkolben (k) (Fig. 26), setzt 10 ccm verdünnte Schwefelsäure zu und verbindet, wie es die Figur veranschaulicht, mit dem Kühler, aber ohne die Verbindung mit dem übrigen Teil des Apparates herzustellen. Das Wasser wird also — mit offenem Kühlrohr — zuerst eine halbe Stunde unter fortwährendem Kühlen gekocht, bis alle fertig gebildete Kohlen-

säure ausgetrieben ist. Darauf läßt man erkalten, setzt 3 g Kaliumpermanganat — in den meisten Fällen genügen auch 2 g —, 10 ccm einer 20%igen Merkurisulfatlösung sowie 40 ccm verdünnte Schwefelsäure zu und verbindet wiederum mit dem Kühler. Jetzt aber stellt man die Verbindung des Kühlers mit den Röhren her, wie in der Figur angegeben. Die Peligotsche Röhre a ist bis zum unteren Ende der großen Kugeln mit etwa 20 ccm konzentrierter Schwefelsäure gefüllt, die Röhre b enthält Chlorkalzium, c und d Natronkalk und e zur Hälfte Natronkalk, zur Hälfte Chlorkalzium. Der Kolben k ist mit einem doppelt durchbohrten Gummipfropfen geschlossen, durch dessen eine Öffnung ein Glasrohr zum Kühler führt, während durch die andere Öffnung ein Glastrichterrohr t, welches oben ein mit Natronkalk gefülltes Glasrohr m trägt, bis nahezu auf den Boden des Kolbens reicht; das Glasrohr soll die am Ende der Bestimmung zutretende Luft von Kohlensäure befreien; der Kühler dient zur Verdichtung der Wasserdämpfe, die Röhren a und b sollen die letzten Reste Wasserdampf beseitigen, während die Röhre e den Zutritt von Wasser und Kohlensäure von außen her abhält. Die Röhrchen c und d dienen zur Bindung der durch die Oxydation gebildeten Kohlensäure; sie werden daher vor und nach dem Versuch bei geschlossenen Hähnen gewogen. Der Natronkalk in dem Rohre c bindet die Kohlensäure, wenn die Entwicklung nicht gar zu rasch vor sich geht, sehr vollkommen, so daß das zweite Natronkalkrohr d meistens kaum eine Gewichtsvermehrung zeigt. Auch kann man die Rohre c und d für mehrere Versuche — bis sechs und mehr je nach den entwickelten Mengen Kohlensäure — benutzen; erst wenn das Rohr d einige Milligramme Gewichtszunahme zeigt, muß der Natronkalk in dem Rohre c erneuert werden.

Nach Verbindung des Apparates erwärmt man den Kolben k mit kleiner Flamme, so daß nur langsam und gleichmäßig Gasblasen sich entwickeln. Den Gang der Gasentwicklung beobachtet man in der mit wenig konzentrierter Schwefelsäure beschickten Röhre a.

Wenn nach einigem Kochen der Flüssigkeit die Gasentwicklung aufhört und die Flüssigkeit in Röhre a zurückzusteigen beginnt, stellt man für einen Augenblick die Flamme unter dem Kolben k weg, verbindet mit einem Aspirator, öffnet den Hahn am Trichterrohr t und leitet so lange — etwa $1/_2$ Stunde — einen ganz langsamen Luftstrom durch, bis alle Kohlensäure aus dem Apparat entfernt und durch die Natronkalkröhren c und d zur Bindung gelangt ist. Während des Durchleitens der Luft kann der Inhalt in Kolben k durch eine kleine Flamme bei gutem Kühlen in schwachem Sieden erhalten werden, um die Entfernung der Kohlensäure aus dem Kolben und Kühler usw. zu unterstützen. Der Inhalt der Rohre m, b und e braucht nur nach wiederholter Benutzung erneuert zu werden. Die konzentrierte Schwefelsäure im Rohre a dagegen erneuert man zweckmäßig vor jeder Bestimmung. Die mit Glashähnen versehenen Rohre c und d werden nach der Beendigung des Versuches weggenommen, geschlossen, etwa eine halbe Stunde beiseite gestellt, dann kurze Zeit geöffnet, wieder geschlossen und gewogen.

3. Behufs Bestimmung des organischen Kohlenstoffs in den Schwebestoffen der angewendeten 500 ccm Wasser gibt man den Rückstand im Goochschen Tiegel samt ausgehobenem Asbestfilter in das kleinere, etwa 250 ccm fassende Kölbchen k, setzt 10 ccm 20%ige Merkurisulfatlösung, 5 g Chromsäure oder 10 ccm einer 50%igen Chromsäurelösung zu, verbindet mit dem Kühler und durch den letzteren mit den genannten Absorptionsröhren. Darauf läßt man, unter starker Durchleitung von Kühlwasser, durch das Trichterrohr t langsam 50 ccm konzentrierte Schwefelsäure zufließen, erwärmt mit einer ganz kleinen Flamme allmählich, so daß nur Gasblase für Gasblase entwickelt wird, zuletzt stärker, bis keine Gasblasen mehr durch die Peligotsche Röhre aufsteigen. Die Flüssigkeiten in Kolben k und Röhre a fangen dann an zu stoßen. Man verbindet von da an mit dem Aspirator und leitet wie vorhin einen langsamen Luftstrom durch, bis man sicher ist, die gebildete Kohlensäure aus dem Kolben entfernt zu haben.

Auch hier wird die Flüssigkeit im Kolben k während des Durchleitens von Luft in schwachem Sieden erhalten.

Sollten die Schwebestoffe des Wassers Kalzium- oder Magnesiumkarbonat enthalten, so würde man dieselben nach Einfüllen in den kleinen Kolben k vor dem Zusatz von Chromsäure, wie unter 2 angegeben, mit verdünnter Schwefelsäure kochen müssen.

Der gefundene Gewichtszuwachs der Rohre c und d ist als Kohlensäure zu rechnen. Zur Umrechnung auf Kohlenstoff ist diese Zahl mit

$$\frac{12}{44} = 0{,}2728$$

zu multiplizieren.

b) Methode nach Scholz.

Für die Bestimmung des organischen Kohlenstoffs im Abwasser anwendbar ist ferner die von W. Scholz (137) angegebene Methode, wenn das Abwasser vorher durch vorsichtiges Eindampfen entsprechend eingeengt worden ist. Bei dieser Methode wird die zu untersuchende Flüssigkeit (5 oder 10 ccm) mittels Kaliumbichromat und konzentrierter Schwefelsäure mehr oder minder vollständig zu Kohlensäure oxydiert. Die unvollkommenen Oxydationsprodukte des Kohlenstoffs werden über einer kurzen Schicht glühenden Kupferoxydes im Kopferschen Ofen völlig verbrannt. Die gebildete Kohlensäure wird in Absorptionsapparaten oder in titriertem Barytwasser aufgefangen und durch Wägung (vgl. S. 38) oder Titration bestimmt.

Auch der Trockenrückstand des Abwassers kann schließlich zur Bestimmung des Kohlenstoffs dienen Der Kohlenstoff wäre dann nach der Methode der Elementar-Analyse zu ermitteln, eventuell in der von Dennstedt (138) empfohlenen vereinfachten Form. Es ist Rücksicht darauf zu nehmen, daß beim Eindampfen des Abwassers etwaige kohlenstoffhaltige flüchtige Verbindungen zu Verlust gehen können.

19. Angenäherte Bestimmung der Zellulose (Rohfaser) im Abwasser.

Unter „Rohfaser“ versteht man denjenigen Rest an organischer Substanz, welcher übrig bleibt, wenn man die feingepulverte Substanz — falls dieselbe fettreich ist, nach dem Entfetten — nacheinander je $\frac{1}{2}$ Stunde mit $1{,}25\%$iger Schwefelsäure und $1{,}25\%$iger Kalilauge kocht. Dieses sog. Weender-Verfahren kann man für die Untersuchung von Abwässern folgendermaßen umgestalten, um einen ungefähren, praktisch meist genügenden Anhaltspunkt für die Menge der in einem Abwasser vorhandenen Zellulose (im weiteren Sinne) zu erhalten. 250—500 ccm des zu untersuchenden Abwassers werden in einer Porzellanschale mit so viel verdünnter Natronlauge versetzt, daß eine ungefähr 1%ige NaOH-Lösung entsteht, und 30 Minuten lang unter Ersatz des verdampften Wassers gekocht. Die Mischung wird dann durch ein gehärtetes Filter filtriert, das überschüssige Alkali aus dem Filterrückstand nahezu ausgewaschen, der Rückstand in die Schale zurückgebracht und mit 250 ccm einer etwa 1%igen Schwefelsäure nochmals 30 Minuten gekocht. Man filtriert nun durch ein kleines Filter, wäscht erst mit Wasser und dann mit Alkohol nach und extrahiert dann Filter mit Inhalt $\frac{1}{2}$ Stunde lang im Soxhletschen Extraktionsapparat durch Äther (vgl. die folgende Bestimmung des Fettes). Dann wird der Filterinhalt sorgfältig vom Filter in einen gewogenen Porzellantiegel übergespült, das überschüssige Wasser verdampft und der Tiegel bei 110° getrocknet und gewogen. Die Gewichtszunahme besteht aus Zellulose plus Sand u. dgl. Nach dem Glühen des Tiegels wird nochmals gewogen. Die Gewichtsdifferenz ergibt annähernd die Menge der vorhandenen Zellulose. Die Bestimmung ist, wie gesagt, nur eine sehr rohe, genügt aber im allgemeinen zur Orientierung. Genauere Verfahren sind umständlich (139).

20. Bestimmung des „Fettes" und der „Seifen" im Abwasser („Ätherextrakt") (140).

Die durch das Extrahieren mit Äther aus dem Abwasser gewinnbare Masse ist kein reines Neutralfett und keine reine freie Fettsäure, sondern sie enthält neben den genannten Substanzen noch eine Reihe von schlecht oder gar nicht näher bestimmbaren Bestandteilen (Harze, Wachse, schwere Kohlenwasserstoffe, Cholestearin usw.), ferner eine nicht unbeträchtliche Menge von mineralischen Substanzen (im besonderen Eisensalze). Die Bestimmung des Gehaltes des Abwassers an „Ätherextrakt" gibt aber trotzdem bisweilen wertvolle Anhaltspunkte für die Wahl und Rentabilität besonderer Abwasserreinigungsverfahren.

Zur Ausführung der Bestimmung werden 3—5 Liter Abwasser oder 30—150 g getrockneter Schlamm („Schlick") angewendet, das Abwasser auf dem Wasserbade zur Trockne eingedampft, der Rückstand oder der getrocknete Schlamm zerrieben und im Trockenschrank bei nicht ganz 100° 1—2 Stunden weiter getrocknet. Die ganze Menge oder ein aliquoter Teil davon wird in eine „Extraktionshülse" (von Schleicher und Schüll) gefüllt und im Soxhletschen Extraktionsapparat (Fig. 27) der Entfettung mittels Äthyläthers oder (des billigeren) Petroläthers (Siedepunkt ca. 50° C) unterzogen. Als oberer Verschluß der Extraktionshülse dient — wie üblich — ein Stück entfetteter Watte. In den Äther gehen Neutralfette u. dgl. sowie die freien Fettsäuren über.

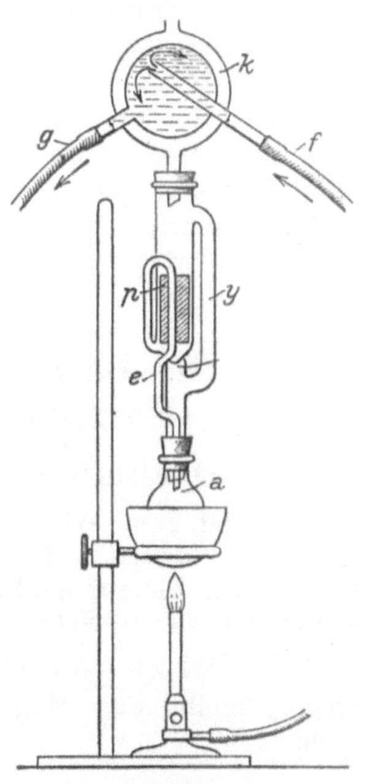

Fig. 27.

a = Gewogenes Kölbchen. p = Extraktionshülse. y = Weg für den Ätherdampf. f—g—k = Kugelkühler zur Kondensation des Ätherdampfes. e = Rücklaufheber.

Die Extraktion wird 3—4 Stunden fortgesetzt, dann unterbrochen, der Inhalt der Hülsen in eine trockene Reibschale entleert, nochmals gründlich zerrieben und wieder eingefüllt.

Die Extraktion wird dann noch einmal 1—2 Stunden lang durchgeführt. Der ätherische Inhalt des Extraktionskölbchens wird schließlich auf dem heißen Wasserbad (keine offene Flamme!) abgedunstet und Kölbchen und Inhalt 1 Stunde im Trockenschrank bei fast 100^0 getrocknet. Die Differenz im Gewicht zwischen dem leeren Extraktionskölbchen und dem Kölbchen mit der extrahierten Masse ergibt den „Ätherextrakt" der angewandten Substanz. Man rechnet auf 1 Liter bzw. 100 oder 1000 g angewandte Substanz um.

Die flüchtigen Fettsäuren gehen bei dieser Bestimmung zu Verlust, ihre Bestimmung ist aber für den vorliegenden Zweck auch meist bedeutungslos.

Soll der **Gehalt** der Masse **an Seifen** ebenfalls ermittelt werden, so wird die bereits genügend extrahierte Substanz in eine Porzellanschale gebracht, mit destilliertem Wasser gründlich verrührt und sodann verdünnte Phosphorsäure bis zu deutlich saurer Reaktion hinzugesetzt. Die Mischung wird dann unter öfterem Umrühren zur Trockne verdampft, wie oben beschrieben im Trockenschrank getrocknet und abermals der Extraktion unterworfen. Der nun erhaltene Ätherextrakt entspricht den gebundenen nicht flüchtigen Fettsäuren.

Vielfach ist es zweckmäßiger, gleich anfänglich die Seifen durch Ansäuern zu zersetzen und „Fett", freie, nicht flüchtige Fettsäuren und gebundene Fettsäuren auf diese Weise auf einmal zusammen zu bestimmen. Für genauere Bestimmungen empfiehlt es sich, den Aschegehalt des Extraktes zu ermitteln und in Abzug zu bringen.

21. Die Bestimmung der Erdalkalien (Kalzium und Magnesium).

A. Qualitativer Nachweis des Kalziums.

Ungefähr 50 ccm Wasser werden mit Ammoniak versetzt und eine reichliche Menge von (4 %iger) Ammoniumoxalatlösung hinzugefügt. Es fällt hierauf oxalsaurer Kalk in Form eines weißen Niederschlags aus, welcher in Salzsäure, jedoch nicht in Essigsäure löslich ist.

$$CaCl_2 + C_2O_4(NH_4)_2 = C_2CaO_4 + 2\,(NH_4)Cl.$$

Dagegen bleibt das Magnesium als Magnesium-Ammoniumoxalat in Lösung.

B. Qualitativer Nachweis des Magnesiums.

Zum Nachweis des Magnesiums verwendet man das Filtrat vom Kalkniederschlag. Dasselbe wird mit Chlorammonium und Ammoniak im Überschuß und einer Lösung von phosphorsaurem Natrium versetzt. Beim Umrühren der Flüssigkeit mit einem Glasstabe und besonders bei dem Reiben der Glaswandung mit demselben fällt ein weißer Niederschlag aus, welcher aus phosphorsaurem Ammonium-Magnesium besteht, z. B.

$$MgSO_4 + NH_3 + Na_2HPO_4 + 6\,H_2O = MgNH_4PO_4 + 6\,H_2O + Na_2SO_4$$

Der Niederschlag ist löslich in verdünnten Säuren.

C. Quantitative Bestimmung des Kalziums und des Magnesiums.

a) Gewichtsanalytische Bestimmung des Kalziums.

Je nach dem Ausfall der qualitativen Untersuchung werden 500 bis 1000 ccm Wasser in Arbeit genommen. Diese werden mit Salzsäure schwach angesäuert und in einer Schale auf dem Wasserbade auf etwa 150 ccm eingeengt. Die Flüssigkeit wird hierauf in ein dünnwandiges Becherglas unter Nachspülen mit destilliertem Wasser übergeführt, zum Sieden erhitzt und mit Ammoniak schwach alkalisch gemacht, worauf sich etwa vorhandenes Eisenoxydhydrat, Tonerdehydrat und Kieselsäure in Form eines Niederschlages ausscheiden. Dieser wird durch ein Filter getrennt, wobei man das Filtrat in einen Erlenmeyer-schen Kolben ablaufen läßt, welcher bei 250 ccm eine Marke trägt. In letzterem wird das Filtrat zum Sieden abermals erhitzt und hiernach eine Lösung von Ammoniumoxalat so lange zugefügt, als ein Niederschlag entsteht. Nach dem Erkalten der Flüssigkeit füllt man bis zur Marke (250 ccm) mit destilliertem Wasser auf und läßt den Niederschlag vollständig absetzen. Sobald letzteres der Fall ist, hebt man einige Kubikzentimeter der klaren überstehenden Flüssigkeit vorsichtig mit der Pipette ab und befeuchtet damit ein straff an die Wandungen eines Trichters angedrücktes Filter von bekanntem Aschengewicht. Auf dieses wird der Niederschlag gebracht, indem man den Rand des Erlenmeyer-schen Kolbens mit einer sehr dünnen Fettschicht überzieht und die Flüssigkeit an einem Glasstabe hinab auf das Filter gießt. Die Entfernung der an den Wandungen des Kolbens haftenden Bestandteile des Niederschlages geschieht durch Abscheuern mittels eines über den Glasstab geschobenen Stückchens Gummischlauch. Vor dem Auswaschen des Niederschlages nimmt man mit einer Pipette 200 ccm des Filtrats weg und stellt diese zur Bestimmung der Magnesia beiseite. Der Niederschlag wird mit heißem destilliertem Wasser so lange ausgewaschen, bis ein Tropfen des Filtrats auf einem Platinblech verdampft, keinen glühbeständigen Rückstand mehr hinterläßt. Hierauf wird der Niederschlag im Trichter getrocknet, dann in einen Platintiegel gebracht, das Filter in der Platinspirale verascht und die Asche gleichfalls hinzugefügt. Zur Überführung des oxalsauren Kalziums in Kalziumoxyd (CaO) glüht man den Inhalt des Platintiegels auf einem Gebläse bis zur Gewichtskonstanz und bestimmt, indem man stets im Exsikkator erkalten läßt, nach Abzug des Gewichtes der Filterasche die Menge des Kalziumoxyds auf der Wage. Dieses Gewicht, mit 0,7147 multipliziert, ergibt den Gehalt an Kalzium (Ca).

Wenn ein Gebläse nicht zur Verfügung steht, so führt man, indem man gleichzeitig ein Stückchen Ammoniumkarbonat hinzufügt, den Niederschlalg durch schwaches Gühen in Kalziumkarbonat über, nachdem man Filter und Niederschlag im Tiegel gut getrocknet hat. Aus dem Kalziumkarbonat berechnet sich das CaO bzw. das Ca durch Multiplikation mit 0,5603 bzw. 0,4004.

b) Gewichtsanalytische Bestimmung des Magnesiums.

Die vorher zurückgestellten 200 ccm Filtrat werden mit einigen Tropfen Ammoniak und 20 ccm gesättigter Natriumphosphatlösung versetzt; nach Verlauf von einer Viertelstunde gibt man wieder einige Kubikzentimeter Ammoniak hinzu und gießt später 40 bis 50 ccm Ammoniak nach. Hierbei ist stets vorsichtig mit dem Glasstabe umzurühren, wobei ein Bestreichen der Glaswandung zu vermeiden ist, weil sich sonst Kristalle daselbst festsetzen. Bei diesem Verfahren scheidet sich phosphorsaures Ammoniummagnesium in Form von Kristallen nach Verlauf von 12 Stunden aus. Diese werden in der vorerwähnten Weise auf ein Filter von bekanntem Aschengewichte gebracht und mit einer Mischung von 1 Volumen Ammoniak (vom spezifischen Gewichte 0,96) und 3 Volumen destillierten Wassers so lange ausgewaschen, bis sich im Filtrat Chlor nicht mehr nachweisen läßt. Das Filter samt Niederschlag wird nun im Trichter getrocknet, der Niederschlag in einen ausgeglühten und gewogenen Porzellantiegel gebracht und die Asche des in einer Platinspirale verbrannten Filters hinzugefügt. Hierauf erhitzt man den Tiegel zuerst schwach bei aufgelegtem Deckel, dann stark bei Luftzutritt über dem Bunsenbrenner, bis man eine weiße Asche erzielt hat. Sollte man hierbei auf Schwierigkeiten stoßen, so setzt man einen Tropfen Salpetersäure zu und glüht nach dessen vorsichtiger Verdampfung nochmals. Hiernach läßt man im Exsikkator erkalten und bestimmt das Gewicht. Die nach Abzug des Gewichtes des Tiegels und der Filterasche erhaltene Zahl stellt die Menge des pyrophosphorsauren Magnesiums ($Mg_2P_2O_7$) dar, welche mit 0,362 zu multiplizieren ist, um das gewünschte Ergebnis als Magnesiumoxyd, oder mit 0,218, um das gewünschte Ergebnis als Magnesium (Mg) zu erhalten. Da diese Zahl den Gehalt an Magnesiumoxyd nur für 200 ccm des bei der Kalkbestimmung erhaltenen Filtrats angibt, während letzteres eigentlich 250 ccm hätte betragen müssen, so ist sie noch mit $^1/_4$ zu multiplizieren, um den Magnesiagehalt der ursprünglich verwendeten Wassermenge zu erfahren. Es ist dann noch auf 1 Liter umzurechnen.

c) Maßanalytische Bestimmung des Kalziums nach Mohr.

Die Methode beruht darauf, daß man die Kalziumverbindungen des Wassers durch Zusatz von Ammoniak und einer überschüssigen Menge von Oxalsäurelösung, deren Gehalt bekannt ist, in unlösliches Kalziumoxalat überführt und die nicht gebundene Oxalsäure durch Titrierung mit Kaliumpermanganat ermittelt. Nach Abzug dieser Oxalsäuremenge von der ursprünglich verwendeten erfährt man, wieviel Gewichtsteile zur Fällung des vorhandenen Kalziums benötigt worden sind. Hieraus berechnet man das Gewicht des Kalziumoxydes.

Zur Fällung des Kalks verwendet man eine $^1/_{10}$ Normal-Oxalsäurelösung. Wegen Herstellung dieser und der entsprechenden Kaliumpermanganatlösung vgl. S. 109.

Da nun 126,06 Oxalsäure 56,07 Kalziumoxyd entsprechen, so sind 6,303 g Oxalsäure = 2,803 g Kalziumoxyd, oder es entspricht 1 ccm der Lösung rund 2,8 mg Kalziumoxyd oder rund 2,0 mg Kalzium.

Um den **Titer** der Kaliumpermanganatlösung gegen die $^1/_{10}$ Normal-Oxalsäure zu **bestimmen,** gibt man in eine Kochflasche von etwa 200 ccm Inhalt mittels einer Pipette 25 ccm der $^1/_{10}$ Normal-Oxalsäurelösung, verdünnt diese mit 75 ccm destillierten Wassers, fügt 15 ccm konzentrierte Schwefelsäure hinzu, wodurch sich die Mischung bis auf 60—70° erwärmt. Hierauf läßt man sogleich aus einer Glashahnbürette unter Umschwenken der Flüssigkeit so lange Kaliumpermanganatlösung zufließen, bis eine schwache Rosafärbung dauernd sich erhält.

Beispiel. 25 ccm $^1/_{10}$ Normal-Oxalsäurelösung verbrauchten 26 ccm Permanganatlösung. Mithin 26 ccm Permanganat = 25 ccm Oxalsäure = 70 mg CaO = 50 mg Ca.

Ausführung der Untersuchung des Wassers.

Von dem zu prüfenden Wasser werden 100 ccm in einen Meßkolben (Fig. 11a, b) von 300 ccm Inhalt gegeben. Dann wird mit Ammoniak deutlich alkalisch gemacht. Hiernach fügt man je nach dem Ergebnisse der qualitativen Prüfung 25 oder 50 ccm der $^1/_{10}$ Normal-Oxalsäureösung hinzu. Die Flüssigkeit wird zum Sieden erhitzt, damit der Niederschlag von Kalziumoxalat sich besser zusammenballt. Nach dem Abkühlen, welches durch vorsichtiges Einlegen des Kolbens in kühles Wasser beschleunigt werden kann, füllt man bis zur Marke auf; nach gehöriger Mischung filtriert man durch ein trockenes Faltenfilter in ein trockenes Glas.

Von dem Filtrat nimmt man mittels einer Pipette 100 ccm weg, überträgt diese in eine Kochflasche von etwa 200 ccm Inhalt, fügt 15 ccm konzentrierte Schwefelsäure hinzu und titriert die warm gewordene Flüssigkeit mit der Kaliumpermanganatlösung wie oben bei der Titerbestimmung angegeben ist. Da nur 100 ccm statt 300 ccm des Filtrats verwendet worden sind, so ist das an der Bürette abgelesene Ergebnis mit 3 zu multiplizieren. Diese auf Oxalsäure umgerechnete Zahl zieht man von 25 bzw. 50 ab und berechnet aus der Differenz die Menge des Kalziumoxyds.

Beispiel. 25 ccm Oxalsäurelösung entsprechen 26 ccm Permanganatlösung.

100 ccm Wasser wurden mit 25 ccm Oxalsäure versetzt. 100 ccm der auf 300 aufgefüllten Mischung verbrauchten 4,8 ccm Permanganatlösung, mithin 300 ccm, d. h. die ursprünglich angewandten 100 ccm Wasser $4,8 \times 3 = 14,4$; da $26 : 25 = 14,4 : x$, so ist $x = 13,8$.

Nunmehr ist die zur Fällung des Kalks verbrauchte Oxalsäuremenge $= 25 - 13,8 = 11,2$.

Da 1 ccm Oxalsäurelösung 2,8 mg CaO bzw. 2,0 mg Ca entspricht, so sind $11,2 = 31,36$ mg CaO $= 22,4$ mg Ca.

Das Wasser enthielt somit im Liter 313,6 mg CaO = 224 mg Ca.

d) Wegen der **maßanalytischen Bestimmung der Magnesia** vgl. S. 129.

22. Die Bestimmung der Härte des Wassers.

Die Anwesenheit der Erdalkalien verleiht dem Wasser eine Eigenschaft, welche man als Härte bezeichnet. Sind Erdalkalien in reichlicher Menge vorhanden, so hinterläßt das Wasser beim Verdampfen einen größeren Rückstand; bei dem Waschen mit solchem Wasser benötigt man mehr Seife, um Schaum zu erzeugen; Hülsenfrüchte kochen sich in demselben nur schwer weich u. dgl. m. Hierdurch charakterisiert sich im allgemeinen ein hartes Wasser gegenüber einem weichen, d. h. einem solchen, welches nur wenig Erdalkalien enthält.

In vielfacher technischer Hinsicht ist die Härte des Wassers von hervorragender Bedeutung, so daß es wünschenswert erschien, für dieselbe ein Maß in Form eines zahlenmäßigen Ausdrucks zu besitzen. Das Übereinkommen, welches man hierüber getroffen hat, ist in verschiedenen Ländern nicht gleich. So sagt man in Deutschland: das Wasser hat einen Härtegrad, wenn in 100000 Teilen Wasser 1 Teil Kalk (Kalziumoxyd, CaO) vorhanden ist, d. h. 10 mg CaO in einem Liter, während man in Frankreich bei gleichbleibendem Verhältnis das Kalziumkarbonat ($CaCO_3$) als Maß annahm. Ein englischer Härtegrad bedeutet 1 Teil Kalziumkarbonat in 70000 Teilen Wasser (oder 1 grain = 0,0648 g in 1 gallon = 4,543 Liter). Es entspricht sonach:

1 deutscher Härtegrad = 1,25 englischen = 1,79 franz. Härtegraden
1 franz. Härtegrad   = 0,56 deutschen = 0,7   engl. Härtegraden
1 engl. Härtegrad   = 1,43 franz.   = 0,8 deutschen Härtegraden.

Die Erdalkalien sind im Wasser an Schwefelsäure, Salpetersäure, Phosphorsäure, Chlorwasserstoffsäure und Kohlensäure gebunden und in diesen Formen in Lösung. Durch ihre Bestimmung kommt die gesamte Härte des Wassers zum Ausdruck. Es sind dabei die ermittelten Gewichtsteile von Magnesia (MgO) in die äquivalente Menge von Kalk (CaO) umzurechnen und denen des Kalks zu addieren. Die Umrechnung geschieht nach der Gleichung:

$$MgO : CaO = 1 : x$$
$$40,32 : 56,07$$
$$x = 1,39 \text{ oder rund } 1,4.$$

Die Milligramme von Magnesiumoxyd mit 1,4 multipliziert, liefern sonach eine dem Kalziumoxyd entsprechende Menge.

Beispiel. Ein Wasser soll 106,7 mg Kalziumoxyd und 36,5 mg Magnesiumoxyd im Liter enthalten haben. Da die Menge des letzteren $36,5 \times 1,4 = 51,1$ CaO äquivalent ist, so wären bei dieser Umrechnung in 1 Liter Wasser $106,7 + 51,1 = 157,8$ mg oder in 100000 Teilen 15,78 Teile Kalk gewesen.

Das Wasser hätte eine Gesamthärte von 15,8 deutschen Härtegraden gehabt.

Durch anhaltendes Kochen des Wassers entweicht die Hälfte der gebundenen Kohlensäure. wobei Bikarbonate in Monokarbonate übergeführt werden, welche zum größten Teil ausfallen. Eine gewisse kleine Menge des Kalziumkarbonats und des Magnesiumkarbonats scheidet sich indessen auch in kohlensäurefreiem Wasser nicht aus. Diese einschließlich der ebenfalls in Lösung gebliebenen Nitrate, Sulfate und Chloride der Erdalkalien bedingen eine andere Härte des Wassers als die vorhergehende; man bezeichnet dieselbe als **bleibende oder permanente Härte**; die Differenz zwischen der gesamten und bleibenden Härte stellt die **vorübergehende, transitorische oder temporäre Härte** dar, besser **Karbonathärte** genannt. In den natürlichen gewöhnlichen Wässern kommen Bikarbonate der Alkalien (K, Na) gewöhnlich nicht, oder doch nur in Spuren vor. Aus diesem Grunde ist es **praktisch zulässig, die Karbonathärte aus der Karbonatkohlensäure zu berechnen** (vgl. S. 29 u. 36). Nach dem Ansatz:

$$CO_2 : CaO = 1 : x$$
$$44{,}005 : 56{,}07$$

entspricht 1 mg Kohlensäure 1,274 mg Kalziumoxyd. Da 10 mg Kalziumoxyd im Liter Wasser 1 deutschen Härtegrad bedeuten, **errechnen sich die Karbonathärtegrade aus der Kohlensäure durch Multiplikation der gefundenen Milligramme CO_2 mit 0,1274.**

A. Härtebestimmung nach Clark.

Die wiederholte Ausführung der gewichtsanalytischen Bestimmung von Kalk und Magnesia ist zeitraubend. Es ist deshalb die nachstehend beschriebene Methode zweckdienlich, um in kürzerer Zeit Aufschluß über die Härte des Wassers zu erlangen. Das Prinzip des Verfahrens beruht darauf, daß man mit einer **Seifenlösung** von bestimmtem Gehalte eine chemische Umsetzung der neutralen Erdalkalien mit dem fettsauren Kalium (Seife) herbeiführt; hierbei bilden die Erdalkalien unlösliche Verbindungen mit den Fettsäuren, während die anorganischen Säuren mit dem Kalium sich zu löslichen Salzen vereinigen.

Die Seifenlösung ist so hergerichtet, daß 45 ccm in 100 ccm Wasser 12 mg Kalk (CaO) oder die äquivalente Menge von neutralen Baryumoder Magnesiumsalzen zu binden vermögen; sie zeigt also 12 deutsche Härtegrade an.

Herstellung der Seifenlösung.

Zunächst stellt man sich die nötige Seife her, indem man 150 Teile Bleipflaster auf dem Wasserbade zerfließen läßt und hiernach mit 40 Teilen Kaliumkarbonat zu einer gleichmäßigen Masse verreibt. Diese wird mit absolutem Alkohol ausgezogen und das Ganze zur Abscheidung ungelöster Bestandteile filtriert. Aus dem Filtrat beseitigt man den Alkohol durch Destillation und trocknet hiernach die zurückbleibende Seife im Wasserbade. Zur Bereitung der Seifenlösung löst man vorläufig 20 Teile der eben hergestellten Seife in 1000 Teilen verdünnten Alkohols von 56 Volumprozenten auf. Zur Prüfung der Seifenlösung stellt man sich eine Baryumsalzlösung her, von welcher 100 ccm 12 mg Kalk äquivalent sind. Man erzielt sie, indem man 0,559 g reines, bei 100° getrocknetes Baryumnitrat oder 0,523 g reines lufttrockenes Bayrumchlorid ($BaCl_2 + 2 H_2O$) in 1 Liter destillierten Wassers löst. Die Baryumsalze sind an Stelle von Kalzium- oder Magnesium-Salzen gewählt, weil sie schneller und leichter mit der Fettsäure in Verbindung treten als diese.

Einstellung des Titers der Seifenlösung.

In ein Stöpselglas von 200 ccm Inhalt füllt man 100 ccm der gefertigten Baryumsalzlösung und läßt aus einer Quetschhahnbürette zunächst eine größere Menge, später nur immer 0,5 ccm und schließlich nur Tropfen der Seifenlösung zufließen. Inzwischen schüttelt man den Inhalt des Stöpselglases gehörig durch und beobachtet, ob sich ein feinblasiger Schaum bildet, welcher 5 Minuten lang bestehen bleibt. Hätte man z. B. 18 ccm Seifenlösung verbraucht, um eine solche Schaumbildung zu erzielen, so ist die Lösung zu konzentriert; es müssen demnach 18 ccm derselben in einem Meßzylinder mit 27 ccm 56 %igem Alkohol verdünnt werden, um die richtige Seifenlösung zu erlangen. Selbstverständlich ist diese nochmals auf ihre Zuverlässigkeit in gleicher Weise wie vorher zu prüfen, wobei für 100 ccm der Baryumsalzlösung genau 45 ccm verbraucht werden müssen.

Ausführung der Wasseruntersuchung. In das wohlgereinigte Stöpselglas werden 100 ccm des zu prüfenden Wassers mittels einer Pipette gebracht. Den Stand des Wasserspiegels bezeichnet man sich mit einer Marke. Hierauf wird die Titrierung in gleicher Weise wie bei der Titerstellung mit der Seifenlösung ausgeführt.

Bei Wässern mit stärkerer Härte als 12 deutschen Graden sind immer Verdünnungen anzuwenden, jedoch ist stets das gleiche Volumen zur Titration zu benutzen. Man wird deshalb z. B. 10, 20 oder 30 ccm Wasser abmessen, aber erst dann die Untersuchung einleiten, wenn man bis zur oben erwähnten Marke mit destilliertem Wasser aufgefüllt hat. Wegen der gesonderten Bestimmung der Karbonathärte s. S. 125.

Die Umrechnung des Verbrauchs an Seifenlösung auf Härtegrade geschieht unter Berücksichtigung etwa vorgenommener Verdünnung durch Benutzung der nachstehenden Tabelle, aus welcher bei dem Verbrauch einer runden Anzahl von Kubikzentimeter Seifenlösung die Härtegrade unmittelbar entnommen, bei Verbrauch von Mengen Seifenlösung, welche zwischen den ganzen Kubikzentimetern liegen, die Anzahl der Härtegrade durch Interpolation mit Hilfe des angegebenen Differenzwertes berechnet werden.

Beispiel. 100 ccm Wasser verbrauchten 14,5 ccm Seifenlösung. Ein Verbrauch von 14 ccm entspricht 3,2 Härtegraden, die Differenz zwischen 14 und 15 ccm 0,26 Härtegraden. Folglich hatte das Wasser 3,2 + 0,13 = 3,33 Härtegrade.

Die Bestimmung der Härte eines Wassers mittels Seifenlösung gibt im allgemeinen praktisch brauchbare Ergebnisse, jedoch können, neben hohen Härtegraden überhaupt, erhebliche Mengen freier Kohlensäure und ein verhältnismäßig hoher Gehalt an Magnesiasalzen störend wirken. Im letzteren Fall vollzieht sich nämlich die Umsetzung mit dem fettsauren Alkali nur schwierig, es bilden sich Abscheidungen an der Oberfläche der Flüssigkeit aus, welche die Erkennung des Endpunktes der Reaktion erschweren. Man fügt in solchen Fällen die Seifenlösung zweckmäßig jedesmal in ganz kleinen Mengen zu und schüttelt möglichst anhaltend. Es empfiehlt sich auch, statt dessen bei Gegenwart von viel Magnesiasalzen nach dem Seifenzusatz erst einige Minuten zu warten und dann erst durchzuschütteln. Unter Umständen ist auch eine Verdünnung der Wasserprobe (welche natürlich in Rechnung zu

Es entsprechen			Es entsprechen		
ccm verbrauchte Seifenlösung	Härtegraden	Differenz	ccm verbrauchte Seifenlösung	Härtegraden	Differenz
1,4	0	—	24	5,87	0,27
2	0,15	0,15	25	6,15	0,28
3	0,40	0,25	26	6,43	0,28
4	0,65	0,25	27	6,71	0,28
5	0,90	0,25	28	6,99	0,28
6	1,15	0,25	29	7,27	0,28
7	1,40	0,25	30	7,55	0,28
8	1,65	0,25	31	7,83	0,28
9	1,90	0,26	32	8,12	0,29
10	2,16	0,26	33	8,41	0,29
11	2,42	0,26	34	8,70	0,29
12	2,68	0,26	35	8,99	0,29
13	2,94	0,26	36	9,28	0,29
14	3,20	0,26	37	9,57	0,29
15	3,46	0,26	38	9,87	0,30
16	3,72	0,26	39	10,17	0,30
17	3,98	0,27	40	10,47	0,30
18	4,25	0,27	41	10,77	0,30
19	4,52	0,27	42	11,07	0,30
20	4,79	0,27	43	11,38	0,31
21	5,06	0,27	44	11,69	0,31
22	5,33	0,27	45	12,00	0,31
23	5,60	0,27			

setzen ist) zweckmäßig. Viel macht bei dieser Methode die Übung des Untersuchers aus. Bei großer Übung läßt sich der Endpunkt der Reaktion oft besser durch das G e h ö r (typisches dumpfes Geräusch beim Schütteln) als durch das Auge (bleibende Schaumbildung) feststellen (141).

B. Maßanalytische Bestimmung der Karbonathärte nach Lunge und der Gesamthärte nach Wartha-Pfeifer.

Von neueren Methoden der Härtebestimmung für praktische Zwecke ist zunächst die von W a r t h a - P f e i f e r (142) zu nennen. Das **Prinzip** derselben beruht darauf, die K a r b o n a t h ä r t e nach L u n g e (vorübergehende Härte) durch Titration mit $^1/_{10}$ Normalsalzsäure unter Anwendung von Methylorange als Indikator zu ermitteln, gegen welches die Bikarbonate des Wassers wie Alkalien reagieren.

$$Ca(HCO_3)_2 + 2\ HCl = CaCl_2 + 2\ H_2O + 2\ CO_2.$$

Fällt man die Kalksalze durch Soda aus und die Magnesiasalze durch Natronlauge, z. B.

$$CaCl_2 + Na_2CO_3 = CaCO_3 + 2\ NaCl$$
$$MgCl_2 + 2\ (NaOH) = Mg(OH_2) + 2\ NaCl$$

so kann, nach Entfernung dieser Härtebildner durch einen Überschuß der titrierten Fällungsmittel, der an Erdalkalien gebundene Anteil der letzteren durch Rücktitration ermittelt und die **Gesamt-Härte** durch Multiplikation mit einem bestimmten Faktor berechnet werden.

Ausführung der Methode. Man mißt 100 ccm des zu untersuchenden Wassers in einem Meßkölbchen ab, gießt diese Wassermenge in einen Erlenmeyerkolben von etwa 300 ccm Inhalt und fügt einen Tropfen Methylorangelösung (s. Indikatoren) hinzu. Dann läßt man aus einer eingestellten Bürette so viel $^1/_{10}$ Normal-Salzsäure zufließen, daß die Farbe der Flüssigkeit in Rot umschlägt, und kocht die Flüssigkeit auf dem Drahtnetz eine Zeit lang, um die Kohlensäure zu entfernen. Stellt sich die rote Farbe beim Kochen wieder ein, so muß nach vorherigem Abkühlen der Flüssigkeit weiter Salzsäure zugefügt werden, so lange bis die Flüssigkeit, einige Minuten lang siedend, rot bleibt. Die Anzahl der verbrauchten Kubikzentimeter $^1/_{10}$ Normal-Salzsäure wird notiert (Zahl K). Aus ihr berechnet sich die Karbonathärte des Wassers (s. S. 127). Verwendet man Kolben aus gewöhnlichem Glase, so findet man die Karbonathärte infolge der Löslichkeit des Glases etwas zu hoch. Für genauere Bestimmungen ist daher die Anwendung von Kolben aus Jenaer Glas oder von Porzellanschalen empfehlenswert.

Nun versetzt man die Flüssigkeit mit einem Überschuß einer Lösung, bestehend aus gleichen Teilen $^1/_{10}$ Normal-Natronlauge (4,00 g NaOH im Liter) und $^1/_{10}$ Normal-Sodalösung (5,3 g kristallwasserfreies Na_2CO_3, im Liter), dem sog. „Pfeiferschen Alkaligemisch" (für ein Wasser bis zu etwa 10 Härtegraden genügen 20 ccm des Gemisches), kocht die Mischung einige Minuten, läßt sie dann auf Zimmertemperatur abkühlen und füllt sie in einen 200-ccm-Meßkolben ohne Verlust über. Man füllt mit (am besten frisch ausgekochtem) destilliertem Wasser auf 200 ccm auf, indem man dabei den gebrauchten Erlenmeyerkolben einige Male ausspült, mischt den Inhalt des 200-ccm-Meßkolbens gut durch und filtriert ihn durch ein trockenes Faltenfilter. Vom klaren Filtrat werden 100 ccm in einem Meßkölbchen abgemessen, ohne Verlust in einen Erlenmeyerkolben von 200—250 ccm Inhalt übergefüllt und ein Tropfen einer 0,1 %igen wässerigen Methylorangelösung zugegeben (Gelbfärbung).

Man läßt nun wieder zu der Flüssigkeit aus einer eingestellten Bürette so lange $^1/_{10}$ Normal-Salzsäure unter ständigem Schwenken des Kölbchens zufließen, bis die gelbe Farbe der Flüssigkeit ins Rötliche umschlägt, und liest den Verbrauch an $^1/_{10}$ Normal-Salzsäure ab (Zahl G). Aus dieser Zahl berechnet sich die Gesamthärte des untersuchten Wassers.

Berechnung. 1 ccm $^1/_{10}$ Normal-Salzsäure entspricht 2,8 mg CaO, da 36,47 Teile Salzsäure $\dfrac{56,07}{2} = $ rund 28 Teilen CaO äquivalent sind und 1 ccm $^1/_{10}$ Normal-Salzsäure 3,647 mg HCl enthält.

Unter einem deutschen Härtegrad versteht man, wie oben bereits auseinandergesetzt, den Gehalt von 10 mg CaO im Liter oder von 1 mg CaO in 100 ccm Wasser, d. i. die im Versuch angewandte Wassermenge.

Multipliziert man daher die Anzahl der verbrauchten Kubikzentimeter $^1/_{10}$ Normal-Salzsäure mit 2,8, so erhält man unmittelbar die Härte des Wassers in deutschen Graden, wenigstens bei der Bestimmung der Karbonathärte (Zahl K).

Bei der Bestimmung der Gesamthärte gibt die Zahl G an, wieviel Kubikzentimeter von der Hälfte (wegen der Auffüllung auf 200) des angewandten Überschusses des Alkaligemisches nicht durch die Erdalkalien gebunden worden sind, oder umgekehrt, wenn man die Zahl G mit 2 multipliziert und das Produkt von der angewandten Menge Alkaligemisch abzieht, so ergibt die Differenz diejenige Anzahl Kubikzentimeter Alkaligemisch, welche zum Ausfällen der Erdalkalien in den ursprünglich angewandten 100 ccm Wasser nötig waren. Da nun, richtige Einstellung der Lösungen vorausgesetzt, 1 ccm Alkaligemisch äquivalent ist 1 ccm $^1/_{10}$ Normal-Salzsäure, so bedarf es auch hier nur der Multiplikation mit 2,8, um die Gesamthärte in deutschen Graden zu erhalten.

Beispiel: 100 ccm Wasser, mit Methylorange versetzt, gebrauchten bis zu bleibender Rotfärbung 3,2 ccm $^1/_{10}$ Normal-Salzsäure. Das Wasser hatte demnach eine „Karbonathärte" („transitorische Härte") von $3,2 \cdot 2,8 = 8,96$ deutschen Härtegraden. Zu diesen 100 ccm Wasser werden 20 ccm Alkaligemisch gegeben, gekocht, gekühlt, aufgefüllt, filtriert und 100 ccm des Filtrats unter Benutzung von Methylorange als Indikator mit $^1/_{10}$ Normal-Salzsäure titriert. Diese 100 ccm verbrauchten bis zum Eintritt schwacher Rötung 8,2 ccm $^1/_{10}$ Normal-Salzsäure.

Daraus berechnet sich eine Gesamthärte von $20 - (8,2 \cdot 2) = 3,6 \cdot 2,8 = 10,08$ deutschen Härtegraden. Die „bleibende Härte" des Wassers war also sehr gering und betrug nur $10,08 - 8,96 = 1,12^0$.

C. Bestimmung der Gesamt-Härte nach Blacher (143).

Fügt man zu einer Kalzium- oder Magnesiumsalze enthaltenden wässerigen Lösung eine neutrale Lösung von palmitinsaurem Kalium (Kaliumpalmitat), $C_{16}H_{31}O_2K$, so wird Kalzium und Magnesium als Kalzium- und Magnesiumpalmitat gefällt. Wird dann mehr Kaliumpalmitat zugefügt, so erfährt der zugefügte Überschuß eine hydrolytische Spaltung, bei der freies Alkali entsteht. Dieses wirkt rötend auf das als Indikator zugesetzte Phenolphthalein ein. Hierdurch wird der Endpunkt der Umsetzung angezeigt.

Zur Darstellung der $^1/_{10}$ Normal-Kaliumpalmitatlösung werden in einem Kolben 500 ccm 96$^0/_0$iger Spiritus, 300 ccm destillierten Wassers, 0,1 g Phenolphthalein und 25,6 g reinste Palmitinsäure (Molekulargewicht der Palmitinsäure = 256,3) auf dem Wasserbade erwärmt und so lange etwa 4%ige alkoholische Kalilauge zugefügt, bis die Lösung schwach rötlich geworden ist. Nach dem Erkalten wird die Palmitatlösung mit reinem Alkohol auf 1 Liter im Meßkolben aufgefüllt.

Die Einstellung der Kaliumpalmitatlösung erfolgt mittels Kalkwasser. Winkler empfiehlt folgendes Verfahren: In eine etwa 200 ccm fassende Flasche gibt man 40—50 ccm klares Kalkwasser und neutralisiert unter Verwendung von einem Tropfen Methylorangelösung als Indikator mit $^{1}/_{10}$ Normal-Salzsäure. Man verdünnt nun mit destilliertem Wasser auf etwa 100 ccm, versetzt mit einem Tropfen $^{1}/_{2}$%igem Bromwasser (wodurch sofortige Entfärbung erfolgt) und fügt dann 1 ccm $^{1}/_{2}$%iger alkoholischer Phenolphthaleinlösung und soviel $^{1}/_{10}$ Normal-Natronlauge hinzu, daß die Flüssigkeit kräftig rot ist und auch bei einigem Stehen diese Farbe behält. Nun gibt man unter Umschwenken langsam so viel $^{1}/_{10}$ Normal-Salzsäure zu, daß die Flüssigkeit eben farblos wird, und dann noch einen Tropfen mehr. In diese Lösung läßt man dann unter ständigem Umschwenken Kaliumpalmitatlösung einfließen, bis die Flüssigkeit rötlich gefärbt erscheint und diese Färbung auch einige Minuten behält. Von der verbrauchten Kaliumpalmitatlösung werden als Korrektur 0,3 ccm in Abzug gebracht. Ist die Kaliumpalmitatlösung richtig, so beträgt die verbrauchte korrigierte Menge davon ebensoviel, als $^{1}/_{10}$ Normal-Salzsäure beim anfänglichen Titrieren des Kalkwassers benötigt wurde.

Ausführung der Untersuchung. 100 ccm des zu untersuchenden Wassers werden mit 1 Tropfen 1%iger alkoholischer Methylorangelösung versetzt und mit $^{1}/_{10}$ Normal-Salzsäure bis zum Umschlag in Rot (Violett) titriert (Bestimmung der Alkalinität nach Lunge). Die freie Kohlensäure wird aus der Flüssigkeit entfernt, indem man mittels eines kleinen Gebläses Luft hindurchtreibt. Dann fügt man einen Tropfen Phenolphthaleinlösung hinzu und stumpft den vorhandenen Säureüberschuß durch einige Tropfen alkoholische $^{1}/_{10}$ Normal-Kalilauge ab. Es muß dabei zunächst die rote Farbe des Methylorange verschwinden und dann eine ganz schwach alkalische Reaktion (Rosafärbung des Phenolphthaleins) auftreten. Durch einen Tropfen $^{1}/_{10}$ Normal-Salzsäure wird diese wieder zum Verschwinden gebracht. Dann läßt man aus der Bürette unter kräftigem Umschütteln Kaliumpalmitatlösung zulaufen, bis eine deutliche Rotfärbung auftritt. Multipliziert man die verbrauchten Kubikzentimeter $^{1}/_{10}$ Normal-Salzsäure bzw. Kaliumpalmitatlösung mit 2,8, so erhält man die vorübergehende bzw. die Gesamthärte des Wassers in deutschen Graden, da 1 ccm $^{1}/_{10}$ Normalsäure 2,8 mg CaO entspricht (vgl. S. 121).

Beispiel: 100 ccm Wasser verbrauchten bis zum Umschlag des Methylorangeindikators von Gelb in Violett 3,4 ccm $^{1}/_{10}$ Normal-Salzsäure. Nach dem Einstellen des Neutralpunktes mit Kalilauge und Salzsäure wurden bis zum Eintreten der deutlichen Phenolphthaleinröte 12,9 ccm Kaliumpalmitatlösung verbraucht. Falls die beiden Säurelösungen genau $^{1}/_{10}$ normal waren — sonst ist noch der betreffende Korrektionsfaktor in Rechnung zu stellen — hätte demnach die vorübergehende

Härte des Wassers $3,4 \times 2,8 = 9,5$, die Gesamthärte $12,9 \times 2,8 = 36,1$ deutsche Grade betragen. Mithin wären 26,6 Grade durch bleibende Härte bedingt gewesen.

D. Bestimmung des Magnesiums durch Titration bei Gegenwart von Kalzium ohne Filtration nach Froboese (144).

Fällt man den im Wasser vorhandenen Kalk durch Oxalsäure in der Hitze und neutralisiert den Überschuß von Oxalsäure durch Kalilauge, so läßt sich ohne Abfiltrieren des Kalkniederschlages das Magnesium mittels Kaliumpalmitatlösung nach Blacher titrimetrisch bestimmen.

Ausführung der Untersuchung. 200 ccm des zu untersuchenden Wassers werden im Erlenmeyerkolben zum Sieden erhitzt, 1 Tropfen Methylorange und eine ein wenig größere als gerade ausreichende Menge $10\,^0/_0$iger Oxalsäurelösung (etwa 3 ccm genügen meist) zugegeben (Rotfärbung). Sodann wird so viel $50\,^0/_0$ige Kalilauge aus einer Pipette zugetropft, daß die Farbe der heißen Lösung gerade in Gelb (alkalisch) umschlägt. Ein Überschuß an Kalilauge ist zu vermeiden. Vorhandener Kalk fällt aus. Man kühlt hierauf vollkommen ab. Dabei muß die Lösung wieder von selbst schwach rötlich werden. Nun fügt man 5 Tropfen Phenolphthalein hinzu und darauf unter Umschütteln so viel etwa $^1/_{10}$ Normal-Kalilauge, bis gerade nach Gelbfärbung wieder ganz schwache Rosafärbung erreicht ist. Durch einen Tropfen $^1/_{10}$ Normal-Salzsäure wird die Rotfärbung zum Verschwinden gebracht. Hierauf titriert man sofort mit $^1/_{10}$ Normal-Kaliumpalmitatlösung nach Blacher bis zur deutlichen Rosafärbung.

Da man 200 ccm Wasser angewendet hat, dividiert man die Anzahl der verbrauchten Kubikzentimeter Kaliumpalmitatlösung durch 2 und multipliziert mit dieser Zahl den Faktor 2,8 (vgl. oben). Man erhält so die durch Magnesia bedingte Härte in deutschen Graden. Der Gehalt an Magnesium berechnet sich aus der errechneten Magnesiahärte mal 4,31.

Beispiel: 200 ccm des zu untersuchenden Wassers verbrauchten nach Zusatz von 3 ccm $10\,^0/_0$iger Oxalsäure und einigen Tropfen Kalilauge 18,4 ccm $^1/_{10}$ Normal-Kalilauge bis zur schwachen Phenolphthaleinrötung und dann 10,6 ccm $^1/_{10}$ Normal-Kaliumpalmitatlösung bis zur deutlichen Phenolphthaleinfärbung. Das Wasser hatte daher $\dfrac{10,6}{2} = 5,3 \times 2,8 =$ $14,8^0$ Magnesiahärte, entsprechend 63,8 mg Mg im Liter.

Andere Bestimmungen der Magnesiumhärte mittels Titration haben keinen Vorzug.

Zusammenfassend läßt sich folgendes hinsichtlich der Härtebestimmungen sagen:

Die Bestimmung der Gesamthärte wird mittels der Seifenmethode oder besser nach Blacher oder auch nach Wartha-Pfeifer ausgeführt, die Bestimmung der Karbonathärte nach Lunge. Die Magnesiahärte kann nach Froboese titrimetrisch bestimmt werden. Für die titrimetrische Bestimmung der Kalkhärte hat Winkler ein besonderes Verfahren, die Kaliumoleatmethode, empfohlen (145). Durch Zusatz einer ammoniakalischen Seignettesalzlösung verhindert er das Ausfallen des

Magnesiums, und der Punkt, wenn das Kalzium als Kalziumoleat ausgefällt ist, gibt sich durch Schaumbildung zu erkennen. Nach Froboese gibt diese Methode aber zu niedrige Werte. Da man außerdem im Oxalsäure-Kaliumpermanganatverfahren eine, wenn auch nicht sehr feine Methode zum titrimetrischen Nachweis des Kalziums besitzt, so wird man diese Winklersche Methode entbehren können. Man kann außerdem die Kalkhärte aus der Differenz der Gesamthärte nach Blacher und der Magnesiumhärte nach Froboese berechnen.

Die permanente Härte berechnet sich als Differenz der Gesamthärte nach Blacher und der Karbonathärte nach Lunge.

E. Bestimmung des Chlormagnesiums als solches nach Precht.

Durch die Abwässer der Kaliindustrie werden den als Vorfluter in Frage kommenden Flußläufen (hauptsächlich betroffen ist das Elbe- und Wesergebiet in Deutschland) große Massen von Chlornatrium und Chlormagnesium zugeführt. Letzteres ist seines intensiv bitteren Geschmackes wegen besonders geeignet, das Flußwasser z. B. zu Trinkzwecken unbrauchbar zu machen. Man hat daher versucht, diesen Bestandteil der Kaliabwässer im Flußwasser besonders analytisch zu fassen, obgleich vom theoretisch-chemischen Standpunkt aus die Feststellung eines Salzes als solches nicht möglich ist (Widerspruch zur Theorie der Lösungen). Es sind hauptsächlich zwei Verfahren angegeben worden, um die durch Chlormagnesium bedingte Härte für sich zu bestimmen, das Verfahren von Noll und das Verfahren von Precht (146). Die Mehrzahl der Autoren gibt dem letzteren den Vorzug. Wir beschränken uns daher hier auf die Wiedergabe der Prechtschen Methode. Die von ihm gegebene Vorschrift lautet:

500 ccm (eventuell weniger) des zu untersuchenden Wassers werden in einer flachen blauemaillierten Porzellanschale von etwa 12 cm Durchmesser auf dem Wasserbade eingedampft. Die Porzellanschale wird mit dem Rückstande im Trockenschrank eine halbe Stunde auf 110° erhitzt, der Rückstand nach dem Erkalten mit etwa 20 ccm 96%igen Alkohols übergossen und mittels eines Glasstabes mit knieförmig abgeplattetem Ansatz sorgfältig zerrieben. Nach kurzer Klärung wird die überstehende Flüssigkeit durch ein mit Alkohol angefeuchtetes Filter filtriert, das Zerreiben und Dekantieren noch zweimal in derselben Weise wiederholt, der Rückstand auf das Filter gespült und mit Alkohol sorgfältig nachgewaschen. Zum Zerreiben und Auswaschen des Rückstandes sollen bei jeder Bestimmung 125 ccm 96%igen Alkohols verbraucht werden. Das alkoholische Filtrat wird mit dem gleichen Volumen Wasser verdünnt und die Magnesia in der üblichen Weise (S. 120) mit Natriumammoniumphosphat gefällt und als Magnesiumpyrophosphat gewogen. Das aus verdünnter alkoholischer Lösung gefällte Ammoniummagnesiumphosphat ist viel voluminöser, als wenn man die Magnesia aus wässeriger Lösung fällt. Will man einen kristallinischen Niederschlag erhalten, so muß man das alkoholische Filtrat verdampfen und den

Rückstand mit Wasser aufnehmen. Auf die Richtigkeit der Resultate hat die Änderung jedoch keinen Einfluß.

Nach Schenck läßt sich die Bildung von Kalziumchlorid bei dem Prechtschen Verfahren völlig unterdrücken, wenn man der Lösung beim Eindampfen zur Trockene in der Porzellanschale etwa 0,2 g festes Magnesiumkarbonat zusetzt. Dem Eintrocknungsrückstand läßt sich das Magnesiumchlorid mit Alkohol völlig entziehen. Der wesentliche Bestandteil der Endlaugen ist so mit vollkommener Sicherheit bestimmbar. Die Prechtsche Methode ist daher nach Schenck für die Feststellung der Kaliendlauge in Flußwässern durchaus zu empfehlen. Nur wenn auch Chlorkalzium im Flußwasser vorhanden ist, werden zu hohe Magnesiummengen vorgetäuscht, weil das Chlorkalzium mit Magnesiumkarbonat unter Bildung von Magnesiumchlorid in Reaktion tritt. Chlorkalziumhaltige Abwässer werden von Sodafabriken geliefert, welche nach dem Ammoniakverfahren arbeiten. Solche Abwässer müssen also ausgeschlossen werden können.

Das Magnesiumsulfat wird durch die Prechtschen Methode nicht miterfaßt. Trotz der dem Verfahren anhaftenden Mängel liefert das Prechtsche Verfahren für die Zwecke der Praxis doch ziemlich brauchbare Werte.

23. Bestimmung der Alkalimetalle.

A. Die Bestimmung des Natriums und des Kaliums

in natürlichen Wässern ist für die hygienische Beurteilung eines Wassers meist ohne besondere Bedeutung. Die Bestimmung ist zudem ziemlich umständlich und wird deshalb verhältnismäßig selten ausgeführt.

Die meisten Verbindungen der Alkalimetalle sind leicht löslich, nur wenige, wie beispielsweise das Kaliumplatinchlorid, machen eine Ausnahme. Da jedoch andere Metalle mit Platinchlorid ebenfalls schwer lösliche Körper bilden, so müssen diese beseitigt werden, ehe man zur Bestimmung der Alkalien schreitet.

Untersuchung des Wassers. Der Gang der Untersuchung ist folgender: In einer großen Platinschale werden 500—1000 ccm Wasser auf ungefähr 150 ccm eingedampft und hierauf etwa 20 ccm einer gesättigten Bariumhydratlösung hinzugesetzt. Der Niederschlag, dessen Fällung durch kurz andauerndes Erhitzen begünstigt wird, enthält die Salze des Kalziums und Magnesiums, Eisens usw., die Phosphorsäure und die Schwefelsäure. Der gesamte Inhalt der Platinschale wird in einen Meßkolben von 250 ccm Inhalt gespült und nach dem Erkalten mit destilliertem Wasser bis zur Marke aufgefüllt. Hierauf wird der Niederschlag durch ein trockenes Filter abgetrennt und das Filtrat in einem trockenen Glase aufgefangen. Aus dem Filtrat muß nun das überschüssige Bariumhydrat oder etwa noch vorhandenes Kalziumhydrat entfernt werden. Man hebt daher 200 ccm mit der Pipette ab, gibt diese in eine Platinschale und fügt unter gleichzeitiger Erhitzung Ammoniumkarbonat hinzu, bis keine Fällung mehr auftritt. Hat sich der Niederschlag unter dem Einfluß der Siedehitze in größeren Flocken zusammengehallt, so filtriert man ihn durch ein trockenes Filter ab, läßt das Filtrat in einen trockenen Meßkolben von 250 ccm Inhalt ablaufen, spült mit destilliertem Wasser nach und füllt nach dem Erkalten bis zur Marke auf. 200 ccm des so verdünnten Filtrats werden wieder in eine Platinschale gebracht und zur Ausfällung der letzten Spuren von Kalzium und Barium mit 1—2 Tropfen Ammoniumoxalatlösung versetzt. Der Rückstand wird eine halbe Stunde bei 110° getrocknet und hierauf unter Bedeckung der Schale mit einem größeren Uhrglas geglüht, um die Ammoniumsalze zu verflüchtigen, wobei er sich durch Kohlepartikelchen etwas schwärzt. Nun wird der Rückstand mit etwas heißem destilliertem Wasser aufgenommen und zur Abscheidung der unlöslichen Bestandteile (Kohlenpartikel und etwa vorhandene Oxalate von Kalzium und Barium) durch ein kleines Filter geschickt. Man wäscht alsdann mit heißem destilliertem Wasser nach; das Filtrat fängt man in einem gewogenen Platintiegel auf und verdampft es bis zu einer geringen Menge Flüssigkeit. Um in letzterer die Alkalimetallkarbonate in die Chloridverbindungen überzuführen, setzt man vorsichtig einige Tropfen Salzsäure hinzu, wobei man darauf zu achten hat, daß man durch das Aufbrausen (entweichende Kohlensäure) keine Verluste durch Verspritzen erleidet. Es wird sodann zur Trockne eingedampft und mit bewegter Flamme und in bedecktem Tiegel bis zu eben beginnender Rotglut schwach geglüht, bis die Alkalimetallchloride zu schmelzen beginnen. Nach dem Erkalten im Exsikkator bestimmt man die Gewichtszunahme des Platintiegels.

Das Auswaschen der Filter würde eine zu große Ansammlung von Flüssigkeit zu Ende des Versuchs im Gefolge haben. Es wurde daher nur mit trockenen Filtern und trockenen Gefäßen gearbeitet und dann ein aliquoter Teil des jeweiligen Filtrats verwendet; andererseits wurden Verdünnungen des letzteren bis zu einem bestimmten Volumen vorgenommen. Es ist sonach nicht die Gesamtmenge der im Wasser befindlichen Alkalimetallchloride zur Wägung gelangt; um diese zu erfahren, muß man das Gewicht der schließlich ermittelten Menge derselben mit $^{25}/_{16}$ multiplizieren.

Beispiel. Bei Ausführung der vorstehenden Untersuchung seien 1000 ccm Wasser verwendet worden und schließlich 20,5 mg Alkalimetallchloride zur Wägung gelangt. Ein Liter des Wassers enthielt somit

$$\frac{20{,}5 \times 25}{16} = 32{,}0 \text{ mg Alkalimetallchloride.}$$

Indirekt lassen sich die Alkalien **als Sulfate** bestimmen, wenn die Menge der übrigen im Wasser vorhandenen Metalle bekannt ist. In diesem Fall wird der Abdampfrückstand mit Schwefelsäure versetzt, nochmals abgedampft und der Rückstand schwach geglüht. Zuletzt wird etwas Ammoniumkarbonat zur Entfernung der freien Schwefelsäure zugegeben. Nach einigem weiteren Glühen läßt man im Exsikkator erkalten und wiegt den Rückstand. Man berechnet nun die aus den sonstigen Einzelbestimmungen bekannten Metallmengen (Ca, Mg, Fe usw.) als (Oxyd-) Sulfate, addiert zu der Summe dieser Sulfate die Menge der etwa gefundenen Kieselsäure und zieht die Gesamtmenge von dem gefundenen Gewicht des Rückstandes ab. Die Differenz ergibt die Menge der Alkalimetalle als Sulfat.

Der Vorzug der Methode liegt darin, daß man das Glühen der Alkalimetallchloride umgeht, bei welchem Verluste durch zu starkes Erhitzen leicht eintreten.

B. Bestimmung des Kaliums als Kaliumchlorid.

Den Rückstand der beiden Alkalimetallchloride löst man in destilliertem Wasser, bringt ihn in ein Porzellanschälchen und fügt Platinchloridlösung (1 : 10 Teilen destillierten Wassers) im Überschuß hinzu, worauf sich die Alkalimetallchloride zu Kaliumplatinchlorid (K_2PtCl_6) und Natriumplatinchlorid ($Na_2PtCl_6 + 6H_2O$) umsetzen. Darauf dampft man auf dem Wasserbade bei möglichst niedriger Temperatur ein, so daß der Inhalt des Schälchens sirupös wird und erst nach dem Erkalten trocken erscheint. Das Natriumplatinchlorid ist, sofern es sein Kristallwasser behalten hat, in Alkohol von 95% löslich. Nach erfolgter Lösung wird das (unlöslich gebliebene) Kaliumplatinchlorid auf ein getrocknetes, gewogenes Filter gebracht und so lange nachgewaschen, bis die Waschflüssigkeit (Alkohol) klar abläuft. Das Filter samt Inhalt wird bei 110^0 getrocknet und im Wägegläschen gewogen. Nach Abzug des Gewichtes des Wägegläschens und des Filters erfährt man die Menge des Kaliumplatinchlorids. 1 mg Kaliumplatinchlorid entspricht 0,153 mg KCl. Selbstverständlich ist auch hier wieder mit $^{25}/_{16}$ aus dem oben erwähnten Grunde zu multiplizieren.

Beispiel. Der Rückstand von 20,5 mg Alkalimetallchlorid wurde gelöst und entsprechend weiter behandelt. Die Wägung des Filterinhaltes ergab 9,72 mg Kaliumplatinchlorid. Diese entsprechen $9,72 \times 0,153 = 1,49$ mg Kaliumchlorid. 1 Liter Wasser enthielt demnach

$$\frac{1,49 \times 25}{16} = 2,3 \text{ mg Kaliumchlorid.}$$

C. Bestimmung des Natriums als Natriumchlorid.

Wenn man von der Gesamtmenge der Alkalimetallchloride die des Kaliumchlorids abzieht, so entspricht die Differenz dem Gehalt an Natriumchlorid.

Beispiel. In dem Liter Wasser waren 32,0 mg Alkalimetallchloride, wovon auf Kaliumchlorid 2,3 mg trafen; er enthielt demgemäß

$$32,0 - 2,3 = 29,7 \text{ mg Natriumchlorid.}$$

24. Bestimmung der Kieselsäure (Silikate).

Die **qualitative** Prüfung auf Kieselsäure (Reaktion in der Phosphorsalzperle) hat für die Wasseranalyse eine praktische Bedeutung nicht; zur **quantitativen** Bestimmung der Kieselsäure verdampft man in einer Platinschale 500—1000 ccm Wasser, welches man mit reiner Salzsäure angesäuert hat, bis zur Trockne. Diesen Rückstand nimmt man mit eisenfreier konzentrierter Salzsäure auf, fügt nach 15 Minuten ungefähr 80 ccm destilliertes Wasser hinzu und dampft wieder vollständig ein; der Vorgang wird nochmals wiederholt. Hiernach wird das ausgefallene, unlösliche Kieselsäurehydrat mittels eines Filters von bekanntem Aschengewicht von dem Löslichen getrennt und das Filtrat zur Bestimmung der Tonerde samt Eisenoxyd beiseite gestellt. Der Inhalt des Filters wird mit heißem destillierten Wasser ausgewaschen, bis 1 Tropfen der ablaufenden Flüssigkeit auf Zusatz von Silbernitrat keine Trübung mehr gibt, hierauf bei 110° getrocknet, dann in einen gewogenen Platintiegel gebracht und die Asche des in einer Platinspirale verbrannten Filters hinzugegeben. Hierauf glüht man zuerst vorsichtig mit schwacher, dann mit starker Flamme und schließlich mit einem Gebläse, läßt den Tiegel im Exsikkator erkalten und bestimmt das Gewicht des durch Glühen in Kieselsäureanhydrid umgewandelten Kieselsäurehydrats. Da ersteres sehr hygroskopisch ist, so muß man die Wägung tunlichst schleunig ausführen. Unter Umständen, z. B. wenn das Wasser viel Gips enthält, ist die abgeschiedene Kieselsäure nicht rein. Man mischt dann den erhaltenen Rückstand mit der 12—15 fachen Menge chemisch reinen Natriumkarbonats und schließt durch Erhitzen im Platintiegel (zuletzt über dem Gebläse) auf. Die Schmelze wird in einer Platinschale mit Wasser verrührt, zur Trockne verdampft und dann, wie oben geschildert, verfahren.

Beispiel. Es wurden 500 ccm Wasser mit Salzsäure eingedampft und wie oben weiter behandelt. Nach Abzug der Filterasche betrug das Gewicht des Kieselsäureanhydrids 7,2 mg. Es waren sonach in 1 Liter Wasser 14,4 mg Kieselsäure (SiO_2).

25. Bestimmung der Tonerde.

Der **qualitative** Nachweis von Aluminiumverbindungen geschieht am einfachsten durch Zusatz von Ammoniak, welches einen weißen sehr voluminösen gallertartigen Niederschlag von Aluminiumhydroxyd erzeugt. Derselbe ist im Überschuß des Fällungsmittels nur sehr wenig, dagegen in Mineralsäuren und Essigsäure leicht löslich.

$$AlCl_3 + 3\,NH_3 + 3\,H_2O = 3\,NH_4Cl + Al(OH)_3.$$

Vorhandene Eisenoxydsalze werden durch Ammoniak gleichzeitig als $Fe(OH)_3$ gefällt.

Zur quantitativen Bestimmung wird das bei der Bestimmung der Kieselsäure zurückgestellte Filtrat in einem Becherglase zum Sieden erhitzt und dann Ammoniak bis zur deutlichen alkalischen Reaktion hinzugefügt. Bei nochmaligem Erhitzen bis zum Sieden fallen die Tonerde und das Eisen als Oxydhydrate aus. Die Ferroverbindungen sind durch obige Behandlung in Ferrisalze übergeführt worden; der Zusatz von Kaliumchlorat kann daher meistens entbehrt werden (vgl. S. 139).

Der Niederschlag wird auf ein Filter von bestimmtem Aschengewicht gebracht und mit heißem destillierten Wasser so lange ausgewaschen, bis 1 Tropfen des Filtrats auf dem Platinblech keinen glühbeständigen Rückstand mehr hinterläßt. Hierauf werden Niederschlag und Filter in der gleichen Weise wie oben weiter behandelt, über einem Bunsenbrenner geglüht und nach dem Erkalten im Exsikkator gewogen. Das nach Abzug der Filterasche erzielte Gewicht zeigt die Menge des Eisenoxyds (Fe_2O_3) $+$ der Tonerde (Al_2O_3) an. Nach Abzug des ersteren, dessen Gewichtsmenge man aus der Eisenbestimmung berechnet (s. unten), erfährt man den Gehalt des Wassers an Tonerde.

Beispiel. Das von 500 ccm Wasser herrührende Filtrat ergab ein Gewicht von 4,3 mg Eisenoxyd $+$ Tonerde; in 1 Liter war sonach die doppelte Menge, 8,6 mg, dieser beiden Bestandteile enthalten.

Das gleiche Wasser enthielt im Liter 0,83 mg Eisen, folglich $0,83 \times 1,43 = 1,19$ mg Eisenoxyd. 1 Liter desselben enthielt demgemäß $8,60 - 1,19 = 7,41$ mg Tonerde (Al_2O_3).

26. Bestimmung des Eisens.

A. Qualitativer Nachweis.

Für die qualitative Prüfung auf Eisenverbindungen (147) im Wasser stehen mehrere Wege offen, doch ist dabei stets von vornherein zu berücksichtigen, ob sich das Eisen als Oxydul oder als Oxyd im Wasser befindet. Gewöhnlich ist das Eisen im frischen Wasser als Oxydulsalz, und zwar vorwiegend als Bikarbonat, vorhanden. Es fällt dann beim Stehen an der Luft als Eisenoxydhydrat aus, z. B.

$$2\,Fe(HCO_3)_2 + O + H_2O = Fe_2(OH)_6 + 4\,CO_2.$$

Weit seltener kommt Eisen als Oxydsalz im Wasser vor.

a) Reaktionen auf Eisenoxydulsalze.

α) Schüttelprobe.

Mit dem zu untersuchenden Wasser wird eine 1- oder 2-Literflasche zur Hälfte gefüllt und das Wasser in der Flasche mehrmals mit Luft kräftig durchgeschüttelt. Man läßt dann die Flasche ruhig stehen. Ist Eisen in leicht ausscheidbarer Form vorhanden — und dieses interessiert vom hygienischen Standpunkt aus in erster Linie — so trübt sich innerhalb weniger Stunden bis zu einigen Tagen das Wasser, und es scheidet sich weiterhin ein brauner Niederschlag von Eisenoxydhydrat aus. Man kann denselben zum Überfluß noch auf einem Filter sammeln, in verdünnter Salzsäure lösen und diese Lösung durch eine der Reaktionen auf Eisenoxydsalze (s. unter b) prüfen.

β) Nachweis mit Kampecheholz.

Das Holz von Haematoxylon Campechianum enthält einen Farbstoff (Hämatoxylin), welcher mit Eisenoxydulsalzen eine blauschwarze Färbung gibt.

Versetzt man das zu untersuchende Wasser mit einer wässerigen Lösung des Extractum Campechiani ligni offic. sicc. oder besser mit einer Abkochung (10 : 200) des geraspelten Kampecheholzes oder schließlich mit einer Kampecheholztablette (Merck, 148), so färbt sich das Wasser bei einem Gehalt von über 1 mg Eisen im Liter blaurot bis blauschwarz. Bei einiger Übung gelingt es, aus dem Auftreten weinroter Färbungen auch niedrigere Eisengehalte abzuschätzen. In diesem Sinne liegt die untere Empfindlichkeitsgrenze (nach Klut) bei 0,3 mg Eisen (Fe) im Liter. Störend wirken Ammoniakverbindungen und größere Mengen von Bikarbonaten der Erdalkalien sowie Tonerdeverbindungen (Rosafärbungen). Sauer reagierende Wässer müssen vor Zusatz des Reagens schwach alkalisch gemacht werden. Das Reagens ist ferner tunlichst jedesmal frisch zu bereiten.

γ) Nachweis mit Natriumsulfid nach Klut.

In einem Zylinder aus farblosem Glase von 2 bis 2,5 cm lichter Weite, ca. 30 cm Höhe und plattem Boden versetzt man das zu prüfende frische Wasser mit etwa 2—3 Tropfen 10%iger wässeriger Natriumsulfidlösung ($Na_2S + 9\,H_2O$, chemisch rein von C. A. F. Kahlbaum-Berlin). Man blickt in der üblichen Weise von oben durch die Wassersäule (das Schaurohr wird zweckmäßig durch Überschieben einer lichtundurchlässigen Hülse gegen seitlich einfallendes Licht geschützt) auf eine einige Zentimeter entfernte weiße Unterlage. Je nach der vorhandenen Eisenmenge tritt sogleich oder innerhalb kurzer Zeit, spätestens in 3 Minuten, eine grüngelbe, unter Umständen bis braunschwarze Färbung ein. Das im Wasser vorhandene Eisen wird hierbei in Ferrosulfid übergeführt, welches in kolloidaler Form in Lösung bleibt. Bei geringen Eisenmengen im Wasser empfiehlt es sich, zum Vergleich stets den Versuch mit einem eisenfreien, am besten destillierten Wasser anzustellen oder das ursprüngliche nicht mit dem Reagens versetzte Wasser zum Vergleich heranzuziehen. Auf diese Weise können noch 0,15 mg Fe in 1 Liter Wasser nachgewiesen werden. Unter 0,5 mg ist der erhaltene Farbenton grünlich, darüber mehr grüngelb und bei noch größeren Mengen bräunlich bis braunschwarz.

Das Ferrosulfid ist in verdünnter Salzsäure löslich zum Unterschied gegen etwa durch die Anwesenheit von Blei oder Kupfer entstandenes Bleisulfid oder Kupfersulfid.

Eisenoxydverbindungen geben die Reaktion minder gut. Bei sehr harten Wässern kann die Reaktion gestört werden.

Zwecks besserer Haltbarmachung empfiehlt Winkler das Reagens wie folgt herzustellen (149): 25 g Natriumnitrat und 5 g Natriumsulfid werden unter gelindem Erwärmen in so viel destilliertem Wasser gelöst, daß die Lösung 50 ccm beträgt. Zur Klärung wird die Lösung durch reine Watte filtriert. Die Lösung wird in braunen Flaschen aufbewahrt, deren Glasstopfen mit Paraffinsalbe eingefettet ist.

b) Reaktionen auf Eisenoxydsalze.

α) Ferrocyankalium,

K_4FeCy_6, gibt in mit Salzsäure angesäuerten Lösungen bei Anwesenheit von Ferriverbindungen eine Grünfärbung bzw. einen Niederschlag von $Fe_4(FeCy_6)_3$ (Berlinerblau).

β) Rhodankalium

(Sulfocyankalium) oder Rhodanammonium gibt in mit Salzsäure angesäuerten Lösungen bei Anwesenheit von Ferriverbindungen eine blutrote Färbung von Ferrithiocyanat, z. B.

$$6\,(NCSK) + Fe_2Cl_6 = 2\,(NCS)_3Fe + 6\,KCl.$$

Dieses ist die empfindlichste Reaktion auf Eisenoxydsalze.

Da das Eisen sich im frischen Wasser gewöhnlich als Oxydulsalz befindet, so muß man für die Anstellung der unter b genannten Reaktionen das Oxydulsalz erst in Oxydsalz umwandeln. Dies geschieht am einfachsten durch Eindampfen eines Quantums des zu untersuchenden Wassers (z. B. 300 ccm) auf dem Wasserbade auf etwa $^1/_3$ seines ursprünglichen Volumens unter Zusatz von einigen Körnchen Kaliumchlorat und einigen Tropfen eisenfreier Salzsäure. Man kann auch unmittelbar nach Tillmans 100 ccm des zu untersuchenden Wassers in einem Mischzylinder mit 5 ccm 20 $^0/_0$ iger Salzsäure und 2 ccm 3 $^0/_0$ igen Wasserstoffsuperoxyds versetzen und kräftig durchschütteln. Das Ferrosalz wird dann in wenigen Augenblicken oxydiert. Hat sich das Eisen bereits ausgeschieden, so ist — sofern sein qualitativer Nachweis überhaupt noch einmal erbracht werden soll — der gelbbraune ausgeschiedene Bodensatz auf einem Filter zu sammeln und mit heißer verdünnter eisenfreier Salzsäure zu lösen. Die Prüfung wird dann an dem salzsauren Filtrat unmittelbar vorgenommen. Die Lösungen des Ferrocyankaliums und auch die des Rhodankaliums bzw. Rhodanammoniums sind möglichst nur in frisch bereitetem Zustand zu verwenden.

Wie ersichtlich, wird man bei der Prüfung eines Wassers an Ort und Stelle sich gewöhnlich einer der unter a) angegebenen Methoden bedienen müssen.

B. Quantitative Bestimmung (150).

Nach den Ausführungen unter Ziffer 25 kann die Bestimmung des Eisens gewichtsanalytisch erfolgen, indem man es durch geeignete Methoden vom Aluminium trennt. In der Wasseranalyse ist indessen die maßanalytische oder die kolorimetrische Bestimmung des Eisens fast allein üblich.

Die maßanalytische Bestimmung pflegt nur bei größeren Mengen von Eisen (Eisengehalt im Schlamm, Abwasser u. dgl.) angewandt zu werden.

a) Maßanalytische Bestimmung nach Marguéritte.

Der Abdampfrückstand einer bestimmten Wassermenge wird zur Zerstörung der organischen Substanzen im Porzellantiegel geglüht und die Asche nach dem Erkalten in einem Gemisch gleicher Volumina konzentrierter Schwefelsäure und Wasser unter Erwärmen gelöst. Das Ganze wird dann in einen Kolben quantitativ herübergespült. Da das Eisen durch Titration mit Kaliumpermanganatlösung bestimmt werden soll, so muß es zunächst in die Oxydulverbindung zurückverwandelt werden. Dieses geschieht am einfachsten durch Einbringen von etwas Zincum metall. puriss. granulatum (Merck) in den Kolben, Aufsetzen eines Bunsenventils (geschlitzter, am einen Ende geschlossener Kautschukschlauch, welcher das Austreten des entwickelten Wasserstoffgases erlaubt, den Eintritt von Außenluft aber verhindert) und leichtes Erwärmen. Die Reduktion gilt als beendet, wenn ein mittels eines

Kapillarrohres herausgenommenes Tröpfchen mit Rhodankaliumlösung keine Rötung mehr gibt.

Auch das „chemisch reine Zink“ ist selten von Kaliumpermanganat reduzierenden Stoffen ganz frei, so daß für genaue Bestimmungen der Permanganatverbrauch des Zinks für sich ermittelt und entsprechend in Abzug gebracht werden muß. (Anwendung einer gewogenen Menge Zink zur Reduktion. Völliges Auflösenlassen des Zinkes. Blinder Versuch mit einer gewogenen Zinkmenge von etwa 3 g.)

Nach dem Erkalten gießt man von dem ungelösten Zink ab, wobei man den Zutritt der Luft zu der reduzierten Lösung nach Möglichkeit einschränkt, spült das Innere des Kolbens und das ungelöste Zink mit ausgekochtem Wasser ab, fügt dieses Waschwasser zu dem ersten Abguß und titriert die Mischung mit Kaliumpermanganatlösung.

Die eintretende Reaktion wird veranschaulicht durch folgende Gleichung

$$10\,FeSO_4 + 2\,KMnO_4 + 8\,H_2SO_4 =$$
$$5\,Fe_2(SO_4)_3 + K_2SO_4 + 2\,MnSO_4 + 8\,H_2O,$$

d. h. das Eisenoxydulsalz wird zu Oxydsalz oxydiert. Der Endpunkt der Umsetzung ist eben überschritten, wenn der erste überschüssige Tropfen Kaliumpermanganatlösung bleibende Rotfärbung der Flüssigkeit hervorruft.

Die Titerstellung der Kaliumpermanganatlösung (man stellt sich eine etwa $^1/_{100}$ normale Kaliumpermanganatlösung in der bereits oben S. 110 beschriebenen Weise her) kann mit verschiedenen Substanzen (Ferrosulfat, Ferroammoniumsulfat, Oxalsäure, Jod) vorgenommen werden. Im vorliegenden Fall dürfte sich die schon geschilderte Titerstellung mittels Oxalsäure am meisten empfehlen. Es entsprechen (oxydieren) nach S. 109 zwei Moleküle Kaliumpermanganat fünf Moleküle kristallisierte Oxalsäure, wie auch die folgende Gleichung veranschaulicht:

$$2\,KMnO_4 + 5\,(C_2H_2O_4 + 2\,H_2O) + 3\,H_2SO_4$$
$$= K_2SO_4 + 2\,MnSO_4 + 10\,CO_2 + 18\,H_2O.$$

Da 2 Moleküle Kaliumpermanganat 10 Atomen Eisen bzw. 5 Molekülen Oxalsäure entsprechen, so entspricht 1 Molekül Oxalsäure 2 Atomen (111,68 Gewichtsteilen) Eisen oder 1 ccm $^1/_{100}$ Normal-Oxalsäure 0,56 mg Fe.

Beispiel: Man gibt z. B. 25 ccm der $^1/_{100}$ Normal-Oxalsäurelösung in ein gut gereinigtes Erlenmeyerkölbchen von etwa 150 ccm Inhalt, setzt 5 ccm 25%ige Schwefelsäure hinzu, erwärmt auf 60—70° und läßt aus einer Glashahnbürette von der annähernd $^1/_{100}$ normalen Kaliumpermanganatlösung bis zu bleibender schwacher Rötung zufließen. Es werden 24,5 ccm verbraucht. Man füllt dann die Bürette wieder auf und läßt zu der reduzierten Eisensalzlösung unter Umschwenken des Kölbchens (aber ohne Erwärmen) ebenfalls Kaliumpermanganatlösung bis zur Rotfärbung zufließen. Es werden 7,8 ccm verbraucht. Da 24,5 : 25,0 = 7,8 : x, x also = 7,96 ist, so enthielt die Eisenoxydulsalzlösung 7,96 × 0,56 = 4,45 mg Fe. Da der Abdampfrückstand aus 500 ccm Wasser herrührte, so enthielt 1 Liter des untersuchten Wassers 8,9 mg Fe.

Handelt es sich darum, den Eisengehalt von suspendierten Stoffen (z. B. aus Abwasser), von Schlamm, Bodenproben u. dgl. festzustellen, so geht man vom Glührückstand der gut zerriebenen und gemischten Trockensubstanz der betreffenden Stoffe aus. Man schmilzt den Glührückstand mit etwas reinem Kalium- und Natriumkarbonat zusammen und extrahiert die Schmelze erschöpfend mit verdünnter Salzsäure. Die salzsaure, das Eisen als Oxyd enthaltende Lösung oder ein aliquoter Teil derselben wird dann mit Zink in der beschriebenen Weise reduziert. Soll eine Titration dieser Lösung mit Kaliumpermanganat ausgeführt werden, so muß der störende Einfluß der freien Salzsäure auf das Kaliumpermanganat dadurch beseitigt werden, daß man etwas Manganosulfat hinzusetzt.

Auch jodometrisch läßt sich das Eisen (nach der Methode von Mohr) bestimmen. Die Umsetzung erfolgt dabei in folgendem Sinne:

$$2\,FeCl_3 + 2\,HJ = 2\,HCl + 2\,FeCl_2 + J_2$$

Einen wesentlichen Vorzug vor der Permanganatmethode hat dies Verfahren aber bei der Wasseranalyse nicht.

b) Kolorimetrische Bestimmung.

Die Intensität der durch Berlinerblau hervorgerufenen Färbung läßt sich zur quantitativen Bestimmung des Eisens ausnutzen, indem man mit einer Lösung von bekanntem Gehalte an Ferrisalzen unter denselben Bedingungen in destilliertem Wasser die gleiche Farbendichte wie in dem zu prüfenden Wasser erzeugt und den Verbrauch an Eisensalz in den Gehalt des Wassers an Eisen umrechnet. In gleicher Weise ist das Rhodankalium verwendbar, jedoch sind Unterschiede in Rot für manche Beobachter weniger gut erkennbar. Zur Ersparung einer umständlichen Rechnung wählt man die **Ferrisalzlösung** so stark, daß 1 ccm derselben 0,1 mg Eisen entspricht. Dies erzielt man, indem man 0,899 g reinen, hellvioletten Eisenalaun (Kalium-Ferrisulfat, $Fe_2(SO_4)_3 + K_2SO_4 + 24\,H_2O$), nachdem man angezogenes Wasser durch Pressen zwischen Filtrierpapier so gut wie möglich von ihm entfernt hat, unter Zusatz von ein wenig Salzsäure zu 1 Liter destillierten Wassers, ohne zu erwärmen, löst.

Untersuchung des Wassers. Es werden 200—500 ccm des Wassers nach Zusatz von 1 ccm konzentrierter eisenfreier Salzsäure vom spezifischen Gewichte 1,10 und einigen Körnchen Kaliumchlorat auf ungefähr 50 ccm in einer Porzellanschale eingedampft oder 100 ccm Wasser unmittelbar, wie auf S. 137 angegeben, mit Wasserstoffsuperoxyd oxydiert. Wenn bei ersterem Verfahren ein Geruch nach Chlor nicht mehr zu bemerken ist, gibt man die Flüssigkeit in einen Meßkolben und füllt nach dem Erkalten zu 100 ccm mit destilliertem Wasser auf. Das so vorbereitete Wasser bringt man in einen Hehnerschen Zylinder, fügt 1 ccm der bei dem qualitativen Nachweis erwähnten Kaliumferrocyanid-Lösung hinzu und rührt gehörig mit einem Glasstabe um. In gleicher Weise wie bei der Bestimmung des Ammoniaks (vgl. S. 86) stellt man sich einen Kontrollzylinder auf, in welchem man 0,5 ccm konzentrierte eisenfreie Salzsäure mit 1, 2 oder 4 ccm Eisenalaun-Lösung versetzt und bis zu 100 ccm mit destilliertem Wasser aufgefüllt hat. Auch hier wird durch Zusatz von 1 ccm Kaliumferrocyanid-Lösung die Reaktion hervorgerufen. Es empfiehlt sich, den Versuch so einzurichten, daß die Flüssigkeit im Kontrollzylinder stärker gefärbt ist als in dem Zylinder, welcher mit dem zu untersuchenden Wasser beschickt war. Entsprechend verfährt man bei der Benutzung von Rhodankalium.

Durch Ablaufenlassen ermittelt man den gleichen Farbenton und berechnet aus dem übriggebliebenen Volumen der Kontrollflüssigkeit den Eisengehalt des Wassers. Wässer mit einem höheren Gehalt an organischen Stoffen zeigen nach dem Eindampfen oft eine gelbliche bis braune Farbe, welche eine genaue kolorimetrische Bestimmung unmöglich macht. In solchen Fällen geht man für die Eisenbestimmung besser von dem Glührückstand des Wassers aus, welchen man in konzentrierter Salzsäure löst.

Klut empfiehlt wie folgt vorzugehen: 200 ccm des gut umgeschüttelten Wassers werden in einem Becherglase mit 2—3 ccm konzentrierter eisenfreier Salpetersäure versetzt und zum Kochen erhitzt. Zu der heißen Flüssigkeit fügt man Ammoniak in geringem Überschuß unter Umrühren und erwärmt bis zum Verschwinden des Ammoniakgeruches. Man filtriert heiß und wäscht mit schwach ammoniakhaltigem Wasser von 70—80° C nach. In das ursprünglich verwendete Becherglas bringt man jetzt 5 ccm konzentrierte eisenfreie Salzsäure und etwas Wasser von 70—80° C, wodurch sich der Glaswand noch anhaftende Eisenteilchen lösen. Die salzsaure Lösung bringt man auf das Filter und wäscht mit heißem Wasser nach. Das Filtrat wird nach dem Erkalten auf 100 ccm aufgefüllt und in der üblichen Weise kolorimetrisch untersucht.

Geht man auf diesem Wege vor, so werden die färbenden Stoffe des Wassers ausgeschaltet. Nur bei sehr hohem Gehalt des Wassers an organischen Stoffen (Huminstoffen) versagt die Methode. Dann muß man vom Glührückstand ausgehen.

Verwendet man, wie angegeben, 200 ccm Wasser für die Analyse, so lassen sich auf diese Weise noch Mengen von 0,05 mg Fe_2O_3, entsprechend 0,035 mg Fe, in 1 Liter Wasser bestimmen.

Beispiel. Es wurden 400 ccm Wasser in Versuch genommen.

Der Hehnersche Zylinder war mit 100 ccm einer Ferrisalzlösung entsprechend 1,8 mg Eisen beschickt worden; durch Ablaufenlassen war der gleiche Farbenton bei einer Flüssigkeitssäule von 30 ccm Inhalt erzielt worden. Die gesamte Flüssigkeit, 100 ccm, enthielt 1,8, daher 30 ccm 0,54 mg Eisen. In 400 ccm Wasser waren daher 0,54 und in 1 Liter 1,35 mg Eisen.

Bei der gewöhnlich benutzten Methode lassen sich Gewichte unter 1 mg Eisen für das Liter nicht mehr zuverlässig nachweisen; andererseits wird die Färbung bei 5 mg für die gleiche Wassermenge zu stark. Man muß daher ein größeres Quantum Wasser einengen oder im anderen Falle mit Verdünnungen arbeiten und diese Maßnahmen in entsprechender Weise in Rechnung ziehen.

Es ist üblich, das Ergebnis als Eisen (Fe) zu berechnen.

J. König (151) hat die Methode der kolorimetrischen Eisenbestimmung durch Herstellung einer Farbenskala und eines Apparates zu einer leicht ausführbaren gemacht, indem er die Farbentöne, welche sechs Lösungen von verschiedenem Eisengehalt mit Rhodankalium erzeugen, auf chromolithographischem Papier hat vervielfältigen lassen, so daß die umständliche Darstellung der Vergleichslösungen fortfällt. Auch des Kolorimeters von Autenrieth und Königsberger (vgl. S. 87) kann man sich bei der Bestimmung des Eisens bedienen (152). Heublein (153) empfiehlt für Wassertechniker eine einfache, auf der kolorimetrischen Eisenbestimmung mit Rhodankalium beruhende Apparatur, angefertigt durch die Firma Walter & Co., Frankfurt a. M.

27. Bestimmung des Mangans (153).

Nachweis und Bestimmung des Mangans im Wasser sind erst in den letzten Jahren häufiger ausgeführt worden, seitdem man auf das Vorhandensein von Mangan neben Eisen in manchen Grundwässern aufmerksam geworden war. Das Mangan kommt im Grundwasser, wie das Eisen, vorwiegend als Oxydulsalz vor.

A. Qualitativer Nachweis.
a) Verfahren nach Volhard.

Etwa 10 ccm eines Gemisches aus gleichen Volumen Salpetersäure vom spezifischen Gewicht 1,2 und Wasser werden nach Zusatz einer starken Messerspitze von Bleisuperoxyd in einem Reagenzglase nahe bis zum Kochen erhitzt. Hierzu fügt man in kleinen Mengen die auf Mangan zu prüfende Flüssigkeit. Ist Mangan vorhanden, so bildet sich Übermangansäure, kenntlich an der violetten Verfärbung, entsprechend folgender Gleichung:

$$2\,MnSO_4 + 5\,PbO_2 + 6\,HNO_3 = 2\,PbSO_4 + 3\,Pb(NO_3)_2 + 2\,H_2O + 2\,HMnO_4.$$

Mit dieser Reaktion lassen sich noch 0,005 mg Mangan nachweisen. Die Reaktion wird gestört durch die Anwesenheit von viel Chloriden, weil durch die Salpetersäure freies Chlor entsteht, welches die Übermangansäure zerstört.

b) Verfahren nach Marshall.

Versetzt man ein Mangan (z. B. $MnSO_4$) enthaltendes Wasser mit ein wenig Schwefel- oder Salpetersäure und einer Lösung von Ammoniumpersulfat, $(NH_4)_2S_2O_8$ und erhitzt die Mischung, so scheidet sich das Mangan als manganige Säure aus.

$$2\,Mn(NO_3)_2 + 2\,(NH_4)_2S_2O_8 + 6\,H_2O$$
$$= 2\,(NH_4)_2SO_4 + 2\,H_2SO_4 + 4\,HNO_3 + 2\,H_2MnO_3.$$

Fügt man hingegen bei sehr verdünnten Manganlösungen zunächst eine sehr geringe Menge Silbernitrat hinzu (d. h. etwas mehr, als durch die Chloride des Wassers in Anspruch genommen wird) und dann erst mit verdünnter Salpetersäure angesäuerte Ammoniumpersulfatlösung, so fällt das Mangan nicht aus, sondern es entsteht beim Erwärmen nach kurzer Zeit eine Rosa- bzw. Rotfärbung durch sich bildende Permangansäure

$$2\,Mn(NO_3)_2 + 5\,(NH_4)_2S_2O_8 + 8\,H_2O = 5\,(NH_4)_2SO_4 + 5\,H_2SO_4$$
$$+ 4\,HNO_3 + 2\,HMnO_4.$$

Auch diese Reaktion kann mit Vorteil zum Nachweis kleiner Mengen von Mangan im Wasser benutzt werden. Sie bildet die Grundlage für die unten zu besprechenden quantitativen kolorimetrischen Verfahren.

Ausführung: Etwa 50 ccm des zu untersuchenden Wassers werden in einem kleinen Erlenmeyerkolben mit etwa 0,5 ccm verdünnter Salpetersäure versetzt und dann von einer 5%igen Silbernitratlösung soviel zugefügt, daß alle Chloride ausgefällt sind. Ein zu großer Überschuß des Silbernitrats ist aber zu vermeiden. Gibt man jetzt 5 ccm einer etwa 5%igen Lösung von Ammoniumpersulfat hinzu und erwärmt das Kölbchen langsam über dem Bunsenbrenner bis zum Sieden, so tritt, je nach der Menge des vorhandenen Mangans, Rosa- oder Rotfärbung auf. Mittels dieser Reaktion lassen sich noch ungefähr 0,1 mg Mangan im Liter Wasser nachweisen.

c) Verfahren nach Tillmans und Mildner.

In einem weiten Reagenzglase versetzt man 10 ccm des zu untersuchenden Wassers mit einigen Kristallen festen Kaliumperjodats (KJO_4) und schüttelt etwa eine Minute lang kräftig durch. Bei stärkerem Mangangehalt färbt sich das Wasser braun durch Bildung von Mangansuperoxyd (MnO_2). Eine etwa auftretende Trübung ist durch Zugabe von drei Tropfen Eisessig zu beseitigen. Bei geringerem Mangangehalt bleibt die Braunfärbung aus. Man fügt dann zu der mit Eisessig angesäuerten Kaliumperjodat-Wassermischung einige Kubikzentimeter Chloroform, in welchem unmittelbar vorher einige Kristalle von Tetramethyldiamidodiphenylmethan (Tetrabase) gelöst worden sind, und schüttelt um. Ist auch nur 0,05 mg Mangan im Liter des untersuchten Wassers vorhanden, so tritt eine kräftige Blaufärbung ein, die allerdings bald in eine braune Mißfarbe überzugehen pflegt.

B. Quantitative Bestimmung.

Da die quantitative Bestimmung des Mangans durch maßanalytische Methoden bei geringem Mangangehalt des Wassers sich sehr umständlich gestalten würde, weil hierzu größere Wassermengen eingedampft werden müßten, benutzt man für die Feststellung kleiner Manganmengen kolorimetrische Methoden. Sie bauen sich auf der Reaktion nach Marshall auf.

a) Verfahren nach Lührig.

100 ccm des zu untersuchenden Wassers werden in einem Erlenmeyerkolben von ungefähr 300 ccm Inhalt mit 3 ccm Salpetersäure vom spez. Gewicht 1,40 und soviel Silbernitratlösung (1 ccm = 1 oder 10 mg Chlor) versetzt, daß die Chloride gerade ausgefällt werden. Sodann wird Ammoniumpersulfat in konzentrierter Lösung oder in fester Form in einer Menge von ungefähr 3 g zugesetzt, das Gemisch auf dem Drahtnetz zum Sieden erhitzt und etwa 5 Minuten darin erhalten. Dann wird schnell abgekühlt und der Inhalt des Kolbens in ein sehr sauberes Kolorimetergefäß gebracht. Als Vergleichsflüssigkeit wird eine jedesmal frisch bereitete Kaliumpermanganatlösung von bekanntem Gehalt benutzt. Man geht dabei am besten von einer vorrätig gehaltenen

n/10 Normalkaliumpermanganatlösung aus, die 24 Stunden nach der
Bereitung über geglühten Asbest filtriert worden ist und die dann in
braunen Flaschen erfahrungsgemäß monatelang unverändert haltbar
ist. Die Vergleichslösung wird aus einer in $^1/_{100}$ geteilten Pipette zugesetzt.
Am schärfsten sind die Farben unterscheidbar bei Anwendung von 100 ccm
Wasser mit Gehalten zwischen 0,3 und 0,6 bis 1 mg Mangan im Liter.
Wegen einer Reihe von Vorsichtsmaßregeln, die bei diesem Verfahren
zu beobachten sind, möge auf die Originalarbeit verwiesen werden.

b) Verfahren nach Tillmans und Mildner.

Ausführung. 10 ccm des zu untersuchenden Wassers werden in gleich-
weiten Zylindern mit flachem, abgeschliffenem Boden mit 0,5 ccm verdünnter Schwefelsäure (1 + 3) versetzt. Geeignete Zylinder aus schwer schmelzbarem Glase von etwa 15 cm Höhe und 2 cm lichter Weite, die von 5 zu
5 ccm bis 25 ccm eine Marke tragen, liefert die Firma Franz Müller & Co.,
Frankfurt a. M., Taunusstraße 40). Statt der Zylinder kann man auch
gleich geformte und gleich weite Reagenzgläser von gleich gefärbtem
Glase verwenden. Zu dem Wasser fügt man dann 3 bis 5, bei sehr hohen
(400 mg) Chlorgehalten bis zu 10 Tropfen 5%iger Silbernitratlösung zu.
Nach Zugabe von etwa 0,5 g reinstem, umkristallisiertem Kaliumpersulfat wird durchgeschüttelt, die Zylinder mit einer Kjeldahlbirne
verschlossen und 20 Minuten in einem kochenden Wasserbade von konstantem Niveau, das mit einem passenden durchlöchertem Einsatz zur
Aufnahme der Gläser versehen ist, erhitzt. Bei höheren Mangangehalten
tritt schon in der Kälte Rotfärbung auf. Beim Erwärmen der Reaktionsflüssigkeit entsteht eine lebhafte Sauerstoffentwicklung, die bald verschwindet. Die Flüssigkeit färbt sich dabei je nach dem Mangangehalte
schwachrosa bis tiefrot. Nach beendeter Kochzeit werden die Zylinder
im fließenden Kaltwasserbade gekühlt und dann die kolorimetrische
Bestimmung des gebildeten Permanganats durchgeführt. Man geht
dabei so vor, daß man in einem gleichen Zylinder etwa 5 ccm Wasser
mit 4 Tropfen n/4-Natronlauge alkalisch macht und aus einer in $^1/_{100}$ ccm
geteilten Pipette so lange von einer Phenolphthaleinlösung zufließen
läßt, bis annähernd Farbengleichheit in beiden Röhrchen herrscht.
Die Phenolphthaleinlösung wird folgendermaßen bereitet: Man löst
50 mg zuvor umkristallisiertes Phenolphthalein in 100 ccm absolutem
Alkohol und verdünnt diese Lösung dann mit 50%igem Alkohol 100fach
Jeder Kubikzentimeter dieser verdünnten Lösung, auf 10 ccm mit
destilliertem Wasser verdünnt und mit 4 Tropfen n/4-Lauge alkalisch
gemacht, entspricht in der Färbung 1 mg Mangan im Liter, das in
Permanganat übergeführt ist. — Man füllt nun mit destilliertem Wasser
auf 10 ccm auf. Durch weitere tropfenweise Zugabe von Phenolphthaleinlösung zu dieser Mischung stellt man dann völlige Farbengleichheit
her. Die Anzahl verbrauchter Kubikzentimeter Phenolphthaleinlösung
entspricht einer gleichen Anzahl Milligramme Mangan im Liter.

Bei Gegenwart von Chlorverbindungen gießt man vom fest am
Boden haftendem Chlorsilberniederschlage in ein zweites Rohr, das mit
destilliertem Wasser, Säure und Persulfat gleichzeitig im Wasserbade

mitgekocht ist, oder auch in ein gut gereinigtes, nicht besonders behandeltes Rohr ab und vergleicht diese Lösung, wie oben geschildert.

Die Phenolphthaleinlösung kann ihrem Gehalte entsprechend als Vergleichslösung nur bis zu einem Mangangehalte von 10 mg im Liter benutzt werden. Es empfiehlt sich aber, schon Wässer, welche über 5 mg Mangan enthalten, lieber mit dest. Wasser entsprechend zu verdünnen, da bei höherem Mangangehalt die Färbungen nicht mehr völlig übereinstimmen.

Für Mangangehalte unter 0,5 mg empfehlen Tillmans und Mildner die Anwendung eines sog. Verstärkungsreagenzes, dessen Zusammensetzung und Benutzung im Original nachgesehen werden möge. Will man die Anwendung des Verstärkungsreagenzes vermeiden, so kann man auch bei Anwendung der künstlichen Vergleichslösung durch Verwendung von 20 ccm Wasser statt 10 ccm, welche die oben erwähnten Zylinder bequem fassen können, die Bestimmung ausführen. Von der künstlichen Vergleichslösung müssen selbstverständlich auch 20 ccm angewendet werden. Die bis zur Erzielung der gleichen Färbung zugesetzten Kubikzentimeter Phenolphthaleinlösung, durch 2 dividiert, ergeben dann den Mangangehalt in Milligrammen im Liter.

Bei höherem Mangangehalt des Wassers kommen folgende maßanalytische Methoden in Frage.

c) Verfahren nach Ernyei.

Ausführung. Einige Kubikzentimeter Wasser werden mit einigen Tropfen Schwefelsäure und Jodkaliumstärkelösung versetzt. Tritt keine Blaufärbung (Ferrisalze) ein [1]), so kann das Wasser ohne weiteres zur Untersuchung dienen, enthält es dagegen so viel Eisen, daß eine Blaufärbung durch ausgeschiedenes Jod eintritt,

$$Fe_2(SO_4)_3 + 2\,KJ = K_2SO_4 + 2\,FeSO_4 + J_2,$$

so säuert man mit wenig Schwefelsäure einen Teil des Wassers an und fügt so viel Zinkoxyd hinzu, daß ein Teil desselben ungelöst bleibt, schüttelt die Mischung gut durch und filtriert das Eisenoxydhydrat ab.

$$Fe_2(SO_4)_3 + 3\,ZnO + 3\,H_2O = 3\,ZnSO_4 + 2\,Fe(OH)_3.$$

Man mißt nun von dem auf diese Weise vom Eisen befreiten Wasser 100 ccm in einem Kolben ab, setzt ungefähr 5 ccm von einer 30%igen Schwefelsäure, ferner etwas mehr Silbersulfatlösung (bei geringem Chlorgehalt des Wassers kann man auch Silbernitratlösung benutzen) als zur Ausscheidung des Chlors notwendig ist, und endlich 1—2 g gereinigtes Kaliumpersulfat zu. Jetzt kocht man die Lösung 20 Minuten lang; wenn die Lösung zu stark eindampft, ergänzt man sie mit destilliertem Wasser, kühlt ab, setzt etwas Kaliumjodid, und wenn die Rosafärbung verschwunden ist, noch Stärkelösung hinzu. Das ausgeschiedene Jod titriert man dann mit einer $^1/_{100}$-Normalnatriumthiosulfatlösung, bis die Blaufärbung verschwindet. Das in der Lösung suspendierte Silberjodid stört nicht das Ende der Reaktion. Zur Titration benutzt

---

[1]) Die durch etwa vorhandene Nitrite entstehende Blaufärbung ist ohne Bedeutung.

man am besten eine in zwanzigstel Kubikzentimeter eingeteilte Bürette, da die natürlichen Wässer meist so wenig Mangan enthalten, daß von der Thiosulfatlösung nur einige Kubikzentimeter verbraucht werden.

Tillmans und Mildner haben das Verfahren von Ernyei dahin abgeändert, daß sie, ohne zuvor das Eisen vom Mangan zu trennen, zu Permanganat oxydieren. Zu diesem Zweck geben sie nach dem Erkalten der Reaktionsflüssigkeit auf je 10 ccm angewandtes Wasser 0,8 g Dinatriumphosphat hinzu. Nachdem das Phosphat gelöst ist, wird ein Körnchen festes Jodkali zugegeben und das ausgeschiedene Jod mit $^1/_{100}$-Thiosulfatlösung titriert. Sie empfehlen diese Abänderung, weil nach ihren Untersuchungen bei der Trennung vom Eisen nach Ernyei 15—20% des Mangans mit in den Niederschlag hineingerissen werden können, so daß das Verfahren dann fehlerhafte Ergebnisse gibt. Das Dinatriumphosphat wirkt verzögernd auf die Jodausscheidung durch Ferriverbindungen aus angesäuerter Kaliumjodidlösung. Durch Sättigung der Reaktionsflüssigkeit mit dem Phosphat schaltet man also den störenden Einfluß der Ferriverbindungen aus.

d) Verfahren von v. Knorre.

Setzt man zu einem manganhaltigen Wasser Ammoniumpersulfatlösung im Überschuß (mindestens 2 Teile Ammoniumpersulfat auf 1 Teil Mangansalz) und erhitzt die Mischung einige Minuten auf dem Drahtnetz zum Sieden, so fällt das Mangan quantitativ als Superoxyd aus, und das Filtrat vom entstandenen braunen bzw. braunschwarzen Niederschlag ist manganfrei (vgl. die Gleichungen nnter A, b). Die Menge des ausgeschiedenen Mangansuperoxyds läßt sich nach dem Abfiltrieren und Auswaschen des Niederschlages maßanalytisch dadurch ermitteln, daß man das Mangansuperoxyd in einer gemessenen Menge von titrierter überschüssiger, mit Schwefelsäure angesäuerter Wasserstoffsuperoxydlösung (dieser gibt man gegenüber einer gleichfalls anwendbaren Ferrosulfat- oder Oxalsäurelösung meist den Vorzug) löst, entsprechend der Gleichung:

$$MnO_2 + H_2O_2 + H_2SO_4 = MnSO_4 + 2 H_2O + O_2,$$

und den Überschuß an Wasserstoffsuperoxyd mit titrierter Kaliumpermanganatlösung zurückmißt (vgl. S. 60). Den Titer der Kaliumpermanganatlösung kann man in bekannter Weise (vgl. S. 110) gegen Oxalsäure stellen, doch findet man dann ein wenig zu niedrige Manganwerte. Für ganz genaue Bestimmungen muß man den Titer dadurch berechnen, daß man die gleiche Methode mit Lösungen von genau bekanntem Mangangehalt ausführt. Es empfiehlt sich, das Manganammoniumsulfat zur Herstellung solcher Lösungen zu benutzen, da es verhältnismäßig rein im Handel zu haben ist.

Beispiel für die Titerstellung. Es wird auf der analytischen Wage eine kleine Quantität kristallisiertes Manganammoniumsulfat, d. h. $Mn(NH_4)_2(SO_4)_2 + 6 H_2O$, z. B. 1,0583 g genau abgewogen und zu einem Liter destillierten Wassers gelöst. 1,0583 g Manganammoniumsulfat entsprechen 0,1486 g Mangan. 50 ccm dieser Lösung, entsprechend 7,43 mg Mangan, werden mit etwas destilliertem Wasser verdünnt, in einem weithalsigen Erlenmeyerkolben von etwa 300 ccm Inhalt mit 10—20 ccm 10%iger Ammoniumpersulfatlösung versetzt, die Mischung zum Sieden erhitzt und 3 Minuten im Sieden erhalten. Man filtriert durch ein kleines doppeltes analytisches Filter (oder Filter Nr. 590 Schleicher und Schüll-Weißband), wäscht mit heißem destillierten Wasser nach bis zum Verschwinden der sauren Reaktion im Waschwasser, bringt das Filter mit dem Rückstand in den Erlenmeyerkolben zurück, fügt 10 ccm verdünnte Schwefelsäure (1 : 5) und 5 ccm einer Wasserstoff- superoxydlösung hinzu, welche durch Verdünnung von chemisch reinem 100 volumprozentigem Wasserstoffsuperoxyd (Merck) mit destilliertem Wasser im Verhältnis 1 : 200 erhalten worden ist, und löst unter kräf- tigem Umschwenken das MnO_2. Sodann läßt man aus einer Bürette eine etwa $^1/_{100}$ normale Kaliumpermanganatlösung zufließen, bis leichte Rosafärbung der Flüssigkeit bestehen bleibt. Es mögen 27,2 ccm $KMnO_4$- Lösung verbraucht werden. Man titriert nun 5 ccm der Wasserstoffsuper- oxydlösung allein unter Schwefelsäurezusatz, nachdem man mit destillier- tem Wasser etwas verdünnt hat, in gleicher Weise mit der Kaliumperman- ganatlösung bis zur Rosafärbung. Verbrauch 49,1 ccm. Mithin war eine 49,1—27,2 = 21,9 ccm Kaliumpermanganatlösung entsprechende H_2O_2- Menge nötig gewesen, um 7,43 mg Mangan mit Hilfe der Schwefelsäure in Mangansulfat überzuführen, d. h. 1 ccm der etwa $^1/_{100}$ Kalium-

permanganatlösung entsprach $\dfrac{7,43}{21,9} = 0{,}3393$ mg Mangan (Mangantiter

der Kaliumpermanganatlösung).

Ausführung der eigentlichen Bestimmung. Enthält das zu untersuchende Wasser unter etwa 10 mg Mangan im Liter, so säuert man es mit verdünnter Schwefelsäure an und dampft es auf ein kleineres Volumen ein, was zur Beschleunigung des Verfahrens unmittelbar über dem Bunsenbrenner auf dem Drahtnetz geschehen kann. Bei einem höheren Mangangehalt kann das Eindampfen unterbleiben.

Das auf etwa 100 ccm eingeengte Wasser wird quantitativ in einen weithalsigen Erlenmeyerkolben übergeführt und genau so behandelt wie die Manganammoniumsulfatlösung bei der Titerstellung.

Beispiel: Es wurden verbraucht 38,1 ccm der etwa $^1/_{100}$ Normal- Kaliumpermanganatlösung. Da nach dem für die Titerstellung an- geführten Beispiel 5 ccm der H_2O_2-Lösung (1 : 200) 49,1 ccm Kalium- permanganatlösung verbrauchten, so enthielt das Wasser 49,1—38,1 = $11{,}0 \times 0{,}3393 = 3{,}732$ mg Mangan, entsprechend 15,16 mg Mangansulfat $(MnSO_4 + 4\,H_2O)$.

Beythien, Hempel und Kraft geben folgende Ausführungsform an: Eine Menge von je 5—10 l Wasser wird unter Zusatz von etwa 5 ccm Schwefelsäure eingedampft, der Rückstand zur völligen Zerstörung der organischen Substanz mit einigen Körnchen Kaliumbisulfat geglüht, mit Wasser aufgenommen und filtriert. Das Filtrat wird auf etwa 150 ccm verdünnt, mit 5 ccm Schwefelsäure (1 + 3) und 10 ccm Ammonium- persulfatlösung 20 Minuten lang gekocht, das ausgeschiedene Mangan- superoxyd nach dem Abkühlen in 10 ccm Wasserstoffsuperoxyd ge- löst, und der Überschuß an letzterem mit Kaliumpermanganat zu- rücktitriert.

Die Menge des ausgeschiedenen Braunsteins kann auch jodometrisch bestimmt werden entsprechend den Gleichungen:

$$MnO_2 + 4\,HCl = 2\,H_2O + MnCl_2 + Cl_2$$
$$2\,KJ + Cl_2 = 2\,KCl + J_2.$$

Jeder Kubikzentimeter verbrauchter $^1/_{100}$ Normalthiosulfatlösung entspricht 0,275 mg Mangan. Wegen der sonst noch vorgeschlagenen Methoden vgl. die angegebene Literatur. Ebenso, wie für die kolorimetrische Bestimmung des Eisens (s. d.) hat Heublein auch für die kolorimetrische Bestimmung des Mangans ein leicht ausführbares Verfahren empfohlen. Er benutzt die oben beschriebene kolorimetrische Methode von Tillmans und Mildner in einer für den Wassertechniker handlichen Form.

28. Bestimmung von Blei, Kupfer und Zink.
A. Trennung der Metalle.

Der Nachweis der im Wasser praktisch vorkommenden Schwermetalle Blei, Kupfer und Zink wird ausgeführt, indem man 1 Liter des Wassers mit Salzsäure bis zur deutlich sauren Reaktion versetzt und in einer Porzellanschale durch Verdampfen auf 200 ccm einengt. Durch Einleitung von Schwefelwasserstoff entsteht eine schwarze Fällung, welche das Blei und Kupfer als Schwefelblei und Schwefelkupfer enthält. Der Niederschlag wird abfiltriert und vom Filter mit wenig destilliertem Wasser in eine Porzellanschale gespült. Hier wird er mit einer geringen Menge konzentrierter, reiner Salpetersäure versetzt, worin er sich unter Abscheidung von Schwefel löst. Nachdem man letzteren durch Filtration abgetrennt hat, dampft man die Flüssigkeit ein, um die überschüssige Salpetersäure zu verjagen, und nimmt den Rückstand mit wenig destilliertem Wasser auf. Diese Lösung dient zum Nachweis des Bleies und des Kupfers.

a) **Nachweis von Blei.** Aus der eben erwähnten wässerigen Lösung fällt das Blei auf Zusatz von Schwefelsäure und etwas Alkohol als weißer Niederschlag von Bleisulfat aus, welches man zur Kontrolle mit Schwefelammonium in schwarzes, unlösliches Schwefelblei wieder überführen kann.

b) **Nachweis von Kupfer.** Zu dem Filtrat von Bleisulfat gibt man einen Überschuß von Ammoniak oder man setzt eine Lösung von gelbem Blutlaugensalz (Ferrocyankalium) hinzu. Bei Anwesenheit von Kupfer tritt in ersterem Falle eine Blaufärbung (Kupferoxydammoniak), im zweiten ein rotbrauner Niederschlag (Kupferferrocyanid) auf. Auf blankes Eisen (z. B. eine Messerklinge) schlägt sich noch aus sehr verdünnten Kupferlösungen Kupfer als rotbrauner Niederschlag bei längerer Einwirkungszeit nieder. Für die Prüfung eines Wassers wird diese Reaktion aber nur in seltenen Fällen zu brauchen sein.

c) **Nachweis von Zink.** Ist nach der Einleitung von Schwefelwasserstoff in das mit Salzsäure angesäuerte, eingeengte Wasser ein Niederschlag entstanden, so enthält das Filtrat oder, wenn dies nicht der Fall war die mit Schwefelwasserstoff übersättigte saure Flüssigkeit möglicherweise Zink. Zum Nachweis desselben fügt man Natriumazetat in geringem Überschuß hinzu, um die Salzsäure vollständig zu binden und Essigsäure in Freiheit zu bekommen; bei der nun nochmals wiederholten Einleitung von Schwefelwasserstoff scheidet sich das etwa vorhandene Zink in der Form von Schwefelszink als weißer Niederschlag aus. Zur Kontrolle kann man den Niederschlag in konzentrierter Salzsäure lösen und durch vorsichtigen Zusatz von Natronlauge als Zinkhydrat wieder fällen, welches bei einem Überschuß wieder in Lösung geht und aus derselben durch Schwefelammonium als weißes Schwefelzink nochmals gefällt werden kann.

B. Nachweis des Bleis.

Will man ein Wasser ohne weitere Vorbehandlung auf Bleigehalt prüfen, z. B. sogleich am Ort der Entnahme der Wasserprobe, so versetzt man 100 ccm in einem Visierzylinder mit 1 ccm chemisch reiner Essigsäure und etwas Schwefelwasserstoffwasser. Schon ein Gehalt von einigen Zehnteln Milligramm Blei im Liter gibt sich durch eine braungelbe Färbung zu erkennen. Ist Kupfer auszuschließen, so kann man die eingetretene Verfärbung auf Bleigehalt des Wassers zurückführen. Sicherer ist die oben angegebene Prüfungsmethode.

Klut (154) empfiehlt zum unmittelbaren Nachweis von Blei im Wasser — bei Ausschluß von Kupfer — folgendes Verfahren: 300 ccm des zu untersuchenden Wassers werden in einem etwa 20 ccm hohen farblosen Glaszylinder mit 3 ccm chemisch reiner, konzentrierter Essigsäure angesäuert und hierauf nach dem Mischen mit 4—5 Tropfen einer $10\,^0/_0$igen wässerigen Lösung von chemisch reinem Natriumsulfid ($Na_2S + 9\,H_2O$, von C. A. F. Kahlbaum-Berlin beziehbar) versetzt. Das Gemisch muß sauer reagieren, da in alkalischer bzw. neutraler Lösung auch Eisen fällt (vgl. 26, A, a, γ). Es können auf diese Weise noch 0,3 mg Pb in 1 Liter Wasser durch die entstehende bräunlich-gelbe Färbung nachgewiesen werden, wenn man den Inhalt des Zylinders gegen eine weiße Unterlage von oben betrachtet.

Nach Winkler (155) läßt sich die Methode noch verfeinern, wenn man einen Elektrolyten (z. B. Ammoniumchlorid) zufügt. Auch er arbeitet, um Störungen der Reaktion durch im Wasser vorhandenes Eisen zu vermeiden, in essigsaurer Lösung. Seine Vorschriften lauten für die qualitative Prüfung auf Blei und Kupfer wie folgt:

I. Man versetzt 100 ccm frisch entnommenes Leitungswasser mit 2 ccm $10\,^0/_0$iger Essigsäure, löst in der Flüssigkeit 2 g reines Ammoniumchlorid und tröpfelt 2—3 Tropfen Natriumsulfidlösung hinzu. Größere Mengen Natriumsulfidlösung anzuwenden ist nicht ratsam, da sonst Schwefelausscheidung eintritt.

II. Eine andere frisch entnommene, vollständig klare, also nur Ferrosalz und kein Ferrihydroxyd enthaltende Wasserprobe von 100 ccm wird mit 2—3 Tropfen $10\,^0/_0$iger Kaliumcyanidlösung versetzt. Die Flüssigkeit färbt sich, wenn merkbare Mengen Eisen zugegen sind, vorübergehend blaßbräunlichgelb; diese Färbung verschwindet aber schon nach etwa einer halben Minute, und die Flüssigkeit wird wieder farblos, zum Zeichen, daß die Umwandlung des Eisens zu Kaliumferrocyanid sich vollzogen hat. Sicherheitshalber wartet man nach dem Entfärben noch 2—3 Minuten, löst in der Flüssigkeit 2 g Ammoniumchlorid und fügt 5 ccm 10%iges Ammoniak und endlich 2—3 Tropfen Natriumsulfidlösung hinzu.

Wird die Flüssigkeit in beiden Fällen bräunlich, so ist Blei sicher zugegen. Bei Abwesenheit von Kupfer ist die Farbe der Flüssigkeiten nahezu gleich; bei Gegenwart von Blei und Kupfer ist die Farbe der Probe I kräftiger. Ist endlich kein Blei, sondern nur Kupfer zugegen, so bleibt bei Reaktion II die Flüssigkeit farblos. Bei Probe I entsteht nur in Gegenwart von größeren Mengen Zink (einige Milligramm im Liter) eine weißliche Trübung, bei Probe II stören auch größere Zinkmengen nicht.

Die in der beschriebenen Form ausgeführten Reaktionen sind etwa doppelt so empfindlich, als wenn man in gewohnter Weise in der mit Essigsäure schwach angesäuerten Lösung ohne Hinzufügung eines Elektrolyten mit Schwefelwasserstoff auf Blei prüft. Verwendet man beim Ausführen der Reaktion 200 ccm fassende Bechergläser und führt die Reaktion mit 100 ccm Wasser aus, welches im Liter 0,5 mg Blei enthält, so ist die bräunliche Farbe der Flüssigkeit schon ziemlich kräftig. Die empfindlichste Reaktion erhält man, wenn man mit drei gleichen Bechergläsern arbeitet und die Farben der Flüssigkeit mit 100 ccm Untersuchungswasser vergleicht. Bei einiger Übung läßt sich in dieser Weise noch ein Bleigehalt von 0,2 mg pro Liter sicher nachweisen.

Enthält das Wasser sehr wenig Blei, und will man das Eindampfen umgehen, so kann man sich auch des Verfahrens von Frerichs (156) bedienen, bei welchem das im Wasser enthaltene Blei bei Filtration des Wassers durch Watte in der letzteren großenteils zurückgehalten wird. Man gießt 1 Liter des zu untersuchenden Wassers oder mehr durch einen in ein Filter gedrückten Bausch von befeuchteter reiner Verbandwatte und wäscht nachher den Wattebausch mit kleinen Portionen heißer, stark verdünnter reiner Essigsäure aus. In der ablaufenden essigsauren Lösung fällt man das Blei mittels Schwefelwasserstoffwassers.

Die Methode ist eine Art Anreicherungsmethode, eignet sich aber nur zum qualitativen Nachweis des Bleies (vgl. 157).

A. Quantitative Bestimmung.
1. Kolorimetrisch.

Ist die Anwesenheit von Kupfer auszuschließen, so kann man die oben angegebene kolorimetrische qualitative Reaktion auch zu einer quantitativen Bestimmung ausgestalten.

Ausführung: 1 Liter Wasser oder mehr wird auf dem Wasserbade unter Zusatz einiger Tropfen verdünnter Salzsäure (um das Ausfallen von Kalziumkarbonat zu verhindern, welches das Blei mit sich niederreißen würde) auf etwa 50 ccm eingedampft und dann die Salzsäure durch Zugabe von Natriumazetat im Überschuß gebunden und die Lösung dadurch zugleich essigsauer gemacht. Nach dem Erkalten wird die Flüssigkeit in einen Hehnerschen Zylinder übergespült, eventuell noch etwas verdünnte Essigsäure (30%ig), darauf 10 ccm klares Schwefelwasserstoffwasser zugefügt und die Mischung mit destilliertem Wasser auf 100 ccm aufgefüllt.

Zum Vergleich gibt man in den anderen Hehnerschen Zylinder etwa 70 ccm destillierten Wassers und fügt eine bestimmte Anzahl (1—7) ccm einer Lösung hinzu, von welcher 1 ccm 0,1 mg Pb enthält. Zur Herstellung dieser Lösung werden 0,16 g getrocknetes, zerriebenes reines Bleinitrat zu einem Liter destillierten Wassers gelöst, da Pb $(NO_3)_2 = 331,12$ und Pb $= 207,10$, mithin $0,1 : x = 207,10 : 331,12$, x also $= 0,1599$ ist.   Gibt man nun 3 ccm verdünnte Essigsäure und 10 ccm klares Schwefelwasserstoffwasser hinzu, füllt die Mischung mit destilliertem Wasser auf 100 ccm auf und läßt aus dem stärker gefärbten Zylinder Flüssigkeit in bekannter Weise (vgl. die Bestimmung des Ammoniaks, der salpetrigen Säure und des Eisens) so lange abfließen, bis Farbengleichheit erzielt ist, so läßt sich der Gehalt an Blei leicht ermitteln.

Beispiel: Es waren 2 Liter Wasser auf 50 ccm eingedampft und, mit den nötigen Reagenzien versetzt, im Hehnerschen Zylinder auf 100 ccm aufgefüllt worden. Im Kontrollzylinder befanden sich 5 ccm der Bleinitratlösung. Farbengleichheit wurde erzielt beim Ablassen des Kontrollzylinders auf 70 ccm. In diesen 70 ccm waren enthalten $0,5 \cdot 0,7 = 0,35$ mg Pb.   Mithin enthielt das Wasser $\dfrac{0,35}{2} = 0,175$ mg Blei im Liter.

Ist ausser der Abwesenheit von Kupfer auch die Abwesenheit von Eisen sichergestellt, so kann die Reaktion zwischen Schwefelwasserstoff und Blei auch nach Zufügung von Natronlauge (statt Essigsäure) vorgenommen werden, da bei alkalischer Reaktion der Lösung der Nachweis des Bleies noch empfindlicher ist.

2. Jodometrisch nach Diehl und Topf, modifiziert von Kühn und Pick (157).

Bei diesem Verfahren wird das im Wasser vorhandene Blei zunächst als Bleisulfid gefällt, sodann wieder gelöst und zu Bleisulfat oxydiert. Hierauf wird das Blei nochmals als Bleisulfid ausgefällt, dieses mit Salpetersäure zu Bleisulfat oxydiert, die Lösung abgedampft, mit Natronlauge und Essigsäure aufgenommen und in dieser Lösung das Blei als Bleichromat gefällt. Der Chromniederschlag wird gelöst und das Chromat mit Natriumthiosulfatlösung titrimetrisch bestimmt.

Es handelt sich bei diesem Verfahren also um eine ganze Reihe chemischer Operationen.

Ausführung der Untersuchung. Pick gibt folgende (nur stellenweise unwesentlich geänderte) Analysenvorschrift:

Die Fällung des Bleis wird in einer 6 Liter fassenden Stöpselglasflasche vorgenommen, in die man 5 Liter des zu untersuchenden unfiltrierten Wassers gibt. Nach Auflösung von 100 g Natriumnitrat in dem Wasser (zur Verminderung der Löslichkeit des Bleisulfids) fällt man mit einer unmittelbar vorher bereiteten Mischung von 250 ccm 10%iger Essigsäure und 100 ccm 8%iger Natriumsulfidlösung (hergestellt aus kristallisiertem Natriumsulfid „zur Analyse") das etwa vorhandene Blei aus. Nach kurzem Umschwenken werden 2 g Asbest, am besten mit etwas Wasser aufgeschwemmt („langfaserig I" oder „für Goochtiegel" von Kahlbaum oder „im feuchten Luftstrom geglüht" von Merck), zugefügt nachdem man ihn mit der Schere in kleine Stücke geschnitten, mit konzentrierter reiner Salzsäure ausgekocht, mit destilliertem Wasser auf der Porzellannutsche ausgewaschen und an der Luft getrocknet hat. Dieser so zubereitete und dem Wasser zugesetzte Asbest wird im Flascheninhalt durch mehrmaliges Schütteln oder Rollen der Flasche gut verteilt. Sodann bereitet man in folgender Weise das Asbestfilter zur Filtration der Lösung vor. Eine etwa 6 Liter fassende, dickwandige Flasche wird durch einen doppelt durchbohrten Gummistopfen verschlossen, dessen eine Bohrung einen Glastrichter von etwa 9 cm Durchmesser aufnimmt, während die andere ein Stück Glasrohr zum Anschluß der Saugpumpe erhält. In den Trichter wird eine Porzellansiebplatte von etwa 4 cm Durchmesser gelegt und an diese ein dünnes Papierfilter schwach angesaugt.

Alsdann gießt man unter fortgesetztem schwachem Saugen eine Aufschwemmung von 2 g Asbest in etwa 250 ccm Wasser auf das Filter. Bei der Auswahl der Auffangflasche für das Filtrat (im folgenden als „Hauptfiltrat" bezeichnet) und des Trichterstopfens ist darauf zu achten, daß der Stopfen auch in den Hals einer im weiteren Verlauf der Analyse zu verwendenden kleinen Saugflasche von etwa 250 ccm Inhalt luftdicht hineinpaßt.

Die Filtration des bleisulfidhaltigen Wassers durch das Asbestfilter erfolgt bereits bei mäßigem Saugen der Wasserstrahlpumpe überaus rasch und glatt. Um sich das häufige Heben der schweren 6-Literflasche zu ersparen, gießt man jeweils größere Mengen der Flüssigkeit in ein Becherglas und füllt aus diesem in den Saugtrichter nach. Zum Schluß werden die letzten noch in der Flasche verbleibenden Asbestreste mit destilliertem Wasser herausgespült und aufs Filter gebracht. Sind Blei, Eisen und Mangan als einzige Schwermetalle zugegen, so kann die gesamte Flüssigkeit meist in etwa $^1/_4$ Stunde abgesaugt werden.

Der Trichterstopfen wird nunmehr von der Flasche mit dem Hauptfiltrat abgehoben und auf einen etwa 250 ccm fassenden Saugkolben gesetzt. Der Saugansatz des Trichterstopfens muß natürlich von nun an geschlossen gehalten werden. Man übergießt die Asbestmasse des Filters mit etwa 25 ccm 33%iger Natriumsulfidlösung, läßt diese zur möglichst vollständigen Auflösung des bei der Fällung mit ausgeschiedenen Schwefels einige Minuten einwirken, saugt dann langsam ab und wäscht einige Male mit destilliertem Wasser nach. Das Auswaschen ist sofort abzubrechen, wenn das Filtrat trübe wird. Das schwefelfarbene Filtrat wird fortgegossen, die Saugflasche gründlich ausgespült und aufs neue mit dem Filterstopfen verschlossen. Nunmehr übergießt man das Filter mit etwa 20 ccm siedender 3%iger Wasserstoffperoxydlösung, läßt wiederum einige Minuten einwirken, bis die gesamte Asbestmasse gebleicht ist, saugt langsam ab und behandelt das Filter ein- bis zweimal mit je etwa 20 ccm siedender 8%iger Natronlauge, der unmittelbar vor der Verwendung einige Tropfen Wasserstoffsuperoxydlösung zugesetzt wurden. Nach dem Absaugen der Natronlauge wird einmal mit etwas destilliertem Wasser nachgewaschen. — Die Oxydation des Bleisulfids und die Auflösung des daraus gebildeten Bleisulfats werden sehr befördert, wenn man die Asbestmasse nach dem Aufgießen der Reagenzlösungen und auch während des Absaugens mit einem Glasstäbchen gründlich durchknetet.

Das im Saugkolben angesammelte Filtrat wird quantitativ in ein etwa 100—150 ccm fassendes Becherglas übergeführt, mit einigen Tropfen Schwefelnatriumlösung versetzt und erwärmt, bis sich das Bleisulfid gut absetzt. Sollte der Sulfidniederschlag durch noch vorhandenes Wasserstoffsuperoxyd wieder oxydiert werden, so sind noch einige Tropfen Schwefelnatriumlösung nachzugeben. Nach dem Absitzen des Bleisulfids wird die heiße Lösung durch ein dünnes Papierfilter von etwa 7 cm Durchmesser dekantiert, der Niederschlag unausgewaschen aufs Filter gebracht und das gesamte Filter mit etwa 10 ccm verdünnter Salpetersäure in das Becherglas zurückgegeben. Nach kurzem Erhitzen löst sich das Bleisulfid glatt auf. Man zerfasert das Filter durch Rühren mit einem Glasstab und filtriert die Lösung durch ein dünnes Filter unmittelbar in eine flache Porzellanschale. Zweimaliges Nachwaschen mit heißem Wasser genügt, um alles Blei ins Filtrat überzuführen. Der Inhalt der Porzellanschale wird auf dem Wasserbade zur Trockene verdampft, der Rückstand zunächst mit einigen Tropfen Natronlauge, dann mit etwas verdünnter Essigsäure aufgenommen und in einen Erlenmeyerkolben übergeführt. Der Rückstand in der Schale darf (mit Schwefelnatrium) keine Bleireaktion (Braunfärbung) mehr geben. Nunmehr wird die schwach essigsaure Lösung mit einigen Tropfen einer etwa 5%igen Kaliumchromatlösung versetzt und auf diese Weise das Blei als Bleichromat gefällt:

$$PbSO_4 + K_2CrO_4 = PbCrO_4 + K_2SO_4$$

Nach halbstündigem Stehenlassen gibt man die Lösung langsam unter ganz schwachem Saugen durch das bereits vorher benutzte Asbestfilter, nachdem man dieses noch einmal gründlich mit Wasser ausgewaschen und mit etwas Natriumazetatlösung angefeuchtet hat, und wäscht die Chromatlösung mit verdünnter Natriumazetatlösung fort. Das Filtrat wird beseitigt, der Rückstand auf dem Filter aber in etwas warmer verdünnter Salzsäure gelöst, die dabei entstehende Chromatlösung in die Saugflasche gesaugt und kurz mit Wasser nachgewaschen.

Nach obiger Gleichung sind 52 Gewichtsteile (1 At.) Chrom gleichwertig 207,20 Gewichtsteilen (1 At.) Blei, 234,2 Gewichtsteile Kaliumbichromat (1 Mol.) also 414,4 Gewichtsteilen Blei. Nach der auf S. 44 angegebenen Gleichung entsprechen aber 234,2 Gewichtsteile Kaliumbichromat 6 Atomen Jod, folglich entspricht 1 Atom Blei 3 Atomen Jod.

Versetzt man die erhaltene Lösung mit einigen Körnchen jodatfreien Jodkaliums, so wird eine der Chrommenge entsprechende Menge Jod frei nach folgender Gleichung:

$$CrO_3 + 3 KJ + 6 HCl = CrCl_3 + 3 KCl + 3 H_2O + J_3$$

Dieses Jod kann in der bekannten Weise unter Verwendung von Stärke als Indikator mit einer Natriumthiosulfatlösung von bekanntem Gehalt bestimmt werden. Zweckmäßig wählt man die Thiosulfatlösung so, daß 1 ccm von ihr 1 mg Blei (Pb) entspricht. Da das Molekulargewicht des mit 5 Mol. Kristallwasser kristallisierenden Natriumthiosulfates 248,12 beträgt, so berechnet sich die im Liter destillierten Wassers aufzulösende Menge unter Berücksichtigung obiger Ausführungen nach dem Ansatz:

$$3 \times 248{,}12 = 744{,}4 : 207{,}2 = x : 1$$

also zu 3,59 g. Zweckmäßig kontrolliert man die Richtigkeit der Thiosulfatlösung an einer Kaliumbichromatlösung, wie S. 44 angegeben. Einer Thiosulfatlösung, von welcher jeder Kubikzentimeter 1 mg Blei entspricht, würde eine Kaliumbichromatlösung entsprechen von 0,7103 g im Liter.

Beispiel: Es wurden bei der Titration verbraucht 7,8 ccm der richtig eingestellten Thiosulfatlösung. Mithin waren in den untersuchten 5 Litern Wasser enthalten 7,8 mg Blei, also in einem Liter 1,56 mg.

Die vorstehend beschriebene Modifikation der Kühnschen Methode nach Pick gestattet, den Bleigehalt eines Leitungswassers innerhalb von etwa 3 Stunden mit einer Genauigkeit von einigen hundertstel Milligrammen, auf einen Liter Wasser berechnet, zu bestimmen. Die Anwesenheit von Eisen und Mangan stört nicht. Sind Zink und Kupfer in mäßigen Mengen vorhanden (bis zu einigen Milligrammen im Liter), so schaden auch sie der Genauigkeit der Methode nicht wesentlich. Sie verlangsamen nur etwas die Ausführung der Analyse.

b) Prüfung eines Wassers auf Bleilösungsfähigkeit.

Ob ein Trinkwasser die Eigenschaft hat, Blei zu lösen — eine Frage, deren Beantwortung bei der Wahl eines Wassers für eine zentrale Wasserversorgung und bei der Wahl des Materials für die Leitungsröhren des betreffenden Wasserwerks von Wichtigkeit ist — wird in der Praxis gewöhnlich am einfachsten durch den Versuch zu entscheiden sein, obgleich durch Paul, Ohlmüller, Heise und Auerbach (30) bereits größtenteils festgestellt worden ist, auf welchen Faktoren die blei lösende Eigenschaft der Wässer beruht.

Die genannten Autoren fanden, daß die Angreifbarkeit der Bleiröhren durch Leitungswasser, soweit es auf die Zusammensetzung dieses letzteren ankommt, bedingt wird einmal durch den meist vorhandenen Gehalt an freiem Sauerstoff, ferner bei Gegenwart von Karbonaten, also in allen praktischen Fällen, durch den Gehalt an freier Kohlensäure, die die Bleilöslichkeit begünstigt, durch den Gehalt an Hydrokarbonaten (Bikarbonaten), die die Bleilöslichkeit verringern und durch den Gehalt an Sulfaten und vielleicht auch Chloriden, die die Bleilöslichkeit erhöhen.

Bei einer bereits im Betriebe befindlichen Wasserleitung mit Bleileitungen benutzt man zur Prüfung einfach das Wasser, welches 24 Stunden in der Leitung gestanden hat, sonst verfährt man am einfachsten folgendermaßen (158).

Man stellt in einen mit schräg abgeschnittenem Glasstopfen verschließbaren Standzylinder (Fig. 28) von ungefähr 1 Liter Inhalt ein der Höhe des Zylinders entsprechendes Stück eines halbierten, etwa 1 bis 2 cm starken Bleirohrs ein, nachdem seine Oberfläche mit stark verdünnter Salpetersäure gereinigt, in destilliertem Wasser sorgfältig längere Zeit abgewaschen und darauf mit einem sauberen Tuch abgetrocknet und blank poliert worden ist. Dann wird das zu untersuchende Wasser in den Zylinder längere Zeit unter möglichster Vermeidung des Miteintritts von Luft eingeleitet (bis sich der Inhalt des Zylinders mehrere Male erneuert hat). Der Zylinder wird dann mit dem Glasstopfen so geschlossen, daß keine Luft zwischen dem Stopfen und dem Wasser mit eingeschlossen wird. Nach frühestens 24 Stunden wird der Zylinder geöffnet, das mit einer reinen Pinzette gefaßte Bleirohr mehrere Male durch das Wasser auf- und niedergezogen, um etwa anhaftende ungelöste Bleisalze von dem Bleirohr abzuschütteln, und das — unfiltrierte — Wasser nach den oben geschilderten Methoden auf seinen Bleigehalt untersucht. Zur Erzielung einwandfreier Ergebnisse ist es unbedingt notwendig, die Wasserprobe so zu entnehmen, daß der ursprüngliche Gasgehalt des Wassers (Sauerstoff, Kohlensäure) möglichst wenig geändert wird. Deshalb ist der Versuch mit frisch geschöpftem Wasser tunlichst am Orte der Entnahme auszuführen. Bei Versendung von Wasserproben ist das Versandgefäß nach mehrmaligem Durchspülen bis zum Rande zu füllen.

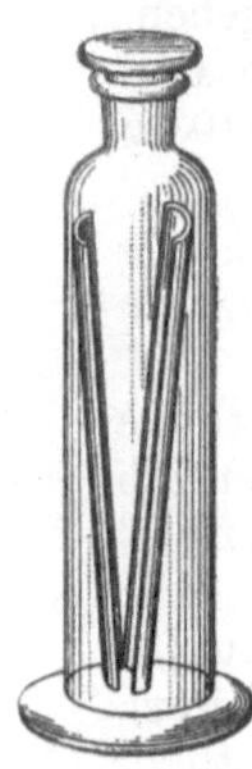

Fig. 28.

Wenn Schwermetalle wie Blei, Kupfer und Zink in Wässern vorkommen, so rühren sie gewöhnlich von Verunreinigungen durch die Leitungsröhren her. Es wird daher selten der Fall sein, daß sie gleichzeitig alle drei zusammen vorhanden sind; andererseits ist zu erwarten, daß ihre Menge stets gering sein wird. Aus diesen Gründen wird man sich stets durch die oben beschriebene qualitative Prüfung überzeugen, auf welches Metall man mit Erfolg prüfen kann, um sich unnötige Arbeit zu ersparen. Das Wasser muß hierbei immer in angesäuertem Zustande eingedampft werden, um die Bildung von Kalziumkarbonat zu verhüten, in welchen Niederschlag diese Metalle leicht mit übergehen.

C. Nachweis des Kupfers.

a) Qualitativer Nachweis.

Nach Winkler läßt sich Kupfer im Wasser bei gleichzeitiger Anwesenheit von Eisen und Blei sicher nur durch Ferrozyankalium nachweisen. In Gegenwart von Bikarbonaten fällt die Reaktion besser aus, sie ist auch empfindlicher und beständiger, als ohne diese.

Ausführung: 100 ccm des zu untersuchenden Wassers werden in einem Becherglase ohne Ansäuern mit 2—3 Tropfen einer frisch bereiteten 1%igen Ferrozyankaliumlösung versetzt, nachdem man darin vorher etwa 0,2 g Natriumbikarbonat gelöst hat, falls das Wasser nicht von Hause aus Bikarbonate enthielt, wie es bei den meisten natürlichen Wässern anzunehmen ist. Ist Kupfer vorhanden — bereits von 0,5 mg im Liter an aufwärts ist das Auftreten der Reaktion erkennbar — so entsteht nach der Gleichung:

$$2\ CuCO_3 + K_4FeCy_6 = Cu_2FeCy_6 + 2\ K_2CO_3$$

eine rötlich-braune Färbung von Ferrocyankupfer. Versetzt man diese Lösung weiter mit etwas Zyankaliumlösung, so bildet sich nach der Gleichung:

$$Cu_2FeCy_6 + K_4FeCy_6 + 4\ KCN = 2\ KCuCy_2 + 2\ K_3FeCy_6$$

Kaliumferrizyanid, eine grünlich-gelbe Verbindung. Verfährt man umgekehrt bei den Zusätzen, so bleibt die Flüssigkeit farblos. Die Probe wird praktisch am besten so ausgeführt, daß man in zwei gleich große Bechergläser je 100 ccm des zu untersuchenden Wassers gießt und in das eine Gefäß 2—3 Tropfen einer $1^0/_0$igen Ferrozyankaliumlösung, in das zweite Gefäß 2—3 Tropfen Zyankaliumlösung tropft. Sodann fügt man zu der ersten Probe 2—3 Tropfen Zyankaliumlösung und zu der zweiten Probe 2—3 Tropfen Ferrozyankaliumlösung. Die erste Probe wird bei Gegenwart von Kupfer grünlich-gelb, die zweite bleibt farblos, da die Reaktion, wie oben erwähnt, bei umgekehrter Reihenfolge des Zusatzes der Reagentien ausbleibt. Da gleichzeitig vorhandene Ferrosalze die Empfindlichkeit der Reaktion stören, empfiehlt es sich, zunächst beide Wasserproben mit 10—30 Tropfen (je nach der Härte) $10^0/_0$iger Seignettesalzlösung und 2 Tropfen $10^0/_0$igen Ammoniaks zu versetzen. Dadurch bildet sich eine komplexe Ferroverbindung, welche nicht stört. Nach Tillmans kann man auch dadurch auf Kupfer prüfen, daß man 100 ccm des zu untersuchenden Wassers in einer weißen Porzellanschale eindampft und den Abdampfrückstand mit Ammoniak durchfeuchtet. Noch bei einem Kupfergehalt von 0,5 mg im Liter tritt eine Blaufärbung des Abdampfrückstandes ein durch Bildung von Cupriammoniumsalz, das in Ammoniak zu einer komplexen Verbindung löslich ist.

b) Quantitative Bestimmung (160).

Da das im Wasser meist nur in minimalen Mengen vorhandene Kupfer und Zink sich erst bei Anwendung sehr großer Wassermengen gewichtsanalytisch sicher bestimmen läßt, so wendet man vielfach die Abscheidung dieser Metalle auf elektrolytischem Wege an. Wegen Einzelheiten der Elektrolyse vgl. Classen (159).

Phelps empfiehlt folgendes Verfahren: Je nach dem Kupfergehalt wird 1 Liter des zu untersuchenden Wassers oder eine passende andere Menge auf etwa 75 ccm eingedampft und in eine Platinschale von 100 ccm Fassungsraum übertragen. Dieselbe dient als Anode, ist also mit dem positiven Pol des Akkumulators durch einen Leitungsdraht verbunden. Als Kathode dient ein dicker, etwa 50 ccm langer Platindraht, von welchem 40 cm zu einer flachen Spirale gedreht sind. Dieser Draht ist direkt mit dem negativen Pol der Stromquelle verbunden. Nachdem man zu dem eingeengten Wasserquantum 2 ccm $50^0/_0$iger Schwefelsäure gesetzt hat (bei alkalischen und an organischen Stoffen reichen

Wässern bis 5 ccm), wird die Kathode so eingetaucht, daß sie dem Boden der Schale parallel und etwas über 1 cm von ihm entfernt steht und dann der Strom geschlossen, welcher eine Stromdichte von $ND_{100} = ca.$ 0,3 Ampère und eine Elektrodenspannung von 1 bis 2 Volt hat.

Man elektrolysiert unter gelegentlichem Umrühren mindestens 4 Stunden lang (am besten die Nacht hindurch). Dann wird die Kathode, ohne den Strom zu öffnen, herausgehoben und in eine kleine Menge vorher in einem Porzellanschälchen zum Sieden erhitzter 25%iger Salpetersäure eingetaucht. Man spült den Draht gut ab und dampft die Salpetersäurelösung auf dem Wasserbade zur Trockne ein. Der Rückstand wird dann mit Wasser aufgenommen und sein Kupfergehalt kolorimetrisch bestimmt. Zu diesem Zweck wird die Lösung in einen Hehnerschen Zylinder quantitativ übergeführt, mit destilliertem Wasser bis zur Marke aufgefüllt und 10 ccm einer Kaliumsulfidlösung (hergestellt durch Mischen gleicher Volumina 10%iger KOH-Lösung und gesättigten Schwefelwasserstoffwassers) zugefügt. Die Färbung durch Kupfersulfid tritt sofort ein und ist ziemlich beständig.

Als Vergleichsflüssigkeit wird eine Kupfersulfatlösung benutzt, die folgendermaßen hergestellt ist. Etwa 0,8 g kristallisiertes Kupfersulfat werden in Wasser gelöst und nach Zusatz von 1 ccm konzentrierter Schwefelsäure mit destilliertem Wasser zum Liter aufgefüllt. In 100 ccm dieser Lösung wird das Kupfer elektrolytisch bestimmt und die Lösung dann so eingestellt, daß 1 ccm von ihr 0,2 mg Cu enthält[1]).

In dem Hehnerschen Kontrollzylinder werden nun 10 ccm der oben genannten Kaliumsulfidlösung mit destilliertem Wasser verdünnt und dann von der Kupferlösung so lange Mengen von je 0,2 ccm hinzugefügt, bis Farbengleichheit in beiden Zylindern erzielt ist. Die Berechnung erfolgt in der üblichen Weise.

Man kann die kolorimetrische Bestimmung auch mit Hilfe der oben angegebenen Reaktion mit Ferrozyankalium ausführen. Man löst, wie oben beschrieben, die auf der Kathode (Platinspirale) niedergeschlagene Kupfermenge in wenig Salpetersäure, dampft völlig ein, löst wieder in etwa 50 ccm destillierten Wassers und säuert dann mit ein wenig Salzsäure oder Essigsäure an, worauf man auf 100 ccm auffüllt. Fügt man nun 1 ccm Ferrozyankaliumlösung (1 : 200) zu, so entsteht bei Anwesenheit geringer Kupfermengen eine rötliche Färbung, bei größeren Mengen ein rötlichbrauner Niederschlag von Ferrozyankupfer. Für die kolorimetrische Bestimmung ist natürlich die Konzentration der zu untersuchenden Lösung so zu wählen, daß das Ferrozyankupfer in Lösung bleibt. Man teilt sie daher zweckmäßig von vornherein in zwei Teile und benutzt den ersten zur Anstellung einer Vorprobe. Auch das von Winkler angegebene Verfahren läßt sich quantitativ gestalten.

Für viele Zwecke dürfte es genügen, das elektrolytisch ausgeschiedene Kupfer auf diesem Wege nur qualitativ zu bestimmen.

---

[1]) Die Lösung kann mit ausreichender Genauigkeit auch durch Lösen von 0,786 g nicht verwitterten kristallisierten Kupfersulfats ($CuSO_4 + 5\,H_2O$) zu 1 Liter destillierten Wassers hergestellt werden.

D. Nachweis des Zinks.

a) Qualitativer Nachweis.

Zink wird durch Schwefelwasserstoff in essigsaurer Lösung gefällt. Vor der Prüfung auf Zink müssen die übrigen in Betracht kommenden Schwermetalle durch Schwefelwasserstoff in salzsaurer Lösung ausgeschieden werden (s. o.).

Da die praktisch in Frage kommenden Zinkmengen gering zu sein pflegen, dampft man mindestens ein Liter Wasser nach Ansäuern mittels Salzsäure auf etwa 200 ccm ein, leitet Schwefelwasserstoff durch die Lösung, filtriert von einem etwa entstandenen Niederschlage ab und versetzt das Filtrat mit einem Überschuß von Natriumazetat. Aus der nunmehr essigsauren Lösung wird das Zink durch abermaliges Einleiten von Schwefelwasserstoff als weißes Zinksulfid ausgefällt, löslich in verdünnter Salzsäure (zum Unterschied von etwa mit ausgeschiedenem Schwefel).

b) Quantitative Bestimmung.

Auch quantitativ wird Zink am besten als Sulfid bestimmt. Man dampft etwa 5 Liter des zu untersuchenden Wassers, nachdem man es mit Salzsäure schwach sauer gemacht hat, auf etwa 100 ccm ein und setzt Sodalösung zu bis nahe zum Neutralisationspunkt. Nun fügt man Natriumazetatlösung im Überschuß und einige Tropfen Essigsäure hinzu, erhitzt die Mischung zum Sieden und leitet dann Schwefelwasserstoff ein, bis die Mischung Zimmertemperatur angenommen hat. Das Zink fällt als weißes Zinksulfid (ZnS) aus. Es wird abfiltriert und mit etwas ammoniumnitrathaltigem Wasser ausgewaschen. Das Zinksulfid wird nach dem Trocknen möglichst vom Filter abgelöst und ohne Verlust in einen gewogenen Porzellantiegel gebracht, das Filter über dem Tiegel am Platindraht verbrannt, die Filterasche dem Tiegelinhalt beigefügt und letzterer durch starkes Glühen bei Luftzutritt in Zinkoxyd verwandelt. Letzteres wird nach dem Erkalten im Exsikkator gewogen. Die Gewichtszunahme des Tiegels, multipliziert mit 0,803, ergibt die Menge Zink (Zn) in der angewandten Wassermenge, welche auf 1 Liter umzurechnen ist. Ein etwas umständliches anderes Verfahren, welches aber bis zu 0,1 mg Zink nachzuweisen erlaubt, ist von Winkler (161) angegeben worden.

Nach K. B. Lehmann (162) kann man kleine Mengen Zink (bis 0,3 mg abwärts) mit Ferrozyankalium titrieren, wenn man das Eisen abgeschieden hat; doch erheischt die Methode genaues Einhalten von Einzelvorschriften.

Beabsichtigt man, das Zink aus der eingedampften Wassermenge elektrolytisch abzuscheiden, so muß diese Arbeit in einer Platinschale (als Kathode) vorgenommen werden, deren Innenfläche zunächst einen elektrolytischen Kupferüberzug erhalten hat oder in einer silbernen Schale. Das Zink kann, nachdem es in lösliches Zinkdoppelsalz übergeführt worden ist, leicht und rasch elektrolytisch zur Ausscheidung gebracht werden, doch eignet sich die Methode nicht zur Bestimmung kleiner Zinkmengen. Eine kolorimetrische Bestimmung des Zinks ist nicht gut möglich, da die gebildeten Niederschläge weiß sind. Es kann höchstens der Grad der eingetretenen Trübung bestimmt werden.

Zinn tritt gewöhnlich nur in Spuren in Wässer über. Die **qualitative Prüfung** auf Anwesenheit dieses Metalles kann erfolgen, indem man ein größeres Quantum Wasser zur Trockne verdampft, den Rückstand mit etwas konzentrierter Schwefelsäure befeuchtet und die organische Substanz dann durch Glühen zerstört; oder man stellt mit Soda und Salpeter eine Schmelze her, wie beim Nachweis der Chromate (vgl. S. 162) beschrieben. Asche bzw. Schmelze werden gelöst. Schwefelwasserstoff fällt gelbes Zinnsulfid, löslich in gelbem Ammoniumsulfid, unlöslich in verdünnten Säuren.

29. Bestimmung einiger anderer Stoffe.
(Vgl. auch Abschnitt 8.)

Außer den bisher genannten Substanzen können in Abwässern gelegentlich oder dauernd auch andere chemische Körper suspendiert oder gelöst auftreten und auch unmittelbar oder nach vorausgegangenen chemischen Umsetzungen in den abgelagerten Schlamm übergehen. Es liegt in der Natur der Sache, daß solche Stoffe sich hauptsächlich in industriellen Abwässern finden werden. Es kann nicht Aufgabe des vorliegenden Buches sein, Mittel und Wege anzugeben, um alle im Abwasser oder Schlamm möglicherweise vorkommenden Stoffe nachzuweisen. Liegt ein bestimmter Verdacht auf einen Stoff vor, so muß seine Auffindung zunächst nach den allgemeinen Regeln der qualitativen Analyse erfolgen. Läßt die qualitative Analyse die Anwesenheit des betreffenden chemischen Körpers in erheblicher Menge erkennen, so muß die quantitative Analyse ebenfalls mit den aus den Lehrbüchern bekannten Methoden einsetzen.

In den meisten Fällen wird die Aufgabe eine sehr komplizierte sein und daher nur unter besonderen Umständen in Angriff genommen werden.

Von besonderem hygienischen Interesse sind einige Substanzen, welche stark giftig wirken und daher die in der Vorflut vorhandenen oder die für die normale Zersetzung der Abwässer in den biologischen Reinigungsanlagen (Rieselfelder, biologische Körper) notwendigen tierischen und pflanzlichen Lebewesen schädigen oder vernichten können. Auf den (hauptsächlich) qualitativen Nachweis einiger derselben möge daher noch kurz hingewiesen werden.

A. Nachweis von Arsen.
(Abwässer von Gerbereien, Teerfarbenfabriken, Schwefelsäurefabriken u. a.)

Hierfür kommen hauptsächlich in Betracht:
1. Das Verfahren von Marsh,
2. das Verfahren von Gutzeit.

Bei der Untersuchung von Abwässern auf Arsen empfiehlt es sich, zunächst die organische Substanz zu zerstören. Dies geschieht entweder mittels Salzsäure und Brom oder mittels Salzsäure und Kaliumchlorat. Das vorhandene Arsen wird dabei zu Arsensäure oxydiert. Die durch die Zerstörung der organischen Substanz gewonnene Lösung wird durch Eindampfen von den überschüssigen Oxydationsmitteln befreit und der Rückstand mit Salzsäure versetzt. In der so erhaltenen Lösung wird die Arsensäure durch Zusatz von etwa 1—2 g Jodkalium zu arseniger Säure reduziert. Das dabei freiwerdende Jod wird durch Hinzufügen von 4—5 Tropfen einer $40\,^0/_0$igen salzsauren Zinnchlorürlösung entfernt.

1. Verfahren nach Marsh.

Die Methode beruht darauf, daß man die Sauerstoffverbindungen des Arsens durch die Einwirkung naszierenden Wasserstoffs zu Arsenwasserstoff reduziert. Dieser zerfällt durch Glühhitze oder Verbrennung. Im ersteren Fall bildet sich Arsen und Wasserstoff, im letzteren Arsenigsäureanhydrid, bzw. beim Abkühlen der Flamme metallisches Arsen.

Zur Ausführung dieser Methode bedient man sich des Marshschen Apparates (Fig. 29). Derselbe besteht aus einer zweifach tubulierten

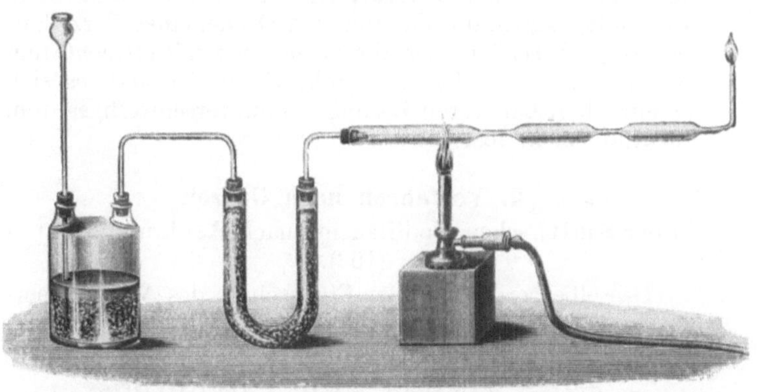

Fig. 29.

Woulfschen Flasche, welche man mit Stückchen von reinem metallischen Zink beschickt. Der eine Tubus ist mit einem bis nahe an den Grund der Flasche reichenden Trichterrohre versehen, während in den anderen ein Ableitungsrohr eingefügt ist. An letzteres schließt sich ein mit Chlorkalziumstückchen gefülltes U-förmiges Rohr behufs Trocknung des zu entwickelnden Gases und weiterhin eine mehrfach zu dünneren Stellen ausgezogene Glasröhre von schwer schmelzbarem bleifreien Glase, in welcher der Nachweis des Arsens stattfindet.

Zunächst gibt man durch das Trichterrohr verdünnte Schwefelsäure in die Woulfsche Flasche und setzt damit die Entwicklung von Wasserstoffgas in Gang, welche besser verläuft, wenn man noch einige Tropfen Platinchloridlösung hinzufügt. Um die Bildung von Knallgas zu verhüten, welches zu gefährlichen Explosionen Anlaß geben kann, ist vor jeder weiteren Maßnahme so lange zu warten, bis alle Luft durch Wasserstoffgas aus dem Apparat verdrängt ist. Hierauf zündet man den am Ende des Apparates ausströmenden Wasserstoff an. Zur Prüfung, ob das gelieferte Gas bzw. die zur Bildung desselben verwendeten Materialien (Zink und Schwefelsäure) arsenfrei sind, versetzt man die erste nach dem U-Rohr befindliche Erweiterung des mehrfach aus-

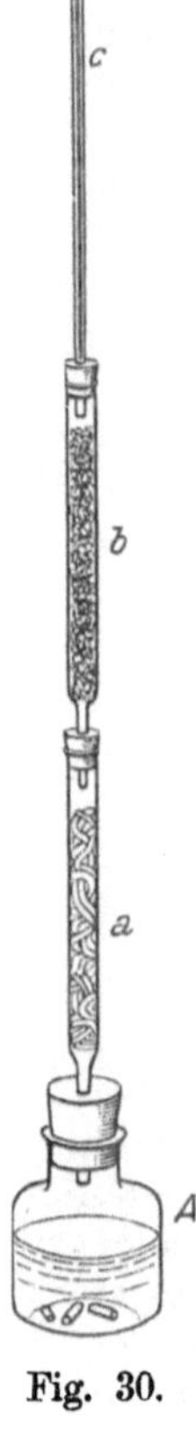

gezogenen Glasrohres mittels eines Bunsenbrenners oder einer Spirituslampe in gelinde Glühhitze. Es darf dann nach Verlauf einer halben Stunde hinter der erhitzten Stelle keine schwarze Abscheidung stattfinden.

Nach Erfüllung dieser Vorsichtsmaßregeln ist der Apparat zur Ausführung der Untersuchung des Wassers auf Arsen geeignet. Zu diesem Behufe läßt man durch das Trichterrohr in die Woulfsche Flasche zunächst 5 ccm und allmählich steigend bis zu 30 ccm des zu prüfenden Wassers einfließen. Das Auftreten eines schwarzen, spiegelnden Niederschlages hinter dem erhitzten Teile der Glasröhre zeigt die Gegenwart von Arsen an. Hierbei nimmt die Wasserstoffflamme, namentlich, wenn man den Bunsenbrenner entfernt, eine bläulich-weiße Färbung an. Hält man in die Flamme den Deckel eines Porzellantiegels, so beschlägt sich dieser schwarz mit elementarem Arsen, welches dadurch charakterisiert ist, daß es sich in einer konzentrierten Lösung von unterschwefligsaurem Natrium leicht löst.

2. Verfahren nach Gutzeit

in der Smithschen Modifikation nach Beck und Merres
(163).

Dasselbe beruht auf der Eigenschaft des Arsenwasserstoffs, Quecksilberbromid-Papier gelb zu färben, vermutlich nach der Gleichung:

$$AsH_3 + 2\,HgBr_2 = 2\,HBr + AsH(HgBr)_2.$$

Es kann auch zur kolorimetrischen quantitativen Ermittlung des Arsens dienen. Hierfür benutzt man den in Abb. 30 wiedergegebenen Apparat.

Auf das ungefähr 200 ccm fassende weithalsige Entwicklungsgefäß A sind mittels eines dicht schließenden durchbohrten Stopfens die beiden Rohre a und b aufgesetzt. Diese sind ungefähr 15 cm lang und haben eine lichte Weite von 1—1,25 cm. Rohr a ist mit Streifen aus Fließpapier, welches mit einer Bleiazetatlösung getränkt ist, Rohr b mit ebenso behandelten Baumwollfäden beschickt. Durch das Filtrierpapier und die Baumwolle soll der das entwickelte Gas etwa begleitende Schwefelwasserstoff zurückgehalten werden. Mit dem Rohre b ist ein ungefähr 3 mm weites und 15 cm langes Glasrohr c verbunden, welches den in der nachstehend beschriebenen Weise hergestellten Streifen aus Quecksilber-

Fig. 30.

bromid-Papier enthält. Zur Herstellung des letzteren dient weißes Zeichenpapier. Man verfertigt hieraus etwa 20 cm lange Streifen, welche so breit sein sollen, daß sie sich eben in die Glasröhre c einführen lassen. Diese Streifen werden in eine 5%ige alkoholische Lösung von Quecksilberbromid gelegt, nach etwa 1 Stunde wieder herausgenommen und zwecks Entfernung der überschüssigen Lösung durch zwei nur schwach aufeinander gepreßte Finger gezogen. Will man das Arsen quantitativ bestimmen, so ist es erforderlich, sich eine kolorimetrische Vergleichsskala herzustellen (näheres hierüber s. bei Beck und Merres, daselbst auch weitere Literatur). Die in der durch Zerstörung der organischen Substanz (s. o.) erhaltenen Lösung etwa befindlichen Mengen von arseniger Säure werden in dem angegebenen Entwicklungsgefäß durch Zugabe von Zink in Stangenform und 4—5 Tropfen einer 40%igen salzsauren Zinnchlorürlösung unmittelbar in Arsenwasserstoff übergeführt. Wie bei der Marshschen Probe ist größter Wert auf die Reinheit (Arsenfreiheit) der Reagenzien zu legen. Man läßt die Entwicklung des Wasserstoffs etwa 1 Stunde lang sich fortsetzen und beobachtet dann die aufgetretene Färbung des Papiers. Mit dem Verfahren lassen sich noch Arsenmengen bis 0,002 mg abwärts feststellen.

Arsen ist auch auf biologischem Wege mit Hilfe bestimmter Schimmelpilzarten *(Penicillium brevicaule)* nachzuweisen (Gosio, 164).

B. Nachweis von Zyanverbindungen.

Die Prüfung auf Zyanverbindungen in Abwässern aus Zyanfabriken, Galvanisierwerken, Gasfabriken und Kokereien wird folgendermaßen ausgeführt (165): 50 ccm des zu prüfenden Abwassers werden mit 1 ccm einer 10%igen Ferrosulfatlösung und $^1/_2$ ccm einer 10%igen Natronlauge versetzt; nach etwa 5 Minuten wird die Lösung mit Schwefelsäure angesäuert. Tritt Blaufärbung ein, so ist die Anwesenheit von Zyanverbindungen anzunehmen. Um die giftigen Zyanverbindungen (Blausäure) nachzuweisen, werden 500 ccm der Abwasserprobe nach Zusatz von 50 g Natriumbikarbonat aus einem Literkolben mit einfachem Aufsatz unter Vorlage von 2 ccm $^1/_{10}$ Normal-Silbernitratlösung und etwa 10 ccm verdünnter Salpetersäure destilliert, bis das Destillat 100 ccm beträgt. Gibt das Destillat keinen Niederschlag von Zyansilber, so enthält das Abwasser weniger als 0,5 mg Zyankalium im Liter. Entsteht ein Niederschlag und soll dessen Menge bestimmt werden, so ist der Niederschlag abzufiltrieren und in einem aliquoten Teil des Filtrats das überschüssige Silbernitrat nach Volhard titrimetrisch zu bestimmen (vgl. S. 74). 1 ccm $^1/_{10}$ Normal-Silberlösung entspricht 5,404 mg Zyanwasserstoff, da 1 Molekül Silbernitrat 2 Molekülen Zyanwasserstoff entspricht.

C. Nachweis von Phenol.
(Abwässer von Anilinfabriken, Gasfabriken und Kokereien.)

Man gewinnt etwaiges Phenol aus Abwässern, indem man letztere mit Wasserdämpfen destilliert und das Destillat prüft. Vielfach ist schon der Geruch des Destillats charakteristisch. Chemisch lassen sich Phenol und teilweise auch seine Derivate nachweisen durch die auftretende Blaufärbung (bei reinem Phenol amethystblaue Färbung) nach Zugabe von Eisenchloridlösung zu dem neutralen Destillat (starke Säuren heben die Färbung auf); bei Zusatz von Bromwasser zu phenolhaltigem Wasser bildet sich gelblichweißes kristallinisches Tribromphenol. Wegen quantitativer Phenolbestimmungen muß auf die Literatur (166) verwiesen werden.

D. Nachweis von Chromaten.
(Abwässer von Färbereien, Gerbereien usw.)

Eine passende Menge des zu untersuchenden Abwassers wird in der Platinschale zur Trockne verdampft und die organische Substanz des Trockenrückstandes bei mäßiger Rotglut zerstört. Bisweilen empfiehlt es sich auch, dem Trockenrückstand einige Zehntel bis einige Gramm von einer gut zerriebenen Mischung von 2 Teilen reinen Natriumkarbonats und 1 Teil Kaliumnitrat zuzufügen und den Trockenrückstand über der Bunsenflamme mit dieser Mischung zu schmelzen. Die Asche oder die Schmelze wird in heißem destillierten Wasser gelöst und die Reaktion der Lösung geprüft bzw. korrigiert (Salzsäure ist dabei zu vermeiden, die Lösung der Schmelze ist mit Essigsäure anzusäuern). Die Lösungen können zur **Anstellung folgender Reaktionen** im Reagenzglase dienen:

1. Zugabe von **Bleiazetatlösung.** Es fällt aus der mit Essigsäure angesäuerten Lösung gelbes Bleichromat, löslich in überschüssiger Natronlauge.

2. Zugabe von **Silbernitratlösung.** Aus der neutralen Lösung fällt braunrotes Silberchromat, löslich in Salpetersäure und Ammoniak.

3. Zum Nachweis sehr kleiner Mengen kann auch die für **Wasserstoffsuperoxyd** (vgl. S. 59) angegebene Reaktion in umgekehrter Anordnung dienen. Eine maßanalytische Bestimmung kann sowohl mittels Eisenoxydulsalz wie auf jodometrischem Wege ausgeführt werden.

E. Nachweis von freier und gebundener schwefliger Säure (SO_2).

Schweflige Säure kommt in freiem und gebundenem Zustand in einigen Abwässern, z. B. den von Sulfitzellstoff-Fabriken (167) vor. **Qualitativ** prüft man auf schweflige Säure am besten, indem man das Abwasser in einem Kölbchen mit Phosphorsäure ansäuert, das Kölbchen auf dem Wasserbade erwärmt und einen Streifen Kaliumjodatstärkepapier in den Hals des Kölbchens hängt. Der Streifen färbt sich bei Anwesenheit von schwefliger Säure blau.

Die **Bestimmung der freien schwefligen Säure,** welche leicht in Wasser löslich ist, demselben gegen Lackmus eine saure Reaktion verleiht und selbst in geringen Mengen sich schon durch den charakteristischen Geruch zu erkennen gibt, geschieht fast ausschließlich auf jodometrischem Wege. Die dabei stattfindende Umsetzung wird durch folgende Gleichung veranschaulicht:

$$H_2SO_3 + J_2 + H_2O = H_2SO_4 + 2\,HJ.$$

Man kann, unter Benutzung von Stärke als Indikator, entweder den Verbrauch an $^1/_{100}$ Normal-Jodlösung feststellen oder besser die gebildete Schwefelsäure gewichtsanalytisch bestimmen (s. unten). 1 ccm $^1/_{100}$ Normal-Jodlösung entspricht 0,320 mg SO_2.

Zur **Bestimmung der gesamten schwefligen Säure** (freie + gebundene) füllt man 300 oder 500 ccm des zu untersuchenden Wassers (Abwassers) in einen Rundkolben von $^3/_4$ bis 1 Liter Inhalt, verschließt den Kolben mit einem doppelt durchbohrten Kautschukstopfen, durch welchen, ähnlich wie bei einer Spritzflasche (Fig. 11 x), ein langes und ein kurzes gebogenes Glasrohr hindurchgeführt sind. Der Kolben wird auf einen Dreifuß mit Drahtnetz gestellt, das bis auf den Boden reichende Glasrohr mit einem Kohlensäureentwicklungsapparat, das kurze Glasrohr mit einem Liebigschen Kühler verbunden, dessen Vorstoß in die in einem größeren Becherglas befindliche Jodlösung (5 g Jod, 7,5 g Jodkalium, mit destilliertem Wasser zum Liter aufgefüllt) eintaucht. Die Menge der vorzulegenden Jodlösung richtet sich natürlich nach dem Gehalt des Wassers an schwefliger Säure. Es muß jedenfalls ein Überschuß von Jodlösung vorhanden sein. Eine Abmessung der Menge ist im übrigen nicht nötig. Man verdrängt nun zunächst langsam durch Kohlensäure die Luft aus dem ganzen System, gibt dann, indem man den Stopfen des Kolbens schnell lüftet, 20 ccm **Phosphorsäurelösung** (spez. Gewicht 1,15) hinzu und erwärmt darauf den Kolbeninhalt mittels Bunsenbrenners vorsichtig bis zum Sieden. Unter fortwährendem langsamen Einleiten von Kohlensäure und reichlicher Beschickung des Liebigschen Kühlers mit kaltem Wasser destilliert man etwa 200 ccm des Kolbeninhalts in die Jodlösung hinein ab. Das Destillat wird nötigenfalls filtriert und mit destilliertem Wasser im Meßkolben auf ein bestimmtes Volumen, z. B. 500 ccm, gebracht und gut gemischt. In einem aliquoten Teil dieser Mischung fällt man nun nach der bei der Bestimmung der **Sulfate** gegebenen Vorschrift (vgl. 13, B, a) durch Zufügen von Salzsäure und Baryumchloridlösung unter Erwärmen die gebildete Schwefelsäure als **Baryumsulfat** und bestimmt letztere gewichtsanalytisch. 1 mg $BaSO_4$ entspricht 0,274 mg SO_2. Die gefundene Menge SO_2 ist auf die Gesamtmasse des aufgefüllten Destillats umzurechnen.

Froboese (168) hat neuerdings auch ein maßanalytisches Verfahren zur Bestimmung der gesamtschwefligen Säure angegeben.

30. Physikalische und chemische Untersuchung von Schlammproben.

Zunächst wird man die **äußeren Eigenschaften** eines Schlammes prüfen, d. h. **Farbe, Geruch, Wassergehalt** (Konsistenz), eventuell auch die **Reaktion**.

Herstellung der Trockensubstanz.

Um eine genauere Bestimmung des Wassergehaltes vorzunehmen, trocknet man von der gut durchgemischten Probe 100 bis 200 g in einer vorher tarierten, einen Glasspatel enthaltenden Porzellanschale zuerst auf dem Wasserbade und dann im Trockenschrank bei 110° unter zeitweiligem Umgraben der Masse mittels des Spatels, bis sich das Gewicht während halbstündigen Trocknens nicht mehr wesentlich ändert. Aus dem Gewichtsverlust wird der Wassergehalt bzw. die Trockensubstanz berechnet. Die trockene Masse wird dann nach Möglichkeit in einem Porzellanmörser zerrieben und in ein trockenes Pulverglas gefüllt. Diese Masse dient zur Anstellung etwaiger weiterer Untersuchungen. Unter andern können in Frage kommen:

a) Bestimmung des Glühverlustes (vgl. S. 63).

Eine weiße Asche ist dabei gewöhnlich nicht zu erzielen.

b) Bestimmung des Eisengehaltes (vgl. S. 137).

c) Prüfung auf gebundenen Schwefel (Sulfide).

Schwefeleisenhaltiger, gewöhnlich schwarz aussehender Schlamm entwickelt beim Übergießen mit verdünnter Salzsäure Schwefelwasserstoff, kenntlich am Geruch und durch die Prüfung mit Bleipapier. Die Prüfung ist besser mit frischem ungetrockneten Schlamm auszuführen. Will man eine quantitative Untersuchung auf Schwefeleisen bzw. Sulfide überhaupt, einschließlich des Schwefelwasserstoffs ausführen, so muß der sich beim Übergießen mit Säure entwickelnde Schwefelwasserstoff durch Wasserstoffsuperoxyd zu Schwefelsäure oxydiert, diese als Baryumsulfat gefällt und daraus der Schwefelgehalt berechnet werden (Methode von Classen). Die gefundene Baryumsulfatmenge, mit 0,1374 multipliziert, ergibt die Menge des vorhandenen Schwefels.

d) Prüfung auf freien Schwefel.

Man schüttelt eine größere Portion des ungetrockneten Schlammes im Schütteltrichter mit Schwefelkohlenstoff oder Benzol mehrmals aus, dunstet die Extraktionsflüssigkeit (nach dem Abscheiden) auf dem heißen Wasserbade (ohne brennende Flamme!) oder auf einer elektrisch beheizten Kochplatte ab und wäscht nötigenfalls den Rückstand noch ein wenig mit Alkoholäther aus. Der Rückstand wird auf ein Platinblech gebracht und darauf verbrannt. Enthält er Schwefel, so erfolgt die Verbrennung mit blauer Flamme unter Bildung von stechenden Schwefeldioxyddämpfen.

Oder man schmilzt den Rückstand mit etwas Soda und Salpeter zusammen. Dann läßt sich nach Auflösen der Schmelze in destilliertem Wasser durch Fällung mit Baryumchlorid und verdünnter Salzsäure der Schwefel auch in Form von Schwefelsäure (vgl. S. 76) nachweisen, unter Umständen sogar quantitativ bestimmen.

e) Bestimmung des Ätherextraktes (vgl. S. 117).

f) Bestimmung des Zellulosegehalts (vgl. S. 116).

Zum Studium der **Schlammzersetzung** hat Thumm besondere Gärungsröhrchen angegeben (169).

31. Allgemeine Bemerkungen über den Gang der chemischen Analyse.

Um sich ein Bild über die Zusammensetzung des zu untersuchenden Wassers im allgemeinen zu schaffen, wird man die Prüfung desselben stets mit einer qualitativen Ermittelung der vorhandenen Bestandteile einleiten. Es mag zuweilen fraglich sein, wie man die eingetretene Reaktion zu deuten hat; häufige Beobachtung bei verschiedenen Wasserarten führen zu einer Erfahrung, welche eine zuverlässige Deutung des jeweiligen Resultats auf dem Wege des Vergleichs ermöglicht. Im allgemeinen läßt sich sagen, daß eine eben bemerkbare Opaleszenz oder Färbung als „schwache Spur", oder wenn diese Erscheinungen deutlicher hervortreten, als „Spur" zu bezeichnen ist. Die Entstehung eines sichtbaren Niederschlages wird man mit dem Ausdruck „Vorhanden" verzeichnen. Während die ersteren beiden Beobachtungen einen weiteren Anlaß zur quantitativen Bestimmung meist nicht abgeben, bildet die Intensität des Niederschlages, seine Dichtigkeit, das Vermögen, sich mehr oder minder rasch abzusetzen, die Grundlage für die sich anschließende quantitative Untersuchung.

Durch die Aufbewahrung der entnommenen Probe erfährt das Wasser, besonders aber das Abwasser, Veränderungen, welche tunlichst zu vermeiden sind. Das Absetzen der schwebenden Bestandteile sollte man an einem kühlen Orte vor sich gehen lassen. Die niedrige Temperatur (Eisschrank) bildet ein Mittel, unwillkommene Zersetzungsvorkommnisse zu verlangsamen oder auf ein Minimum herabzudrücken. Störend ist ferner ein Verlust der flüchtigen Stoffe, welcher trotz guten Verschlusses immerhin möglich ist, da die Probeflaschen häufig nicht vollständig gefüllt sind. Die Ermittelungen des Gehaltes an Kohlensäure, Sauerstoff (vgl. auch unter Probeentnahme), Schwefelwasserstoff werden deshalb unter tunlichst geringem Zeitverlust bald nach der Entnahme des Wassers auszuführen sein. In gewissem Sinne kommt auch das Ammoniak hier in Betracht, da es in freiem Zustande vorhanden sein kann.

Die Umsetzungsfähigkeit des Ammoniaks, auch im gebundenen Zustande, in salpetrige Säure und weiterhin in Salpetersäure, sowie die unter gewissen Bedingungen sich abspielende Oxydation der organischen Bestandteile machen es notwendig, die Bestimmung des Ammoniaks, der salpetrigen Säure und der Salpetersäure, der Oxydierbarkeit, des Sauerstoffgehaltes und des Glühverlustes nicht lange hinauszuschieben.

Konservierung von Proben (vgl. auch das Kapitel Probeentnahme). Will man die Zersetzung eines Wassers (Abwassers) hintanhalten, so empfiehlt sich außer der Aufbewahrung bei niedriger Temperatur der Zusatz von einigen Tropfen reinen Chloroforms (170), mit welchen das Wasser (Abwasser) einige Male durchgeschüttelt wird. Die vorherige Untersuchung auf Kohlensäure und Sauerstoff kann dadurch natürlich nicht gespart werden, ferner müssen Proben für die Bestimmung der Oxydierbarkeit vor Zusatz des Chloroforms dem Wasserquantum entnommen werden. Man kann diese letzteren dann dadurch konservieren, daß man zu abgemessenen Portionen des Wassers gleich die für die Ausführung der Oxydierbarkeitsbestimmung notwendigen Mengen verdünnter Schwefelsäure hinzufügt (vgl. S. 110). Wegen der Konservierung der auf Sauerstoffgehalt zu prüfenden Proben vgl. S. 49.

Weiterhin kann die Ermittelung von Kalzium, Magnesium, besonders aber von Eisen an Zuverlässigkeit einbüßen, wenn Kohlensäure zu entweichen Gelegenheit hatte und damit die Ausfällung dieser Metalle ermöglicht wird.

Fehlerquellen dieser Art wird man durch den eben geschilderten Gang der Untersuchung auszuschließen suchen. Für die übrigen zu ermittelnden Bestandteile ist eine bestimmte zeitliche Reihenfolge von geringerer Bedeutung, wenngleich es sich empfehlen wird, unnötige Zeitverluste zu vermeiden. Immerhin wird man die quantitativen Bestimmungen nach praktischen Rücksichten ordnen, wie sich solche beispielsweise bei der Ermittelung des Kieselsäure- und Tonerdegehaltes ergeben, zumal in Fällen, wo etwa die beschränkte Menge des vorhandenen Wassers zur Sparsamkeit mahnt.

32. Zusammenstellung der Ergebnisse der chemischen Analyse.

Die ermittelten Werte werden jetzt allgemein in Milligrammen angegeben und auf 1 Liter Wasser bezogen. Andere Berechnungsarten sollten daher schon der leichteren Vergleichbarkeit verschiedener Analysen wegen nicht mehr ausgeführt werden.

Im Hinblick auf die inzwischen überall zur Anerkennung gelangte Theorie der verdünnten Lösungen **wird es von manchen Seiten als wünschenswert betrachtet, die Analysenergebnisse von jetzt an einheitlich, und zwar dieser Theorie entsprechend, auszudrücken.**

In den wässerigen Lösungen finden sich bekanntlich die Salze nicht als solche vor, sondern sie sind, je nach dem Grade der Verdünnung der Lösungen, mehr oder minder in ihre Ionen dissoziiert, d. h. in die Kationen, also die Metalle (z. B. $Na^{\cdot}$, $Ca^{\cdot\cdot}$, $Mg^{\cdot\cdot}$) und die Anionen, d. h. Säurereste (z. B. Cl', SO_4'', HCO_3') gespalten.

War es bisher üblich, die sauerstoffhaltigen Säuren als Säureanhydride, ferner manche Metalle (z. B. Ca und Mg) als Metalloxyde in der Analyse zu berechnen, so empfiehlt es sich aus den genannten Gründen jetzt mehr, die **Metalle** stets **als Kationen** zu berechnen (z. B. als $Ca^{\cdot\cdot}$, $Mg^{\cdot\cdot}$), und es erscheint auch nicht unangebracht, **an Stelle der Anhydride,** z. B. SO_3, N_2O_5, N_2O_3, P_2O_5, CO_2, **die Anionen (Säurereste)** zu setzen, z. B.

SO_4'' (Sulfat-Ion),
NO_3' (Nitrat-Ion),
NO_2' (Nitrit-Ion),
HPO_4'' (Hydrophosphat-Ion),
CO_3'' (Karbonat-Ion),
HCO_3' (Hydrokarbonat-Ion).

Diese Art der Darstellung der Untersuchungsergebnisse entspricht zweifellos einer richtigeren wissenschaftlichen Auffassung der chemischen

Vorgänge. Praktische Vorzüge für die Wasseranalyse bietet sie aber im allgemeinen nicht. Im vorliegenden Leitfaden ist daher die alte Art der Berechnungen im wesentlichen beibehalten und nur teilweise durch die neueren ersetzt oder ergänzt worden. Wegen der Darstellung der Ergebnisse der chemischen Analyse der Mineralwässer vgl. Hintz und Grünhut (171).

Eine einheitliche Darstellung der Ergebnisse der chemischen Untersuchung des Wassers wäre jedenfalls ebenso erwünscht, wie ein genau präzisiertes einheitliches Vorgehen bei der Ausführung der Analysen, vor allem bei den maßanalytischen Methoden. Eine Vergleichung von Ergebnissen von solchen Untersuchungen, welche nicht nur von verschiedenen Analytikern, sondern auch noch nach verschiedenen Methoden ausgeführt worden sind, ist sonst schlechterdings bisweilen unmöglich.

33. Ambulante chemische Wasseruntersuchungen.

In gewissen Fällen erübrigt sich eine eingehende und genaue chemische Untersuchung des Wassers, oder die **Untersuchung** muß, weil beim Transport und beim Aufbewahren der Wasserprobe Veränderungen in der Zusammensetzung des Wassers eintreten können, sogleich **am Orte der Entnahme** vorgenommen werden. In allen diesen Fällen sind nur **bequeme, einfache Methoden** brauchbar. Für eine **orientierende Untersuchung** genügt vielfach die Bestimmung der Wassertemperatur, der Durchsichtigkeit, der Farbe und des Geruchs, ferner die qualitative Prüfung auf die Reaktion des Wassers, auf salpetrige Säure, Ammoniak und Salpetersäure. Auch kann eine Bestimmung der freien Kohlensäure, des Eisens, der Härte und eventuell des Sauerstoffverbrauchs an Ort und Stelle von Wert sein. Seltener kommt die Prüfung auf Blei und Mangan am Orte der Probeentnahme in Frage. Die Untersuchungen auf die Menge des gelösten Sauerstoffs, auf Kohlensäure und auf bleilösende Eigenschaft des Wassers müssen aber gewöhnlich an Ort und Stelle eingeleitet werden. (Wegen der biologischen und bakteriologischen Untersuchungen vgl. die folgenden Abschnitte.)

Die Voraussetzung für die Möglichkeit der Ausführung oder Einleitung solcher Untersuchungen sind **handlich zusammengestellte Untersuchungskästen.** Es sind deren mehrere angegeben worden.

So fertigt die Firma E. Merck in Darmstadt einen **Wasseruntersuchungskasten** nach den Angaben von **Schreiber und Klut,** in welchem die Reagenzien in Tablettenform (bzw. in zugeschmolzenen Ampullen) vorhanden sind. Mit Hilfe dieser Ausrüstung (148) ist eine Bestimmung der Temperatur, der Durchsichtigkeit und der Farbe des Wassers, eine Prüfung auf seine Reaktion, auf etwaigen Gehalt an salpetriger Säure, Salpetersäure und Ammoniak möglich, ferner eine annähernde Bestimmung der Chloride, des Sauerstoffverbrauchs, der Härte und des Eisens.

Der Untersuchungskasten ist dem von Thresh nachgebildet.

Klut hat als Ergänzung zu seiner Anleitung für die „Untersuchung

(Fortsetzung siehe S. 170.)

34. Die für die einzelnen Aufgaben der Wasser- und
Unter-
(einschließlich der mikroskopisch-biologischen

Lfd. Nr.	Untersuchung auf	Seite des Leitfadens	I Prüfung eines Wassers auf Brauchbarkeit als Trinkwasser bei Einzelbrunnen	II bei kleinen Wasserversorgungsanlagen	III b. größeren Wasserversorgungsanlagen	IV als Kesselspeisewasser
I	○ Äußere Beschaffenheit . . .	6	+	+	+	+
III 1	○ Reaktion	25	+	+	+	+
3	Alkalinität (bzw. Säurebindungsvermögen)	29	−	−	+	−
4 {	○ Freie Kohlensäure	34	−	+	+	−
	○ Aggressive Kohlensäure (Marmorlösungsversuch) . .	38	−	−	+	−
5 {	○ Sauerstoffgehalt	41	−	−	−	−
	○ Sauerstoffzehrung	49	−	−	−	−
6	○ Schwefelwasserstoff	51	−	+	+	−
7	○ Fäulnisfähigkeit (Methylenblauprobe)	55	−	−	−	−
9	Trockenrückstand	60	−	−	+	+
10	Glührückstand	63	−	−	+	−
11	○ Schwebestoffe (einschl. Glührückstand) { absiebbare, .	65	−	−	−	--
	absetzbare, .	u.	−	+	+	−
	mechanisch n. auscheidb.	308	−	−	−	−
12	Chloride	69	+	+	+	+
13	Sulfate	76	−	−	+	--
14	Phosphate	78	+	+	+	−
15 {	○ Ammoniak - Stickstoff . . .		+	+	·+	+
	Albuminoid- „ . . .		−	−	−	−
	○ Nitrit- „ . . .	83	+	+	+	+
	○ Nitrat- „ . . .		+	+	+	+
	Organischer „ . . .		−	−	−	−
	Gesamt- „ . . .		−	−	−	−
16	○ Kaliumpermanganatverbrauch	107	+	+	+	+
17	Chlorbindungsvermögen . . .	113	−	+	+	−
19	Zellulose	116	−	−	−	−
20	Fette und Seifen	117	−	−	−	--
21 {	Kalzium	118	−	+	+	+
	Magnesium		−	+	+	+
22 {	Gesamthärte	122	+	+	+	+
	Karbonathärte	125	−	+	+	+
23	Alkalien	131	--	−	+	−
26	○ Eisen	135	+	+	+	+
27	Mangan	141	−	+	+	−
28	Bleilösungsfähigkeit	153	−	+	+	−
III	○ Mikroskopisch-biol. Befund .	171	+	+	+	+
IV {	○ Keimgehalt	226	+	+	+	−
	○ Thermophilentiter	237	+	+	+	−
	○ Bact. Coli.	245	+	+	+	−

Die mit ○ bezeichneten Untersuchungen werden am besten bei der Entnahme des Wassers an Ort und Stelle ausgeführt oder wenigstens eingeleitet.

Zur Ausführung der Prüfung I und V werden je 2, für II, IV und VII je 3, für III, VI, VIII und IX je 5—10 Liter Wasser benötigt.

Abwasserprüfung gewöhnlich in Frage kommenden suchungen

und bakteriologischen Untersuchungen).

V	VI	VII	VIII	IX	X
Prüfung der Vorflut auf Reinheit		Untersuchung von häuslichem und städtischem Abwasser		Untersuchung von gewerblichem Abwasser	Untersuchung von Klärschlamm
einfache Untersuchung	eingehendere Untersuchung	einfache Untersuchung	eingehendere Untersuchung		
+	+	+ u.[1]	+ u.	+ u.	+
+	+	+ u.	+ u.	+ u.	−
−	+	−	−	+	+
−	−	−	−	−	−
−	−	−	−	−	−
+	+	−	−	−	−
+	+	−	−	−	−
−	+	+ u.	+ u.	+ u.	−
−	+	+ u.	+ u.	+ u.	+
−	+	−	+ f.	+ f.	+
−	+	−	−	−	−
−	+	+ u.	+ u.	+ u.	−
+	+	+ u.	+ u.	+ u.	−
−	+	+ u.	+ u.	+ u.	−
+	+	+ f.[2]	+ f.	+ f.	−
−	+	−	−	−	+
−	+	−	−	−	+
+	+	+ f.	+ u. und f.[3]	+ u. und f.	−
−	−	−	+ u. und f.	−	−
+	+	+ f.	+ f.	+ f.	+
+	+	+ f.	+ f.	+ f.	+
−	−	+ f.	+ u. und f.	+ u. und f.	−
−	−	+ f.	+ u. und f.	+ u. und f.	−
+	+	+ f.	+ u. und f.	+ u. und f.	+
+	+	−	−	−	+
−	−	−	−	−	−
−	−	−	−	−	−
−	+	−	−	−	−
−	+	−	−	−	−
−	−	−	−	−	−
−	−	−	−	−	−
−	−	−	−	−	+
−	+	−	−	−	+
+	+	−	−	−	−
+	+	−	−	−	−
+	+	+	+	−	−
−	+	−	−	−	−

[1]) Im unfiltrierten Wasser.
[2]) Im filtrierten Wasser.
[3]) Im unfiltrierten und filtrierten Wasser.

des Wassers an Ort und Stelle" (154) einen **transportablen Kasten für Wasseruntersuchungen** konstruiert, der die für die Vorprüfung des Wassers auf seine Brauchbarkeit für Trink- und Wirtschaftszwecke erforderlichen Gerätschaften und Reagenzien enthält. Die. Ausrüstung ermöglicht die Bestimmung der Temperatur, Durchsichtigkeit, Farbe, des Geruchs und der Reaktion sowie die Prüfung auf Schwefelwasserstoff, salpetrige Säure, Salpetersäure, Ammoniak, Eisen und Mangan. Einen anderen kleinen handlichen Untersuchungskasten zur Ausführung der Kohlensäurebestimmung am Orte der Entnahme liefert nach den Angaben des nämlichen Verfassers die Firma Bleckmann und Burger (Berlin N 24).

Von **Thiesing** stammt eine handliche **Zusammenstellung für die Voruntersuchung des Wassers an Ort und Stelle** auf Ammoniak, salpetrige Säure, Salpetersäure, Eisen, freie Kohlensäure usw., sowie eine andere für Gasbestimmungen (Kohlensäure, Sauerstoff) im Wasser.

Andere Arbeitskästen für chemische und bakteriologische Untersuchungen sind angegeben von **Proskauer, Beninde, Hilgermann** u. a. Wegen eines handlichen Apparats zur Messung des elektrischen Leitvermögens von Wässern an Ort und Stelle vgl. S. 305.

Soweit nicht ein Zwang zur Ausführung der Untersuchung am Orte der Entnahme besteht, welche für gewisse Bestimmungen eine Vereinfachung der Methodik oft auf Kosten der Genauigkeit verlangt, sollte immer die exakte chemische Analyse im Laboratorium angestrebt werden. Die meisten der hier skizzierten Untersuchungen an Ort und Stelle (abgesehen von den einleitenden Untersuchungen) haben tatsächlich nur den Wert von Vorprüfungen und orientierenden Untersuchungen. Allerdings können auch diese, richtig angewandt, unter Umständen von nicht unerheblichem Wert sein.

In der vorstehenden Tabelle sind, in Anlehnung an das in der Preußischen Landesanstalt für Wasserhygiene übliche Vorgehen, Gruppen von Untersuchungsverfahren zusammengestellt, deren Ausführung bei der Lösung bestimmter Aufgaben in Frage kommt. Diese Zusammenstellung hat aber nur den Wert allgemeiner Richtlinien und berücksichtigt auch nicht die Fälle, in welchen auf besondere chemische Stoffe gefahndet werden soll (z. B. bei gewerblichen Abwässern).

Der geübte Analytiker wird vielmehr von Fall zu Fall selbständig sich die Untersuchungen auswählen, welche er zur Lösung der gestellten Aufgabe für notwendig erachtet.

Hinsichtlich der Bewertung der chemischen Wasseruntersuchung für die Hygiene und die Gesundheitstechnik, namentlich auch wegen der Bedeutung der chemischen Beschaffenheit des Wassers bei zentralen Versorgungen muß auf die Lehrbücher der Hygiene, im besonderen der Wasserhygiene (3) verwiesen werden.

Klut (171a) hat unlängst die hierfür in Betracht kommenden Gesichtspunkte noch einmal kurz zusammengestellt.

III. Die mikroskopische Wasser- und Abwasser-untersuchung und die biologische Beurteilung des Wassers und Abwassers nach seiner Flora und Fauna.

1. Allgemeine Bemerkungen.

Es ist nicht immer ausreichend, die ungelöst im Wasser befindlichen Bestandteile nur auf dem Filter als suspendierte Substanz dem Gewichte nach kennen zu lernen, auch die Ermittelung, wie groß der verbrennbare (organische) Anteil derselben ist, gibt uns nur einen ungenügenden Anhaltspunkt über deren Bedeutsamkeit für die hygienische Beurteilung des Wassers. Zudem wäre die Voraussetzung, daß man durch das Filter sämtliche schwimmende Teilchen aufgefangen hat, eine irrige; ein beträchtlicher Teil derselben ist von so geringer Größe, daß wir sie mit unbewaffnetem Auge nicht mehr wahrnehmen. Die Lupe bzw. das Mikroskop gestatten uns aber, sie nach ihrem Wesen und nach ihrer Herkunft zu bestimmen, um festzustellen, ob ihnen als Verunreinigung eine hygienische Bedeutung beizumessen ist oder nicht.

So wichtig diese mikroskopische Wasseranalyse ist, so darf doch über ihr die Beobachtung der höher stehenden Vertreter der Mikrofauna und die höhere Fauna und Flora des Wassers nicht vergessen werden. Besonders für die Beurteilung des Oberflächenwassers (Bäche, Flüsse, Seen) und des Abwassers spielen auch mit unbewaffnetem Auge erkennbare Lebewesen eine nicht zu unterschätzende Rolle.

Die bakteriologische Wasseruntersuchung pflegt man unter die mikroskopische und biologische Untersuchung nicht mit einzubegreifen. Ihr ist deshalb ein besonderer Abschnitt gewidmet.

Läßt sich eine Anleitung zur physikalischen, chemischen und selbst auch bakteriologischen Wasseruntersuchung verhältnismäßig leicht allen denjenigen geben, bei denen eine gewisse Vorkenntnis der allgemeinen Grundsätze und Handgriffe, welche die Tätigkeit im Laboratorium erfordert, vorausgesetzt werden kann, so gilt das nicht in gleichem Maße für die mikroskopische und biologische Wasseruntersuchung. Hier kann eigentlich nur die jedesmalige Anschauung des wirklichen Objektes, nicht die seiner Nachbildung, belehrend wirken, wenigstens für den Anfänger und weniger Geübten. Die ungemein mannigfaltige äußere Form des betrachteten Gegenstandes bedeutet hier alles, scheinbar nebensächliche Änderungen in dem Strukturbild daher können Kennzeichen wichtiger Unterschiede sein. Die Untersuchung ist daher vorwiegend eine qualitative, während bei der physikalischen, chemischen und auch bakteriologischen Wasseruntersuchung quantitative Bestimmungen mindestens von gleicher Bedeutung sind wie die qualitativen, ja die letzteren gewöhnlich an Wichtigkeit übertreffen. Spielt Übung und Erfahrung schon bei den physikalischen, chemischen und bakteriologischen Untersuchungen eine große, ausschlaggebende Rolle hinsichtlich der Zuverlässigkeit der gewonnenen Ergebnisse und ihrer richtigen Deutung, wie viel mehr noch ist dies bei der biologischen Wasseruntersuchung der Fall! Und so gibt es denn eigentlich nur wenige Spezialisten, welche dieses Gebiet völlig beherrschen.

Bei diesem Stand der Dinge könnte es angebracht erscheinen, dieses Kapitel überhaupt auszuscheiden. Wir tun es trotzdem nicht, weil wir der Ansicht sind, daß einmal alle verfügbaren Methoden zur Beurteilung der Wässer nach Möglichkeit herangezogen werden müssen, und daß es außerdem doch eine Reihe so charakteristischer Formen unter der Flora und Fauna des Wassers gibt, daß sie auch von dem weniger Geübten erkannt werden können. Auf eine eingehendere Beurteilung von Abwasser und Wasser vom biologischen Standpunkt aus wird derselbe aber gewöhnlich verzichten müssen.

Im übrigen stehen für eingehendere biologische Studien mehrere gute und brauchbare Werke zur Verfügung (172). In dem vorliegenden Leitfaden können nur die besonders charakteristischen wichtigeren Organismen Berücksichtigung finden.

2. Aufgabe und Gegenstand der mikroskopisch-biologischen Untersuchung.

Wie die physikalische, chemische und bakteriologische Analyse kann uns die mikroskopische und biologische Wasseruntersuchung, je nach Lage der Dinge, mannigfache Aufschlüsse geben. So läßt uns die unmittelbare mikroskopische Betrachtung des aus einem Brunnenwasser abgesetzten **Sedimentes** oft eine mangelhafte Beschaffenheit der Brunnenkonstruktion erkennen, indem aus dem menschlichen Haushalt stammende Körperchen (Stärkekörner, Kaffeesatz, Stoffasern, Waschblau), Bestandteile von Fäkalabwässern (unverdaute, gallig gefärbte Muskelfasern, Zellulose, Darmepithelien, Eier von Darmschmarotzern), Teile von Tieren (Ratten- und Mäusehaar, Vogelfederreste u. dgl.) sich dem ungenügend geschützten Brunnenwasser (Kesselbrunnen) beimengen und im mikroskopischen Bilde erscheinen (vgl. Tafel I). Das Mikroskop vermag ferner vielfach sicherer als das unbewaffnete Auge zu erkennen, ob eine im Wasser vorhandene **Trübung** oder ein daraus entstandenes Sediment organischer oder anorganischer Natur ist (organischer Detritus, Sand, Ton, Eisenoxydhydrat, Schwefeleisen, kohlensaurer Kalk u. dgl.; vgl. Tafel I).

Die **Herkunft eines Wassers** läßt sich durch die mikroskopische Prüfung oft unschwer durch in ihm enthaltenen charakteristischen

Formen der Mikroflora und Mikrofauna (vgl. Tafel II—V) feststellen. Von Bedeutung kann dies u. a. bei der hygienischen Begutachtung von Quellwässern sein, welchen sich gelegentlich Oberflächenwasser beimischt, oder bei der Untersuchung von Wässern solcher Brunnen, welche in der Nähe von Flussen niedergebracht sind und bei stärkeren Wasserspiegelabsenkungen Zuflüsse unzureichend filtrierten Flußwassers erhalten.

Von besonderer Wichtigkeit ist die mikroskopisch-biologische Untersuchung aber für das **Studium der Verunreinigung und Selbstreinigung der Bäche, Flüsse und Seen** geworden, hauptsächlich deswegen, weil auch Verunreinigungen vorübergehender Natur vielfach nicht ohne Einfluß auf Flora und Fauna eines Oberflächenwassers sind, sich also biologisch noch feststellen lassen, wenn das vordem verunreinigte Wasser selbst längst wieder rein geworden ist. Die Untersuchung hat sich in diesem Fall auf die festsitzenden Organismen zu richten. Mittels der physikalischen, chemischen und bakteriologischen Untersuchung läßt sich dagegen gewöhnlich nur der augenblickliche Zustand eines Wassers erkennen.

Gewisse Organismen vermögen nur in reinen Wässern zu gedeihen („Katharobien") (173), andere bevorzugen als Lebensmedium das durch Abwässer minder oder mehr verunreinigte Wasser (174) („Oligo-, Meso-, Polysaprobien"). Übergänge zwischen diesen beiden Kategorien von Pflanzen und Tieren sind natürlich reichlich vorhanden.

Die **Massenhaftigkeit oder Spärlichkeit des Auftretens der Organismen** ist gewöhnlich von ausschlaggebender Bedeutung und muß stets mitberücksichtigt werden.

Schließlich spielt die mikroskopisch-biologische Untersuchung auch eine große Rolle bei der Begutachtung von **Abwasserreinigungsanlagen** (175).

Gegenstand der mikroskopisch-biologischen Untersuchung kann sein:

1. Das im Wasser schwebende und treibende Material. Man unterscheidet hier das frei beweglich schwimmende (Nekton) und das passiv treibende lebende Material (Plankton)[1]. Das durch die Siebmethode (s. u.) abfangbare Material, gleichgültig welcher Natur es ist, wird nach Kolkwitz als Seston bezeichnet. Diese Stoffe werden auch „absiebbare Schwebestoffe" genannt. Die unbelebten Schwebestoffe (Detritus usw.) werden von manchen Seiten auch als Pseudoplankton bezeichnet.

2. Die am Ufer der Oberflächengewässer und am Grunde sich festsetzenden oder kriechenden Organismen. (Außer dem eigentlichen Ufer kommen hier auch in Betracht: im Wasser liegende Steine,

---

[1]) Unterarten des Planktons sind Phyto- (pflanzliches) und Zooplankton (tierisches Plankton). Der Größe nach wird unterschieden zwischen Makro-, Meso- und Mikroplankton. Als Nannoplankton (Zwergplankton) bezeichnet man solches Plankton, das von einem Sieb von $^1/_{15}$ Maschenweite (s. Planktonnetz und Planktonsieb) nicht zurückgehalten wird.

verankerte Fahrzeuge, Pfähle usw.). Diese faßt man auch als „Benthos" zusammen.

3. Der Schlamm, den die natürlichen Oberflächenwässer und Abwässer sowie die künstlichen Wasser- und Abwasseransammlungen absetzen.

3. Die mikroskopisch-biologischen Untersuchungsmethoden.

Dieselben sind verhältnismäßig einfacher Natur.

a) Anzuwendende Vergrößerungen usw.

Für die Zwecke der **mikroskopischen Betrachtung** der Objekte genügen gewöhnlich Vergrößerungen von 60—400, wie solche z. B. erzielt werden können durch Kombination der **Leitz**schen Objektive Nr. 3 und 6 mit den Okularen 1 und 4. Für Untersuchungen auf Reisen ist das von **Leitz** zusammengestellte kleine Reisemikroskop zu empfehlen (auch **Zeiß** u. a. liefern solche Instrumente) oder die noch einfachere von **Kolkwitz** (176) angegebene Form.

Daneben empfiehlt es sich, bei den Untersuchungen an Ort und Stelle auch **Lupen** anzuwenden, welche — je nach Konstruktion — eine bis 40fache Vergrößerung liefern [1]).

Als **Lichtquelle** ist natürliches (am besten von einer weißen Wolke reflektiertes) Tageslicht vorzuziehen. Von einfachen künstlichen Lichtquellen kommt vorwiegend der Gas-Auerbrenner in Frage. Zu grelles Licht wird bekanntlich durch Einfügen einer Scheibe aus Milchglas oder bläulichem Glase in den Umfassungsring der Irisblende gemildert. Bei den meist gebrauchten schwächeren Vergrößerungen ist der Hohlspiegel anzuwenden. Auf richtige Abblendung ist besonderes Gewicht zu legen. Bisweilen ist die Anwendung schiefer (exzentrischer) Beleuchtung angebracht (177).

Sollen **Brunnenwässer** u. dgl. mikroskopisch untersucht werden, so läßt man die Flasche, welche die Probe enthält, am kühlen Ort so lange stehen, bis angenommen werden kann, daß alle sedimentierfähigen Teilchen sich zu Boden gesenkt haben (2—24 Stunden). Man kann auch ein größeres Wasserquantum durch ein kleines Filter aus Filtrierpapier filtrieren, zum Schluß das Filter durchstoßen und den angesammelten Inhalt mit wenig Wasser herausspritzen. Schließlich kann man sich auch der Methode des **Zentrifugierens** bedienen.

Dann wird mittels einer Planktonpipette, d. h. mit einem entsprechend langen Glasrohr von etwa 6 mm lichtem Durchmesser, dessen unteres Ende zu einer 2 mm weiten Spitze ausgezogen und dessen oberes Ende nach Art der Augentropfgläschen mit einer 4—5 cm langen Gummikappe verschlossen ist, etwas von dem **Bodensatz** angesaugt und auf

---

[1]) Das Reisemikroskop nach **Kolkwitz**, sowie gute aplanatische Lupen liefert die Firma **Otto Himmler**, Berlin N 24, eine 40fach vergrößernde Anastigmat-Lupe die Firma **Carl Zeiß**, Jena.

einen plangeschliffenen Objektträger ausgeblasen. Die kleine Wassermenge wird dann — nach Bedeckung mit einem Deckgläschen — erst bei schwacher und dann bei stärkerer Vergrößerung mikroskopisch durchmustert. Unter Umständen ist es empfehlenswerter, das zu untersuchende Wasser in größeren Mengen durch ein Planktonnetz laufen zu lassen und die im Netz zurückgehaltenen Organismen zu untersuchen (178).

Handelt es sich um Untersuchung einer **Planktonprobe**, so wird eine kleine Menge des Planktons nach dem Absetzen aus dem Planktongläschen (s. Probeentnahme) ebenfalls mittels Planktonpipette auf den Objektträger übertragen.

Festere Objekte (Pilzmassen u. dgl.) zerzupft man mit einigen Tropfen Wasser auf dem Objektträger mit Hilfe von Zupfnadeln.

Liegen **zarte Objekte** vor (niedere Tiere u. dgl.), welche durch den Druck des Deckgläschens Formveränderungen oder Verletzungen erleiden könnten, so stützt man das Deckgläschen an den Seiten durch eingeschobene Papierleisten oder an den vier Ecken durch Wachströpfchen, die aus einer Masse von Wachs und venetianischem Terpentin bestehen.

Überschüssige Flüssigkeit saugt man durch ein an die Seite des Deckgläschens angelegtes Fließpapierstückchen ab.

Will man zu dem Präparat **Reagenzien zufließen lassen**, so bringt man einen Tropfen der Reagenzflüssigkeit an eine Kante des Deckgläschens und befördert seinen Eintritt unter das Deckglas zu dem Präparate, indem man an der gegenüberliegenden Kante mittels eines vorsichtig angelegten Filtrierpapierstreifchens eine schwache Saugewirkung ausübt. Auf diese Weise lassen sich auch Farbstoffe, insbesondere Methylenblaulösung, dem frischen Präparat zuführen und „vitale Färbungen" erzeugen. Auch mikrochemische Reaktionen, z. B. auf Eisen u. dgl., lassen sich auf diese Weise ausführen.

Setzen die unter dem Deckglas eingeschlossenen Organismen (z. B. Ciliaten, Flagellaten) durch ihre lebhafte Beweglichkeit einer genauen Betrachtung Hindernisse entgegen, so muß man sie entweder **abtöten, betäuben** oder **immobilisieren.**

Zum Abtöten benutzt man gesättigte wässerige Sublimatlösung, von der man einen Tropfen an den Rand des Deckgläschens bringt und in der oben beschriebenen Weise einsaugen läßt, oder man setzt den auf dem Objektträger befindlichen (unbedeckten) Wassertropfen 1—2 Minuten lang den Dämpfen einer $1^0/_0$igen Überosmiumsäurelösung aus, indem man 3 bis 4 Tropfen derselben in ein Uhrschälchen gibt und den rasch mit dem Wassertropfen nach unten gedrehten Objektträger über das Uhrschälchen legt. Dann erst bedeckt man den Wassertropfen mit dem Deckglase. (Die Dämpfe der Überosmiumsäure reizen die Schleimhäute des Auges und der Nase stark!) Zum Betäuben lebhaft beweglicher Organismen kann man einen Tropfen einer gesättigten wässerigen Chloralhydratlösung oder einer $1^0/_0$igen Lösung von Cocainum hydrochloricum benutzen. Zum Immobilisieren (nach Mez) den Zusatz von etwas erwärmter schwacher Gelatinelösung oder von Gummischleim (Gummi arabicum).

Gewöhnlich dienen die angefertigten mikroskopischen Präparate nur dem augenblicklichen Studium. Die **Herstellung von Dauerpräparaten** erfordert eine gewisse Geschicklichkeit und Übung. Als Einbettungsmaterial wird gewöhnlich **Glyzeringelatine** benutzt (1 Teil Gelatine in 6 Teilen Wasser erweicht; Zusatz von 7 Teilen Glyzerin. Auf je 100 g dieser Mischung 1 g Karbolsäure zur Konservierung.)

Etwaige **Färbung der Präparate** erfolgt am besten mit wässeriger **Methylenblaulösung** (s. o.).

Zur schnellen **Unterscheidung der zu zählenden Planktonorganismen** (s. u.) **von den fremdartigen Bestandteilen des Planktons** (Detritus usw.) empfiehlt **Volk** (179) die Färbung mittels Erythrosin (Tetrajodfluorescein-Natrium), ein Farbstoff, welcher sich im allgemeinen nur auf die Organismen und nur ausnahmsweise auf einzelne Detritustückchen niederschlägt.

b) Quantitative Planktonuntersuchung.

Die **quantitative** Bestimmung der im Wasser lebenden Planktonorganismen setzt kompliziertere Apparate voraus. Die von **Hensen** angegebene Methode der quantitativen Bestimmung (vgl. bei **Apstein**) ist im allgemeinen als zu wenig genau verlassen.

Besser ist es, durch ein **Planktonnetz** (s. Probeentnahme) oder ein Planktonsieb eine **gemessene Menge** des mit einem Litergefäß geschöpften **Wassers** (z. B. 50 Liter) zu geben, den Rückstand aus dem Netz mit wenig Wasser herauszuspülen, zu zentrifugieren und zu messen oder bis zum konstanten Gewicht zu trocknen und zu wiegen (**Kolkwitz**); doch ist dabei eine Scheidung zwischen **wirklichem Plankton** und „**Pseudoplankton**" (organische ungeformte Stoffe, Detritus usw.) nicht möglich.

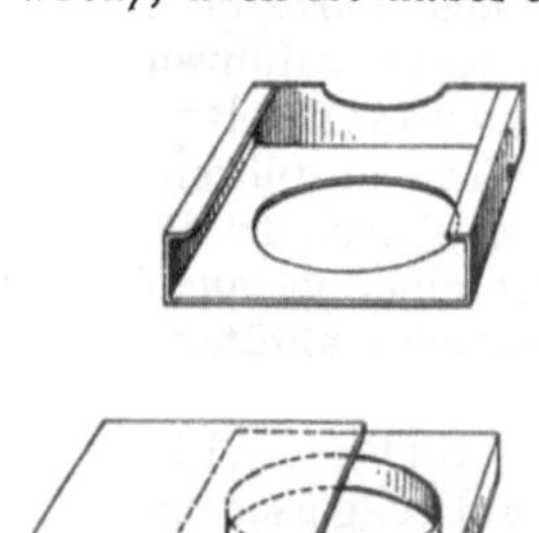

Fig. 31.

Nach der **Methode von Sedgwick-Rafter** (vgl. bei **Whipple**) wird eine gemessene Wassermenge durch eine Sandschicht filtriert, welche die Organismen zurückhält, der Sand wird mit einer kleinen gemessenen Menge von filtriertem Wasser ausgewaschen und die Flüssigkeit vom Sande abgegossen. Ein gemessener Teil der Flüssigkeit wird unter dem Mikroskop mit Hilfe eines Okularmikrometers in einer Zählkammer ausgezählt und das erhaltene Resultat auf die ganze ursprüngliche Wassermenge berechnet. Der Fehler dieser Methode soll höchstens 10% betragen.

Mittels der **Planktonpumpe** sind angeblich exakte Bestimmungen möglich; doch ist die Apparatur eine verhältnismäßig komplizierte, nur für längere Untersuchungen an einem Objekt geeignete.

Die bisher genannten Methoden werden meist an **konserviertem** Material ausgeführt, für **frisches** Material reicht man gewöhnlich mit einer Schätzungsmethode aus. **Kolkwitz** empfiehlt die Benutzung einer 1 ccm fassenden **Planktonkammer** (Fig. 31) zur direkten Entnahme einer kleinen, aber abgemessenen Wassermenge. Der ganze Apparat kann zur Probeentnahme untergetaucht werden. Die Konstruktion erhellt aus beistehender Abbildung. Die Probe wird zunächst mit einer etwa 15fach vergrößernden aplanatischen Taschenlupe (Himmler-Berlin N; Zeiß-Jena) betrachtet, mit der man schon viele Algen, Protozoen und Rädertiere deutlich erkennen kann. Dann wird die Durchsuchung mit stärkeren Lupen oder mit dem Mikroskop bei schwacher Vergrößerung fortgesetzt. Auf diese Weise wird eine Orientierung an Ort und Stelle zur Bestimmung der ungefähren Menge und Zusammensetzung der Planktonorganismen ermöglicht.

Das Material, welches am Ufer, auf und unter Steinen, an Pfählen, Mühlrädern, Schiffswandungen usw. festsitzt und mittels geeigneter Instrumente erbeutet werden kann (s. Probeentnahme), sowie der Schlamm sind vorwiegend **Gegenstand makroskopischer Betrachtung** (vgl. Tafel VI); doch müssen Teile des Materials (z. B. Abwasserpilzrasen) zur genaueren Identifizierung und Charakterisierung auch einer mikroskopischen Untersuchung unterzogen werden.

Als **Konservierungsmittel** dient fast ausschließlich das Formalin. Man kann etwa 1 ccm Formalin auf 10—25 ccm zu konservierende Masse (planktonhaltiges Wasser usw.) rechnen. Soll eine genauere Untersuchung auf Protozoen ausgeführt werden, so muß dieselbe bald nach der Entnahme an nicht konserviertem Material vorgenommen werden, da viele Protozoenleiber sonst zerfließen und sich der Untersuchung entziehen. Überhaupt sollte man tunlichst es niemals unterlassen, wenigstens einen kurzen Blick durch das Mikroskop auf einige der Planktonprobe entnommene Tropfen im frischen Zustande zu werfen, um ein Bild über die etwa vorhandene Tierwelt zu bekommen, welche im lebenden Zustand weit charakteristischer sich darzubieten pflegt als im konservierten. Will man nichtkonserviertes Material aufbewahren, so gieße man die planktonhaltige Flüssigkeit usw. in eine gläserne Doppelschale mit angehobenen Deckel, damit der Sauerstoff der Luft freien Zutritt hat.

4. Die einzelnen Formen der niedrigen Pflanzen- und Tierwelt.

Kolkwitz und Marßon haben sich der mühevollen, aber dankenswerten Aufgabe unterzogen, eine **Ökologie**[1] (Aufenthaltslehre) **der pflanzlichen (180) und der tierischen (181) Saprobien** aufzustellen, d. h. derjenigen Organismen, welchen wir bei dem biologischen Studium der Verunreinigung und Selbstreinigung der Gewässer begegnen. (Die Organismen ganz reiner Wässer, die „Katharobien" sind in diesen Zusammenstellungen nicht berücksichtigt.) Sie unterscheiden zur Charakterisierung der verschiedenen Abstufungen der Selbstreinigung in den Gewässern **drei Hauptzonen**, welche sie durch folgende Namen bezeichnen:

I. **Polysaprobe Zone** (fäulnisfähige Wässer).

---

[1] Von ὁ οἶκος, die Behausung.

II. α- und β-mesosaprobe Zone (zunächst schnell [α], dann langsamer [β] verlaufende Mineralisation).

III. Oligosaprobe Zone (Beendigung der Mineralisation).

Die polysaprobe und α-mesosaprobe Zone ist verhältnismäßig arm an höheren Organismen.

Diejenigen Organismen, welche neben „saprob" im ökologischen Sinn auch ausgesprochen „saprophil" in ernährungs-physiologischer Hinsicht sind (wie z. B. Anthophysa vegetans, Carchesium lachmanni, Vorticella microstoma u. a.), verdienen nach den genannten Autoren als Leitorganismen für die chemische Beschaffenheit des Wassers besondere Bedeutung. Im übrigen ist der Hauptwert bei der Beurteilung der Gewässer im allgemeinen nicht auf die einzelnen Organismen zu legen — das ist nur bei der Trinkwasseruntersuchung unter Umständen zulässig —, sondern auf die Lebensgemeinschaften der Organismen, die „Biocönosen".

Die Untersuchung des Ufers, des freien Wassers und des Grundes eines Gewässers wird immer nebeneinander vorgenommen werden müssen.

Die drei oben genannten Zonen werden von Kolkwitz und Marßon wie folgt kurz charakterisiert:

„I. Die Zone der Polysaprobien ist in chemischer Beziehung gekennzeichnet durch einen gewissen Reichtum an hochmolekularen, zersetzungsfähigen, organischen Nährstoffen (Eiweißsubstanzen und Kohlehydrate), wie sie beispielsweise durch die meist unmittelbar fäulnisfähigen Abwässer aus Städten und landwirtschaftlichen, gewerblichen und anderen Betrieben in die Vorfluten gelangen. Abnahme im Gehalt des Wassers an Sauerstoff, verbunden mit Reduktionserscheinungen, Bildung von Schwefelwasserstoff und Schwefeleisen im Schlamm und Zunahme an Kohlensäure pflegen oft die chemischen Begleit- bzw. Folgeerscheinungen hierbei zu sein.

Organismen treten meist in großer Zahl, aber in relativer Einförmigkeit auf; besonders Schizomyzeten und (meist bakterienfressende) farblose Flagellaten sind häufig. Stark sauerstoffbedürftige Organismen treten naturgemäß meist vollkommen zurück, Fische pflegen diese Zone für längeren Aufenthalt zu meiden.

II. Die Zone der Mesosaprobien zerfällt in zwei Abschnitte mit α- bzw. β-mesosaprobem Charakter. Sie pflegt sich an die polysaprobe Zone anzuschließen. In dem α-Teil, welcher dieser zugekehrt ist, verläuft die Selbstreinigung noch verhältnismäßig stürmisch, aber — im Gegensatz zu Zone I — unter gleichzeitigem Auftreten von Oxydationserscheinungen, die zum Teil durch die Sauerstoffproduktion seitens chlorophyllführender Pflanzen bedingt werden.

Die im Wasser enthaltenen Eiweißstoffe sind hier wahrscheinlich bis zum Asparagin, Leuzin, Glykokoll usw. abgebaut, woraus sich ein qualitativer Unterschied gegenüber der Zone I ergibt.

Im β-mesosaproben Teil nähern sich die Abbauprodukte schon der Mineralisation. Normale, meist nitrathaltige Drainwässer der Rieselfelder werden am besten zu dieser Zone gerechnet.

Alle Organismen der mesosaproben Region pflegen einen gewissen schwachen Einfluß von Abwässern und ihren Abbauprodukten zu vertragen. Bemerkenswert ist unter anderem ihr Reichtum an Diatomazeen, Schizophyzeen und vielen Chlorophyzeen, zum Teil auch an höheren Pflanzen. Unter den Tieren finden sich gleichfalls niedrig und hoch organisierte in großer Arten- und Individuenzahl.

III. Die Zone der Oligosaprobien ist die Region des (praktisch gesprochen) reinen Wassers. Sie schließt sich, wenn ein Selbstreinigungsprozeß örtlich oder zeitlich voraufging, an die mesosaprobe Zone an und bezeichnet dann die Beendigung der Mineralisation. Doch rechnen wir auch reinere Seen, deren Wasser keinen eigentlichen Mineralisationsprozeß durchmacht, hierher. Der Gehalt des Wassers an Sauerstoff kann oft dauernd der Sättigungsgrenze (bezogen auf die im Wasser gelöste Luft) nahe sein, sie gelegentlich sogar überschreiten. Der Gehalt an organischem Stickstoff pflegt 1 mg pro Liter nicht zu übersteigen. Die Sichttiefe des Wassers ist meistens bedeutend, mit gelegentlicher Ausnahme zu Zeiten erheblicher Wasserblüte.

Das pflanzliche sowohl wie das tierische Plankton unser reineren Landseen gehört in diese Region. Der Schlamm solcher Gewässer kann dabei β-mesosaproben Charakter tragen."

5. Beschreibung einer Reihe von pflanzlichen und tierischen Vertretern aus den genannten drei Zonen.

Aus der Reihe der Saprobien im Sinne von Kolkwitz und Marßon mögen folgende Formen als Beispiele angeführt werden. Dieselben sind zugleich auf den angefügten Tafeln abgebildet, und zwar jeweils tunlichst bei gleicher Vergrößerung bzw. in natürlicher Größe.

Die im folgenden den einzelnen Namen beigegebenen kurzen Beschreibungen sollen, unter möglichster Vermeidung der spezialwissenschaftlichen Nomenklatur, lediglich auf die auch für den Nichtfachmann sinnfälligsten Merkmale und Eigenschaften der betreffenden Organismen aufmerksam machen. Wegen weiterer Angaben vgl. die Anleitungen von Wilhelmi (182) und Steinmann (183) außer den bereits unter 172 angeführten Werken.

Polysaprobien.

A. Pflanzliche.

Spirillum undula (Schizomycetes).
Taf. II, Fig. 1.

8—16 μ langer, eine bis mehrere Schraubenwindungen aufweisender, farbloser, sich rasch bewegender Mikroorganismus mit endständigem Geißelbüschel.

Verflüssigt bei Kultur auf Gelatine langsam den Nährboden.

Häufig in städtischen Abwässern, welche einige Tage aufbewahrt worden sind.

Sphaerotilus natans (Schizomycetes).
Taf. II, Fig. 3 und Taf. VI, Fig. 14.

Findet sich hauptsächlich in seichtem, fließendem oder sonst bewegtem Wasser, makroskopisch in Form schleimiger, weißlicher Flocken oder Büschel und fellartiger Überzüge. Er kommt in größeren Mengen vorwiegend in der kälteren Jahreszeit vor und entwickelt sich im Wasser gern an Bohlen, Pfählen, Zweigen usw. Seine Entstehung wird vor allem begünstigt durch den Eintritt städtischer Sielwässer und der Abwässer von Sulfit-Zellstoffabriken, Zuckerfabriken, Brauereien u. dgl. in die Vorflut. Makroskopisch dem Leptomitus lacteus (s. diesen S. 181) ähnlich, mikroskopisch leicht von ihm durch die Zartheit seiner Fäden zu unterscheiden. Er besteht aus Zellreihen, welche von je einer Scheide eingeschlossen sind, und bildet auf diese Weise dünne Fäden von 2 μ Durchmesser, welche gewöhnlich mehr oder weniger dicht aneinander lagern. Sphaerotilus ist einer der charakteristischsten und verbreitetsten Abwasserorganismen. (Vgl. auch Fig. 39—41.)

Beggiatoa alba (Schizomycetes).
Taf. II, Fig. 6.

Erscheint makroskopisch als weißlicher, schleierartiger, nicht selten weit ausgedehnter Belag auf im Wasser liegenden Gegenständen, an Uferwänden, am Grunde usw., meist leicht bei der Berührung zerreißend. Kommt nur bei Anwesenheit von Schwefelwasserstoff vor, welcher von Beggiatoa zu Schwefel und Schwefelsäure oxydiert wird. In stehendem und schwach bewegtem Wasser. Mikroskopisch 3—4 μ starke Fäden, gewöhnlich Schwefelkörnchen enthaltend, undeutlich gegliedert. Die Fäden zeigen langsam oszillierende Eigenbewegung. (Vgl. auch Fig. 36.)

Euglena viridis (Flagellata).
Taf. II, Fig. 11.

Spindelförmiger, etwa 50 μ langer Organismus mit lebhaft grünem Chromatophor. Der grüne Farbstoff der Euglena viridis hält sich auch im Dunkeln. Am Grunde der vorderen Falte entspringt die lange Geißel. Daselbst auch die Mundöffnung und ein roter Pigmentfleck.

Gegen mit organischen Stoffen verschmutzte Abwässer ziemlich widerstandsfähiger Organismus. Kann an der Oberfläche verschmutzter Dorfteiche und an anderen Orten reingrüne Überzüge bilden.

B. Tierische.
Vorticella microstoma (Ciliata).
Taf. IV, Fig. 11.

Eiförmiger Körper mit lebhaft strudelndem Wimperkranz an der Öffnung, auf langem kontraktilen Stiel, mit dem das Tier auf dem Substrat befestigt ist. Wenn zu Gruppen vereinigt, aber auch einzeln, sind die Vortizellen mit der Lupe schon als weißliche Fleckchen leicht erkennbar.

Mesosaprobien.

α-Mesosaprob.

A. Pflanzliche.

Sphaerotilus natans (Schizomycetes) (s. o.).

Euglena viridis (Flagellata) (s. o.).

Stigeoclonium tenue (Confervales).
Taf. III, Fig. 10.

Verzweigte, aus Zellreihen bestehende ziemlich dicke Fäden mit zugespitzten Enden. Grüne Chromatophoren.

Mucor (Zygomycetes).
Taf. II, Fig. 13.

Vielfach verzweigtes Myzel, meist ohne Querteilung. Die charakteristischen Fruchtträger kommen unmittelbar nicht zur Beobachtung, da sie sich im Wasser nicht bilden. Kann fellartige weißgraue Überzüge bilden.

Leptomitus lacteus = Apodya lactea (Phycomycetes).
Taf. II, Fig. 12.

Bildet makroskopisch weißliche Massen von schaffellartigem Aussehen, welche das Bett des Gewässers bzw. darin liegende Steine u. dgl. überziehen, oder flottierende lockere weißliche Büschel. Normalerweise festsitzend, häufig aber auch treibend. Von Sphaerotilus natans (s. S. 180) meist durch geringere Schleimigkeit zu unterscheiden. Beide Pilzarten kommen auch gleichzeitig nebeneinander vor.

Mikroskopisch sehr charakteristisch: Lange, gerade, schlauchartige, 16—20 μ dicke Fäden ohne Querwände, aber mit Einschnürungen in gewissen Abständen, wodurch einzelne Glieder gebildet werden, die an riesige Hefesprossungen erinnern. Jedes Glied mit einer Verschlußkugel. Die Fäden sind schwach verzweigt. (Vgl. auch Fig. 42.)

Fusarium aquaeductuum (Ascomycetes).
Taf. II, Fig. 14.

Weißes Myzel, in Zellen gegliedert. In größeren Mengen bisweilen durch Moschusgeruch ausgezeichnet. Sporen von typischer sichelförmiger Gestalt. Kann in mäßig verunreinigten Vorflutern oft büschelförmige Besätze an Faschinen, Wurzeln usw. bilden.

B. Tierische.

Anthophysa vegetans (Flagellata).
Taf. IV, Fig. 6.

Kugelförmige, begeißelte Organismen, zu farblosen, rundlichen, kopfartigen Gebilden vereinigt, an ziemlich langen, oft durch Einlagerung von Eisenoxydhydrat braungefärbten, verzweigten Stielen sitzend.

Bodo globosus (Flagellata).
Taf. IV, Fig. 7.

Kugelförmiger, farbloser Organismus mit zwei Geißeln, deren eine als Schleppgeißel ausgebildet ist.
Bewegung mehr oder weniger oszillierend.

Synura uvella (Flagellata).
Taf. II, Fig. 9.

Traubenförmig zusammengeballte, kugelig-kegelförmige Organismen, jedes Individuum mit 2 gleich langen, dicht nebeneinander sitzenden Geißeln versehen, braun gefärbt. Frei schwimmende Kolonien von 30—100 μ Durchmesser. Häufig im Plankton von Flüssen usw., besonders zur kälteren Jahreszeit.

Glaucoma scintillans (Ciliata).
Taf. IV, Fig. 9.

Völlig bewimperter, eiförmiger Organismus. Die undulierende Membran der Mundspalte erscheint in ständig klappender Bewegung.

Paramaecium caudatum (Ciliata).
Taf. IV, Fig. 10.

Völlig bewimpertes, langgestrecktes, farbloses, ziemlich großes Infusor. Hinteres Ende verschmälert, mit längeren Cilien.

Carchesium lachmanni (Ciliata).
Taf. V, Fig. 2a.

Sehr typisch für mäßig verunreinigte Vorfluter. Kolonien bildende glockenförmige Tiere auf kontraktilen, verzweigten Stielen. Muskeln der Einzelstiele nicht als Ganzes zusammenhängend. Auch in der warmen Jahreszeit vorhanden. Schon mit Lupe leicht bestimmbar. Bildet bei Massenentwicklung zarte weißliche Überzüge an Stengeln von Wasserpflanzen, Holz u. dgl.

Epistylis galea (Ciliata).
Taf. V, Fig. 2.

Kegelförmige kontraktile Glöckchen an verzweigten starren Stielen.

Tubifex tubifex (Vermes).
Taf. VI, Fig. 8.

Meist 3—5 cm lange, dünne, rötliche Borstenwürmer, in sich zersetzendem Schlamm oft massenhaft anzutreffen. Die Tiere stecken mit dem vorderen Drittel ihres Körpers im Schlamm und vollführen mit dem übrigen, frei ins Wasser ragenden Teil des Körpers schlängelnde Bewegungen.

Tripyla setifera (Vermes).
Taf. V, Fig. 8.

Freilebender, wenige Millimeter langer Fadenwurm (Nematode). Meistens Schlamm- und Uferbewohner.

Rotifer vulgaris (Rotatoria).
Taf. V, Fig. 3.

Weit verbreiteter Vertreter der Rädertiere. Körper lang gestreckt, teleskopartig kontraktil. mit zwei Augen. Länge etwa $^1/_2$ mm. Die große Gruppe der Rädertiere (Rotatoria) besteht aus Organismen, welche mit einem lebhaft sich bewegenden, mannigfach gestalteten Wimperapparat („Räderorgan") am Vorderende des Körpers versehen sind, ähnlich wie er bei vielen Ciliaten zu beobachten ist. Die Rädertiere sind indessen viel höher organisiert als diese. Das Hinterende (der Fuß) des Körpers der Rädertiere zeigt gewöhnlich Anhänge verschiedener Form. Die Tiere besitzen einen Verdauungskanal, Muskeln, Nerven, vielfach Augen (von roter Farbe) usw. Manche Gattungen besitzen einen Panzer. Die Tiere sitzen entweder fest oder kriechen umher oder schwimmen frei. Männchen und Weibchen sind deutlich unterschieden. Männchen wenig zahlreich. Die Rädertiere fressen (wie manche Flagellaten und Ciliaten) auch Bakterien.

Larve von *Anchylostoma duodenale (Vermes)*[1]).
Taf. V, Fig. 7 (Abbild. des Eies s. Taf. I, Fig. 3 b).

Kann auch zu den a-mesosaproben Formen gerechnet werden.

Der nach vorne verjüngte Körper läuft hinten in eine pfriemenförmige Spitze aus. Länge zuerst 0,2—0,5 mm, später 0,8 mm. Bewegung, zumal bei gelinder Erwärmung, sehr lebhaft, hauptsächlich mit der hinteren Körperhälfte. Später Einkapselung der Larve in eine den Körper gleichmäßig umgebende, glashelle Scheide, welche den Körper vor Schädlichkeiten ziemlich gut schützt. Mit der Einkapselung ist das Endstadium des im Freien (Wasser) lebenden Anchylostoma erreicht. In diesem Zustand wandern die Larven auf dem Wege des Magendarmkanals oder unmittelbar durch die Haut in den menschlichen Körper ein, wo sie sich (im Darm) zu geschlechtsreifen, 8—16 mm langen Parasiten entwickeln. Pathogen für den Menschen (Anchylostomiasis, Kachexie der Bergleute, Ziegelbrenneranämie).

Die produzierten Eier der Parasiten werden mit dem Kot des infizierten Menschen entleert und entwickeln sich, bei genügend hoher Temperatur und genügender Feuchtigkeit, d. h. mit Vorliebe im Wasser, zu den geschilderten Larven.

In Wassertümpeln (z. B. im Grubenwasser der Bergwerke), die durch Fäkalien Kranker infiziert sind, werden die Larven gelegentlich gefunden. Aus dem eierhaltigen Kot können sie übrigens leicht zur Entwicklung gebracht werden. Die Eier sind doppelt konturiert, oval, mit glatter Oberfläche, durchsichtig. Inhalt meist im Stadium der Furchung begriffen (2—8 Furchungskugeln).

---

[1]) Dieser Organismus ist hier nicht als charakteristische mesosaprobe Form, sondern seiner krankheitserregenden Eigenschaften wegen eingereiht worden.

Asellus aquaticus (Crustacea).
Taf. VI, Fig. 6.

Ein bis anderthalb Millimeter lange, flache, mit Fühlern und Beinen versehene Assel, welche sich kletternd oder kriechend fortbewegt. Farbe grau oder bräunlich. Dient Fischen als Nahrung.

Larve von *Chironomus plumosus, (Insecta)*.
Taf. VI, Fig. 4.

Blutrote, wurmähnlich erscheinende Larve der Zuckmücke, baut sich aus Schlammteilchen ein röhrenförmiges Gehäuse, das sie nur selten verläßt, um frei herumzuschwimmen.

Liefert ausgezeichnete Fischnahrung.

β-Mesosaprob.
A. Pflanzliche.

Cladothrix dichotoma (Schizomycetes).
Taf. II, Fig. 4.

Dichotomisch (unechte Dichotomie) verzweigte, farblose, dünne Fäden von im wesentlichen ähnlichen Bau wie Sphärotilus.

Oscillatoria limosa (Schizophyceae).
Taf. II, Fig. 7.

Fäden aus kurzen, zylindrischen Zellen bestehend, etwa 20 μ im Durchmesser, ohne Verzweigungen, mit abgerundeten Enden. Farbe blaugrün. Die Fäden zeigen charakteristische aktive kriechende Bewegung, so daß sie sich selbständig aus dem Schlamme herauslösen können. Geruch eigenartig dumpfig-erdig.

Oszillatoriaarten gedeihen im Sommer und im Winter.

Melosira varians (Bacillariales).
Taf. II, Fig. 8.

Zellen aus schachtelartigen Kieselschalen gebildet, mit abgerundeten Kanten. Im Plasma der Zellen braune Farbstoffträger. Zellen zu Fäden von etwa 30 μ Durchmesser zusammengefügt. Sehr typisch für die Uferregion von Vorflutern, deren Wasser sich der Mineralisation weitgehend genähert hat.

Navicula cryptocephala (Bacillariales).
Taf. III, Fig. 6.

Schalen schmal lanzettlich, nach den Enden zugespitzt. Enden etwas vorgezogen, knopfförmig. Im Querschnitt viereckig. Beweglich. Die Gattung Navicula ist durch eine große Reihe von Spezies und Varietäten ausgezeichnet.

Pediastrum boryanum (Protococcales).
Taf. III, Fig. 9.

Polyedrische, zu scheibenartigen Kolonien in Rosettenform vereinigte grüne Zellen. Randzellen zweilappig.

Elodea canadensis (Monocotyledoneae).
Taf. VI, Fig. 11.

Wasserpest. Blätter in meist dreigliedrigen Quirlen ziemlich klein, länglich bis lineal-lanzettlich. Pflanze untergetaucht.

Phragmites communis (Gramineae).
Taf. VI, Fig. 9.

Schilf. Bildet oft Bestände an Ufern von Flüssen und Seen. Dient zahlreichen Wasserbewohnern als Schlupfwinkel und Aufenthaltsort. Geht auch in benachbarte Zonen über.

B. Tierische.

Arcella vulgaris (Rhizopoda).
Taf. IV, Fig. 3.

Braune, pilzhutförmige, runde Chitinschale, zart hexagonal gefeldert. Protoplasmamasse hauptsächlich im mittleren Teil der Schale. Mittels Pseudopodien kriechend.

Coleps hirtus (Ciliata).
Taf. IV, Fig. 8.

Tonnenförmiger, gepanzerter, allseitig gleichmäßig bewimperter Organismus.
Länge 40—50 μ. Sehr gefräßig.

Stentor polymorphus (Ciliata).
Taf. V, Fig. 1.

Trompetenförmiges großes Infusorium, mit feinen Wimpern bekleidet. Im vorderen Teil mit Strudelorganen. Kern groß, rosenkranzförmig.

Spongilla lacustris, [Süßwasserschwamm] *(Spongiae).*
Taf. IV, Fig. 5.

Ganz leicht gebogene glatte, spitze Skelettnadeln. Stäbchen aus hornartiger Substanz.
Bildet meist geweihartig gestaltete Überzüge auf Schilfstengeln, Holzbohlen usw. Farbe grün oder gelblich. Geht auch in benachbarte Zonen über.

Nephelis vulgaris (Vermes).
Taf. VI, Fig. 7.

Schlammegel. Mehrere Zentimeter lang, schmal, flach, mit Haftscheibe. Farbe meist grau oder bräunlich. Nährt sich vorwiegend von kleineren Tieren, u. a. von den Zuckmückenlarven.

Rotifer vulgaris (Rotatoria) s. o.

Synchaeta pectinata (Rotatoria).
Taf. V, Fig. 5.

Ungepanzertes, seiner Gestalt im Längsschnitt nach einem Flugdrachen ähnelndes Rädertier, mit Auge und kompliziertem Räderapparat. Echt planktonisch.

Polyarthra platyptera (Rotatoria).
Taf. IV, Fig. 12.

Ungepanzert, im Längsschnitt annähernd quadratisch geformt, mit einem Auge. An jeder Längsseite des Körpers je eine Gruppe von drei ziemlich langen, schwertförmigen Anhängen. Kann sich im Wasser schwimmend und springend fortbewegen.

Sehr häufig im Plankton.

Brachionus pala (Rotatoria).
Taf. V, Fig. 6.

Gepanzert, tulpenartige Form mit ziemlich langem biegsamen Fuß. Auge. Häufig mit Eiern.

Verbreitet im Plankton.

Anuraea aculeata (Rotatoria).
Taf. V, Fig. 4.

Gepanzert, nahezu faßförmig, ohne Fuß. Zwei Dornen am hinteren Ende. Auge. Anuraea cochlearis nur mit einem Dorn.

Sehr häufig im Plankton.

Asellus aquaticus (Crustacea) s. o.

Daphnia longispina (Crustacea).
Taf. V, Fig. 12.

Wasserfloh. Charakteristisches Aussehen. Langer Stachel am hinteren Körperende. Schale. Zwei mehrästige Schwimmbeine. Darmkanal. Großes (schwarz gefärbtes) Auge.

Planktonorganismus. Auch oligosaprob.

Paludina vivipara = Vivipara contecta (Mollusca).
Taf. VI, Fig. 1a.

Sumpfschnecke. Gedrungen-kegelförmiges Gehäuse, schwach grünlich mit braunen Bändern.

Oligosaprobien.
A. Pflanzliche.

Gallionella ferruginea (Schizomycetes).
Taf. II, Fig. 2.

Feine, meist Eisenoxydhydrat enthaltende, in der Regel schraubig gewundene Fäden. Eisenbakterie. Die einzelnen Exemplare sind meist zurückgebogen und mit den freien Enden ineinander gewunden, wodurch perlschnurartige Fäden vorgetäuscht werden. (Vgl. auch Fig. 34.)

Crenothrix polyspora (Schizomycetes).
Taf. II, Fig. 5.

Sehr bekannte Eisenbakterie. Zylindrische Fäden erheblich breiter als bei der vorigen Gattung. Mit Scheiden. In die Scheiden sind kurze Zellen eingelagert, welche an der Spitze der Fäden zu kleineren Zellen (Sporen) zerfallen können. Eiseneinlagerungen in Form von Oxydulsalzen. Rostbildung durch Oxydation dieser Salze zu Oxyden. (Vgl. auch Fig. 32.)

Clathrocystis aeruginosa (Schizophyceae).
Taf. II, Fig. 10.

„Wasserblüte" bildend. Sehr zahlreiche kleine, runde Zellen, grünlich, zu Familien vereinigt, welche oft von Gallerte umhüllte, gitterartig durchbrochene Kolonien darstellen.

Synura uvella (Flagellata) s. o.

Dinobryon sertularia (Flagellata).
Taf. III, Fig. 1.

Kolonien bildende Protozoen; in becherförmigen Gehäusen steckend, begeißelt, gelblich gefärbt.
Häufig im Plankton.   Auch β-mesosaprob.

Ceratium hirundinella (Peridiniales).
Taf. III, Fig. 2.

Gepanzerter Organismus, mit mehreren großen hornartigen Fortsätzen, von brauner Farbe, frei schwimmend. 2 Geißeln, deren eine in einer gürtelförmig den Körper umziehenden Rinne liegt.

Fragilaria crotonensis (Bacillariales).
Taf. III, Fig. 3.

Diatomee, ähnlich einem zweiseitigen Kamm gebaut, bestehend aus kettenartig aneinander liegenden langgestreckten Zellschalen. Mitte durch Farbstoffträger gelb gefärbt.
Häufig im Plankton.

Asterionella formosa (Bacillariales).
Taf. III, Fig. 4.

Schmale Kieselzellen, zu sternförmigen Gebilden gruppiert. Gelbe Farbstoffträger im Plasma. Strahlen zu 4 bis ca. 16, meist gegen 8.
Sehr charakteristische Planktoralge.

Synedra acus (Bacillariales).
Taf. III, Fig. 5.

Schlanke, lanzettförmige, fast lineare Zellschalen.
Im Plankton.

Gomphonema olivaceum (Bacillariales).
Taf. III, Fig. 7.

Zellschalen keulenförmig, auf langen, verzweigten, hyalinen Stielen sitzend; die dem Protoplasma eingelagerten Farbstoffträger sind gelb gefärbt.
Uferorganismus.   Auch β-mesosaprob.

Eudorina elegans (Protococcales).
Taf. III, Fig. 8.

Begeißelte, grüne Chromatophoren enthaltende Zellen, zu hohlkugel-
förmigen Familienverbänden vereinigt.
Im Plankton.

Cladophora glomerata (Confervales).
Taf. VI, Fig. 13.

Zähe Fadenalge, mit verzweigten dünnen Fäden, flutende grüne
Rasen bildend. Festsitzend.

Amblystegium riparium (Bryophyta).
Taf. VI, Fig. 12.

Wassermoos, auch auf feuchtem Boden.

Potamogeton crispus (Monocotyledoneae).
Taf. VI, Fig. 10.

Laichkraut. Krause, breit-lanzettförmige Blätter. Potamogeton
bildet zahlreiche Arten, die sich oft schon in der Form der Blätter voneinander unterscheiden. Auch β-mesosaprob.

B. Tierische.

Amoeba proteus (Rhizopoda).
Taf. IV, Fig. 2.

Schalenloses, nacktes Protoplasmaklümpchen mit Kern, lappige
Pseudopodien aussendend. Farblos.
Schlamm- und Uferbewohner.

Difflugia pyriformis (Rhizopoda).
Taf. IV, Fig. 4.

Schale meist aus Sandkörnchen aufgebaut, birnförmig, aus welcher
die Pseudopodien des Protoplasmaleibes herausragen. Als beschalte
Amöbe aufzufassen.

Rhaphidiophrys pallida (Heliozoa).
Taf. IV, Fig. 1.

Annähernd kugeliger Körper mit tangentialen Nadeln. Die feinen
fadenförmigen Pseudopodien radial ausstrahlend, mit Achsenfäden, die
im Mittelpunkt des Körpers zusammenstoßen.

Limnaea stagnalis (Mollusca).
Taf. VI, Fig. 1.

Schlammschnecke. Rechtsgewundenes Gehäuse, mit langer Spitze
und großer letzter Windung, von bräunlicher Farbe.

Dreissensia polymorpha (Mollusca).
Taf. VI, Fig. 2.

Wandermuschel. (Passiv aus dem Schwarzen Meer in die Flüsse
verschleppt.) Kleine, annähernd dreieckige Muschel, von meist bräun-

licher Farbe mit dunkleren Bändern. Häufig zu Klumpen vereinigt, ähnlich den Miesmuscheln des Meeres.

Gammarus pulex (Crustacea).
Taf. VI, Fig. 5.

Flohkrebs. Meist über 1 cm lang. Körper gekrümmt, aus ringförmigen, beschalten Segmenten zusammengesetzt, seitlich zusammengedrückt. Augen und zwei Fühlerpaare am Kopf. Brustbeine und Hinterleibsbeine. Graugelbe Färbung. Frei schwimmend, kräftige Bewegungen ausführend. Auch β-mesosaprob.

Cyclops viridis (Crustacea).
Taf. V, Fig. 10.

Hüpferling. In Segmente geteilter, breiter eiförmiger Vorderleib, schmaler Hinterleib. Körper im ganzen birnförmig. An der Spitze des Vorderleibes mittelständiges Auge und zwei große Antennen. Am Hinterleib borstenartige, gefiederte Fortsätze. Beim Weibchen an der Grenze zwischen Vorder- und Hinterleib rechts und links je ein großes Eiersäckchen.

Nauplius (Larve niederer Krebse).
Taf. V, Fig. 9.

Ovaler bis fast rechteckiger Körper mit drei Gliedmaßenpaaren und einem unpaaren Auge. Läßt eine bestimmte Diagnose auf die später zur Entwicklung kommende Crustaceenspezies nach den bisherigen Untersuchungen nicht zu.

Bosmina coregoni (Crustacea).
Taf. V, Fig. 11.

Körper in der Seitenansicht annähernd dreieckig. Kopf schnabelförmig mit langem Fortsatz und mit Auge, durch kleine Einkerbung vom Mittelleib abgesondert. Ruderextremitäten. Eier im Brutraum auf der Rückseite des Körpers.

Perla-Larve (Orthoptera).
Taf. VI, Fig. 3.

Larve der Afterfrühlingsfliege, auch Uferbold genannt.

Larve von Phryganea grandis (Neuroptera).
Taf. VI, Fig. 3a.

Larve der Köcherfliege, Sprock genannt, lebt im Wasser und baut sich durch Zusammenkitten von allerhand Fremdkörpern ein Gehäuse, aus dem sie nur Kopf, Thorax und Beine zum Zwecke der Fortbewegung oder Nahrungsaufnahme herausstreckt. Auch β-mesosaprob.

Unter den vorstehend aufgezählten Organismen sind einige, welche für die biologische Untersuchung und Beurteilung des Trinkwassers nnd des Abwassers besonders wichtig sind. Abbildungen derselben befinden sich größtenteils schon auf den am Schlusse des Buches befindlichen Tafeln (vgl. Taf. II, Nr. 2—6 und 12; Taf. VI, Nr. 14). Einige weitere[1]) mögen hier folgen. Es handelt sich einerseits um die Eisen

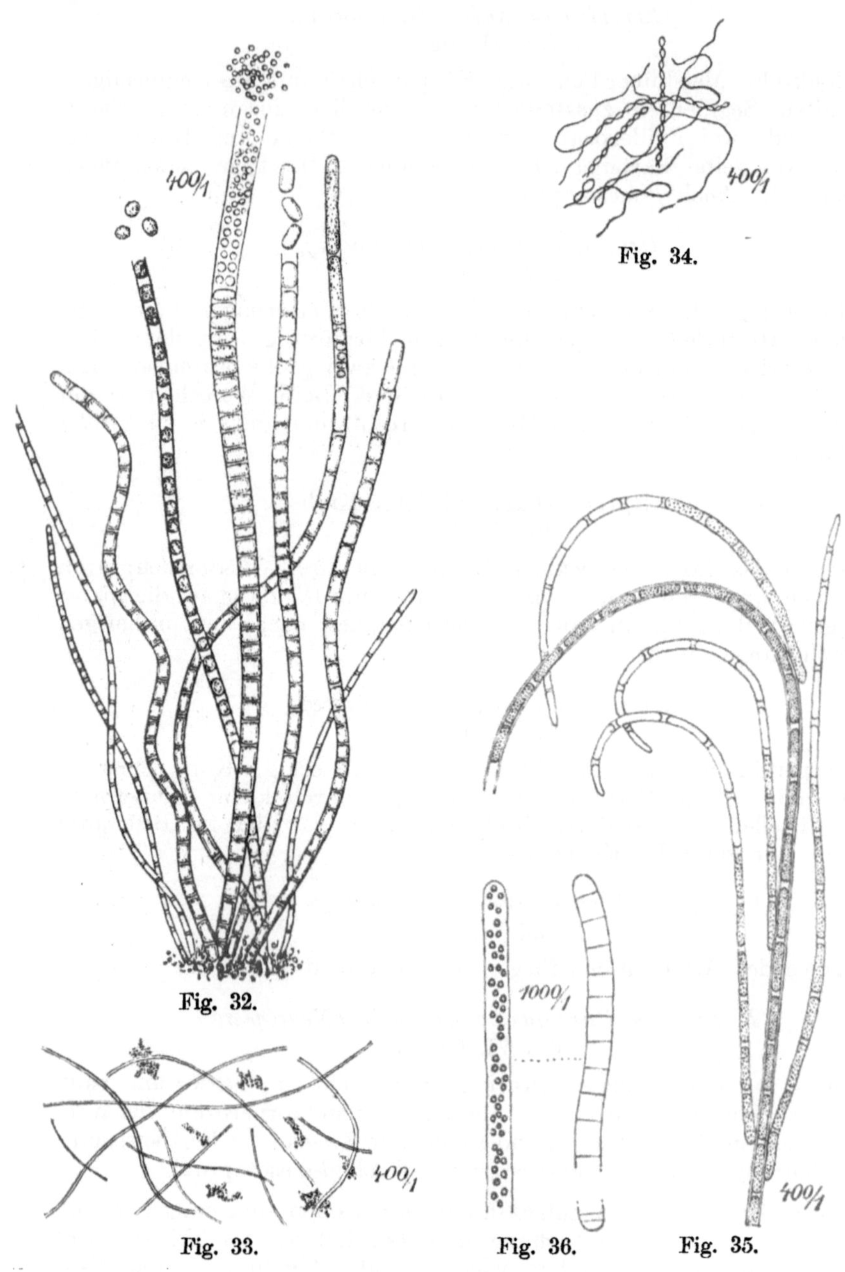

Fig. 34.

Fig. 32.

Fig. 33.

Fig. 36.

Fig. 35.

[1]) Nach Kolkwitz, Migula, Winogradsky, Zopf.

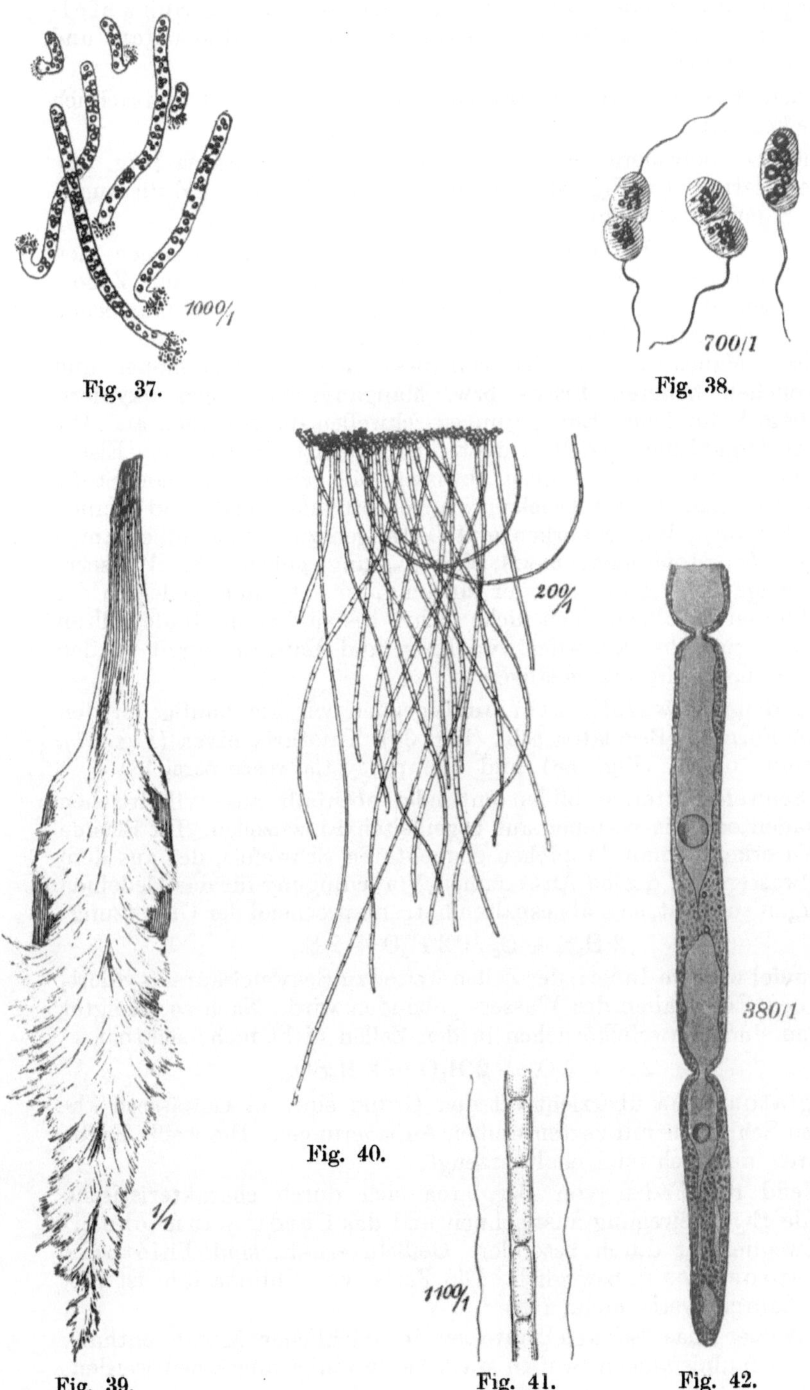

Fig. 37.

Fig. 38.

Fig. 39.

Fig. 40.

Fig. 41.

Fig. 42.

und Mangan speichernden Bakterien, andererseits um die Schwefelbakterien und die beiden Abwasserpilze Sphaerotilus natans und
Leptomitus lacteus.

Zu den Eisen- und Manganbakterien gehören hauptsächlich
folgende Formen:

Crenothrix polyspora (Fig. 32), Chlamydothrix ochracea (Fig. 33),
Gallionella ferruginea (Fig. 34), Clonothrix fusca (Fig. 35) und die kugelförmige Siderocapsa treubii.

Die vier erstgenannten gehören zu den Chlamydobakteriazeen, den
Scheidenbakterien. Sie bestehen aus meist kurzzylindrischen Zellen,
die zu langen dünnen farblosen von einer hyalinen Scheide umgebenen
etwa 1—10 μ breiten Fäden aneinandergereiht sind. Im Wasser gelöste
Eisen- bzw. Mangansalze werden von diesen Fäden aufgenommen und
zu unlöslichen höheren Eisen- bzw. Manganverbindungen oxydiert.
Durch diese bräunlichen Einlagerungen schwellen die Scheiden an. Die
genannten Organismen gedeihen überall da, wo sich die löslichen Eisen-
und Manganverbindungen neben gewissen Mengen organischer Stoffe
im Wasser finden. Hier entwickeln sie sich oft massenhaft und können
dann in Brunnen, Wasserwerken und Leitungen zu höchst unliebsamen
Störungen (Verstopfungen usw.) Veranlassung geben. In Wässern,
welche weniger als 0,1 mg Fe oder Mn im Liter enthalten, gedeihen die
Eisenbakterien im allgemeinen nicht mehr. Bis zu diesem Grade sollten
also Wässer tunlichst künstlich von Eisen und Mangan befreit werden
ehe sie in das Rohrnetz gelangen.

Unter den Schwefelbakterien begegnen wir am häufigsten den
folgenden Formen: Beggiatoa alba (Fig. 36), Thiothrix nivea (Fig. 37),
Chromatium okenii (Fig. 38) und Lamprocystis roseo-persicina.

Die Schwefelbakterien bilden entweder ebenfalls aus zylindrischen
Zellen Fäden oder sie bestehen aus begeißelten Einzelzellen. Im Plasma
der Zellen erkennt man Tröpfchen elementaren Schwefels, der aus dem
Schwefelwasserstoff, dessen Anwesenheit Vorbedingung für das Gedeihen
dieser Organismen ist, sich abgespalten hat, entsprechend der Umsetzung:

$$2\,H_2S + O_2 = 2\,H_2O + 2\,S.$$

Der Schwefel wird im Innern der Zellen weiter zu Schwefelsäure oxydiert,
die von den Erdalkalien des Wassers gebunden wird. Nach so erfolgter
Oxydation sind Schwefelkörnchen in den Zellen nicht mehr sichtbar.

$$2\,S + 3\,O_2 + 2\,H_2O = 2\,H_2SO_4.$$

Beggiatoa alba überzieht oft den Grund eines in Gewässern abgelagerten Schlamms mit zarten weißen Auflagerungen. Die weiße Farbe
wird durch den Schwefelgehalt erzeugt.

Während die Fäden von Beggiatoa sich durch charakteristische
kriechende Eigenbewegung auszeichnen und das Chromatium okenii
seine Beweglichkeit durch besondere Geißeln erhält, sind Thiothrix
und Lamprocystis unbeweglich. Die Farbe von Chromatium ist rot,
die von Lamprocystis mehr rosa.

Ein Wasser, das Schwefelbakterien in reichlicher Menge enthält,
muß als mit fäulnisfähigen Stoffen stark verunreinigt angesehen werden.

Nur der Befund von Schwefelbakterien in Schwefelquellen ist anders zu beurteilen, denn hier dienen als Quelle für den Schwefelwasserstoff die Sulfate.

Der Sphaerotilus natans gehört, ebenso wie die fädigen Eisenbakterien zur Familie der Scheidenbakterien. Die von einer Gallerthülle umgebenen Scheiden enthalten etwa 2 μ dicke und 5 μ lange Zellen. Die Pilzfäden des Sphaerotilus natans sind durch ein starkes Sauerstoffbedürfnis ausgezeichnet und gedeihen daher vorwiegend in stark bewegtem und seichtem Wasser, stellenweise besonders bei niedriger Temperatur. Makroskopisch erscheinen sie dem Auge als schleimige Überzüge und fellartig-zottige Besätze an festen vom Wasser bespülten Gegenständen. Sie entwickeln sich in solchen Wasserläufen, die stark mit organischen Stoffen verunreinigt sind, also z. B. in Bächen und Flüssen, die viel städtische, Zuckerfabrik- oder Zellstoffabrikabwässer usw. aufgenommen haben. Die sich losreißenden Pilzzotten gehen sekundär in Fäulnis über, wenn sie zum Ablagern kommen. Wucherungen des Sphaerotiluspilzes können dadurch zu einer Kalamität werden.

Fig. 39 zeigt in natürlicher Größe ein mit einem Sphaerotilusfilz überzogenes Schilfblatt. Fig. 40 zeigt Sphaerotilusfäden bei schwächerer, Fig. 41 ein Stück eines Sphaerotilusfadens bei starker Vergrößerung.

Sphaerotilus ist der häufigste Abwasserpilz.

Der ihm bei der Betrachtung mit unbewaffnetem Auge ähnliche Leptomitus lacteus gehört zu einer Gruppe der Wasserschimmelpilze, zu den Phycomyceten. Er besteht aus einzelligen, durch Einschnürungen charakteristisch gegliederten Fäden (vgl. Fig. 42) die Verzweigungen zeigen und erheblich dicker sind als Sphaerotilusfäden (16—40 μ). Man kann diese Fäden bereits durch eine starke Lupe erkennen. Beim Abschreiten der Vorflut erkennt man den Leptomitus lacteus als grauweißen schaffell- oder watteartigen Besatz. Er entwickelt sich in mit organischen Stoffen verunreinigten fließenden Gewässern. Auch hier gehen die bei Sauerstoffmangel absterbenden Massen häufig in Zersetzung über und können dann ebenfalls — wie der absterbende Sphaerotilus — zu einer bedenklichen Verpestung der Vorflute führen.

IV. Die bakteriologische Untersuchung des Wassers und Abwassers.

1. Allgemeine Bemerkungen.

Wenngleich im vorhergehenden Abschnitt die niederen pflanzlichen und tierischen Gebilde des Wassers behandelt worden sind, so erscheint es doch angezeigt, den einfachsten Formen, den Bakterien, ein eigenes Kapitel zu widmen, zumal dieselben hinsichtlich der hygienischen Beurteilung des Wassers ein besonderes Interesse gewonnen haben. Weiterhin ist deren Erkennung und Bestimmung nicht durch das Mikroskop allein möglich, sondern es sind gewisse Maßnahmen nötig, deren Beschreibung eine getrennte Behandlung erheischt. Nur durch die Züchtung, d. h. durch die Erzeugung von Massenverbänden der Bakterien lassen sich gewöhnlich Merkmale einzelner Arten ausfindig machen.

Die bakteriologische Untersuchung beschränkt sich größtenteils auf Trinkwasser und Oberflächenwasser. Das eigentliche Abwasser ist selten Gegenstand der bakteriologischen Prüfung, doch kann immerhin die letztere mit Erfolg herangezogen werden zur Kontrolle der Wirkung biologischer Abwasserreinigungsverfahren, im besonderen der Bodenfiltration.

Für die folgenden Ausführungen müssen die Grundlagen der Bakteriologie und die einfacheren bakteriologisch-technischen Fertigkeiten als bekannt vorausgesetzt werden, doch sollen trotzdem die hauptsächlichsten in Frage kommenden Handgriffe und Methoden noch einmal eine kurze Schilderung erfahren. Die praktische Anleitung im Laboratorium ist jedoch für den Ungeübten hier so wenig zu umgehen wie bei den physikalischen, chemischen und mikroskopischen Untersuchungen.

Es ist ein bedauerlicher Irrtum, wenn man die Ausführung einer quantitativen bakteriologischen Wasseruntersuchung (Keimzählung) für so einfach hält, daß sie ein jeder, nachdem er sie einmal mit angesehen oder ihre Beschreibung gelesen hat, sicher ausführen kann. So leicht die Technik der bakteriologischen Wasseruntersuchung erscheint, so schwierig ist es tatsächlich für den Anfänger, mit Sicherheit einwandfreie Ergebnisse zu erzielen, d. h. einerseits unter Fernhaltung aller nicht dazu gehöriger saprophytischer Keime zu arbeiten, andererseits durch zu große Ängstlichkeit beim Sterilisieren der Instrumente und Gläser, beim Verflüssigen der Nährböden usw. nicht die Keime in ihren Lebensbedingungen zu schädigen. Nur derjenige, welchem die bakteriologische Technik, im besonderen das bakteriologisch saubere Arbeiten so in

Fleisch und Blut übergegangen ist, daß er gleichsam automatisch und dabei doch mit völliger Sicherheit die vielen kleinen notwendigen Handgriffe sachgemäß erledigt, darf auf zuverlässige Resultate rechnen. Man sollte niemals vergessen, daß wir in den Bakterien Organismen vor uns haben, die bereits auf physikalische und chemische Veränderungen ihrer Umgebung reagieren, welche wir als belanglos anzusehen gewohnt sind (oligodynamische Wirkungen). Deshalb wäre jedem, ehe er an die bakteriologische Wasseruntersuchung herangeht, z. B. die Lektüre der lehrreichen Arbeit Fickers (184) dringend zu empfehlen, in welcher ein Teil dieser Einflüsse gründlichst erörtert wird.

Wenn oben von zuverlässigen Resultaten gesprochen wurde, so ist auch dies noch cum grano salis zu verstehen.

Wir müssen uns vergegenwärtigen, daß wir mit den unten näher zu beschreibenden Methoden der quantitativen Keimbestimmung absolute Zahlen kaum jemals zu erwarten haben. Die Zahlen, die wir erhalten, sind bestenfalls miteinander vergleichbar, d. h. dann, wenn wir uns in der Technik der Bestimmung der Keimzahl stets genau an die gleiche Methodik halten. Diese Methodik beschränkt sich nicht etwa nur auf den Prozeß der eigentlichen Herstellung der Zählplatte, sondern sie hat bereits bei der Herstellung der Nährböden usw. einzusetzen. Hält man sich an die Vorschriften nicht gewissenhaft, so wird man zwar Ergebnisse erhalten, aber Ergebnisse, welche zu groben Täuschungen führen können und mit den von anderer Seite gewonnenen durchaus unvergleichbar sind. Das Mißtrauen, das von vielen Seiten den Ergebnissen der quantitativen bakteriologischen Wasseruntersuchung entgegengebracht wird, ist leider nicht ganz unberechtigt. Dieses Mißtrauen würde aber schwinden, wenn nur solche Persönlichkeiten die bakteriologischen Untersuchungen ausführten, welche sich durch die scheinbare Einfachheit der notwendigen Manipulationen nicht täuschen lassen, sondern auf Grund ihrer Kenntnisse und ihrer Erfahrung hinter der scheinbar leichten Technik auch die Schwierigkeiten erkennen, welche sich der Gewinnung zuverlässiger, verwertbarer und vergleichbarer Ergebnisse entgegenstellen.

Zum Studium der Biologie und Morphologie der Bakterien empfehlen wir u. a. das Werk von Fischer (185), als systematisches Werk Lehmann-Neumann (186), zum genaueren Studium der Technik der bakteriologischen Untersuchungsmethoden die Werke von Günther (187) und Heim (188). Recht nützlich sind auch die kleinen Taschenbücher von Abel und Abel und Ficker (189). Hinsichtlich der Darstellung der Beziehungen zwischen Mikroorganismen und Wasser können die betreffenden Abschnitte in Tiemann-Gärtners (190) und in dem später von Gärtner allein bearbeiteten Handbuch (191) als mustergültig gelten. Von ausländischen Büchern seien u. a. genannt die Werke von Frankland (191), Savage (192), Prescott und Winslow (193) und Miquel und Cambier (194). Die in den Vereinigten Staaten gebräuchlichen bakteriologischen (wie physikalischen, chemischen und mikroskopischen) Untersuchungsmethoden sind enthalten in den schon erwähnten von der American Public Health

Association herausgegebenen: Standard Methods for the Examination of Water and Sewage. Sec. Ed. New York 1912.

Angaben über die Methodik der bakteriologischen Abwasseruntersuchungen finden sich auch in dem Second Report, Royal Commission on Sewage Disposal 1902 (London).

2. Das Vorkommen der Bakterien im Wasser und Abwasser.

Von den verschiedenen Wasserarten, welche zum menschlichen Genuß und Gebrauch verwendet werden, hat sich das als Quellwasser sowie das künstlich gehobene oder artesisch zutage tretende Grundwasser wohl von jeher eines besonderen Vorzuges erfreut, und zwar infolge seiner schon äußerlich auffallenden Reinheit. Und doch ist dieses Wasser nicht ganz von der Möglichkeit einer Verunreinigung durch Bakterien freizusprechen. Allerdings sind es gewöhnlich nur Ausnahmen von der Regel, welche eine Besprechung des Grundwassers nach dieser Hinsicht erheischen. Vergegenwärtigen wir uns die Entstehung des Grundwassers, so ist für den größten Anteil desselben, für den aus dem Niederschlagswasser entstandenen, Keimfreiheit im voraus anzunehmen. Die filtrierende Eigenschaft des Bodens ist es, welche diese Behauptung rechtfertigt. Diese kommt nicht nur zur Geltung bei den feinporigen Bodenarten, deren Kanäle ein kapillares Gepräge an sich tragen, sondern auch bei großporigen, indem sich hier die Natur eines zweckentsprechenden Mittels bedient hat, das den gleichen Erfolg nach einer gewissen Zeit sichert. Die Fähigkeit der Bakterien, den Boden zu durchwandern, ist durch zahlreiche Untersuchungen geprüft worden, aber es hat sich ergeben, daß dieselben nur wenige Meter in die Tiefe vordringen können. Eine solche Tatsache kann nur auf eine äußerst wirksame Filtration zurückgeführt werden, die in dem Vorhandensein kapillarer Gänge im Boden, in deren Beschaffenheit und Krümmung ihre Erklärung findet. Insofern die Dichtigkeit dieses Filters durch physikalische Verhältnisse von vornherein nicht bedingt ist, wird sie häufig in kurzer Zeit geschaffen, indem das Niederschlagswasser eine Menge feinster Stoffe von der Erdoberfläche abschwemmt, welche bei dessen Versickerung zur Verlegung größerer Porenräume dienen. Auf diese Weise erwirbt sich bisweilen auch ein großporiger Boden nach und nach die Eigenschaften eines feinporigen, indem er sich gewissermaßen mit einer filtrierenden Schicht überzieht.

Es kommt noch ein Umstand hinzu, welcher die Entwicklungsfähigkeit der Bakterien mit zunehmender Tiefe ungünstig gestaltet. Ungelöste, leblose organische Massen werden ebenfalls durch den Filtrationsvorgang frühzeitig abgeschieden und damit Nährmaterial den Bakterien entzogen, während andererseits gelöste organische Stoffe aufgebraucht oder in ihrer Konstitution verändert werden, ehe sie in eine gewisse Tiefe gelangen. Wenn schon diese Umstände ungünstig auf die Entwicklung von Bakterien einwirken, so sind es noch mehr die relativ niederen Bodentemperaturen, die Abnahme des Sauerstoffs und die Vermehrung der

Kohlensäure gegenüber der äußeren Atmosphäre, welche eine gedeihliche Entfaltung ihrer Lebenstätigkeiten häufig beeinträchtigen können.

Die Ursachen dafür, daß das Grundwasser trotzdem nicht immer frei von Bakterien befunden wird, liegen in einer anderen Richtung. Nicht immer ist die Länge des Weges, welchen dasselbe in die Tiefe zurücklegt, derart bemessen, daß eine vollständige Abscheidung der Bakterien stattfindet. Wenn beispielsweise die undurchlässige Bodenschicht sehr oberflächlich gelegen ist, so bewegt sich der Grundwasserstrom noch in der Zone der Bakterientätigkeit und nimmt, namentlich bei stärkerem Gefälle, eine Anzahl der Keime mit sich fort, wie dies bei manchen Flachquellen der Fall ist. Seichte Brunnen sind in dieser Hinsicht immer als verdächtig zu betrachten, wenn dieselben bei nachgewiesener Bodenverunreinigung ein an Keimen reiches Wasser liefern.

Eine andere Art der Übertragung von Bakterien ist dadurch gegeben, daß Undichtigkeiten des Bodenfilters durch äußere Ursachen eintreten; Erdarbeiten rücken oft sehr nahe an die Zone des Grundwassers heran oder legen diese für längere Zeit bloß; hin und wieder stellen auch die Gänge verschiedener im Boden wohnender Tiere eine direkte, Kommunikation zwischen Erdoberfläche und Grundwasser her. Das Niederschlagswasser wird unter solchen Verhältnissen denjenigen Weg einschlagen, welcher ihm den geringsten Widerstand bietet, und geht hierdurch jeglicher Filtration und Reinigung verlustig.

Wohl die häufigste Verunreinigung erfährt das Grundwasser an denjenigen Stellen, an welchen es angezapft wird, durch ungeeignete Anlage und Behandlung von Quellen und Brunnen. Die schlechte Fassung einer Quelle kann das beste Wasser zu einem gesundheitsschädlichen und gefährlichen umgestalten, insofern sie den Zutritt von Unrat von außen her ermöglicht. Es ist naheliegend, daß man das Wasser an der am leichtesten zugänglichen Stelle zu fassen sucht, bei abfallendem Gelände wird dies immer der tiefste Punkt sein. Nicht selten findet man, namentlich auf dem Lande, daß Abwässer, ja sogar der flüssige Inhalt von Dunggruben, von höher gelegenen Punkten aus ihren Weg zur oder in die Nähe der Entnahmestelle des Trinkwassers nehmen. Ähnlich liegen oft die Verhältnisse bei dem sog. Schacht- oder Kesselbrunnen. Um die Leistungsfähigkeit dieser Art von Brunnen tunlichst auszunützen, findet der Zutritt des Wassers nicht nur von der Sohle her statt, sondern es ist zu gleichem Zwecke die Mauerung der Wandung durchlässig gestaltet. Jede Verunreinigung des Bodens in der Umgebung des Brunnens führt möglicherweise zu bedenklichen Beimengungen von Bakterien zum Wasser. Ist schon an sich die Herstellung eines solchen Brunnens oft nicht zu empfehlen, so wird man bei der Wahl des Ortes ganz besonders darauf zu achten haben, daß dieser gegen äußere Verunreinigungen geschützt ist und bleibt. Selbstverständlich ist die Fernhaltung unsauberer Flüssigkeiten. Es ist aber auch Bedacht darauf zu nehmen, daß durch dichte Pflasterung u. dgl. in der Umgebung des Brunnens das Einsickern von Aufschlagwasser verhütet, daß diesem vielmehr Gelegenheit zu raschem Abfluß gegeben wird. Sobald das Wasser mit der Bodenoberfläche in Berührung gekommen ist, ist es mit Keimen infiziert, welche sich unter Umständen sehr rasch vermehren. Seine Beschaffenheit wird dann eine sehr fragliche. Es ist häufig der Fall, daß derartig verändertes Wasser einen direkten Weg zu dem Brunneninhalt findet und diesen hierdurch verschlechtert oder unbrauchbar macht. Die leidige Gewohnheit der Wäschereinigung, bei der eine gewisse Wasservergeudung unvermeidlich ist, in der Nähe solcher Brunnen ist besonders zu tadeln, da neben der Unappetitlichkeit die Beimengung von Krankheitserregern zum Wasser auf diese Weise nicht selten ist.

Wenn sonach das Vorhandensein von Spaltpilzen im Grundwasser in größerer Zahl eine meist vermeidbare Ausnahme bildet, so muß deren Existenz in den zutage liegenden Gewässern geradezu als Regel betrachtet werden, so daß wir mit ihnen als normalen Wasserbewohnern rechnen.

Die Lebenstätigkeit der Bakterien in der Erdkruste ist eine sehr vielseitige, und demgemäß steigt ihre Vermehrung daselbst erheblich an. Ein Teil der Keime wird von dem Wind mit dem Staube fortgetragen und auf diesem Wege dem Oberflächenwasser zugeführt. Weit bedeutender ist die Anzahl derjenigen, welche durch die Bewegung des Wassers mit den Bodenteilchen losgerissen werden.

Ganz beträchtlich sind die Bakterienmassen, die mit fäulnisfähigen Substanzen in das Wasser gelangen oder demselben durch Abwässer der verschiedensten Art zugeführt werden. **Für die Beurteilung der Verunreinigung durch menschliche Auswurfstoffe charakteristisch ist hier namentlich die typische Darmbakterie, das Bacterium coli.**

3. Die Vermehrungsfähigkeit der Bakterien im Wasser.

Wenn sich aus dem Gesagten schon das Vorhandensein von Bakterien überhaupt im Wasser ergibt, so erklärt sich deren häufig große Anzahl aus ihrer raschen Vermehrungsfähigkeit daselbst. Diese Eigenschaft war frühzeitig schon bekannt geworden, seitdem man sich mit der Lebenstätigkeit dieser niederen Pflanzenformen beschäftigt hat; ein zahlenmäßiger Beweis hierfür wurde durch das von Koch entdeckte Plattenverfahren erbracht. Durch viele Versuche ist erwiesen, daß Keime, auf eine günstige Nährflüssigkeit verimpft, in kurzer Zeit sich auf ein Vielfaches vermehren. Zunächst wird man geneigt sein, dies auf einen Überfluß von Nährmaterial zu beziehen; jedoch diese Beobachtung wurde auch gemacht bei der Verwendung von gewöhnlichem Wasser und sogar oft, wenn dieses destilliert worden war. Die letztgenannte Tatsache spricht für eine ungeheure Genügsamkeit einer großen Reihe von Bakterienarten. Wollte man annehmen, daß die Existenz von Ernährungsmaterial allein maßgebend für die Vermehrungsfähigkeit der Bakterien sei, so müßte man logischerweise schließen, daß deren Anzahl in infizierten Gewässern mit der Zeit ins Unendliche wachsen müßte, da man doch voraussetzen darf, daß ausreichender Nährstoff hier stets geliefert wird. Dagegen hat das Experiment wie auch die Beobachtung in der Natur eine Abnahme der Keimzahl nach gewissen Zeiten gelehrt. Auf die Ursachen dieser Abnahme des näheren einzugehen, ist hier nicht der Ort, es mag vielmehr die Andeutung genügen, daß im Laboratoriumsversuch Bedingungen vorliegen, welche ein Weiterleben erschweren, wie beispielsweise die Ausscheidung schädlicher Produkte durch die Keime selbst. Aber auch diese Erscheinung läßt sich, wie andere, für die Beobachtung in offen liegenden Gewässern nicht verwerten, da sicher derartige Stoffe eine Verdünnung in kürzester Zeit erfahren, welche mit ihrer Unwirksamkeit gleichbedeutend ist. Wie bei allen Lebewesen, so ist es unter anderem wahrscheinlich auch hier der Kampf um das Dasein, der eine Grenze zieht. Die im Wasser befindlichen niederen Pilze sind nicht alle gleicher Art, und dementsprechend sind ihre Ansprüche verschieden; die schwächeren müssen den stärkeren unterliegen, und unter wechselnden äußeren Bedingungen gewinnen die einen oder die anderen wieder die Oberhand, bis sich schließlich gewissermaßen ein Gleichgewichtszustand einstellt, der Befund, den wir durchschnittlich durch unsere Untersuchungen konstatieren. Nach neueren Untersuchungen spielen auch die Protozoen bei der Regelung des Bakteriengehaltes eine bedeutsame Rolle (195). Nach Rubner (196) muß man auch unter Umständen der Keimverminderung durch Sedimentation Wichtigkeit beimessen.

Ein gewisser Reichtum von Bakterien bildet demnach bei manchen Wasserarten die Regel, mit der wir rechnen müssen. Verschiedene Gründe waren es, die zu einer eingehenderen Beschäftigung mit den im Wasser vorkommenden Bakterienformen aufforderten. Die nächste Aufgabe lag in der Prüfung der einzelnen Arten auf die Möglichkeit, Krankheiten zu erzeugen. In dieser Hinsicht sind die meisten Wasserbakterien, soweit es bisher bekannt ist, unschuldiger Natur; es ist jedoch nicht ausgeschlossen, daß sich ihnen Krankheitserreger beimengen können. Ist schon deswegen eine bakteriologische Untersuchung des Wassers angezeigt, so ist sie es auch aus einem anderen Grunde, insofern als ein über das gewöhnliche Maß hinausgehender Bakterienreichtum Aufschluß über die Art und Größe stattgehabter Verunreinigungen bzw. über die Wirksamkeit der Bodenfiltration geben kann. Zufolge der Erkenntnis der einzelnen Arten und ihrer Lebensbedingungen ist ein Rückschluß auf ihre Herkunft ermöglicht, der manchmal trotz ihrer Unschädlichkeit den Genuß des Wassers verleidet, nach Umständen ekelerregend macht, selbst wenn die sichtbare Beschaffenheit des Wassers noch nicht darunter gelitten hat. Die Untersuchung auf krankheitserregende Bakterien (Typhusbazillen, Paratyphusbazillen, Ruhrbazillen, Choleravibrionen) ist gewöhnlich mit erheblichen Schwierigkeiten verknüpft. Nur positiven Befunden ist daher bei ihnen eine Beweiskraft zuzusprechen.

4. Einrichtung des Laboratoriums für die bakteriologische Wasseruntersuchung.

Zur bakteriologischen Wasseruntersuchung einschließlich der Apparate zur Herstellung der Nährböden, aber ohne die zur Entnahme der Wasserprobe dienenden (über diese vgl. das Kapitel „Probeentnahme"), braucht man folgende

Gerätschaften und Apparate.

(Vgl. dazu Fig. 11 und Fig. 43—51.)

Kochkolben von je $1^1/_2$, 2 und 3 Liter Inhalt mit weitem Halse.

Meßzylinder zu 1 Liter Inhalt und zu 100 ccm.

Große Trichter, etwa von 15—20 cm oberer Weite, zweckmäßig aus emailliertem Eisenblech.

Lange dicke Glasstäbe.

Thermometer von 0⁰ bis 100⁰, am besten mit längerem Unterteil.

Fleischhackmaschine.

Wasserbad mit Dreifuß, zweckmäßig mit Einrichtung für konstanten Wasserzufluß, von etwa 21 cm Durchmesser mit Einlageringen (vgl. Fig. 16) und Einsatzgestell (Fig. 43) für Reagenzgläser. Dazu einen Kronenbrenner und ein Thermometer von 0⁰ bis 100⁰.

Kochtopf, emailliert, mit seitlichen Griffen, etwa 29 cm weit, von ungefähr 15 Liter Inhalt. Dazu zweckmäßig als Untersatz einen Universalgaskocher.

Reagenzgläser, 160 mm lang, von 16 mm Durchmesser, von gutem Glase, welche öfteres Erhitzen auf 160⁰ aushalten, ohne trübe zu werden, und wenig Alkali abgeben. Am besten sind Gläser aus Jenaer Glas.

Reagierglasgestelle für je 24 und 48 Reagenzgläser mit je zwei übereinander liegenden Bohrungen zur Aufnahme jedes Glases, um das Herausgleiten der Gläschen zu verhüten.

Abfülltrichter zum Einfüllen von stets gleichen Mengen Nährmaterial in die Reagenzgläser nach Treskow (Fig. 44).

Nicht entfettete Watte.

Kasten zum Sterilisieren (Fig. 45) mit heißer Luft nebst Heizvorrichtung (Kronenbrenner). Größe des Arbeitsraumes: 24 cm Höhe, 18 cm Breite, 16 cm Tiefe. Dazu 1 Thermometer bis 250⁰.

Viereckige Drahtkörbe zum Einsetzen, 18 cm hoch, 16 cm breit, 12 cm tief.

Kochscher Dampftopf (Schema s. Fig. 46a und b) mit erweitertem Wassergefäß, am besten mit konstantem Wasserzufluß und Dampfeintritt von oben (s. Fig. 46b), nebst Heizvorrichtung. Höhe des Arbeitsraumes 50 cm, Durchmesser 25 cm. Dazu runde Drahtkörbe mit Henkel zur Aufnahme der zu sterilisierenden Gegenstände, 25 cm hoch, 23 cm im Durchmesser.

Bunsenbrenner mit Sparflamme (Fig. 11 t).

Platindrähte, 0,4 mm stark, 50 mm lang; desgleichen Drähte mit angebogener Öse. Die Drähte sind am Ende von Glasstäben mittels Rubinglases eingeschmolzen oder werden in besonderen Nadelhaltern durch Einschrauben befestigt (Fig. 51 m).

Zum Einstellen der Platinnadeln und Platinösen dient ein Eichenholzklotz mit entsprechenden Bohrungen.

Kartoffelmesser. Kartoffelbürste. Kartoffelbohrer.

Petrische Doppelschalen (Fig. 51a). Die untere Schale soll im Lichten einen Durchmesser von 90 mm haben. Für bestimmte Zwecke ist das Modell des früheren Preußischen Kriegsministeriums geeignet (Gummiringverschluß), ferner die Kulturschalen in Flaschenform nach Rozsahegyi (Fig. 59) oder nach Petruschky.

Ein Plattengießapparat (Kühlapparat), am zweckmäßigsten mit metallener Kühlfläche, z. B. nach Dahmen (Fig. 47). Vgl. dazu auch unter Fig. 79 den Transport- und Kühlapparat nach Spitta.

Kupferbüchsen zur Aufnahme der Petrischalen zwecks Sterilisierung (Fig. 48).

Wasserpipetten (Fig. 51b) von je 1 ccm Inhalt, geteilt in 0,1 ccm.

Kupferbüchsen zur Aufnahme dieser Pipetten zwecks Sterilisierung.

Tropffläschchen. Vollpipetten zu 5, 10, 25, 50 und 100 ccm (Fig. 11.)

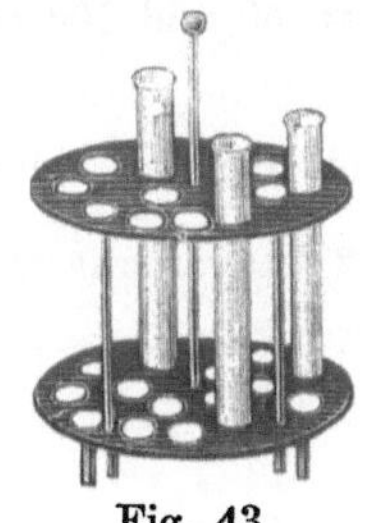

Fig. 43.

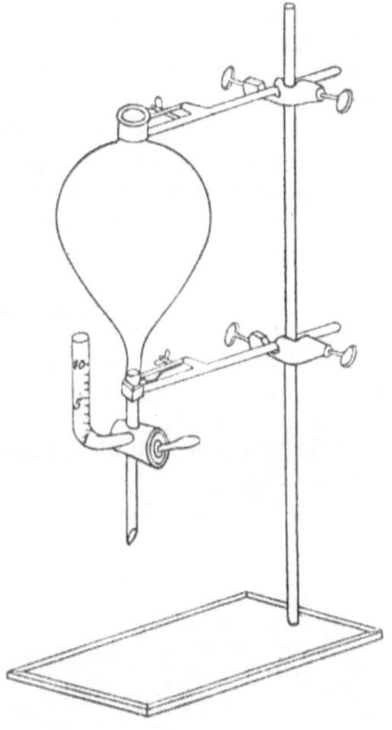

Fig. 44.

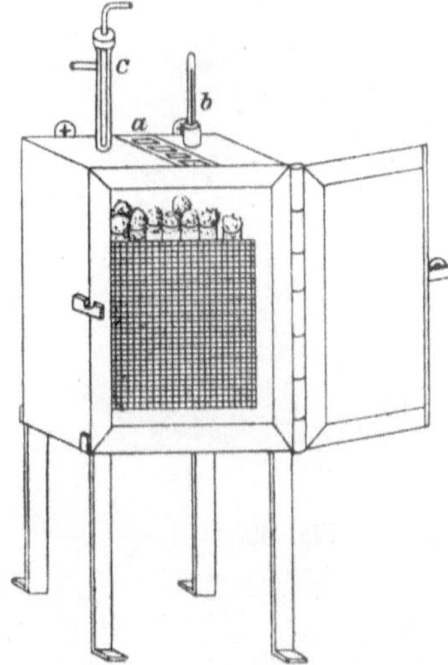

Fig. 45.

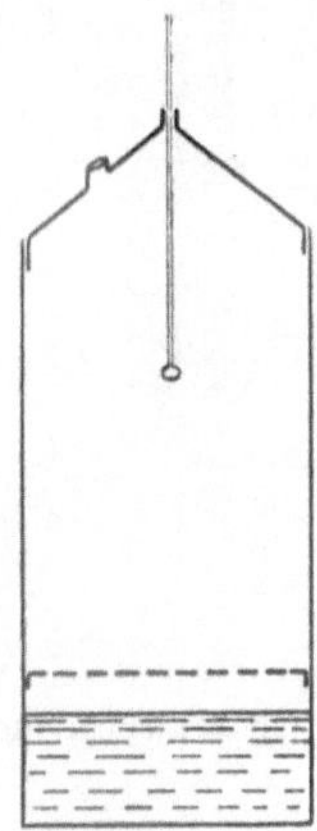

Fig. 46a.

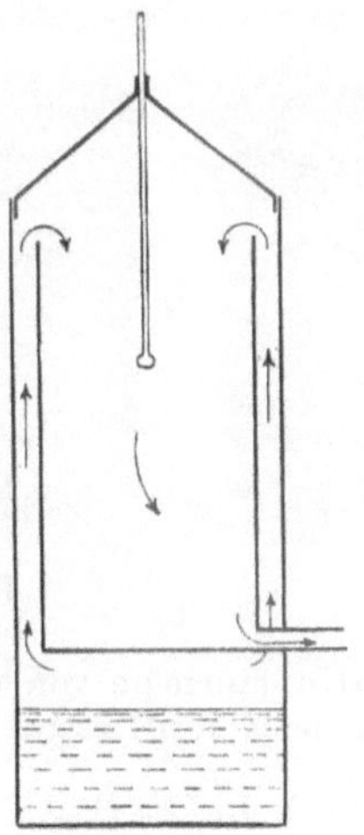

Fig. 46b.

Gärungskölbchen nach Smith (Fig. 51 h) oder Dunbar (Fig. 64) für 10—20 ccm Inhalt, und größere mit auswechselbarem Fuß zu 50 und 100 ccm Inhalt (Fig. 65).

Erlenmeyerkölbchen zu 100 ccm Inhalt (Fig. 11 k).

Soxhletsche (Milch-) Flaschen zu 200 ccm Inhalt mit Gummischeiben-Patentverschluß (vgl. Fußnote S. 236).

Wasserstoffentwicklungsapparat nach Kipp nebst 2 Gaswaschflaschen.

Anaerobengefäß nach Novy (Fig. 49).

Konservengläser mit Deckel und Gummidichtung („Weck-Gläser"), ca. 22—23 cm lichte Höhe (vgl. S. 260).

Holzklotz mit 5 Bohrungen für Reagenzgläser und 5 Klammern (Fig. 61).

Chamberland - Filtrierkerze.

Pukallfilter verschiedener Größe mit zugehörigen Glasbehältern.

Porzellantrichter mit eingelassener poröser Filtrierplatte (Fig. 68).

Saugflasche (Fig. 18).

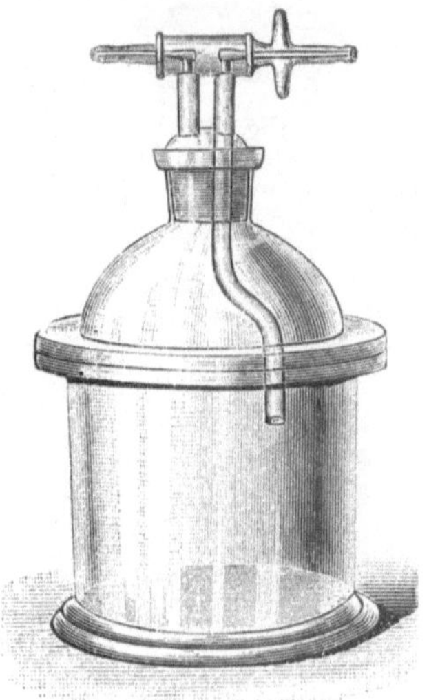

Fig. 49.

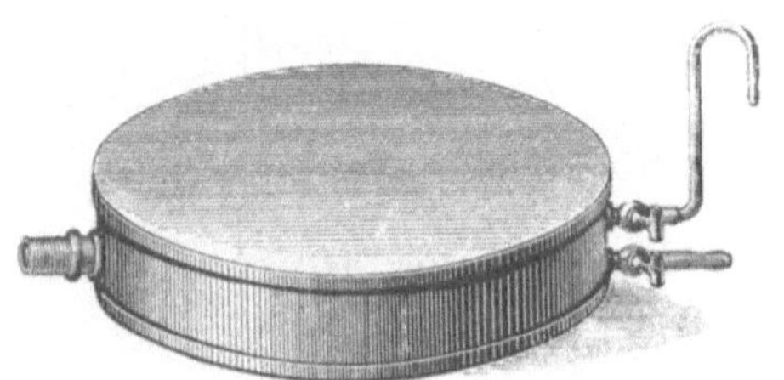

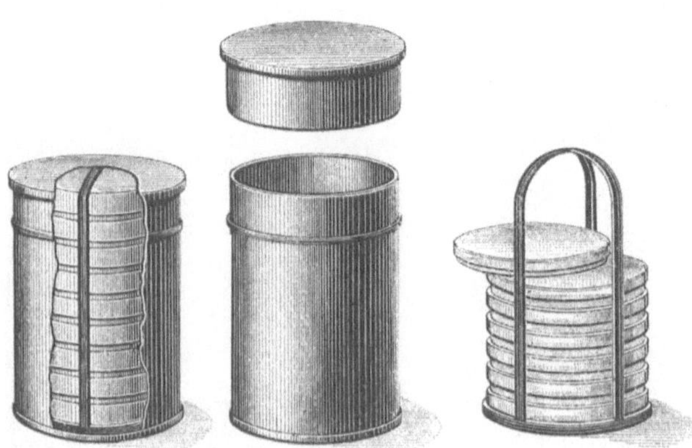

Fig. 48.

Wasserstrahlluftpumpe von Glas.

Zählapparat nach Wolfhügel - Mie für Plattenkulturen nebst Lupe (Fig. 56 und 57).

Zählplatte nach Lafar (Fig. 58).

Plattenzählmikroskop (Leitz) (Fig. 60).

Okularnetzmikrometer und Objektmikrometer.

Wegen des Bakterienmikroskopes, der Objektträger, Deckgläschen, Cornetschen Pinzetten, Porzellan- und Uhrschälchen usw. vgl. das Kapitel: Qualitativer Nachweis der Bakterien im allgemeinen.

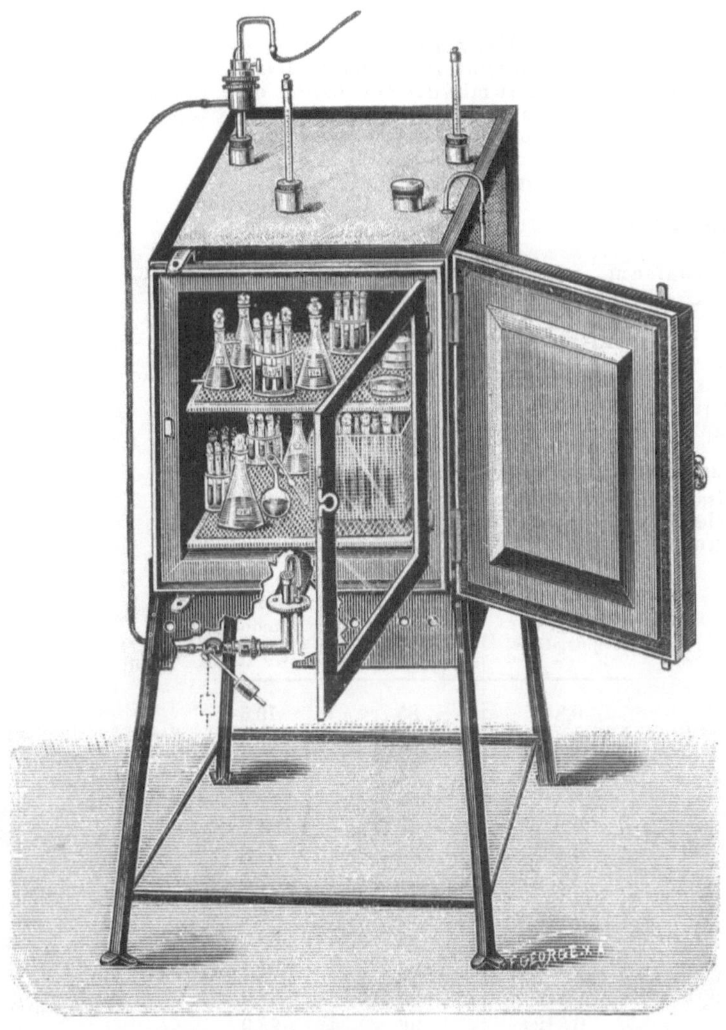

Fig. 50.

Brutschrank (Thermostat) auf 22° eingestellt (Fig. 50).
Desgl., auf 37° eingestellt.
Desgl., auf 45—46° eingestellt.
Verdunstungsapparat nach Faust-Heim (Fig. 63).
Außer den genannten Apparaten sind gewisse in jedem Laboratorium vorhandene Utensilien, z. B. Tarierwage, Handwage nebst Gewichtssätzen, ver-

schiedene kleinere Glassachen, Hornlöffel u. dgl. selbstverständlich notwendig.

Von **Reagenzien** werden ständig oder häufig gebraucht:
Destilliertes Wasser.
$96\,^0/_0$iger Alkohol[1]).
„Absoluter" Alkohol $(99-99,8\,^0/_0)$.
Xylol.
Lackmuspapier, glatt, blauviolett.
Alkoholische Phenolphthaleinlösung 1 : 100.
$4\,^0/_0$ige wässerige Natriumhydroxydlösung oder Normalnatronlauge.
$15\,^0/_0$ige wässerige Lösung von kristallisiertem Natriumkarbonat,
auch zu ersetzen durch Normalsodalösung
Kochsalz.
Natriumkarbonat kristallisiert, in Substanz.
Natriumhydrat.
Kaliumhydrat.
Anilinöl.
Kanadabalsam.

Für die Herstellung der gewöhnlichen Nährböden
ist vorrätig zu halten:
Feinste weiße Speisegelatine.
Agar-Agar in Stangen oder in Pulverform.
Peptonum siccum (Witte).
Liebigs Fleischextrakt.

Von Farbstoffen
sind hauptsächlich notwendig:
Methylenblau B extra oder medicinale.
Gentianaviolett.

[1])

Spez. Gew.	Es entspricht ein Alkohol von	
	Vol.-$^0/_0$ (Tralles)	Gewichts-$^0/_0$
0,849	85	79,5
0,846	86	80,7
0,843	87	81,9
0,840	88	83,2
0,837	89	84,5
0,833	90	85,8
0,830	91	87,1
0,827	92	88,4
0,823	93	89,7
0,819	94	91,1
0,816	95	92,5
0,812	96	93,9
0,808	97	95,3
0,803	98	96,8
0,799	99 ⎱ Absol.	98,4
0,794	100 ⎰ Alkohol	100,0

In Fällen, wo nähere Angaben fehlen, sind unter $^0/_0$ stets Volumprozente zu verstehen. Die **halbfetten** Zahlen sind die üblichen Stärken des Handels bezw. des Deutschen Arzneibuches.

Methylviolett (Kristallviolett).
Fuchsin.

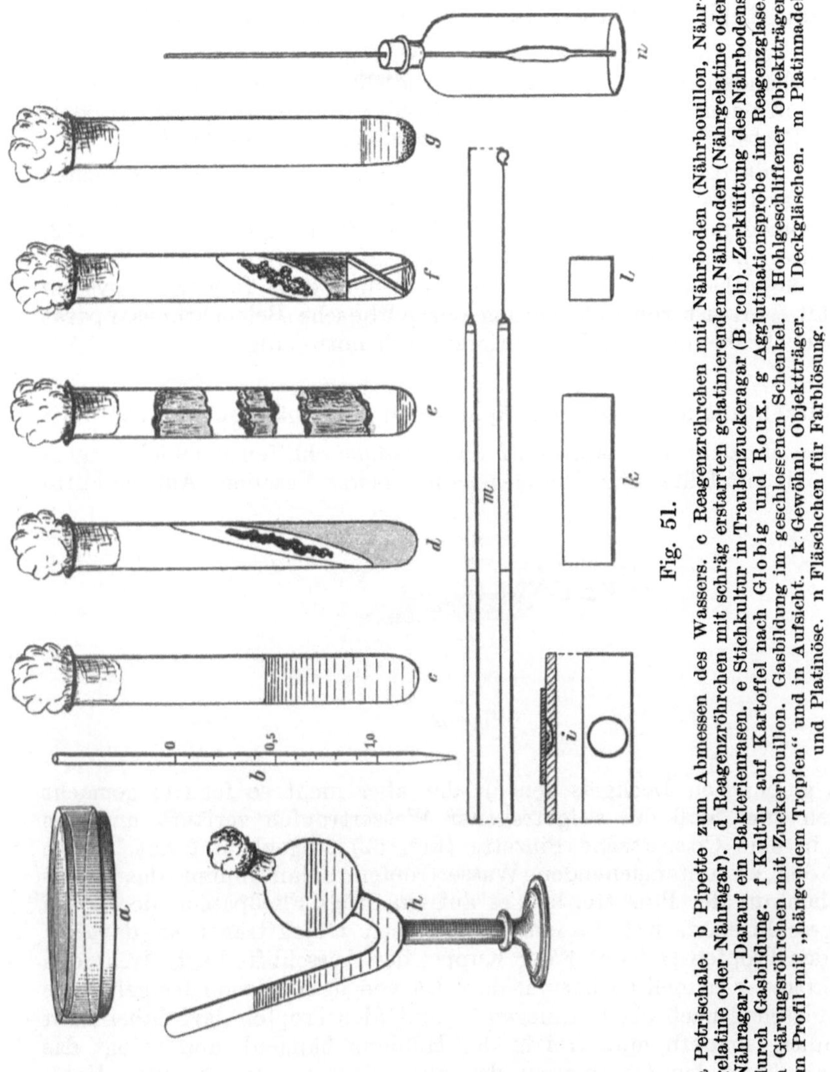

Fig. 51.

a Petrischale. b Pipette zum Abmessen des Wassers. c Reagenzröhrchen mit Nährboden (Nährbouillon, Nährgelatine oder Nähragar). d Reagenzröhrchen mit schräg erstarrten gelatinierendem Nährboden (Nährgelatine oder Nähragar). Darauf ein Bakterienrasen. e Stichkultur in Traubenzuckeragar (B. coli). Zerklüftung des Nährbodens durch Gasbildung. f Kultur auf Kartoffel nach Globig und Roux. g Agglutinationsprobe im Reagenzglase. h Gärungsröhrchen mit Zuckerbouillon. Gasbildung im geschlossenen Schenkel. i Hohlgeschliffener Objektträger im Profil mit „hängendem Tropfen" und in Aufsicht. k Gewöhnl. Objektträger. l Deckgläschen. m Platinnadel und Platinöse. n Fläschchen für Farblösung.

Wegen der übrigen Farbstoffe und der sonst für einzelne Untersuchungen notwendigen Reagenzien und Nährstoffe ist im Text an den betreffenden Stellen das notwendige angegeben.

5. Nachweis der Bakterien im Wasser.

A. Qualitativer Nachweis der Bakterien im allgemeinen.

Nur wenn in einem Wasser (Abwasser) Bakterien in sehr großer Anzahl vorhanden sind, wird es gelingen, dieselben unmittelbar mikroskopisch nachzuweisen, und zwar entweder im lebenden Zustand oder, durch Farbstoffe sichtbar gemacht, im abgetöteten Zustand.

Zur mikroskopischen Beobachtung bedarf man eines schwachen Trockensystems (z. B. Leitz Objektiv Nr. 3, Zeiß Objektiv B) und einer homogenen Ölimmersion (z. B. Leitz Homog. Ölimmersion 1/12, Zeiß desgl.), dazu der Okulare I und IV. Man verfügt damit über eine etwa 60—1000fache Vergrößerung. Wenn das Immersionssystem benutzt wird, ist zur Beleuchtung der Abbesche Beleuchtungsapparat (Spiegel, Irisblende und Kondensorsystem) notwendig.

a) Betrachtung ungefärbter Präparate im sog. „hängenden Tropfen."

Man umzieht den Ausschliff eines hohlgeschliffenen Objektträgers (Fig. 51 i) mit Hilfe eines Pinselchens mit etwas Vaseline. Auf die Mitte

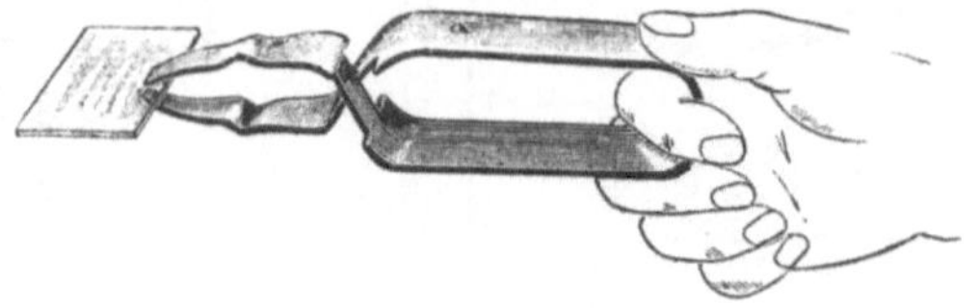

Fig. 52.

eines gereinigten Deckgläschens [1]), das aber nicht so fettfrei gemacht werden darf, daß ein aufgetragener Wassertropfen zerläuft und das man in eine Cornetsche Pinzette (Fig. 52) eingeklemmt hat, bringt man den zu untersuchenden Wassertropfen. Man nimmt das Deckgläschen aus der Pinzette, legt es auf ein Stück Fließpapier, deckt den hohlgeschliffenen, mit Vaseline versehenen Objektträger so darüber, daß der Tropfen frei unter der Kuppel des Ausschliffs liegt, dreht den Objektträger schnell so herum, daß das von dem Vaselin festgehaltene Deckgläschen nach oben zu liegen kommt (der Tropfen darf dabei nicht zerrinnen, sondern muß frei in der Höhlung hängen), und bringt das Präparat auf den Objekttisch des Mikroskopes. Man benutzt Hohlspiegel, enge Irisblende (2—4 mm im Durchmesser), schwaches Objektiv und schwaches Okular und stellt den Rand des Tropfens so ein, daß dieser entweder von oben nach unten oder von links nach rechts sichelförmig die Mitte des Gesichtsfeldes durchzieht. Darauf wird — ohne den Objektträger im geringsten zu verschieben! — das schwache Objektiv durch das Immersionssystem, der Hohlspiegel durch den Planspiegel ersetzt,

---

[1]) Gebräuchlichste Form und Größe: 18 qmm.

die Irisblende auf einen Durchmesser von etwa 7—8 mm erweitert und ein Tropfen eingedicktes Zedernholzöl (Immersionsöl) auf die Mitte des Deckgläschens gebracht. Man senkt nun den Tubus des Mikroskopes zunächst so lange, bis die Frontlinse des Immersionssystems in den Öltropfen eintaucht, senkt dann, indem man seitlich das Auge in gleiche Höhe mit dem Objekttisch bringt und auf diese Weise kontrolliert, den Tubus vorsichtig weiter, bis die Frontlinse das Deckgläschen fast berührt, blickt dann durch das Mikroskop und dreht den Tubus ganz langsam wieder nach oben, bis der Rand des Tropfens im Gesichtsfelde erscheint. Dann stellt man die dünne Randzone des Tropfens mittels Mikrometerschraube scharf zur Beobachtung etwaiger Mikroorganismen ein.

Bei dem Burrischen Tuscheverfahren (197) wird je eine Öse sterilisierter chinesischer Tusche (eventuell 1 : 3 verdünnt) mit einer Öse des Untersuchungsmaterials (z. B. Abwasser) auf einem Objektträger verrieben und mit Hilfe einer Nadel in dünner Schicht ausgestrichen. Das an der Luft trocken gewordene Präparat wird mit Ölimmersion untersucht. Die ungefärbten Bakterien erscheinen dann hell auf dunklem Grunde.

Als Tusche wird am besten die Pelikantusche Nr. 541 der Firma Günther Wagner in Hannover benutzt (zu beziehen von der Firma Dr. G. Grübler & Co., Leipzig).

b) Bakterienfärbung und Betrachtung gefärbter Präparate.

Deckglaspräparat.

Man bedarf dazu eines Deckgläschens, das so sorgfältig — vor allem von fettigen Bestandteilen — gereinigt worden ist, daß ein aufgebrachter Wassertropfen sich mühelos in gleichmäßig dünner Schicht über das Deckglas ausstreichen läßt. Zu diesem Zweck werden neue Deckgläschen nach Säuberung mit Wasser und nach dem Abtrocknen mit einer Mischung aus gleichen Teilen Alkohol und Äther oder mit Xylol geputzt. Auch vorsichtiges kurzes Erhitzen auf beiden Seiten (Krummbiegen vermeiden!) in der Flamme des Bunsenbrenners ist zweckdienlich. Bisweilen muß man die Deckgläschen erst in einer Lösung von 100 g doppeltchromsaurem Kali in 1 Liter Wasser + 100 ccm roher Schwefelsäure mehrere Minuten lang in der Porzellanschale kochen, nach dem Abgießen der Flüssigkeit mit verdünnter Natronlauge, dann mit Wasser und zuletzt mit Alkohol abspülen und trocknen (Zettnow). Diese Methode ist besonders zum Reinigen bereits gebrauchter Deckgläschen zu empfehlen.

Von der zu untersuchenden Flüssigkeit entnimmt man mittels ausgeglühter und wieder erkalteter Platinöse einen Tropfen, bringt ihn auf das, wie vorstehend beschrieben, gereinigte Deckgläschen und breitet ihn mit wenigen Strichen gleichmäßig über die ganze Fläche aus. Enthält die zu untersuchende Flüssigkeit an und für sich fettige Bestandteile (wie z. B. häufig Abwasser), so kann eine gleichmäßige Verteilung selbst bei sorgfältiger vorheriger Reinigung des Deckgläschens Schwierigkeiten machen. Man läßt die Flüssigkeitsschicht an der Luft trocken werden, klemmt das Deckgläschen in die Cornetsche Pinzette und führt es dreimal rasch durch die nicht leuchtende Flamme des Bunsenbrenners („Fixieren"). Dann gibt man tropfenweise so viel Farblösung (s. u.) auf das Deckgläschen, daß es vollständig damit bedeckt ist, und läßt die Farblösung eine gewisse Zeit (s. u.) einwirken. Die Farblösung wird dann vom Deckgläschen abgegossen, Gläschen und Klauen der Pinzette mit Wasser abgespült, das Gläschen aus der Pinzette herausgenommen, mit einer Kante auf Fließpapier gestellt, so daß die Hauptmenge des überschüssigen Wassers abgesaugt wird, und die nicht präparierte Seite mit Fließpapier oder einem Leinwandläppchen getrocknet. Die präparierte Seite läßt man am besten an der Luft abtrocknen. Zur Beförderung dieses Prozesses ist leichtes Erwärmen des Gläschens durch Hin- und Herbewegen über der Flamme des Bunsenbrenners zulässig.

Man bringt dann in die Mitte eines gut gesäuberten ebenen Objektträgers [1]) einen Tropfen des Immersionsöls, drückt das Deckgläschen mit der präparierten Seite nach unten leicht darauf, so daß keine Luftblasen zwischen Deckgläschen und Objektträger bleiben, und bringt den Objektträger auf den Objekttisch des Mikroskopes. Es wird sofort mit dem Immersionssystem untersucht, wobei der Planspiegel zur Anwendung kommt und die Irisblende völlig geöffnet ist.

Objektträgerpräparat.

Statt auf dem Deckgläschen kann man den zu untersuchenden Wassertropfen auch in der Mitte eines entsprechend gereinigten Objektträgers ausbreiten, trocknen lassen, wie oben angegeben färben und dann nach Aufbringen eines Tropfens Zedernholzöl ein sauberes Deckgläschen darauf decken. Das Deckgläschen kann auch ganz fortgelassen werden. Sollen die Präparate aufgehoben werden, so wird statt des Zedernholzöles Kanadabalsam zwischen Objektträger und Deckgläschen gebracht. Bei Präparaten, welche nur zu einer flüchtigen Durchmusterung dienen, kann das Zedernholzöl unter dem Deckglas auch durch gewöhnliches Wasser ersetzt werden. Das Trocknen des Deckgläschens nach dem Färben erübrigt sich dann. Man hat aber darauf zu achten, daß einerseits das zwischen Objektträger und Deckgläschen befindliche Wasser nicht verdunstet, andererseits der Objektträger in der Umgebung des Deckgläschens und namentlich die Oberfläche des Deckgläschens frei von Wasser bleibt, da andernfalls beim Mikroskopieren Wasser und Immersionsöl miteinander in Berührung kommen, was zu Trübungen Veranlassung gibt. Soll das Präparat nachträglich konserviert werden, so kann nach sorgfältiger Entfernung des Immersionströpfchens, das Präparat an der Luft getrocknet und in Kanadabalsam eingeschlossen werden. Der Kanadabalsam wird erst nach mehreren Tagen einigermaßen fest. Ein seitlich unter dem Deckglas herausgequollener etwaiger Überschuß desselben läßt sich später mittels eines in Xylol getauchten Leinwandläppchens entfernen.

Die zwecks Färbung der Präparate anzuwendenden **Farbstoffe** sind verschieden, je nach der Art des Präparates. Sind in einem Präparate

---

[1]) Gebräuchlichstes Format: Englisch, 26 × 76 mm.

noch andere Körper neben den Bakterien zu erwarten, wie es bei der Untersuchung von Wasser- oder Abwasserproben immer der Fall sein wird (Protozoen, Pflanzenzellen, organischer Detritus usw.), so sollte als Farbstoff nur das Methylenblau Verwendung finden, da es am wenigsten Farbstoffniederschläge erzeugt und eine differenzierte Färbung zuläßt. Unter Umständen kann es sich sogar empfehlen, nicht das trockene Präparat zu färben, sondern dem zu untersuchenden Wassertropfen auf dem planen Objektträger sofort ein Tröpfchen Methylenblaulösung zuzumischen, die Lösung mit dem Deckglas zu bedecken und zu beobachten. Die Mikroorganismen, die Zellkerne usw. ziehen allmählich den Farbstoff an sich und färben sich erst hell, dann dunkler. Dieser Prozeß läßt sich mikroskopisch sehr gut verfolgen. Der Überschuß an Farbe stört, wenn er nicht zu groß war, das Bild nicht. Eine Abtötung der Organismen wird mit dieser Methode nicht oder nur allmählich erreicht.

Handelt es sich dagegen nur um Färbung der wässerigen Aufschwemmungen von Reinkulturen von Bakterien (s. u.), so sind auch andere Farbstoffe anwendbar. Bei allen Färbungen gilt die Regel, daß man feinere Bilder bekommt, wenn man mit verdünnten Farblösungen längere Zeit färbt, als wenn man konzentriertere Farblösungen kurz einwirken läßt. Erwärmen beschleunigt die Färbung, doch soll die Erwärmung gewöhnlich nicht weiter als bis zur Dampfbildung der Farblösung gehen. Bei Anwendung von Methylenblau ist das Erwärmen zu unterlassen. Die Erwärmung der Farblösung kann auf dem in die Cornetsche Pinzette eingespannten Deckgläschen selbst erfolgen, oder man wirft das Deckgläschen mit der präparierten Seite nach unten so auf die in einem Porzellanschälchen oder Uhrschälchen befindliche warme Farblösung, daß es darauf schwimmt. Das Erwärmen der Farblösung erfolgt am besten über dem kleinen Sparflämmchen des Bunsenbrenners. Hinsichtlich der Dauer der Färbung lassen sich allgemeingültige Regeln nicht angeben. Als Anhaltspunkt möge dienen, daß die notwendigen Einwirkungszeiten etwa zwischen 10 Sekunden und 5 Minuten schwanken. Zur **Herstellung der Farblösungen** geht man gewöhnlich von gesättigten alkoholischen Farblösungen aus. Die gebräuchlichsten Bakterienfarbstoffe sind: **Fuchsin, Gentianaviolett, Kristallviolett** (Methylviolett) und **Methylenblau.** Man schüttet etwa 20 g des trockenen Farbstoffs in eine 200 ccm fassende Glasstöpselflasche, füllt die Flasche zu drei Viertel mit absolutem Alkohol und läßt unter häufigem zeitweiligen Umschütteln einige Tage lang bei Zimmertemperatur stehen.

Zur Herstellung der eigentlichen Farblösung gießt man einige Kubikzentimeter der gesättigten alkoholischen Farblösung in ein Reagenzglas und mischt so viel destilliertes Wasser hinzu, daß die Farblösung eben noch durchsichtig erscheint, wenn man quer durch das gefüllte Reagenzglas hindurchblickt. Von Methylenblau kann man auch eine gesättigte wässerige Lösung benutzen (Filtrieren!).

Es empfiehlt sich, die Farblösungen — abgesehen von den alkoholischen Stammlösungen — jedesmal in kleinen Quantitäten im

Reagenzglas frisch herzustellen. Sehr bequem sind die von Friedberger (198) angegebenen Farbstifte, mit welchen man sich im Tröpfchen
Wasser auf dem Objektträger selbst die Farbflüssigkeit jedesmal her-
stellt (zu beziehen von der Firma Paul Altmann in Berlin).

**Durch Zugabe gewisser Stoffe (Beizen) kann die Färbe-
wirkung erhöht werden.**

Folgende Lösungen dieser Art sind die gebräuchlichsten:

1. Karbolfuchsinlösung.

Man mischt 10 ccm gesättigte alkoholische Fuchsinlösung mit 100 ccm
5%iger Karbolsäurelösung. Von dieser gut haltbaren Lösung wird
zum Zwecke der Färbung gewöhnlich 1 Teil mit 4 bzw. 9 Teilen Wasser
verdünnt.

2. Anilinwassergentianaviolettlösung.

Man schüttelt in einem Reagenzglas wenige Kubikzentimeter Anilinöl
mit etwa 15 ccm destilliertem Wasser kräftig durch. Ein Teil des Anilinöls
muß ungelöst bleiben. Man filtriert etwa drei Viertel der Flüssigkeit
durch ein kleines feuchtes Filter in ein zweites Reagenzglas. Das Filtrat
muß klar und frei von Öltröpfchen sein. Zum Filtrat gibt man so viel
gesättigte alkoholische Gentianaviolettlösung, daß die Farblösung eben
noch durchsichtig erscheint. (Am besten stets frisch zu bereiten!)

3. Löfflers Methylenblaulösung.

1 ccm einer 1%igen Kalihydratlösung (ungefähr 0,2 ccm einer
Normalkalilauge)[1]) wird mit destilliertem Wasser auf 100 ccm aufgefüllt
und 30 ccm gesättigte alkoholische Methylenblaulösung hinzugefügt.
Die Lösung ist dauerhaft und wird daher zweckmäßig vorrätig gehalten. Sie eignet sich sehr gut zum Färben von Abwasserausstrich-
präparaten u. dgl.

Gramsche Färbung.

Zur Unterscheidung mancher Bakterienarten ist die von Gram
angegebene Färbungsmethode sehr geeignet. Nach seiner Vorschrift
färbt man zuerst 1—2 Minuten in Anilinwassergentianaviolettlösung
und legt dann das Präparat ohne abzuspülen 1 Minute lang in eine
Jod-Jodkaliumlösung, welche aus 1 Teil Jod, 2 Teilen Jodkalium und
300 Teilen Wasser besteht, bringt dasselbe hierauf für einige Minuten
bis zur eingetretenen vollständigen Entfärbung in absoluten Alkohol,
spült dann mit Wasser ab und trocknet. Durch diese Färbung sind
beispielsweise die Bakterien der Typhus-Coli-Gruppe von vielen anderen
Keimen zu unterscheiden; sie färben sich durch dieses Verfahren nicht,
oder, richtiger gesagt, sie geben hierbei den aufgenommenen Farbstoff
wieder ab.

---

[1]) Vgl. die Tabelle am Schlusse des Buches.

B. Quantitative Bestimmung der Bakterien.

a) Allgemeine Bemerkungen über Zählmethoden.

Die quantitative unmittelbare Bestimmung des Bakteriengehalts eines Wassers gelingt ebenfalls nur bei sehr bakterienreichen Wässern (Abwässern u. dgl.) und auch dann noch schwierig, weil der gewöhnlich in reichlicher Menge vorhandene Detritus usw. das Auszählen der Bakterien ungemein erschwert. Die Zählung kann entweder am gefärbten Präparat (Klein, Hehewerth, Winslow) oder am ungefärbten Präparat (Winterberg) mit Hilfe der Zeißschen Zählkammer erfolgen. Wenn auch praktisch ohne große Bedeutung, so sind die mit diesen Methoden ausgeführten Untersuchungen (199) doch deswegen von Interesse, weil sie gezeigt haben, daß wir mit dem weiter unten zu beschreibenden Plattenverfahren für gewöhnlich nur Bruchteile der wirklich vorhandenen Bakterienmenge zu zählen imstande sind (vgl. auch S. 232).

Die große Vermehrungsfähigkeit der Bakterien, sowie ihr Vorkommen fast allerorts machen es notwendig, schon bei der Probeentnahme und weiter bis zu dem Augenblick der bakteriologischen Untersuchung der Probe gewisse Vorsichtsmaßregeln zu treffen, welche sowohl eine Vermehrung der Bakterien hintanhalten als auch den Zutritt fremder Keime zu der Wasserprobe verhüten. Was die gebotene Art der Probeentnahme anlangt, so sei hier auf das Kapitel V, 3: „Ausführung der Probeentnahme für die bakteriologische Untersuchung" hingewiesen, in welchem die Entnahme von Wasserproben zusammenhängend Erörterung finden wird.

Über die Vermehrungsfähigkeit der Wasserbakterien geben uns u. a. die Versuche von Wolffhügel und Riedel (200) gewisse Anhaltspunkte. Das praktische Ergebnis dieser Versuche ist, daß die bakteriologische Feststellung der in einem Wasser vorhandenen Bakterienmenge tunlichst sofort nach der Entnahme der Wasserprobe geschehen soll. Ist dies nicht möglich, so muß die entnommene Wasserprobe bei niedriger Temperatur aufbewahrt werden, d. h. bei einer Temperatur, welche 6⁰ im allgemeinen nicht überschreitet. Dies läßt sich mit Hilfe besonderer Transportkasten bewerkstelligen (s. Probeentnahme).

Um die Anzahl der in einem bestimmten Wasserquantum — als Einheit wird für bakteriologische Zwecke das Kubikzentimeter angenommen — vorhandenen Bakterien oder, richtiger gesagt, der mittels unserer Methoden zur Entwicklung zu bringenden Bakterien festzustellen, müssen wir, da aus oben genannten Gründen die unmittelbare Auszählung meist unmöglich ist, den Umweg über die zahlenmäßige Feststellung der durch Vermehrung der einzelnen Bakterien entstandenen Kolonien einschlagen, d. h. wir sorgen zunächst für eine räumliche Trennung der in einem Wasserquantum vorhandenen Bakterien voneinander, bringen die einzelnen Bakterien dann unter günstige Lebensbedingungen und

warten ab, bis die Vermehrung des einzelnen Bakteriums
in dem ihm zusagenden Nährmedium durch fortwährende
Teilungsvorgänge eine so große geworden ist, daß die durch
sein Wachstum hervorgerufenen Erscheinungen (Koloniebildung, Trübung des Nährmediums) schon für das unbewaffnete Auge oder doch wenigstens schon bei schwacher
(etwa 4—60facher) Vergrößerung erkennbar werden. Aus dem
Auftreten dieser Erscheinungen schließen wir rückwärts auf ein einzelnes
Bakterium als Ursache, indem wir von der gewiß nicht in jedem Falle
zutreffenden Voraussetzung ausgehen, daß eine genügende Trennung
etwa vorhanden gewesener Bakterienverbände in Einzelindividuen
durch unsere Maßnahmen erfolgt ist.

Es gibt nun zwei Wege, dieses Ziel zu erreichen. Der ältere, neuerdings aber wieder mehr in Aufnahme gekommene Weg ist die Verdünnungsmethode, der zweite die Methode der Plattenkultur
mit Hilfe der von Robert Koch eingeführten durchsichtigen gelatinierenden Nährmedien.

b) Gewöhnliche Nährböden für die Bakterienzüchtung.

Bevor auf die Beschreibung dieser Methoden eingegangen werden
kann, müssen wir zunächst eine Beschreibung der Darstellungs-
weise derjenigen allgemein gebräuchlichen Nährböden geben,
vermittels derer die Bakterien in der angedeuteten Weise isoliert und
zur Vermehrung gebracht werden können. Diejenigen besonderen
Nährböden, welche zur Züchtung und Erkennung gewisser Arten
von Bakterien angegeben worden sind, sollen bei Besprechung des
Nachweises dieser Arten erst später Erwähnung finden.

α) Nährböden, welche Extraktivstoffe des Fleisches enthalten.

Die Extraktivstoffe des Fleisches können durch Verwendung frisch
hergestellten Fleischwassers gewonnen werden. Zu diesem Zwecke
übergießt man z. B. 500 g feingehacktes, fettfreies Rind- oder Pferdefleisch [1]) mit 1 Liter destillierten Wassers, läßt unter zeitweiligem Umrühren mit einem dicken Glasstab an einem kühlen Ort (im Sommer
im Eisschrank) stehen, und trennt sodann die Fleischteilchen von dem
rot gefärbten wässerigen Fleischauszug, indem man den letzteren durch
ein Koliertuch laufen läßt, welches man in einen entsprechenden Holz-
rahmen gespannt oder über die Öffnung eines großen Glastrichters
gelegt hat. Die im Tuch zurückgebliebene Fleischmasse wird in demselben noch gründlich mit den Händen ausgepreßt und die noch heraus-
gedrückte Flüssigkeitsmenge zu der Kolatur hinzugefügt. Gewöhnlich
wird die Gesamtmenge der Kolatur nicht ganz ein Liter betragen. Man
füllt dann mit Wasser bis zum Liter auf.

Schneller kommt man zum Ziel, wenn man das gehackte Fleisch
etwa $\frac{1}{2}$ Stunde lang unter Umrühren mit etwa 50⁰ warmem Wasser

---

[1]) Man kaufe das Fleisch im Stück und hacke es mit der Fleischhackmaschine
selbst, da dem fertigen Hackfleisch bisweilen Konservierungsmittel beigemengt
sind.

auslaugt und Fleisch nebst Fleischwasser dann noch ungefähr eine Stunde in den Dampftopf stellt. Man läßt dann erkalten, damit sich das Fett abscheidet, gießt die über dem ausgelaugten Fleisch stehende Flüssigkeit durch ein angefeuchtetes Faltenfilter und füllt mit Wasser auf 1 Liter auf.

Herstellung der Nährbouillon.

Zu 1 Liter Fleischwasser fügt man in einem 2-Liter-Kolben 10 g Peptonum siccum (Witte) und 5 g Kochsalz. Das Gemisch wird durch Einstellen in den Dampftopf unter zeitweiligem Umschütteln zur vollständigen Lösung gebracht. Man gibt nun in kleinen Mengen so viel Natronlauge oder Sodalösung hinzu (s. o. unter Reagenzien), bis ein mit dem Glasstab herausgenommener Tropfen auf glattem blauvioletten Lackmuspapier eine Rötung nicht mehr hervorruft. Man spült, um besser beobachten zu können, den aufgebrachten Tropfen der Bouillon mit etwas neutralem destillierten Wasser ab. Ist der richtige Punkt erreicht, so wird rotes Lackmuspapier durch einen Tropfen der Nährbouillon bereits deutlich gebläut, ein Umstand, der bei Unerfahrenen häufig zu Zweifeln darüber führt, ob die richtige Reaktion hergestellt ist. Maßgebend ist allein die Tüpfelreaktion auf blauviolettem Lackmuspapier.

Ein etwaiger Überschuß von Alkali kann nötigenfalls durch Zutröpfeln von stark verdünnter Salzsäure, Phosphorsäure oder Milchsäure unschädlich gemacht werden, doch ist ein solches Überschreiten des Neutralisationspunktes nach Möglichkeit durch vorsichtige und allmähliche Zugabe des Alkalis zu vermeiden.

Wollte man Phenolphthaleinlösung als Indikator verwenden, so würde eine in bezug auf diesen Indikator neutrale Nährbouillon auf blauviolettes Lackmuspapier schon deutlich alkalisch wirken. Obgleich bei der Anwendung von Lackmuspapier eine gewisse Übung dazu gehört, den richtigen Farbenton festzustellen und stets wieder zu erkennen (wegen der im Fleischsaft enthaltenen Phosphate), empfehlen wir doch, im besonderen für die Zwecke der bakteriologischen Wasseruntersuchung lediglich Lackmus als Indikator beizubehalten, trotz mancher Vorzüge, welche das Phenolphthalein (201) besitzt.

Nach dem Neutralisieren kocht man im Dampftopf 1 Stunde lang, filtriert heiß durch ein angefeuchtetes Faltenfilter und prüft nochmals die Reaktion des Filtrates, welche, falls Änderung eingetreten, noch zu korrigieren ist. (Nach etwaiger Korrektion ist nochmals zu kochen und zu filtrieren). Bleibt die Nährbouillon trübe, so läßt man die Flüssigkeit auf ungefähr 50° abkühlen, gibt dann das Weiße eines Hühnereies hinzu, verteilt dasselbe gut durch Umschütteln, erhitzt noch einmal im Dampftopf 1 Stunde lang, filtriert und prüft bzw. korrigiert die Reaktion.

Die klare, neutrale Nährbouillon wird nun entweder zu je 10 oder zu je 9 ccm (für die Verdünnungsmethode) mit Hilfe des vorher im Dampf sterilisierten Treskowschen Trichters oder mittels sterilisierter Pipette in sterile Reagenzgläser gefüllt. Diese Reagenzgläser werden in folgender Weise präpariert. Nachdem sie sauber gewaschen worden sind, wobei sorgfältig darauf zu achten ist, daß etwaige bei der Reinigung verwandte Salzsäure oder Soda durch Spülen mit reinem Wasser vollständig wieder entfernt wurde, läßt man sie trocknen und versieht sie darauf mit fest schließenden Stopfen aus nicht entfetteter Watte. Dann packt man sie in einen passenden viereckigen Drahtkorb, stellt denselben in den Sterilisationsschrank (Fig. 45) und heizt an. Hat die Temperatur im Schrank ca. 160° erreicht, so setzt man von diesem Zeitpunkt an den Korb mit den Gläschen noch $^1/_2$ Stunde lang dieser Temperatur aus. Dann läßt man die Gläschen erkalten. Werden Gläschen bei diesem Sterilisationsvorgang trübe, so deutet dies auf eine ungeeignete Glassorte hin. Solche Gläser sind nicht zu verwenden.

Will man die Nährbouillon nicht sogleich benutzen, sondern einen Vorrat davon aufheben, so gießt man abgemessene Mengen von ihnen (z. B. je $^1/_2$ Liter oder 1 Liter) in Flaschen, welche mit den bekannten Patentverschlüssen (Bügel, Porzellanknopf, Gummiring) versehen sind. Der Form und Größe nach am geeignetsten sind hierzu die zum Versand von Kindermilch gebrauchten Flaschen. Die Flaschen werden gut gereinigt und leer mit geöffnetem Verschluß im Dampftopf sterilisiert. Nach dem Einfüllen der Bouillon befestigt man über dem Kopf der Flasche bei lo cker aufgesetztem Patentverschluß eine Kappe aus doppeltem Filtrierpapier, deren unteres Ende an den Hals der Flasche durch einen zur Schleife gebundenen Faden angedrückt wird. Röhrchen oder Flaschen mit ihrem Inhalt werden 1 Stunde lang im strömenden Dampf sterilisiert. Nach dem Abkühlen drückt man bei den Flaschen, **ohne die Papierkappen abzunehmen, den Patentverschluß zu und kann die Bouillon dann vor Verdunstung und Infektion geschützt beliebige Zeit aufbewahren.**

Herstellung der Nährgelatine.

Die Herstellung der Nährgelatine unterscheidet sich von der Herstellung der Nährbouillon nur dadurch, daß dem Fleischwasser außer Pepton und Kochsalz noch 100 g feinste weiße Speisegelatine zugesetzt werden. Man läßt das Pepton und die Gelatine mit dem Kochsalz zunächst durch längeres Einstellen des Gemisches (im Kolben) in etwa 50° warmes Wasser quellen und sich auflösen. **Dieser Vorgang soll sich nicht im Dampftopf abspielen, da bei der Herstellung der Nährgelatine jedes überflüssige Erhitzen auf höhere Temperaturen streng vermieden werden muß, wenn man den Schmelz- bzw. Erstarrungspunkt der Gelatine nicht in nachteiliger Weise herabdrücken will.** Schüttelt man häufig kräftig um, so ist die Lösung der Gelatine in etwa 1 Stunde beendigt. Man stellt dann den Kolben mit der Mischung noch 20 Minuten in den Dampftopf, neutralisiert dann, wie oben angegeben, gegen blaues Lackmuspapier und fügt, falls man eine leicht „alkalische Gelatine" zu haben wünscht, sogleich 10 ccm der 15 %igen wässerigen Sodalösung (oder 10 ccm Normalsodalösung) hinzu. Bei Herstellung „neutraler Gelatine" unterbleibt dieser Zusatz.

Man bringt den Kolben noch einmal für 15 Minuten in den Dampftopf, filtriert heiß durch ein angefeuchtetes Faltenfilter und verfährt im übrigen genau, wie zur Herstellung der Nährbouillon angegeben. Die Gelatine wird zu je 10 ccm in sterile Reagenzgläschen eingefüllt, wobei eine Berührung des inneren oberen Teiles der Gläschen mit der Gelatine vermieden werden muß, damit die Wattestopfen beim Erkalten der Gelatine nicht festkleben. Die Gelatine muß absolut klar sein, sonst ist sie am besten — weil sonst wieder längeres Kochen notwendig — ganz frisch herzustellen. Man sterilisiert die Gelatine in den Röhrchen (Einstellen der Röhrchen in den runden Drahtkorb) unmittelbar oder kurz nach dem Einfüllen 15 Minuten (nicht länger!) im Dampf, läßt sie am kühlen Ort erstarren und dann bei Zimmertemperatur oder im 22°-Thermostaten 24 Stunden stehen, damit etwa übrig gebliebene Sporen Zeit haben, zu vegetativen Formen auszuwachsen, und wiederholt dann die Sterilisation 15 Minuten lang. Um ganz sicher zu gehen, kann man am nächsten Tage nochmals 15 Minuten sterilisieren, doch ist dies letztere unseres Erachtens nicht unbedingt nötig, wenn man die Gelatine nicht alsbald benutzen will. Wir empfehlen statt dessen, die Gelatine zunächst 3—4 Tage bei Zimmertemperatur oder im Thermostaten bei 22° aufzubewahren, sodann etwaige Röhrchen, welche bakterielle Verunreinigung (Trübung, Koloniebildung) zeigen, auszusondern und an einem der Röhrchen den Schmelz- und Erstarrungspunkt der Gelatine zu bestimmen. Man führt dies aus, indem man das Röhrchen an das untere Ende eines genau zeigenden, mindestens in $\frac{1}{2}$ Grade geteilten Thermometers durch ein Fädchen festbindet, Thermometer mit Röhrchen schräg in den Arm eines Statives befestigt und in dieser Lage in ein Wasserbad (am besten großes mit Wasser gefülltes Becherglas von ca. 1 Liter Inhalt) von 22—24° C so weit einsenkt, daß Thermometer und Gläschen zwar nicht den Boden berühren, aber die Gelatinemasse und das Quecksilbergefäß des Thermometers sich vollständig unter Wasser befinden. Man heizt nun das Wasserbad so allmählich durch die Sparflamme eines Bunsenbrenners an, daß die Temperatur in fünf Minuten höchstens um 1° steigt, mischt das Wasser von Zeit zu Zeit mit Hilfe eines Glasstabes oder dgl. gut durch und beobachtet nun, bei welcher Temperatur die anfänglich schiefstehende Oberfläche (Kuppe) der Gelatine sich horizontal stellt (Schmelzpunkt). Läßt man nun die Temperatur des Wasserbades durch Fortnahme der Flamme und eventuell durch Zugießen kleiner Portionen kühlen Wassers allmählich wieder niedriger werden und neigt von Zeit zu Zeit das Gelatineröhrchen ein wenig hin und her, so kann man auch die Temperatur ziemlich genau feststellen, bei welcher die verflüssigte Nährgelatine wieder fest wird (Erstarrungspunkt). Eine genauere, aber umständlichere Methode gibt van der Heide (202) an.

Der Erstarrungspunkt liegt etwas tiefer als der Schmelzpunkt. Kurz nach der Herstellung der Gelatine liegen beide Punkte niedriger als später; die Bestimmung des Schmelzpunkts finde daher frühestens etwa 2 Tage nach der letzten Sterilisierung statt. Dann ist der Schmelzpunkt nahezu konstant geworden und ändert sich nur noch entsprechend etwaigem allmählichen Wasserverlust (Austrocknen) der Gelatine. Je nach der Art der Herstellung schmilzt die Nährgelatine etwa zwischen 27⁰ und 31⁰ C.

Für den Gebrauch der Gelatine zu Wasseruntersuchungen, besonders im Sommer und außerhalb des Laboratoriums (ambulante Untersuchungen), bedeutet die Erhöhung des Schmelzpunktes bzw. Erstarrungspunktes um 1—2 Grade schon einen erheblichen praktischen Gewinn. Nach van der Heide erniedrigt jede Stunde, in welcher die Gelatine einer Erhitzung von 100⁰ ausgesetzt war, den Schmelzpunkt etwa um 2⁰. Man kann den Schmelzpunkt auch höher rücken durch Vermehrung des Gelatinegehaltes auf 15—20%, doch ist die Darstellung solcher hochprozentiger Gelatinen unbequemer und nur ausnahmsweise geboten. Mit höherem Gelatinegehalt ändern sich außerdem die Wachstumsbedingungen für manche Bakterienarten. Die Kolonien bleiben häufig im Wachstum zurück. Besondere Vorschriften zur Herstellung von Gelatine mit hohem Schmelzpunkt sind von Forster u. a. (158) angeben.

Um die Gelatine gegen zu rasche Austrocknung zu schützen, bewahrt man sie am besten an kühlem Ort in gut schließenden hölzernen Behältern (Kasten mit Klappdeckel) oder in Glasdosen mit passendem Deckel auf. Man stelle die Röhrchen nur völlig abgekühlt und äußerlich trocken in die Behälter ein. Ein an dem Behälter befestigter Zettel gebe den Tag der Darstellung, die Reaktion und den Schmelzpunkt der Gelatine an.

Ist der Inhalt der Röhrchen schon so weit eingetrocknet, daß die Oberfläche (Kuppe) der Gelatine nicht mehr eine Ebene, sondern eine Senke darstellt, so ist die Gelatine für quantitative bakteriologische Wasseruntersuchungen am besten nicht mehr zu verwenden.

Für die laufenden Bestimmungen des Keimgehaltes von Wässern benutzt man gewöhnlich nicht die aus Fleischwasser hergestellte Nährgelatine [1]), sondern geht vom Fleischextrakt aus und hält sich dann vorteilhaft an folgende **vom Kaiserlichen Gesundheitsamt gegebene Vorschrift** (203). Dieselbe ist in der Anlage zu § 4 der „Grundsätze für die Reinigung von Oberflächenwasser durch Sandfiltration" enthalten, welche seitens des Reichskanzlers (Reichsamt des Innern) mittels Rundschreiben vom 13. Januar 1899 den Bundesregierungen mitgeteilt wurden.

Wenn diese Grundsätze und damit auch die Vorschriften in der Anlage zu § 4 streng genommen nur für durch Sandfiltration gereinigtes Oberflächenwasser gelten, so empfiehlt es sich doch, bei allen bakteriologischen laufenden Wasseruntersuchungen quantitativer Art nach dieser Vorschrift zu verfahren, damit die Ergebnisse verschiedener Untersuchungsreihen einigermaßen miteinander vergleichbar werden. Der Wortlaut der genannten Vorschrift ist folgender:

---

[1]) Dieselbe ist dagegen von Vorteil bei der Isolierung von Keimen aus Bakteriengemischen und zum Studium pathogener Formen.

Anlage zu § 4.

Ausführung der bakteriologischen Untersuchung.

1. Herstellung der Nährgelatine.

Die Anfertigung der Nährgelatine ist nach folgender, lediglich zu diesem besonderen Zwecke gegebenen und vereinfachten Vorschrift vorzunehmen.

Fleischextraktpepton-Nährgelatine.

Zwei Teile Fleischextrakt Liebig	2
Zwei Teile trockenes Pepton Witte	2
und	
Ein Teil Kochsalz	1
werden in	
Zweihundert Teilen Wasser	200

gelöst; die Lösung wird ungefähr eine halbe Stunde im Dampfe erhitzt und nach dem Erkalten und Absetzen filtriert.

Auf neunhundert Teile dieser Flüssigkeit   900
werden
    Einhundert Teile feinste weiße Speisegelatine   100
zugefügt, und nach dem Quellen und Erweichen der Gelatine wird die Auflösung durch (höchstens halbstündiges) Erhitzen im Dampfe bewirkt.

Darauf werden der siedendheißen Flüssigkeit
    dreißig Teile Normalnatronlauge [1])   30
zugefügt und jetzt tropfenweise solange von der Normalnatronlauge zugegeben, bis eine herausgenommene Probe auf glattem, blauviolettem Lackmuspapier neutrale Reaktion zeigt, d. h. die Farbe des Papiers nicht verändert. Nach viertelstündigem Erhitzen im Dampfe muß die Gelatinelösung nochmals auf ihre Reaktion geprüft und wenn nötig, die ursprüngliche Reaktion durch einige Tropfen der Normalnatronlauge wieder hergestellt werden.

Alsdann wird der so auf den Lackmusblauneutralpunkt eingestellten Gelatine
    Ein und ein halber Teil kristallisierte, glasblanke (nicht verwitterte) Soda [2]) $1^1/_2$
zugegeben und die Gelatinelösung durch weiteres, halb- bis höchstens dreiviertelstündiges Erhitzen im Dampfe geklärt und darauf durch ein mit heißem Wasser angefeuchtetes, feinporiges Filtrierpapier filtriert.

Unmittelbar nach dem Filtrieren wird die noch warme Gelatine zweckmäßig mit Hilfe einer Abfüllvorrichtung, z. B. des Treskowschen Trichters, in sterilisierte (durch einstündiges Erhitzen auf 130—150°) Reagenzröhrchen in Mengen von 10 ccm eingefüllt und in diesen Röhrchen durch einmaliges 15—20 Minuten langes Erhitzen im Dampfe sterilisiert. Die Nährgelatine sei klar und von gelblicher Farbe. Sie darf bei Temperaturen unter 26° nicht weich und unter 30° nicht flüssig werden. Blauviolettes Lackmuspapier werde durch die verflüssigte Nährgelatine deutlich stärker gebläut. Auf Phenolphthalein reagiere sie noch schwach sauer.

2. Entnahme der Wasserproben.

. . . . . .

3. Anlage der Kulturen.

. . . . . .

4. Zählung der Keime [3]).

. . . . . .

---

[1]) An Stelle der Normalnatronlauge kann auch eine 4%ige Natriumhydroxydlösung angewandt werden.

[2]) Statt 1,5 Gewichtsteile kristallisierter Soda können auch 10 Raumteile Normalsodalösung genommen werden.

[3]) Wortlaut unter 2—4 ist fortgelassen.

Zu dieser Vorschrift ist zu bemerken, daß die im Handel befindlichen Sorten von Speisegelatine bisweilen einen verhältnismäßig geringen Säuregrad aufweisen. In diesem Fall würde die Zugabe von 30 Teilen Normalnatronlauge die Gelatine mehr oder minder stark alkalisch machen, so daß der Überschuß des Alkalis erst wieder durch Zugabe von stark verdünnter Salzsäure, Phosphorsäure oder Milchsäure gebunden werden müßte. Dies ist zu vermeiden. Man tut daher besser, falls man den Säuregrad der Gelatine nicht kennt, die Normalnatronlauge allmählich in kleinen Portionen zuzusetzen und nach jedesmaligem Zusetzen die Reaktion zu prüfen. Entscheidend ist auch hier stets die Prüfung mit blauviolettem Lackmuspapier (s. o.). Die Zugabe von Hühnereiweiß zwecks besserer Klärung wird auch bei dem Arbeiten nach der Vorschrift des Kaiserl. Gesundheitsamtes oft als nötig sich erweisen.

Herstellung von Nähragar.

Die Herstellung des Nähragars unterscheidet sich von der Herstellung der Nährbouillon nur dadurch, daß dem Fleischwasser außer Pepton und Kochsalz noch $1^1/_2$—$2\,^0/_0$ [1] (bei 1 Liter Fleischwasser also 15—20 g) feingeschnittenes oder pulverförmiges Agar-Agar zugefügt wird. Agar-Agar (eine ostindische Carragheenart) quillt nur sehr langsam in heißem Wasser und löst sich nur bei längerem Kochen, am besten bei Temperaturen über 100°, also z. B. im Kochsalzwasserbad oder beim Kochen im Autoklaven (Fig. 53) bei 110°. Es empfiehlt sich, Kochsalz und Pepton erst nach dem Erweichen des Agars zuzugeben.

Nach dem Lösen der Zusätze wird die Mischung wie die Nährbouillon neutralisiert (man stellt sich am besten nur neutrales Nähragar her), dann noch einmal durchgekocht und die Reaktion nochmals kontrolliert und eventuell wiederhergestellt.

Die Agarlösung erstarrt bei etwas über 40° C. Erstarrte Agarlösung wird erst zwischen 90 und 100° C wieder flüssig. Langes Erhitzen setzt den Schmelzpunkt oder Erstarrungspunkt nicht herunter. Gewisse Schwierigkeiten macht das Filtrieren des Agars, welches nach dem Neutralisieren vorzunehmen ist. Es muß im kochenden Kochschen Dampftopf vorgenommen werden und erfolgt verhältnismäßig langsam, wenigstens bei höherem Agargehalt.

Die Filtration erfolgt durch ein Filter aus angefeuchtetem Filtrierpapier oder besser durch Watte. Man bringt (nach Abel) in einen Trichter eine vierfache Lage Verbandwatte, die über den Rand herausragen muß, kocht den so vorbereiteten Trichter 1 Stunde im Dampftopf und gibt sogleich das noch heiße Nähragar hinein. Auch besondere Filtrationsapparate hat man angegeben (204). Gießt man die heiße Agarlösung in hohe Glas- oder Blechzylinder und läßt diese im angeheizten Dampftopf einige Stunden ruhig stehen, so senken sich die trübenden Stoffe allmählich zu Boden. Man läßt das Agar dann in den hohen Zylindern erstarren, klopft den erstarrten Agarzylinder heraus und kann die unteren

---

[1] Für die Untersuchungen auf Typhusbazillen usw. kommen Agarnährböden mit einem Gehalt von $3\,^0/_0$ Agar-Agar zur Verwendung.

trüben Partien abschneiden und auf diese Weise das Filtrieren umgehen.

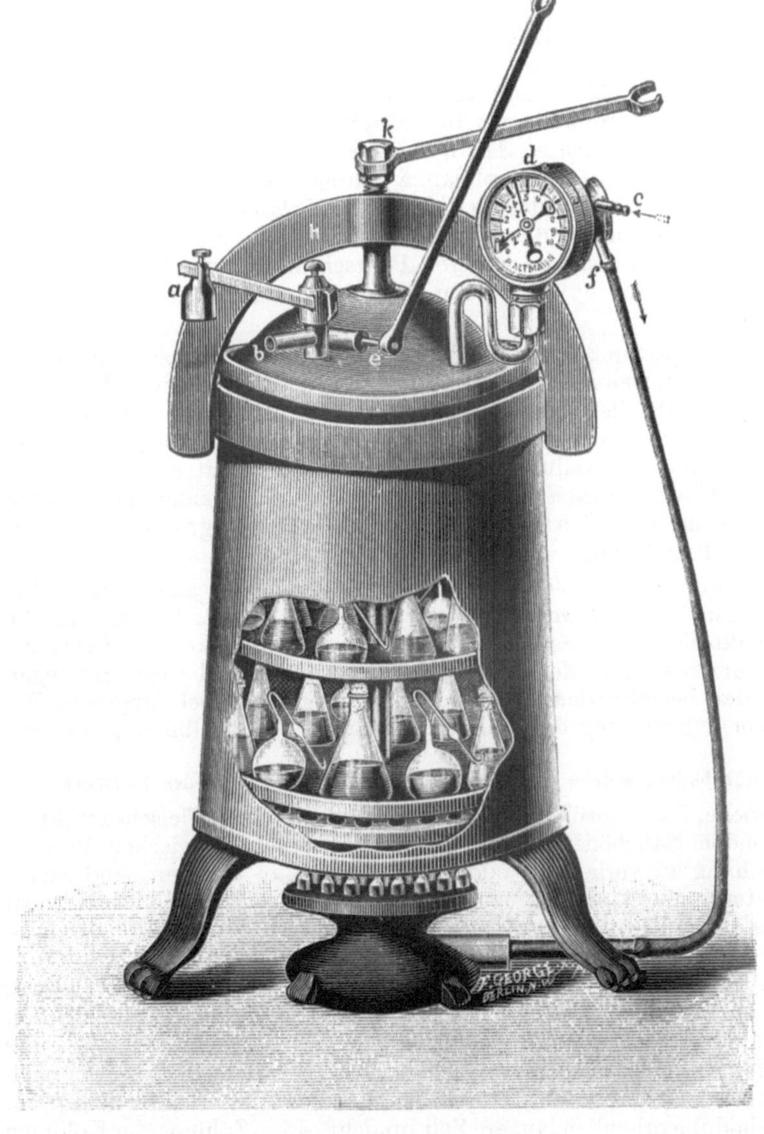

Fig. 53.
a Sicherheitsventil. b e Dampfablaßhahn. d Manometerregulator. c f Gaszu- und -ab-
leitung. h Bügel. k Zentralschraube.

Das wieder verflüssigte Agar wird in der bereits oben beschriebenen
Weise zu je 10 ccm in sterilisierte Reagenzgläser gefüllt und diese

Röhrchen werden dann noch einmal 1 Stunde lang im strömenden Dampf sterilisiert.

Das Nähragar spielt in der Wasserbakteriologie eine weniger bedeutende Rolle als die Nährgelatine, wenigstens soweit die Bestimmung der Keimzahl in Frage kommt [1]. Das gewöhnliche Nähragar wird vielmehr fast ausschließlich zur Herstellung der Reinkulturen benutzt. Zu diesem Zweck werden die mit flüssigem heißen Agar gefüllten Reagenzgläschen schräg gelegt, so daß der Nährboden in schiefer Schicht erstarren kann. Auf die spiegelblanke schräge Agarschicht wird dann bei Bedarf Material von der zu impfenden Kolonie mittels der vorher sterilisierten Platinnadel durch Strich aufgetragen. Das Nähragar verträgt selbstverständlich die höheren Brutschranktemperaturen ohne zu schmelzen. Darin beruht sein Hauptvorzug vor der Nährgelatine.

Das Nähragar preßt beim Erkalten eine nicht unbeträchtliche Menge von Wasser aus, was zur Folge hat, daß das Agar der Glaswand weniger fest anhaftet als die Gelatine. Von manchen Autoren wird zur Vermeidung dieses sich bisweilen geltend machenden Übelstandes empfohlen, bei der Herstellung des Nähragars auf 1 Liter Fleischwasser noch 5 g Gummi arabicum (oder auch Gelatine) zuzusetzen. Man kann übrigens auch Nährböden aus Gelatine-Agarmischungen herstellen (Prall 206).

Von Zusätzen, welche man zu besonderen Zwecken zur Nährbouillon, zur Nährgelatine oder zum Nähragar macht, kommt für die Wasserbakteriologie ausschließlich der Traubenzucker in Betracht. Er wird am besten in Mengen von 0,5 % zugefügt, und zwar erst gegen Schluß der betreffenden Nährbodenbereitung, weil bei längerem Erhitzen sonst Bräunung des Nährbodens durch Karamelbildung eintritt.

β) Nährböden, welche frei sind von den Extraktivstoffen des Fleisches.

Versuche, die ursprünglichen, Fleischwasser — bzw. Fleischextrakt — enthaltenden Nährböden für die Zwecke der bakteriologischen Wasseruntersuchung zu verbessern oder durch andere zu ersetzen, sind mehrfach unternommen worden im Hinblick auf die Tatsache, daß man mittels der Fleischwassergelatine oder des Fleischwasseragars nicht die maximalen Keimzahlen des Wassers zu erhalten pflegt. Die Gründe dafür liegen indessen nicht allein in der stofflichen Zusammensetzung des Nährbodens, sondern z. B. auch darin, daß das Auszählen der Gelatineplatten wegen der Verflüssigung eines Teiles der Kolonien nach einer verhältnismäßig kurzen Zeit (gewöhnlich 48 Stunden) erfolgen muß, während ein Teil der Wasserbakterien für die Koloniebildung erheblich längere Zeit braucht. Eine Zählung der Kolonien erst nach einer ganzen Reihe von Tagen (man hat sogar empfohlen, bis zu 3 Wochen zu warten!) würde aber die bakteriologische Wasserunter-

---

[1] Anders in den Vereinigten Staaten von Nordamerika. Hier ist der Standard-Nährboden für die Bestimmung des Keimgehaltes von Wässern der Nähragar. (Vgl. Standard Methods for the Examination of Water and Sewage. Sec. ed. New York 1912.)

suchung so gut wie wertlos machen, wenigstens dort, wo es sich um die bakteriologische Trinkwasserkontrolle handelt.

Der triftigste Grund dafür, ein Ersatzmittel der Fleischwassergelatine und des Fleischwasseragars zu schaffen, liegt in der verhältnismäßig komplizierten Zusammensetzung dieser Nährböden, welche es ziemlich schwer macht, daß zwei verschiedene Untersucher genau den gleichen Nährboden anfertigen. Geringe Unterschiede in der Zusammensetzung bedingen aber bisweilen schon verschiedene Untersuchungsergebnisse bei der nämlichen Wasserprobe.

Von diesem Gesichtspunkt aus hat der von Hesse und Niedner (205) für die Wasseruntersuchung empfohlene **Nährboden** gewisse Vorzüge, da seine Herstellung sehr einfach ist. Er besteht lediglich aus 100 Teilen destillierten Wassers, 1 Teil Agar-Agar und 1 Teil Nährstoff Heyden (Albumose). Der Nährboden soll in Reagenzgläser von Jenaer Glas gefüllt werden, welche kein Alkali abgeben. Die Züchtungsdauer soll (bei 18 bis 25 ^{0} C) zehn Tage bis drei Wochen betragen.

Daß man auf diesem Wege gewöhnlich zu höheren Keimzahlen gelangt, kann nicht bestritten werden, aber es heißt unseres Erachtens doch den Sinn der bakteriologischen Wasseruntersuchung unrichtig auffassen, wenn die Tendenz darauf gerichtet ist, die maximalsten Zahlen zu erhalten. Die Anzahl der auf einem Nährboden aufgehenden Kolonien entspricht niemals der absoluten Zahl der in dem verimpften Wasserquantum enthalten gewesenen lebenden Bakterien, sondern stets nur einem gewissen Bruchteil derselben. Die Ergebnisse der Zählung bei Benutzung von Fleischwassernährböden sind aber für die Praxis brauchbarer als die Ergebnisse der Zählung bei Benutzung der Hesse-Niednerschen Nährböden, wie die Untersuchungen P. Müllers und F. Pralls (206) ergeben haben; denn der Nährboden von Hesse und Niedner gibt zwar bei reinem oder wenig verunreinigtem Wasser höhere Keimzahlen als die sonst gebräuchlichen alkalischen Fleischwasserpepton-Nährböden, aber bei Wässern, die mit Kot und Harn verunreinigt sind, also mit Stoffen, welche am ehesten gefährliche Krankheitserreger ins Wasser bringen, sind die Ergebnisse ungünstiger, weil die eben genannten Bakterienarten sehr schlecht auf den Albumosenährböden gedeihen.

Es liegt also unseres Erachtens für die Praxis kein Grund vor, von der Fleischwasserpeptongelatine als Nährboden für die quantitative bakteriologische Wasseruntersuchung abzugehen; wohl aber ist es von der größten Bedeutung, daß dieser Gelatinenährboden in peinlichst genauer Weise stets nach der gleichen Vorschrift (am besten nach der oben wiedergegebenen Vorschrift des Kaiserlichen Gesundheitsamtes) gefertigt wird. Die preußische Landesanstalt für Wasserhygiene in Berlin-Dahlem gibt auf Antrag gegen Erstattung der Unkosten vorschriftsmäßig hergestellte Röhrchen mit Nährgelatine an solche Stellen ab, welche nicht in der Lage sind oder für welche es sich nicht lohnt, den Nährboden selbst zu bereiten. Diejenigen Leser, welche sich für die Frage der Ersatznährböden usw. interessieren, finden die hauptsächlichsten diesen Gegenstand betreffenden Arbeiten unter der Literatur angegeben (205 bis 207).

Auch die Dichte der Besäung der Platten, die Art der Beimpfung u. a. m. beeinflußt die Keimzahlen erheblich (208).

Peptonwasser besteht lediglich aus gewöhnlichem Wasser mit einem Zusatz von 1% Pepton und $\frac{1}{2}\%$ Kochsalz. Für Wasseruntersuchungen auf Choleravibrionen wird ein zehnmal so konzentriertes Peptonwasser benutzt („Peptonstammlösung"), welchem man noch zweckmäßig 1% Kaliumnitrat und $0,2\%$ Soda zufügt.

Für die Untersuchung von Wasserproben auf B. coli (und den Choleravibrio) benutzt man bisweilen eine konzentrierte Peptonlösung von folgender Zusammensetzung:

Pepton	10,0 g
Kochsalz	5,0 g
Traubenzucker	10,0 g
Wasser	ad 100

Das Einfüllen, Sterilisieren usw. des Peptonwassers erfolgt wie bei der Nährbouillon beschrieben. Das konzentrierte Peptonwasser wird zu je 100 ccm in Kölbchen abgefüllt.

Milch als Nährboden. Frische Magermilch wird zu je 10 ccm in sterile Reagenzröhrchen gefüllt und an drei aufeinanderfolgenden Tagen je eine Stunde im Dampftopf oder einmal 1 Stunde lang im Autoklaven bei 110^0 sterilisiert.

Kartoffeln als Nährboden. (Kartoffelkeile nach Globig und Roux.) Man sticht mit einem Korkbohrer, dessen Durchmesser etwas geringer als die lichte Weite der benutzten Reagenzgläser ist, aus einer äußerlich durch Abspülen und Abbürsten gereinigten guten rohen Kartoffel ein zylinderförmiges Stück heraus, schneidet die beiden noch mit Schale bedeckten Grundflächen mit dem Messer ab und zerlegt durch einen weiteren schrägen Schnitt den Kartoffelzylinder in zwei gleich große Keilstücke. Je eins dieser so gefertigten Stücke wird mit der Basis nach unten in ein Reagenzglas geschoben, in dessen Kuppe sich 1 bis 2 etwa $1\frac{1}{2}$ cm lange Stückchen von Glasstäben oder Glasröhren als Stütze für den Kartoffelkeil sowie einige Tropfen Wasser als Schutz gegen Austrocknung befinden (Fig. 49f). Die in üblicher Weise mit Wattestopfen versehenen Röhrchen werden an drei aufeinanderfolgenden Tagen je $\frac{1}{2}$ Stunde lang in strömendem Dampf oder im Autoklaven einmal bei 110^0 eine Stunde lang sterilisiert.

Die schräge Fläche des Kartoffelkeiles wird bei Bedarf beimpft. Die Kartoffel eignet sich besonders zur Anlage von Reinkulturen farbstoffbildender Bakterienarten. Solche lassen sich auch gut auf weißen Oblaten züchten, die, in Doppelschalen gelegt und mit etwas Nährlösung befeuchtet, sterilisiert worden sind.

Eiweißfreie Nährlösungen s. S. 234.

c) Die Ausführung der quantitativen bakteriologischen Untersuchung des Wassers ohne Rücksicht auf die Bakterienarten.

α) Die Isolierung der Keime.

Wie schon oben erwähnt, ist es nicht möglich, einen einzelnen Keim isoliert der Beobachtung und Untersuchung in hinreichendem Maße zugängig zu machen; man wird vielmehr nur das gewünschte Ziel erreichen, wenn man denselben infolge seiner Vermehrungsfähigkeit zu einem Verbande gleichgearteter Individuen, zu einer Kolonie, auswachsen lassen kann. Durch die früher und neuerdings wieder geübten Verdünnungsmethoden in flüssigen Nährmedien ist man allerdings auch in der Lage, verschiedene Arten aus einem Gemisch von Bakterien einzeln darzustellen und dies war die erste Veranlassung zu einer Klassifizierung; die vollständige Ausnutzung eines vorliegenden Bakterienmaterials in dieser Beziehung verdanken wir jedoch allein der Entdeckung Kochs, welche in der Verwendung erstarrender und durchsichtiger Nährmedien besteht.

Die Gelatine- oder Agar-Platte.

Vermischt man eine bestimmte Menge Wassers mit verflüssigter Gelatine oder verflüssigtem Agar und gießt die Mischung auf einer Glasplatte aus, so werden die einzelnen Keime auf eine größere Oberfläche verteilt und wachsen daselbst zu Kolonien aus. Jede Kolonie entspricht sonach ursprünglich einer Bakterie. Diese Voraussetzung ist aber nur bei Erfüllung gewisser Bedingungen zutreffend.

Zunächst muß die Wasserprobe vor der Bearbeitung kräftig durchgeschüttelt werden. Die Bakterien haften meistens in größerer Anzahl an den suspendierten organischen Bestandteilen, unter Umständen sind sie, namentlich in ruhenden Gewässern, zu aneinanderhängenden Verbänden vereinigt. Eine Trennung und möglichst gleichmäßige Verteilung im Wasser wird durch eine solche energische Bewegung angestrebt und auch in zureichender Weise meistens erzielt.

Gleichzeitig wird die Gelatine[1]) verflüssigt, indem man die Röhrchen genügend lange in Wasser von etwa 35^0 eintaucht. Hierauf wird eine bestimmte Menge des zu untersuchenden Wassers, dessen Volumen mit einer in Zehntel geteilten Pipette von 1 ccm Inhalt (Fig. 49 b) abgemessen wird, der verflüssigten Nährlösung zugesetzt. Die Pipetten sind vor jeder Untersuchungsreihe $^1/_2$—1 Stunde lang im Heißluftschrank zu sterilisieren, in welchen sie in einer Eisenblechschachtel oder in einem mit Wattepfropf verschlossenen Glaszylinder gestellt werden; unter solchem Verschluß halten sich dieselben ziemlich lange steril. Bei ihrer Handhabung ist bloß darauf zu achten, daß sie nur an ihrem oberen Ende mit den Fingern berührt werden.

Es wird die Frage auftauchen, wie viel Wasser man zur Untersuchung verwenden soll. Im allgemeinen wird man selten über 1 ccm hinausgehen, da größere Mengen die Gerinnungsfähigkeit der Gelatine beeinträchtigen. Die Erfahrung hat gelehrt, daß bei reinen Quell- und Brunnenwässern

---

[1]) Wegen Herstellung der Agarplatten vgl. weiter unten.

und bei gereinigten (filtrierten) Oberflächenwässern das Maß von 1 ccm nicht zu groß ist, daß man jedoch bei zutage liegendem Wasser auf 0,5, 0,2 oder 0,1 ccm heruntergehen muß. Läßt die sichtbare Beschaffenheit oder die Berücksichtigung der örtlichen Verhältnisse eine besonders starke Verunreinigung des Wassers vermuten, so muß man zu Verdünnungen schreiten. Diese sind am besten mit einer 0,8%igen Kochsalzlösung oder gewöhnlichem Leitungswasser anzufertigen, welches in Mengen von je 9 ccm sterilisiert in Reagenzgläsern bereitgehalten wird. Man gibt 1 ccm des zu untersuchenden Wassers zu der Verdünnungsflüssigkeit, mischt durch mehrmaliges Neigen des Röhrchens die beiden Flüssigkeiten gut miteinander und hat dann eine zehnfache Verdünnung (d. h. 1+9) hergestellt. Verwendet man zur Verimpfung 0,1 ccm dieser Mischung, so enthält diese Menge 0,01 ccm des zu untersuchenden Wassers. Selbstverständlich müssen auch die für die Verdünnung zu verwendenden Pipetten vor dem Gebrauch steril gemacht worden sein.

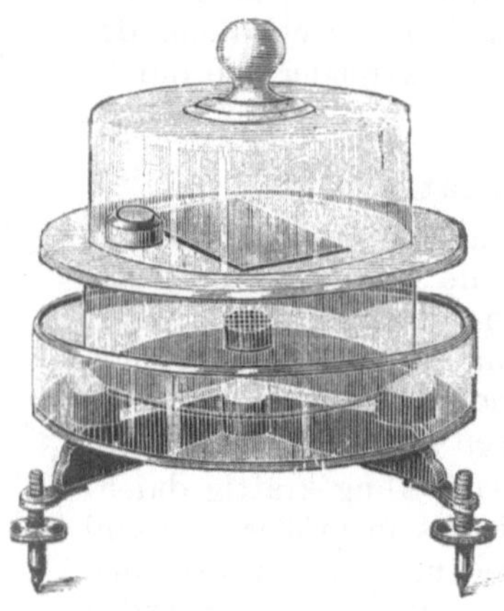

Fig. 54.

Um eine gleichmäßige Verteilung der Bakterien in der Gelatine zu erzielen, muß diese gehörig mit dem zugefügten Wasser gemischt werden. Dies geschieht durch längeres vorsichtiges Hinundherneigen des Reagenzröhrchens, wobei eine Blasenbildung und die Benetzung des Wattepfropfens sorgfältig zu vermeiden sind.

Bei dem Ausgießen der Gelatine sind zwei Punkte zu beachten, nämlich, daß die Schicht gleich dick wird und daß sie rasch erstarrt; beide werden durch den Gebrauch nebenstehenden Apparates (Fig. 54) erfüllt. Auf einem Dreieck steht eine Schale, welche mit einer Glasplatte überdeckt ist. Wenn man die Schale mit Eiswasser gefüllt hat, um eine Abkühlung der Glasplatte zu erzielen, so bringt man letztere mittels der Stellschrauben unter Benutzung einer Dosenlibelle in vollkommen wagerechte Lage. Nun ist der Apparat zum Gebrauch fertig; ein darauf gestellter Glassturz dient dazu, etwa offene Gelatineschalen vor dem Hineinfallen von Keimen aus der Luft zu schützen. Einfacher ist der in Fig. 47 abgebildete Apparat.

Die bequemste Methode der Anlage von Kulturplatten ist durch die Anwendung der Petrischen Doppelschalen (Fig. 51a) ermöglicht. Dieselben stellen niedrige Glasdosen von ca. 9 cm Durchmesser dar; sie werden vor dem Gebrauche im Heißluftschrank steril gemacht. Wenn dieselben ungeöffnet an geeignetem Platze aufbewahrt werden, so erhalten sie längere Zeit ihre Keimfreiheit. Bei dem Gießen der Gelatine hebt man sorgfältig den Deckel senkrecht, jedoch nicht zu hoch, auf und läßt die Gelatine unter den nötigen Vorsichtsmaßregeln in den unteren Teil der Dose einfließen. Den Glasrand des vom Wattestopfen befreiten Gelatineröhrchens hat man vorher durch 3—5 Sekunden langes Hineinhalten in die Bunsenflamme keimfrei zu machen. Man läßt ihn dann abkühlen. Hat man die Gelatine durch leichte Bewegung der Petrischen Schale gleichmäßig auf ihrer Unterlage verteilt, so läßt man sie in wagrechter Lage erstarren.

Von manchen wird es vorgezogen, die Mischung von Wasser und verflüssigter Gelatine erst in der Glasschale vorzunehmen. Man gibt dann das abgemessene Wasserquantum zunächst in die leere sterile untere Hälfte der Doppelschale, gießt dann erst die Gelatine hinzu und mischt möglichst vollkommen. Unter Umständen (ambulante Untersuchungen) sind auch die Zählflaschen nach Rozsahegyi zu empfehlen (Fig. 59).

Von v. Esmarch ging der Vorschlag aus, die geimpfte Gelatine in Reagenzröhrchen selbst in dünner Schicht auszubreiten. Diese Methode der „Rollröhrchen" ist für manche Fälle nicht unzweckmäßig, namentlich, wenn es sich um den Nachweis einer geringeren Anzahl von Keimen handelt. Die Herstellung eines Rollröhrchens ist folgende. Die verflüssigte Gelatine wird in gleicher Weise wie vorher mit dem zu untersuchenden Wasser gemischt. Hierauf wird über den Wattepfropf des Röhrchens eine kleine, gut anliegende Gummikappe gezogen und dieses in nahezu wagrechter Lage in Eiswasser um seine Achse gedreht, bis die an den Wänden herumlaufende Gelatine vollständig erstarrt ist. Hat das Leitungswasser eine genügend niedrige Temperatur, so kann man auch unter dem Strahl desselben die Gerinnung bewerkstelligen. Eine Benetzung des Wattepfropfens durch Gelatine ist zu vermeiden. Die Rollröhrchen werden in nahezu wagrechter Lage aufbewahrt.

Die Anlage der Agarplatte unterscheidet sich von der der Gelatineplatte insofern, als die Grenzen der Verflüssigung und Gerinnung des Agarnährbodens innerhalb höherer Temperaturen liegen. Agar wird erst bei länger andauernder Siedehitze flüssig und gerinnt ungefähr bei 40⁰, wie bereits erwähnt worden ist. Demgemäß ist das Hinzufügen der zu prüfenden Wasserprobe erst dann zu bewerkstelligen, wenn eine schädigende Einwirkung der höheren Temperatur auf die Keime ausgeschlossen ist. Die Agarröhrchen werden in einem Wasserbade von 100⁰ so lange gehalten, bis ihr Inhalt vollständig flüssig geworden ist. Man überläßt hierauf das Ganze sich selbst, bis die Abkühlung so weit gediehen ist, daß ein eingesetztes Thermometer die Temperatur des Wassers auf etwas über 40⁰ angibt. Hiernach nimmt man erst die Verimpfung vor und verfährt im übrigen, wie eben geschildert worden ist. Da man sich sehr nahe an der Gerinnungsgrenze des Agar befindet, so sind die nachfolgenden Handgriffe des Gießens sehr rasch auszuführen.

Die Agarplatten gewähren, wie gesagt, den Vorteil, daß sie bei einer höheren Temperatur (Brutschrank von 37⁰ und höher) gehalten werden können, wodurch eine schnellere Auskeimung und Bildung von sichtbaren Kolonien erreicht und demgemäß die Erzielung des Untersuchungsergebnisses in kürzerer Zeit herbeigeführt wird. Sie sind ferner namentlich in denjenigen Fällen zu empfehlen, wo das Vorhandensein vieler die Gelatine verflüssigender Bakterienarten störend bei der Anwendung der vorher geschilderten Methode auftritt.

Hat man durch eine der beschriebenen Arten den Nährboden auf einer größeren Oberfläche zur Gerinnung gebracht, so läßt man die darin einzeln verteilten Keime zur Auskeimung kommen, indem man die Gelatineplatten oder Rollröhrchen bei Zimmertemperatur nicht unter 18° und nicht über 22°, die Agarplatten durchschnittlich bei 37° hält. In der heißen Jahreszeit sind erstere nach Umständen in einem kühlen Raum, wenn möglich in einem durch gleichzeitige Heizung und Wasserkühlung auf konstanter Temperatur gehaltenen Thermostaten (Brutschrank für konstante niedrige Temperatur) unterzubringen. Die Schalen sind außerdem vor grellem Tageslicht, vor allem gegen Sonnenlicht, zu schützen und desgleichen vor Staub.

Beim Abkühlen des Schaleninhalts pflegt eine Kondensation von Wassertröpfchen zu erfolgen, die namentlich bei Agarplatten sehr lästig werden kann. Dort, wo es sich nicht um die Untersuchung sehr keimarmen Wassers (Grundwasser, Quellwasser, filtriertes Wasser) handelt, kann man, um diese Kondensation zu vermeiden, die gegossenen Petrischalen unbedenklich zwecks Ausdunstung 5—10 Minuten offen stehen lassen, vorausgesetzt, daß das Laboratorium verhältnismäßig staubfrei ist. Die Gefahr des Auffallens fremder Bakterien-Keime aus der Luft auf die Gelatine- oder Agarplatte in dieser kurzen Zeit wird meist sehr überschätzt. Gewöhnlich sind nur Schimmelpilzsporen in größerer Anzahl in der Luft vorhanden.

Es kann ferner empfohlen werden, die Platten, nachdem sie erstarrt sind, so aufzubewahren, daß der Boden nach oben, der Deckel nach unten gekehrt ist. Das Auffallen von Kondenswassertropfen und die Bildung von Bakterienschleiern und sekundären Kolonien ist dann fast gänzlich ausgeschlossen.

β) Die Bestimmung der Anzahl der Keime (Zählung).

Ist der einzelne in dem durchsichtigen gelatinierenden Nährboden fixierte Keim zur Kolonie herangewachsen (s. Fig. 55), was unter günstigen Temperaturverhältnissen (ca. 20° C) in 48 Stunden zu erfolgen pflegt, so kann man zur Zählung schreiten. Es wurde oben schon erwähnt, daß man nach Möglichkeit die Keime jedesmal 48 Stunden lang wachsen lassen soll, ehe man zählt; nur unter besonderen Umständen (z. B. wenn sehr schnell verflüssigende rapide wachsende Keime die ganze Kulturschale zu zerstören drohen) ist eine frühere Zählung statthaft. Die Tatsache der ungewöhnlich frühen Zählung sollte indessen stets im Untersuchungsprotokoll vermerkt werden.

Die Zählung kann entweder mittels Lupe oder mittels Mikroskops vorgenommen werden. Die Zählung mit der Lupe ist dann am Platze, wenn nur sehr wenige Kolonien auf der Platte aufgegangen sind, also bei der Kontrolle von Trinkwasser und anderen bakteriologisch sehr reinen Wässern, die mikroskopische Zählung bei dichter Besäung der Platte mit Kolonien (etwa über 1500). Die Ergebnisse der mikroskopischen Plattenzählung fallen gemeinhin höher aus als die der Lupenzählung, ein konstantes Verhältnis zwischen den mit beiden Verfahren erhaltenen Zahlen besteht indessen nicht, man kann also nicht etwa

durch Einführung eines empirischen Faktors die eine Zahl aus der andern
berechnen. Da, wie oben schon auseinandergesetzt wurde, es gewöhnlich
nicht darauf ankommt, den absoluten (maximalen) Keimgehalt eines
Wassers zu kennen, sondern nur unter Einhaltung gleicher Bedingungen
vergleichbare Zahlen zu erhalten, so genügt es, für gleiche

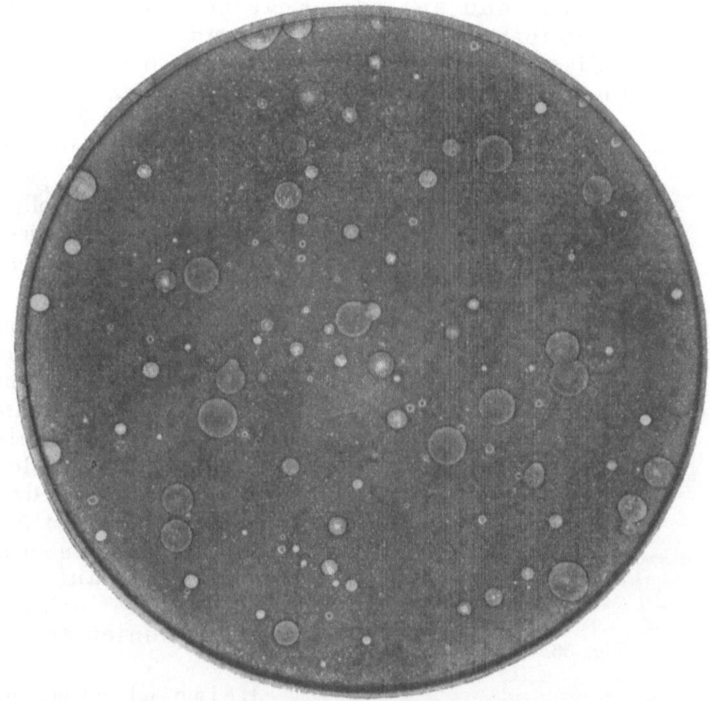

Fig. 55.

oder untereinander Beziehung habende Aufgaben stets die
gleiche Zählmethode anzuwenden und im Protokoll genau
zu kennzeichnen.

Zählung mit der Lupe.

Der ursprüngliche, von Wolffhügel konstruierte Zählapparat
besteht, wie die Fig. 56 zeigt, aus einer auf einem geeigneten Holzgestell
ruhenden Glastafel, auf welcher ein Liniennetz eingeätzt ist, dessen
einzelne Felder (Maschen) die Größe von 1 qcm haben. Die 4 mittelsten
Felder und die von hier aus nach den 4 Ecken der Glastafel verlaufenden
Felderzeilen weisen noch eine Unterteilung in 9 kleine Felder auf. Die
unter der Glastafel befindliche Fläche des Apparates ist möglichst
homogen mit stumpfer schwarzer Farbe überzogen. Bei der von Mie
angegebenen Modifikation des Apparates befindet sich die Einteilung

auf der unteren schwarzen Fläche. Man legt nun die Petrischale, welche die Gelatineschicht mit den Bakterienkolonien enthält, gewöhnlich nach Entfernung des Deckels, so unter oder über das Liniennetz, daß letzteres dicht dem Boden der Schale anliegt, d. h. wenn sich z. B. das Liniennetz auf der Glastafel befindet mit dem Boden nach oben unter die Glastafel. Bei einem lichten Durchmesser der Schale von 9 cm kann man es dann so einrichten, daß gerade die mittelsten vier unterteilten Quadrate und an jeder Ecke noch zwei unterteilte Quadrate innerhalb des Schalenrandes zu liegen kommen. Ist die Platte dicht besät, so genügt es, diese kreuzförmig angeordneten 12 Quadratzentimeter auszuzählen.

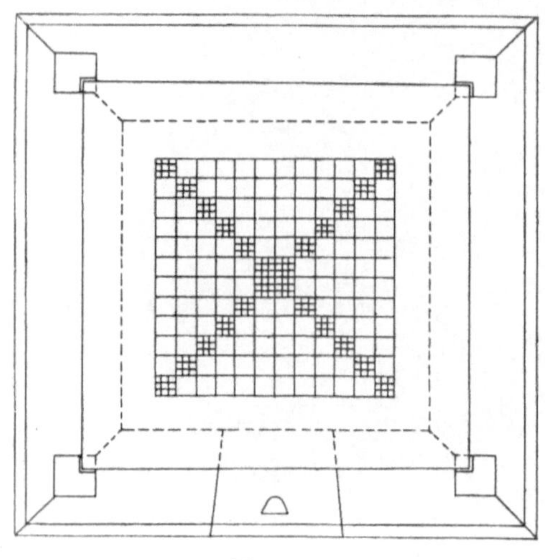

Fig. 56.

Selbst wenn die Besäung mit Kolonien nicht in allen Teilen der Platte ganz gleichmäßig sein sollte, bekommt man auf diese Weise noch einen brauchbaren Mittelwert.

Eine Petrischale von 9 cm lichter Weite hat eine nutzbare Fläche von 63,6 qcm. Addiert man die in 12 Gesichtsfeldern gezählten Kolonien, so hat man daher diese Zahl mit 5,3 zu multiplizieren, um die Zahl der auf der ganzen Platte vorhandenen Kolonien zu erhalten.

Beispiel: Gelatineplatte mit 0,1 ccm Wasser angelegt. Die Zählung ergab in den 12 Gesichtsfeldern folgende Zahlen von Kolonien:

21, 18, 17, 20, 24, 16, 19, 22, 17, 20, 23, 18, zusammen 235 Kolonien in 12 Quadraten, mithin 5,3×235 = 1246 auf der ganzen Platte.

Aus 1 ccm des untersuchten Wassers würden sich also rund 12000 Kolonien entwickelt haben. Sind weniger Kolonien (etwa bis 300) auf der Platte vorhanden, so zählt man besser die ganze Platte aus. Die Zählung erfolgt am bequemsten mit einer in der Hand gehaltenen Lupe von etwa 6 cm im Durchmesser mit 2—3 maliger Vergrößerung, oder mit einer auf 3 Füßen ruhenden Lupe mit verstellbaren Linsen, welche man über die Zählplatte hinwegschiebt (Fig. 57).

Nicht unzweckmäßig sind auch die von Lafar angegebenen Zählplatten (Fig. 58), welche in Sektoren geteilt sind. Die Sektoren sind wieder in Felder von je 1 qcm unterteilt. Man zählt mindestens 3 nach verschiedenen Richtungen verlaufende Sektoren aus. Auch die von

Rozsahegyi angegebenen Zählflaschen mit eingeätzter Quadratzentimeter-Teilung sind bisweilen mit Vorteil zu verwenden (vgl. Fig. 59). Ihnen ähnlich sind die Kulturflaschen nach Schumburg, die anstatt eines Wattepfropfens einen hohlen, 1 ccm fassenden, eingeschliffenen,

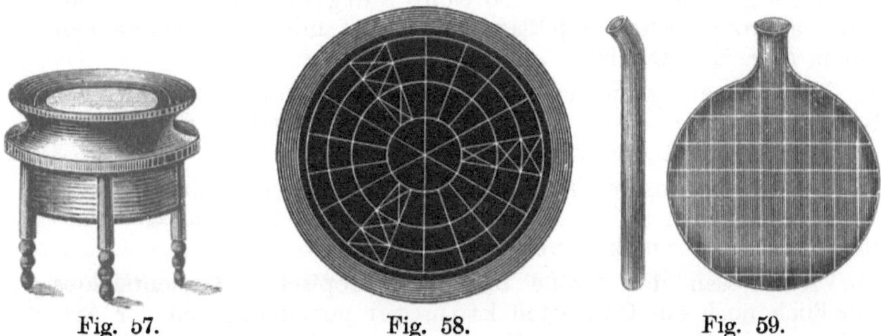

Fig. 57. Fig. 58. Fig. 59.

als Maßgefäß für das Wasser dienenden Glasstopfen besitzen. Für die Auszählung von Rollröhrchenkulturen (S. 225) hat v. Esmarch einen besonderen Zählapparat angegeben.

Mikroskopische Zählung der Kolonien (209).

Dieselbe ist nur möglich bei verhältnismäßig dicht besäten Platten. Handelt es sich um relativ bakterienarme Wasser, so kann man, um dichter bewachsene Platten zu erhalten, ausnahmsweise größere Mengen als 1 ccm verimpfen (bis zu 5 ccm Wasser auf 1 Gelatineröhrchen). Doch vermeidet man ein solches Vorgehen möglichst. Die mikroskopische Zählung wird zuverlässig erst dann, wenn mindestens etwa 1500 Kolonien auf der Platte sich befinden, doch kann man auch nötigenfalls Platten mit einer Koloniezahl bis 500 abwärts mikroskopisch zählen. Vorbedingung für zuverlässige Resultate sind: sehr gleichmäßige Durchmischung von Wasser und verflüssigter Gelatine vor dem Gießen der Platte und Erstarren der Gelatine in einer völlig horizontal eingestellten Schale, d. h. in möglichst gleichmäßiger Schichtdicke.

Zur Vornahme der Zählung eignen sich nur solche Mikroskope, bei welchen man jede Stelle einer 9 ccm im Durchmesser haltenden Petrischale bequem

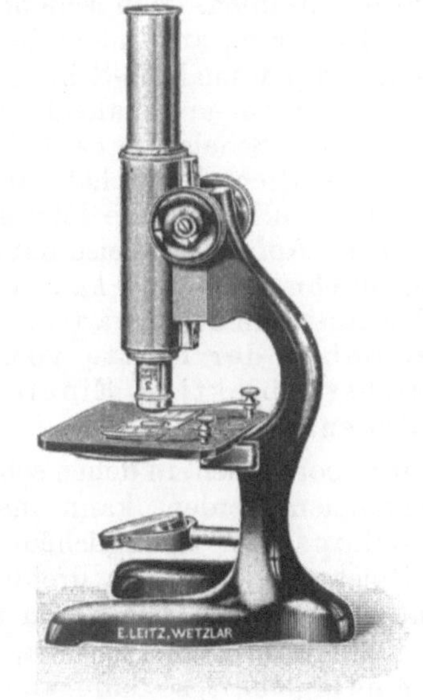

Fig. 60.

unter das Objektiv bringen kann, d. h. entweder Mikroskope mit sehr großem Objekttisch oder mit nach hinten ausgebogenem Stativ (Fuß).

Die Firma E. Leitz, Wetzlar, führt ein Stativ Nr. VI (Fig. 60), welches sich für diese Zwecke gut eignet und billig ist. Auch das Stativ 8 von W. und H. Seibert in Wetzlar ist für diesen Zweck brauchbar oder das Stativ IX von·Carl Zeiß in Jena.

Man benötigt eine etwa 60—100fache Vergrößerung, d. h. ein schwaches achromatisches Objektiv, kombiniert mit einem schwachen und einem stärkeren Okular.

Als Objektive eignen sich: Objektiv Nr. 3 von Leitz, Nr. II von Seibert, AA von Zeiß, dazu die Okulare I und IV von Leitz, 1 und 2 von Seibert und 2 und 4 von Zeiß.

Für sehr dicht besäte Platten wird das stärkere Okular benutzt, und zwar nachdem man auf die Blende desselben ein in 25 kleine Quadrate geteiltes Okularnetzmikrometer gelegt hat.

Zum Ausmessen der Größe des mikroskopischen Gesichtsfeldes ist schließlich noch ein Objektmikrometer notwendig von der Art, daß auf ihm ein Zentimeter in Millimeter und davon ein Millimeter in Zehntel-Millimeter geteilt ist.

Es empfiehlt sich, wie bei der Lupenzählung, stets nur Petrischalen mit einem lichten Durchmesser von 90 mm zu benutzen. Für diese Schalengröße und für die ausgemessene Gesichtsfeldgröße kann man sich zweckmäßig ein für allemal eine Tabelle herstellen, welche die Berechnung der Keimzahlen ungemein erleichtert. Nach Neißer genügt es, bei Platten mit Koloniezahlen von 1500 und mehr 30 Gesichtsfelder auszuzählen. Man schiebt die Platte zunächst einmal von rechts nach links vorbei, am linken Rand der Schale mit der Musterung beginnend und jedesmal die Schale um etwa $^3/_4$ cm nach links fortrückend, so daß man in einem Schalendurchmesser 10 Gesichtsfelder zählt. Dann dreht man die Schale um ca. 60⁰ und zählt 10 Gesichtsfelder von links nach rechts, dreht die Schale in der nämlichen Richtung noch einmal um ca. 60⁰ und zählt die letzten 10 Gesichtsfelder wieder von rechts nach links. Auf diese Weise hat man die ganze Platte ziemlich gleichmäßig durchmustert und kann ein annähernd richtiges Zahlenergebnis bei der Ausrechnung erwarten. Das Auge ist jedesmal vor dem Verschieben der Platte vom Okular zu entfernen, um eine möglichst objektive Einstellung des Gesichtsfeldes zu ermöglichen.

Für Laboratorien, in denen sehr viel mikroskopische Plattenzählungen vorgenommen werden, kann man sich vorteilhaft eines Schlittenmikroskops mit beweglichem Objekttisch (Leitz) bedienen. Auf dem Objekttisch wird ein drehbarer Einsatz für die Petrischale angebracht, dessen Kreis von 60 zu 60⁰ eine Marke trägt. Das Mikroskop wird durch eine Kurbel seitlich, einer Skala entlang, über den Objekttisch hinweggeführt, so daß man in regelmäßigen Abständen voneinander die Gesichtsfelder in einem Durchmesser der Schale einstellen kann.

Berechnung.

Ist s die Anzahl der in 30 mikroskopischen Gesichtsfeldern gezählten Kolonien, $\frac{s}{30}$ also die Anzahl der auf ein Gesichtsfeld entfallenden Kolonien, x die Gesamtanzahl der auf der Platte befindlichen Kolonien, r der Radius der Platte (bei Petrischalen von 90 mm Durchmesser also 45 mm) und ϱ der Radius des mikroskopischen Gesichtsfeldes, wie ihn die Messung mit dem Objektmikrometer ergeben hat, so verhält sich die Anzahl der Kolonien in einem mikroskopischen Gesichtsfeld zu der Gesamtanzahl der Kolonien auf der Platte wie die Fläche des mikroskopischen Gesichtsfeldes zu der Fläche der Platte, also

$$\frac{s}{30} : x = \varrho^2\,\pi : r^2\,\pi$$

d. h.

$$x \cdot \varrho^2\,\pi = \frac{s}{30} \cdot r^2\,\pi$$

oder

$$x = \frac{s}{30} \cdot \frac{r^2}{\varrho^2}\,.$$

Der Ausdruck

$$\frac{r^2}{\varrho^2 \cdot 30}$$

ist nun aber für dieselbe Plattengröße und bei Benutzung der gleichen optischen Systeme ein konstanter Wert, den man sich ausrechnet. Setzt man nun für s die Werte 1—10 ein und multipliziert damit den Wert $\frac{r^2}{\varrho^2 \cdot 30}$, so erhält man x, d. h. die Gesamtzahl der auf der Platte vorhandenen Kolonien. Durch entsprechende Kommaverschiebung und Addition kann man auch für s-Werte, welche 10 übersteigen, die zugehörigen Zahlen leicht ermitteln.

In derselben Weise stellt man sich auch eine Tabelle für das Okularnetzmikrometer her, indem man sich mit Hilfe des Objektmikrometers die scheinbare Größe des Netzes (25 Quadrate) berechnet. Gezählt werden nur die innerhalb der 25 Quadrate im Gesichtsfeld liegenden Kolonien.

Die folgende Tabelle gilt für Platten von 90 mm lichtem Durchmesser und ist berechnet für ein Leitzsches Objektiv Nr. 3, kombiniert mit den Okularen 1 und 4. In der 3. Kolonne sind die Zahlen angegeben bei Benutzung des Okularnetzes [1]).

---

[1]) Diese Zahlen gelten nicht für alle Objektive Nr 3 und Okulare Nr. 1 und 4 der Firma Leitz. Eine Kontrollmessung mit dem Objektmikrometer ist bei jedem neuen System vorauszuschicken.

Berechnungstabelle für einen inneren Schalendurchmesser von 90 mm.

Anzahl der in 30 Gesichtsfeldern gezählten Kolonien	Anzahl der Kolonien auf der ganzen Platte		
	Okular 1, Objektiv 3, $2\,\varrho = 2{,}74$ mm	Okular 4, Objektiv 3, $2\,\varrho = 1{,}80$ mm	Okular 4, Objektiv 3, Okularnetz. 25 Quadrate bedecken 0,7569 qmm
1	35,963	83,333	280,089
2	71,926	166,666	560,178
3	107,889	249,999	840,267
4	143,852	333,332	1120,356
5	179,815	416,665	1400,445
6	215,778	499,998	1680,534
7	251,041	583,331	1960,723
8	287,704	666,664	2240,712
9	323,667	749,997	2520,801
10	359,630	833,330	2800,890

Beispiel: Petrischale mit 0,2 ccm Flußwasser hergestellt. Es sind mikroskopisch gezählt worden mit Okular 1 und Objektiv 3:

Im 1. Durchmesser der Platte	Im 2. Durchmesser der Platte	Im 3. Durchmesser der Platte
3	4	1
2	2	3
4	3	5
1	3	0
5	2	2
3	1	1
2	3	4
0	3	3
3	2	2
1	4	3
24	27	24

In 30 Gesichtsfeldern also 75 Kolonien.

Mithin waren auf der Platte nach der vorstehenden Tabelle vorhanden:

$$2510$$
$$179$$
$$\overline{2689 \text{ Kolonien.}}$$

Also würden aus 1 ccm des untersuchten Wassers sich entwickelt haben 13445 Kolonien. Diese Zahl kürzt man auf 13000 ab[1]).

---

[1]) Man täuscht sich und anderen eine nicht bestehende Genauigkeit der quantitativen bakteriologischen Untersuchung vor, wenn man die berechneten Zahlen ungekürzt niederschreibt. Dreistellige Bakterienzahlen sollte man daher in der üblichen Weise stets auf volle Zehner, vierstellige auf volle Hunderte, fünfstellige auf volle Tausende usw. abrunden.

Verbieten es äußere Umstände, die Zählung zur richtigen Zeit vorzunehmen, so müssen die Petrischalen unter Eiskühlung weiter aufbewahrt werden; bequemer ist es noch, falls eine spätere Identifizierung (Abimpfung) der gewachsenen Kolonien nicht notwendig ist, den Inhalt der Schalen durch einige Tropfen Formalin zu konservieren. Man kann dann geraume Zeit bis zur Zählung verstreichen lassen.

Unmittelbare mikroskopische Zählung der Bakterien.

Man hat auch, wie oben schon erwähnt, verschiedentlich versucht, die Bakterien unmittelbar zu zählen, und dafür verschiedene Methoden angewendet. So benutzte Winterberg (210) die Thoma-Zeißsche Zählkammer und zählte die Bakterien in ungefärbtem Zustand, Klein (211) und Hehewert (212), Winslow und Willcomb (213) färben die Bakterien erst und zählen sie dann. Diese Methoden sind nur anwendbar bei sehr bakterienreichen Flüssigkeiten (Aufschwemmungen von Bakterienreinkulturen, Abwässern u. dgl.). Die erhaltenen Werte sind durchwegs höher als die mit dem Kochschen Plattenverfahren erhaltenen, oft sogar um ein Vielfaches höher. Ist neben Bakterien noch viel Detritus vorhanden (Abwasser), so wird eine genaue Zählung sehr erschwert, ja oft unmöglich. Dazu kommt, daß durch den sehr großen Multiplikationsfaktor bei der Berechnung des Keimgehaltes auf 1 ccm Flüssigkeit die Ungenauigkeiten und Fehler der Zählung sehr ins Gewicht fallen. Die Methoden sind daher unserer Ansicht nach nur in seltenen Fällen anwendbar, und es mag genügen, auf sie hingewiesen zu haben. P. Th. Müller (214) empfiehlt, namentlich zur bakteriologischen Filterkontrolle und um überhaupt ein schnelles Urteil über den Keimgehalt eines Wassers zu bekommen, durch Zusatz von Liq. ferri oxychlorati zu einer Wasserprobe einen Niederschlag zu erzeugen und nach Färbung desselben die Bakterien zu zählen. Das Verfahren soll wie folgt ausgeführt werden:

Man füllt 100 ccm Wasser in enge Maßzylinder, gibt 5 ccm Formalin zu und versetzt sie mit 5 Tropfen Liquor ferri oxychlorati, die sofort mit dem Wasser gründlich zu mischen sind. Nach $^1/_4$—$^1/_2$ Stunde gießt man das über dem flockigen Sediment stehende Wasser vorsichtig ab, gibt zu dem Niederschlag 5 Tropfen einer konzentrierten alkoholischen Gentianaviolettlösung und bringt die nunmehr intensiv violett aussehende Masse in ein Zentrifugenröhrchen, dessen unteres Ende spitz ausgezogen und offen ist. An diesem Ende ist ein durchbohrter Gummistopfen angebracht, über den ein zweites, unten ebenfalls spitz zulaufendes, aber geschlossenes Zentrifugengläschen geschoben wird. Dieses letztere hat einen Inhalt von 3 bis 4 ccm und ist mit Marken, entsprechend dem Volumen von 1 und 2 ccm versehen. Die mit dem gefärbten Sediment beschickten Zentrifugengläschen kommen $^1/_2$ bis 1 Minute in ein kochendes Wasserbad und werden dann zentrifugiert. Die Menge des Zentrifugats beträgt nach Müller bei Einhaltung der oben genannten Mengenverhältnisse 1 ccm oder etwas weniger. Nach vorsichtiger Entleerung des oberen Zentrifugenröhrchens wird das untere, kleine, in dem sich das Zentrifugat befindet, abgenommen und die überstehende Flüssigkeit vorsichtig bis zum Volumen von 1 ccm abpipettiert.

Durch 40 bis 60 maliges energisches Umrühren (mit der Pipette) wird eine möglichst gleichmäßige Verteilung des Zentrifugats und der für das Volumen von 1 ccm zurückgelassenen überstehenden Flüssigkeit herbeizuführen gesucht. Von diesem so eingeengten Sediment werden 0,02 ccm auf der in einem Objektträger markierten Fläche von genau 1 qcm mit der Platinöse gleichmäßig ausgebreitet. Für die Abmessung dieser Menge empfiehlt Müller eine Pipette mit $^1/_{100}$ ccm Einteilung, deren Lumen so eng sein soll, daß der Raum für 0,01 ccm auf der Skala ungefähr 1 cm beträgt. Durch vorsichtiges Erwärmen wird das Trocknen des Präparates beschleunigt, dann wird es über der Flamme fixiert und mit dem Mikroskop (Zeiß, Immersion $^1/_{12}$, Okular 2) untersucht. Der Durchmesser des Gesichtsfeldes wird durch Anwendung einer entsprechenden Tubuslänge auf 0,25 mm eingestellt. Die durchschnittliche (aus 40 Gesichtsfeldern gewonnene) Zahl der in einem Gesichtsfeld vorhandenen Bakterien, mit 1000 multipliziert, entspricht demnach der Menge der in 1 ccm der untersuchten Flüssigkeit enthaltenen Bakterien. Nach Hesse (215) besitzt das Verfahren zwar nicht den Grad der Sicherheit, der für ein quantitatives Verfahren gefordert werden muß, die Methode kann also niemals als ein voller Ersatz für ein Verfahren angesehen werden, mit dem eine Kultur der Bakterien verbunden ist, das Verfahren kann aber als schnelle, orientierende Voruntersuchung von Wasserproben dienen, das bereits in etwa zwei Stunden erlaubt, ein Urteil über den ungefähren Keimgehalt des Wassers abzugeben. Ähnlich lautet das Urteil von Schuster (216). P. Th. Müller hat den Wert seiner Methode Hesse gegenüber verteidigt.

γ) Annähernde Keimzählung mittels der Verdünnungsmethode.

Bevor R. Koch die durchsichtigen festen Nährboden einführte, war man für die quantitative Keimbestimmung auf Verdünnungsmethoden angewiesen, wie sie von Nägeli (217), Miquel (218) und Fol und Dunant (219) angegeben worden sind.

Die Verdünnungsmethode, ursprünglich geschaffen als Methode zur Erzielung von Reinkulturen, kann durch Arbeiten mit bestimmten Impf- und Flüssigkeitsmengen quantitativ gestaltet werden.

Für die Verdünnungsmethoden sind nur bei jeder Temperatur flüssige Nährlösungen zu verwerten, und zwar solche, die völlig klar und durchsichtig sind, also in erster Linie Nährbouillon und Peptonwasser mit und ohne Zusätze, in zweiter Linie eiweißfreie Lösungen. Von den letzteren ist am brauchbarsten die von C. Fränkel modifizierte Uschinsky-Lösung, bestehend aus einer Lösung von 4 g Asparagin, 5 g Kochsalz, 6 g milchsaurem Ammoniak und 2 g Kaliumbiphosphat (K_2HPO_4) zu 1 Liter destilliertem Wasser. Man macht die Mischung leicht alkalisch und sterilisiert an drei aufeinanderfolgenden Tagen je $^1/_2$ Stunde im strömenden Dampf.

In dieser Lösung wachsen nicht alle Saprophyten. Sie kann daher nur für Ausnahmefälle empfohlen werden. Für den Nachweis von Farbstoffbildnern, z. B. den B. prodigiosus, ist das saure Salz (KH_2PO_4) vorzuziehen.

Für die Verdünnungsmethode werden die Nährlösungen zu je 9 ccm in sterile Reagenzgläser in der üblichen Weise gefüllt. Bei längerer Aufbewahrung der Röhrchen vor dem Gebrauch muß Sorge getragen werden, daß der Inhalt der Röhrchen durch Verdunstung keine Verminderung erfährt. Zur Herstellung der Verdünnungen braucht man ferner eine größere Anzahl steriler Pipetten mit je 1 ccm Inhalt. Unter Umständen ist für die Herstellung von Verdünnungen auch die Anwendung sterilisierter Tropfgläschen nach Ficker (220) zu empfehlen.

Am bequemsten läßt sich die Verdünnung bei Benutzung der in Fig. 61 dargestellten einfachen Vorrichtung ausführen.

Dieselbe besteht aus einem rechteckigen Holzklotz mit einer Anzahl von Bohrungen zur Aufnahme der Röhrchen mit je 9 ccm Nährlösung. Vor jedem Bohrloch befindet sich eine Klammer mit nach unten gerichtetem Beiß - Ende. Der Klotz wird so auf die Kante eines Tisches gestellt, daß diese Beiß-Enden den unteren Rand der vorstehenden Tischplatte etwas überragen. Dadurch wird die ganze Vorrichtung gleichzeitig festgehalten. Nachdem man die Röhrchen in geeigneter Weise signiert hat (z. B. mit den Nummern 1—3), entfernt man von ihrer Öffnung

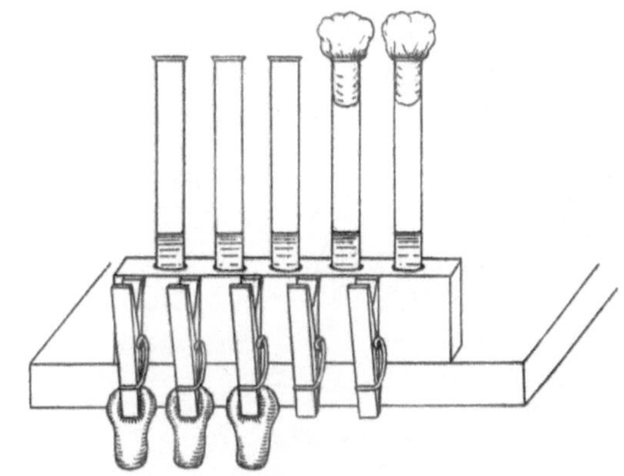

Fig. 61.

den Wattepfropfen und klemmt ihn so in die zugehörige Klammer, daß sein unterer Teil, vor Infektion durch Berührung geschützt, frei in der Luft hängt. Der Rand der Röhrchen wird in der Bunsenflamme abgeflammt. Von dem zu untersuchenden, gut umgeschüttelten Wasser bringt man nun mittels steriler Pipette 1 ccm in das erste Röhrchen, stellt eine gleichmäßige Durchmischung her durch mehrmaliges vorsichtiges Neigen und Drehen des Röhrchens und bringt von dieser Mischung mit einer frischen sterilen Pipette wieder 1 ccm in das zweite Röhrchen. Nach Mischung wird aus dem zweiten Röhrchen abermals 1 ccm in das dritte Röhrchen übertragen und so fort. Nach Abschluß der Serie entnimmt man den Klammern die zugehörigen Wattestopfen, ohne ihre untere Hälfte zu berühren, brennt sie in der Flamme rasch ab und verschließt damit die Röhrchen, deren Öffnung noch einmal kurz in die Flamme gebracht worden ist.

Hat man z. B. 5 Röhrchen in der angegebenen Weise behandelt, so enthält das erste Röhrchen 1 ccm, das zweite 0,1 ccm, das dritte 0,01 ccm, das vierte 0,001 ccm und das fünfte 0,0001 ccm des untersuchten Wassers. Überläßt man die Röhrchen bei geeigneter Temperatur nun

sich selbst, so wird man nach 6 bis 48 Stunden gegebenenfalls einige
Röhrchen getrübt finden. Angenommen, das untersuchte Wasser hätte
im Kubikzentimeter etwa 1200 bei der gewählten Temperatur in dem
betreffenden Nährboden wachsende Bakterien enthalten, so würde
man das 1. bis 4. Röhrchen nach einiger Zeit getrübt finden, während
das fünfte wahrscheinlich klar geblieben wäre. Umgekehrt würde man
aus einem solchen Befund schließen dürfen, daß das untersuchte Wasser
im Kubikzentimeter mehr als 1000, aber weniger als 10000 Keime enthalten hat. Eine solche approximative Bestimmung genügt
in vielen Fällen.

Bei geschicktem und sauberem Arbeiten kommen künstliche Infektionen des Röhrcheninhaltes fast nie vor. Die getrübten Röhrchen
müssen eine zusammenhängende Reihe bilden. Ist ein zwischen zwei
trüben Röhrchen stehendes Röhrchen klar geblieben, so spricht das

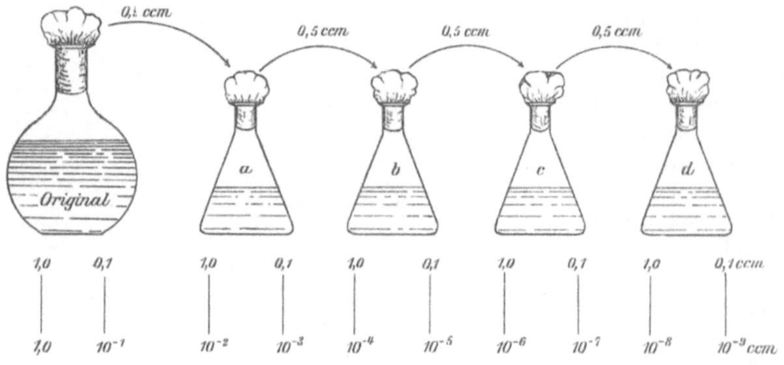

Fig. 62.

entweder für mangelhafte Mischung zwischen Impfquantum und Nährlösung oder für eine künstliche Verunreinigung des auf das klare Röhrchen
folgenden Röhrchens.

Arbeitet man nicht ambulant, sondern im Laboratorium, so kann
man sich zweckmäßiger etwas größerer Flüssigkeitsmengen zur Herstellung der Verdünnungen bedienen, so daß eine noch gründlichere
Mischung gewährleistet wird. Notwendig wird dies an und für sich
bei der (allerdings ziemlich selten ausgeführten) bakteriologischen Untersuchung von Abwässern, deren zum Teil an Detritus haftende Bak-
terienmengen sich nur durch kräftiges Schütteln einigermaßen gleichmäßig in der Flüssigkeit verteilen lassen.

Man wählt am besten Erlenmeyer-Kölbchen aus Jenaer Glas
von je 100—150 ccm Inhalt[1]), beschickt sie mit je 50 (genauer

---

[1]) Statt der Erlenmeyerkölbchen können unter Umständen auch die von
Soxhlet angegebenen Milchflaschen mit Gummischeibenverschlüssen benutzt
werden, die sich beim Erkalten der Flüssigkeit nach dem Sterilisieren durch
den äußeren Luftdruck fest auf die Flaschenöffnung aufpressen, so daß ein Verdunsten des Inhalts nicht stattfinden kann. Die Firma Altmann läßt solche
Flaschen auch aus Jenaer Glas herstellen.

49,5) ccm Verdünnungsflüssigkeit (steriles Leitungswasser oder
0,8%ige sterile Kochsalzlösung) und stellt sich durch Übertragung
von je 0,5 ccm von einem Kölbchen in das andere, nach dem Muster
des vorstehenden Schemas (Fig. 62), fallende Konzentrationen her, von
denen man jedesmal 1,0 und 0,1 ccm in Bouillonröhrchen
oder dgl. überträgt. Auf diese Weise ist, wenn man mit der Verimpfung von 1 ccm der Originalflüssigkeit beginnt, jedes folgende Impfquantum der zehnte Teil des vorangegangenen, und man kann bei Anwendung von nur 4 Verdünnungskölbchen die Verdünnung schon auf
$1/_{1\,000\,000\,000}$ ccm (10^{-9}) treiben.

Bei ausreichender Durchmischung der Keimaufschwemmungen gibt
das Verdünnungsverfahren Ergebnisse, welche den nach der Wahrscheinlichkeitsrechnung gemachten Ansätzen entsprechen (221). Das Vorkommen von „Springern" (es werden z. B. in 100 und in 1 ccm Wasser
Keime gefunden, in 10 ccm aber nicht) ist allerdings möglich und auch
erklärlich. Sie werden am ehesten durch Ansetzen möglichst vieler
Proben vermieden (222).

δ) „Thermophilentiter" nach Petruschky.

In Deutschland hat Petruschky (223) das Verdünnungsverfahren
für die bakteriologische Wasseruntersuchung zuerst wieder eingebürgert
durch Empfehlung der Feststellung des sog. „Thermophilentiters"
und „Colititers" als Grundlage für die Aufstellung eines Verun-
reinigungs-Maßstabes von Wasserproben. Er stellt die mit fallenden
Wassermengen beimpften Bouillonröhrchen 24 Stunden in den Brutschrank bei 37⁰, stellt die Grenze fest, bis zu welcher die Röhrchen
trübe geworden sind, und bestimmt darnach den „Thermophilentiter" des Wassers. Sind z. B. die Röhrchen mit 1,0, 0,1 und 0,01 getrübt, die folgenden aber klar geblieben, so hat das Wasser den „Thermophilentiter" 0,01. Dieser fällt nach Petruschky häufig mit dem
„Colititer" zusammen, d. h. die Trübung ist durch das Vorhandensein
von Bacterium coli hervorgerufen. Man darf aber nicht jede bei 37⁰
in einem mit Wasser beschickten Bouillonröhrchen auftretende Trübung
auf B. coli beziehen.

6. Die Bestimmung einzelner Bakterien in größeren Wassermengen.

Sie kommt zwar vorwiegend zur Feststellung spezifischer Keime
(Bacterium coli, Typhusbazillen, Farbstoffbildner bei Filterprüfungen
usw.) in Frage, doch gelegentlich auch bei der gewöhnlichen Filterkontrolle. Die zu diesem Zweck gebräuchlichen Verfahren mögen daher
an dieser Stelle vorweg im Zusammenhange dargestellt werden, so daß
in späteren Kapiteln auf diese Ausführungen zurückverwiesen werden
kann.

Aufgabe ist es, eine Konzentration der Keime herbeizuführen, ohne
sie in ihrer Lebensfähigkeit wesentlich zu beeinträchtigen. Diese letztere
Forderung gilt hauptsächlich für diejenigen Verfahren, welche auf den

Nachweis der Bakterien durch Plattenkultur hinauslaufen, aber auch in denjenigen Fällen, in welchen die Bakterien unmittelbar mikroskopisch ausgezählt werden (vgl. S. 233), ist es wünschenswert, durch das Konzentrationsverfahren die Keime nicht abzutöten, da abgetötete Keime, wenn auch nicht durchweg, so doch gewöhnlich dem Nachweis durch Färbeverfahren — und solche werden ja gewöhnlich bei der unmittelbaren mikroskopischen Auszählung in Anwendung gebracht — Schwierigkeiten bereiten.

Die Konzentration der Bakterien kann erfolgen:

1. durch Filtration;
2. durch Verdunsten oder Bindung größerer Wassermengen;
3. durch Behandlung des Wassers mit Fällungsmitteln, welche die Bakterien mit niederreißen. Hiermit verbunden wird oft das Absitzenlassen und Zentrifugieren.

1. Die Konzentration der Bakterien durch Filtration.

a) Verfahren von Hesse.

Schon frühzeitig hatte man versucht, pathogene Keime im Wasser dadurch aufzufinden, daß man das Wasser durch Berkefeldfilter oder Chamberlandfilter schickte und dann den an der Außenfläche zurückgehaltenen Bakterienbelag verarbeitete. Auch mit den auf besondere Weise präparierten Asbestfiltern nach Heim (Lieferant des Filters: Firma F. und M. Lautenschläger-Berlin) kann man (224) Bakterien aus größeren Wassermengen abfangen. In Anlehnung an ein von P. Schmidt angewandtes Verfahren hat dann Hesse ein Verfahren zum Nachweis der Bakterien im Wasser mit Hilfe des Berkefeldfilters ausgearbeitet (225). Benutzt wurde das sog. Armeefilter der Berkefeldfilter-Gesellschaft in Celle. Die Firma hat hierfür nach den Angaben von Hesse eine besondere einfache Apparatur zusammengestellt und in den Handel gebracht. Dem zu untersuchenden Wasser wird Kieselgur zugesetzt oder besser, das in sterilem Wasser aufgeschwemmte Kieselgurpulver wird schon vor der Bakterienfiltration auf der Filterkerze niedergeschlagen. Wesentlich an dem Verfahren ist außer der Anwendung des Kieselgurs die Abschwemmung der auf der Filterkerze festgehaltenen Bakterien durch Rückspülung unter Druck (Druckpumpe). Das Verfahren, dessen Handhabung nicht ganz leicht ist, wurde von Ficker (226) und von Willführ (227) einer Nachprüfung unterzogen und brauchbar gefunden. Dieser Ansicht schließen sich die Verfasser an. Wegen der Einzelheiten der Methode muß auf die Originalarbeiten verwiesen werden.

b) Verfahren von A. Müller.

Ein anderes Verfahren, das hauptsächlich zum Nachweis vereinzelter farbstoffbildender Bakterien, z. B. des B. prodigiosus in größeren Wassermengen dient (Filterprüfung), aber auch zur Feststellung einzelner Colibakterien herangezogen werden kann, hat A. Müller angegeben (228). Bei diesem Verfahren werden gemessene Mengen des zu untersuchenden Wassers von einer nach besonderem Verfahren hergestellten Gipsplatte aufgesogen. Die in dem Wasser vorhandenen Bakterien werden quantitativ auf der Plattenoberfläche zurückgehalten und wachsen dort nach Zusatz von Nährlösung zu Kolonien aus. Auf kleineren Platten, welche in einer Petrischen Doppelschale Platz finden, können 25, auf größeren Platten, welche von einer größeren (sog. Kolle-) Schale bequem aufgenommen werden, 100 ccm des zu untersuchenden Wassers verarbeitet werden. Sollen noch größere Wassermengen zur Untersuchung gelangen, ein Fall, der aber praktisch nur selten vorkommen wird, so kann man das Wasser, das zweckmäßig vorher durch 5 Minuten langes Schütteln mit $2^0/_{00}$ Kalzium sulfuricum puriss. praecip. mit Gips gesättigt wird, unter leichtem negativen Druck mittels einer verhältnismäßig einfachen Filtrations- und Hebereinrichtung auch durch die Gipsplatten filtrieren. Vgl. dieserhalb die Originalarbeit.

Für die Herstellung der Gipsplatten, welche einige Übung erfordert [1], wird folgende Vorschrift gegeben:

100 g Calcium sulfuricum ustum extrafein (Alabastergips), mittels eines Reibepolsters durch ein Sieb aus Seidengaze Nr. 16 gesiebt, werden nach Zusatz von 1 g ebenso gesiebten Magnesiumkarbonats in einer Porzellankasserolle durchmischt und mit 100 ccm kochend heißem destillierten Wasser, dem 0,8 ccm einer $5^0/_0$igen Tischlerleimlösung zugesetzt sind, zu einem dünnen Brei verrührt, der in die später beschriebenen Formen gegossen wird.

Den Tischlerleim weicht man in kaltem destillierten Wasser zweckmäßig zuvor ein. Er läßt sich dann unmittelbar vor dem Gebrauch durch Eintauchen des Kölbchens in heißes Wasser schnell lösen. Die Konzentration der Leimlösung ist genau einzuhalten. Die erforderliche Leimmenge wird in einen, durch Eingießen kochenden destillierten Wassers vorgewärmten Meßzylinder gegeben und mit kochendem destillierten Wasser auf 100 ccm aufgefüllt. Mit 60—70 ccm dieses Gemisches wird die Gipsmasse zunächst zu einem dicklichen Brei angerührt, der dann nach Zugabe des Wasserrestes unter vorsichtigem Umrühren, um Blasenbildung möglichst zu vermeiden, gleichmäßig verdünnt wird. Die heiße, dünnflüssige Masse wird nun langsam in die Mitte der Form gegossen, so daß der Brei von hier aus nach den Rändern fließt. Nachdem die letzten Gipsreste am bequemsten mit dem Zeigefinger aus der Kasserolle herausgestrichen sind, wird die Masse mittels eines Glasstabes in der Form gleichmäßig verteilt.

Das heiße Anrühren und Ausgießen des Gipses hat den Zweck, die Luft aus demselben möglichst zu verdrängen und beim Ausgießen das Aufsteigen der noch vorhandenen Luftbläschen an die Oberfläche zu begünstigen.

Durch den Zusatz des Magnesiumkarbonats wird eine besonders glatte Plattenoberfläche erzielt.

Sollen die Platten dem Kolibazillennachweis dienen, so läßt man das Magnesiumkarbonat besser fort. Die Formen werden aus Streifen von Aktendeckeln hergestellt, deren Breite der Dicke der Platten entspricht. Nach erfolgter Einfettung mittels eines aus gleichen Teilen Petroläther und Paraffinum liquidum bestehenden Gemisches werden die Streifen kreisförmig zusammengebogen und ihre beiden übereinandergreifenden Enden durch einen Stift, wie er zum Verschließen von Drucksachen benutzt wird, zusammengeklammert. Für die Herstellung größerer Mengen von Platten sind Formen aus 4 mm dicken Messingstreifen zu bevorzugen. Das Schließen dieser Formen wird dadurch bewirkt, daß nach dem Zusammendrücken des Ringes ein Stift durch drei ineinandergreifende Ösen geschoben wird. Auch diese Formen werden vor dem Gebrauch leicht eingefettet und dann auf eine Spiegelglasplatte gelegt; die aus Papier gefertigten müssen leicht angedrückt werden, damit ihr unterer Rand der Glasplatte dicht aufliegt.

---

[1] Die Platten werden fertig auch von der Firma Paul Altmann, Berlin NW 6, geliefert.

Die Größe und Dicke der Platten muß dem aufzunehmenden Wasservolumen und den Maßen der als Hülle dienenden gläsernen Doppelschalen angepaßt sein. Die kleineren für 25 ccm Wasser sind 1,2 cm dick bei einem Durchmesser von 8 cm, die größeren für 100 ccm Wasser ebenfalls 1,2 cm bei einem Durchmesser von 16 cm.

In etwa $^3/_4$ Stunden erstarrt der Gipsbrei. Das zunächst am Rande der Form ausgepreßte Wasser wird nach dem Erhärten von der Platte schnell aufgenommen; man läßt diese jetzt noch einige Zeit zum Abtrocknen liegen, hebt sie dann mitsamt der Form von der Glasplatte ab und entfernt den Papierstreifen oder öffnet die Metallform, die etwas aufspringt, so daß die Gipsplatte leicht herauszunehmen ist.

Die Platten werden nun bei etwa 95⁰ C im Trockenschrank getrocknet, was mehrere Stunden in Anspruch nimmt. Der Gips verliert beim Trocknen den größten Teil des zugesetzten Wassers. Vollständig dürfen die Gipsplatten jedoch nicht ausgetrocknet werden, da sie dann brüchig werden und beim Befeuchten leicht ihre glatte Oberfläche verlieren. Die getrockneten Platten werden in Schalen gelegt und können nun zum Gebrauch aufgehoben werden. Sie besitzen eine spiegelnde Oberfläche und lassen unter dem Mikroskop eine dichte kristallinische Struktur erkennen.

Das Aufbringen des Wassers auf die Gipsplatten erfolgt in der Weise, daß man nach Abheben des Deckels der Doppelschale das abgemessene, der Aufnahmefähigkeit der Platte entsprechende Wasserquantum (je nach Plattengröße 25 oder 100 ccm) auf diese unter möglichst gleichmäßiger Benetzung der ganzen Oberfläche aufgibt und, noch ehe das letzte Wasser aufgesogen ist, eine in einem Reagenzglas bzw. Kölbchen vorrätig gehaltene vierfache neutrale Nährbouillon (3 kg Rindfleisch, 40 g Pepton, 20 g Kochsalz geben 1 l Bouillon) in einer solchen Menge zugibt, daß Wasser + Bouillon etwa einer normalen Bouillon im Nährwert entsprechen, d. h. auf 25 ccm Wasser werden 8 ccm, auf 100 ccm 30 ccm Bouillon gegeben.

Das Aufsaugen erfolgt in etwa 1 Minute.

Nach 48stündigem Wachstum bei Zimmertemperatur beginnen die durch Eigenfarbe ausgezeichneten Kolonien (z. B. Prodigiosus) als kleine Punkte für das bloße Auge sichtbar zu werden. Es ist aber empfehlenswert, die Zählung erst nach 60—70 Stunden vorzunehmen. Handelt es sich um Feststellung von Colibazillen, so wird statt der vierfachen neutralen Nährbouillon eine konzentrierte, dem Endo-Nährboden (s. u.) entsprechende Bouillon aufgegeben. Näheres siehe in der Originalarbeit.

2. Die Konzentration der Bakterien durch Verdunsten oder durch Bindung größerer Wassermengen.

a) Das Verdunstungsverfahren von Marmann (221).

Auf einer mit erstarrtem Nährboden beschickten Petrischale werden 5—10 ccm des zu untersuchenden Wassers mit Hilfe eines elektrischen Ventilators und erwärmter Luft zum Verdunsten gebracht. Die aus den einzelnen Keimen aufgewachsenen Kolonien werden gezählt. Das Verfahren wird fast ausschließlich zum Nachweis des Bacterium coli im Wasser benutzt. Es wird daher unten nochmals auf dasselbe zurückzukommen sein. Die einfachste von Marmann beschriebene Ausführung des Verfahrens besteht in der Benutzung eines 1 m hohen Kastens von 0,25 qm Bodenfläche, in dessen Mitte der Ventilator, in dessen Boden eine Öffnung angebracht ist. Über der Öffnung befindet sich ein Bunsenbrenner, über dem Ventilator steht auf luftdurchlässiger Unterlage die Kulturschale. Für den Luftaustritt sind im Deckel des Kastens einige Löcher vorgesehen. Die an der Petrischale vorbeigetriebene Luft hat eine Temperatur von ungefähr 30⁰ C. In 30—40 Minuten lassen sich auf diese Weise 5 ccm Wasser verdunsten. Öttinger (230) hat als Apparatur einen horizontal liegenden Blechkasten benutzt, in welchem mittels elektrischen Ventilators Luft von 50° über die Kulturschalen geblasen wird. Er konnte so 10 ccm Wasser in 35—55 Minuten abdunsten. Laboratorien, denen ein Schnelleindampfapparat nach Faust-Heim zum Eindampfen von Serum usw. zur Verfügung steht (Bezugsquelle F. und M. Lautenschläger-Berlin), bedienen sich nach dem Vorschlage von Gins am besten dieses bei Ausführung der Marmannschen Methode. Fig. 63 zeigt den Apparat.

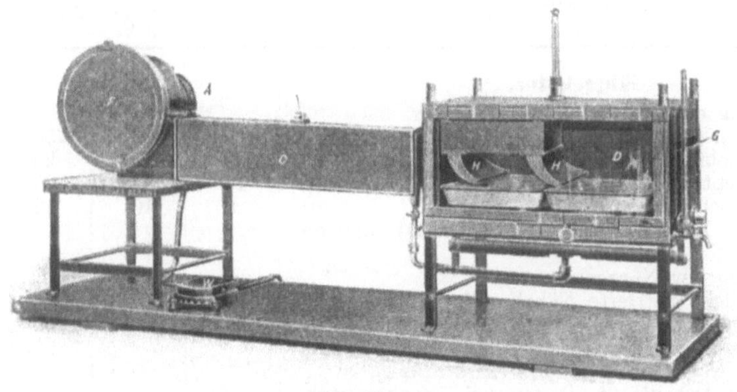

Fig. 63.

In dem gefensterten Kasten D, dessen untere, obere und hintere Wand mit Wasser gefüllt ist, finden die abzudunstenden Schalen Platz. Die Luft wird mittels des in A befindlichen Ventilators durch das Wattefilter F eingesaugt und durch das mittels Gasbrenner (W) angeheizte Rohr C geblasen. Geeignete Verteilungsvorrichtungen (HH) führen die vorgewärmte Luft zu den Schalen. Die Austrittsöffnung G kann durch einen Schieber verschieden weit gestellt werden. Thermometer kontrollieren die Temperatur. Eine nennenswerte Verunreinigung der Kulturschalen durch Luftkeime findet, wenn man dem Wattefilter nicht zu viel zumutet, nicht statt. Das Wasser im Mantelraum kann erwärmt werden.

Die Ausführung der an und für sich gewiß brauchbaren Marmannschen Methode ist also immer an gewisse Voraussetzungen geknüpft und mit Umständlichkeit verbunden.

b) Konzentration der Bakterien durch Bindung größerer Wassermengen durch den Nährboden. Verfahren von B. Bürger (231).

Bürger benutzt eine 2 bzw. $2^1/_2$fache Nährgelatine, die durch Zugabe der zu untersuchenden Wassermenge, und zwar erst in der Kulturschale selbst, in die übliche 10%ige Gelatine umgewandelt wird. Er mischt z. B. in einer Petrischale 5 ccm 2fache Nährgelatine mit 5 ccm des zu untersuchenden Wassers oder 6,7 ccm $2^1/_2$fache Gelatine mit 10 ccm Wasser oder 10 ccm $2^1/_2$fache Nährgelatine mit 15 ccm Wasser. Die sich ergebende Schichtdicke soll nicht mehr als 6 mm betragen; besser benutzt man daher bei größeren Flüssigkeitsmengen, um die Schicht nicht zu dick werden zu lassen, größere Schalen[1]). Es lassen sich auch Spezialnährböden mit Gelatine als Grundlage in gleicher Weise verwenden. So hat Bürger für den Nachweis des Bacterium coli einen Milchzucker-Fuchsin-Natriumsulfit-Gelatinenährboden hergestellt, der dem Endo-Agar (s. S. 252) nachgebildet ist.

Zur Herstellung der Nährböden gibt Bürger folgende tabellarisch geordnete Vorschriften an:

| Gelatinegehalt | Für 1 l ist erforderlich bei | | |
	1-facher 10 °/₀	2-facher 20 °/₀	2½-facher 25 °/₀
Nährgelatine.			
1. Bereitung der Nährbouillon:			
Aq. dest. ccm:	900	800	750
Liebigs Fleischextrakt g:	10	20	25
Pepton Witte Rostock g:	10	20	25
Kochsalz g:	5	10	12,5
lösen im Dampftopf (etwa 1 Stunde), danach abkühlen.			
2. Bereitung der Nährgelatine:			
in die nicht filtrierte Nährbouillon hineingeben			
Rohgelatine g:	100	200	250
weichen lassen mindestens 1 Stunde lang; falls über Nacht, kühl stellen (Eisschrank),			
lösen im Dampftopf, Dauer bei 1-facher etwa 30 Min., bei 2- und 2½-facher etwa 45 Min.,			
neutralisieren mit Natronlauge gegen Lackmus (Duplitestpapier Helfenberg) unter gründlichem Schütteln nach jedesmaligem NaOH-Zusatz,			
alkalisieren mit Kristallsoda in Substanz nach Bedarf, z. B. mit g:	1	2	2,5
abkühlen auf etwa 40—50° C,			
klären mit Eieralbumin (gelöst in etwa 25 ccm lauwarmem Wasser) g:	1,5	3,0	3,75
zur guten Verteilung des Eiweißes wiederholt gründlich schütteln, danach			
kochen im Dampftopf etwa 30 Min. lang,			
heißfiltrieren durch Papier in etwa 50—60° C warmem Raum [z. B. neben den geheizten Dampftöpfen unter dem Abzug oder im heißen Dampftopf — nach Löschen der Flammen — über Nacht: dabei läuft auch die hochprozentige Nährgelatine fast restlos durch.]			
Filter: ein angefeuchtetes, im Dampftopf sterilisiertes, großes Faltenfilter (etwa No. 331 der Firma Max Dreyerhoff-Dresden) mit durch 2 kleinere glatte Filter (etwa No. 417 der gleichen Firma) verstärkter Spitze,			
steril abfüllen zu je 100 ccm in sterile Kölbchen oder zu je 10 ccm in sterile Röhrchen,			
sterilisieren im Dampftopf etwa 20 Min., danach rasch abkühlen in kaltem Wasser.			

---

[1]) Bei einer Schichthöhe von 6 mm faßt eine Petrischale von 9 ccm Durchmesser rund 38, eine Schale von 15 cm Durchmesser 105 ccm Flüssigkeit.

3. Die Konzentration der Bakterien durch Behandlung des Wassers mit Fällungsmitteln.

Das Verfahren von Vallet-Schüder (232).

Das zu untersuchende Wasser wird frisch in einen oder mehrere hohe Meßzylinder von je 2 l Rauminhalt gegossen. Zu je 2 Liter Wasser werden 20 ccm einer sterilisierten 7,75 %igen wässerigen Lösung von Natriumhyposulfit (Natrium thiosulfuricum des Arzneibuches für das Deutsche Reich) hinzugefügt und gut gemischt. Darauf werden 20 ccm einer sterilisierten 10 %igen Lösung von Bleinitrat in Wasser hinzugesetzt. Der entstehende Niederschlag wird entweder durch Zentrifugieren oder durch Stehenlassen während 18 bis 24 Stunden und Abgießen der überstehenden Flüssigkeitsschicht gewonnen. Zu dem Bodensatz werden 14 ccm einer sterilisierten 100 %igen Lösung von Natriumhyposulfit (Natrium thiosulfuricum des Arzneibuches für das Deutsche Reich) in Wasser hinzugefügt, die Mischung wird gut geschüttelt und in ein steriles Röhrchen gegossen, bis sich die nicht löslichen Bestandteile zu Boden gesenkt haben. Von der klaren Lösung werden je 0,2 bis 0,5 ccm zu Platten verarbeitet.

Ficker (233) schlug als geeigneter folgendes Fällungsverfahren vor: Man füllt 2 l des zu untersuchenden Wassers in einen hohen Zylinder, alkalisiert durch Zugabe von 8 ccm einer 10 %igen Sodalösung und setzt dann 7 ccm einer 10 %igen Eisensulfatlösung hinzu. Nach dem Umrühren der Mischung läßt man im Eisschrank absitzen, gießt nach 2—3 Stunden das überstehende Wasser von dem entstandenen Bodensatz ab, sammelt letzteren in sterilen Reagenzgläsern und löst ihn dort durch Zugabe seines halben Volumens einer 25 %igen Lösung von neutralem weinsauren Kali und Umschütteln. Ein Teil des gelösten Niederschlages wird mit zwei Teilen steriler Bouillon verdünnt und auf Platten ausgestrichen. Schneller und besser läßt sich der Niederschlag noch durch Zentrifugieren abscheiden.

O. Müller (234) schlug zur Vereinfachung des Verfahrens die Fällung von 3 l Wasser mit 5 ccm Liquor ferri oxychlorati vor. (Das gleiche Mittel wendet P. Th. Müller bei seinem oben (214) bereits beschriebenen Verfahren an.) Bei kalkhaltigen Wässern ist ein weiterer Zusatz nicht nötig, kalkarme Wässer müssen alkalisch gemacht werden. Der Niederschlag bildet sich bereits in $^1/_2$ Stunde aus. Im übrigen: Verfahren wie bei Ficker. Weiteres über dieses Verfahren s. bei Nieter (235) sowie bei Ditthorn und Gildemeister (236).

Die Fällung mit 10 %iger Alaunlösung schlagen vor Feistmantel (237) und Willson (238). Die biologische Ausfällung der Typhusbazillen mittels Immunserum ist von Schepilewsky, Windelbandt und Altschüler (239) vorgeschlagen worden, doch verspricht sie weniger Erfolg als die Ausfällung auf chemischem Wege.

Neuerdings ist auch empfohlen worden, spärlich im Wasser vorhandene Bakterien — es handelt sich auch in diesen Fällen meist um den Versuch, das Bacterium coli oder pathogene Bakterien nachzuweisen — durch Ausschütteln des zu untersuchenden Wassers mit Bolus alba oder Tierkohle abzuscheiden. Beide Stoffe adsorbieren in verschiedenem Grade Bakterien. Das hauptsächlich von Ph. Kuhn (240) empfohlene Verfahren kommt allerdings mehr bei Stuhl- als bei Wasseruntersuchungen in Frage. Es mag daher der Hinweis auf diese Methode an dieser Stelle genügen.

7. Die Bestimmung des Bacterium coli im Wasser.

A. Bedeutung des Vorkommens des Bacterium coli.

Der Streit über die Bedeutung des Befundes von Bacterium coli im Wasser für dessen hygienische Beurteilung ist zwar noch nicht ganz entschieden, immerhin dürften doch diejenigen Autoren heute in der Minderzahl sein, welche die Lehre von der Ubiquität des typischen Bacterium coli vertreten, d. h. behaupten, daß der Nachweis des Bacterium coli in einer Wasserprobe ohne diagnostischen Wert sei. Es kann nicht die Aufgabe eines Leitfadens für die Ausführung von Methoden sein, auf die Gründe, welche für und gegen die Lehre von der Ubiquität des Bacterium coli sprechen, ausführlich einzugehen. Es mag genügen, auf einige Arbeiten aus der umfangreichen Literatur, welche diese Frage bereits gezeitigt hat, hinzuweisen (241). Die Verfasser schließen sich jedenfalls der Ansicht derer an, welche in dem Auftreten des Bacterium coli, falls man diesen Begriff etwas schärfer faßt, unter gewissen Umständen einen wertvollen Fingerzeig für die Verunreinigung eines Wassers mit menschlichen oder tierischen Auswurfstoffen sehen. Bei Brunnenuntersuchungen ist die Prüfung des Wassers auf den Gehalt an Bacterium coli zwar durchaus kein Ersatz für die Ortsbesichtigung, immerhin aber eine wertvolle Ergänzung (Quantz). Bei Filterprüfungen vermag die Feststellung der Anzahl der im Filtrat vorhandenen Colikeime einen Aufschluß darüber zu geben, ob es sich lediglich um ausgespülte Filterkeime oder um durchgewanderte Rohwasserkeime handelt (Öttinger). Das Bacterium coli ist nach Ansicht der Verfasser kein ubiquitärer, sondern ein im Grunde wasserfremder Organismus, der bei längerem Aufenthalt im Wasser bei ungünstigen Lebensbedingungen (Nährstoffmangel, starke Belichtung u. dgl.) degeneriert und dann atypisch wachsen kann. Diese atypischen Formen werden aus praktischen Gründen nicht dem echten Bacterium coli zuzurechnen sein.

B. Charakteristik des Bacterium coli.

Das normalerweise in jedem menschlichen und tierischen Darm vorkommende Bacterium coli ist ein Organismus mit zum Teil konstanten, zum Teil aber wechselnden bakteriologischen Merkmalen. Es ist daher von großer Wichtigkeit, jene Merkmale herauszuheben, welche für diesen Organismus bzw. für die Bakterien der Coligruppe im engeren Sinne bezeichnend sind und welche als minder charakteristische betrachtet werden dürfen. Eine völlige Einigkeit ist zwar auch hierüber noch nicht erzielt, doch dürfte die folgende Charakterisierung den Anschauungen der Mehrzahl der Autoren entsprechen.

Das Bacterium coli ist ein sporenloses Kurzstäbchen, das sich nach Gram entfärbt, die Gelatine auch nach langer Einwirkungszeit nicht verflüssigt, Traubenzucker unter Säure- und Gasbildung vergärt und in milchzuckerhaltigen Nährböden ebenfalls Gas und Säure bildet (Milch daher nach einiger Zeit zur Gerinnung bringt). Infolge der Säurebildung bildet das Bacterium coli auf Drigalski- und Endonährboden (s. u.) rote Kolonien. Neutralrot (s. u.) wird vom Bacterium coli innerhalb 48 Stunden unter Fluoreszenz gelb gefärbt. Bacterium coli wächst auch auf schwach sauren Nährböden. Nicht konstante Eigenschaften sind die Beweglichkeit, die Indolbildung [1] und die Zersetzung des Rohrzuckers (Saccharose).

Es wächst auch bei Temperaturen über 37^0, wenn auch meist weniger üppig, z. B. bei $41,5^0$ (Vincent) und bei 46^0 (Eijkman), und vermag bei dieser Temperatur noch Traubenzucker zu vergären und Säure zu bilden.

Auf alle diese hier angegebenen Eigenschaften oder einen größeren Teil derselben müssen die Bakterien, deren Identität mit dem Bacterium coli man feststellen will, in Reinkultur geprüft werden, da die Gegenwart anderer Bakterien (Mischkultur) das Auftreten verschiedener Reaktionen stören oder verhindern kann.

Zum strengen Nachweis des Bacterium coli ist daher seine Isolierung aus der umgebenden Bakterienflora notwendig.

Dem Bacterium coli stehen nahe die sog. Paracolibazillen, welche nur Traubenzucker, nicht Milchzucker, vergären, und das Bacterium cloacae, welches sich von ihm deutlich durch wenn auch langsame Verflüssigung der Gelatine unterscheidet. Diese Formen sind demnach vom eigentlichen Bacterium coli abzutrennen.

C. Methoden des Nachweises des Bacterium coli im Wasser.

Handelt es sich nur um den qualitativen Nachweis des Bacterium coli, so kann man unter Umständen unmittelbar von der Gelatineplatte einzelne der verdächtig scheinenden oberflächlichen Kolonien (Weinblattform) in Traubenzuckeragar abstechen oder in ein mit Traubenzuckerbouillon gefülltes Gärungsröhrchen (gewöhnliche Form s. Fig. 49h, vereinfachte Form nach Dunbar s. Fig. 64) überimpfen und, falls bei 37^0 nach einiger Zeit Gärung hervorgerufen wird, weiter auf Bacterium coli untersuchen. Wählt man die Säurebildung aus Milchzucker als Indikator, so empfiehlt sich die Anwendung der folgenden, von Reichenbach angegebenen Nährlösung (zitiert bei Quanz):

---

[1] Die Prüfung auf Indol wird ausgeführt, indem man zu 10 ccm des durch Bakterienwachstum stark getrübten Peptonwassers (man benutzt am besten eine 5 Tage alte Kultur) 1 ccm einer $0,005^0/_0$igen Lösung von reinem Kaliumnitrit gibt und 1 ccm $10^0/_0$ige Schwefelsäure nachfließen läßt. Ist Indol vorhanden, so tritt Rosa- bis Rotfärbung der Flüssigkeit ein (Nitrosoindolreaktion). Mit Amylalkohol läßt sich die rote Farbe ausschütteln. Auch andere Methoden sind für den Indolnachweis empfohlen worden (242).

<pre>
Wasser 1000,00
Dinatriumphosphat   2,5
Asparagin   4,0
Kochsalz   5,0
Pepton Witte   2,5
Milchzucker   5,0
Azolitmin   0,25
</pre>

Die Menge der gebildeten Säure (Maximum meist am 4. Tage) kann durch Titration mit $^1/_{10}$ Normallauge bestimmt werden. Die meisten frisch aus dem Darm stammenden Coliarten bilden in 10 ccm dieser Nährlösung etwa 2,5—2,7 ccm $^1/_{10}$ Normalsäure. In anderen Fällen und überall dort, wo man eine Vorstellung von der Menge bekommen will, in welcher ungefähr das Bacterium coli sich in dem untersuchten Wasser findet, schlägt man den Weg über die Verdünnungsmethode (s. o.) ein, indem man den Inhalt der beiden letzten getrübten Röhrchen

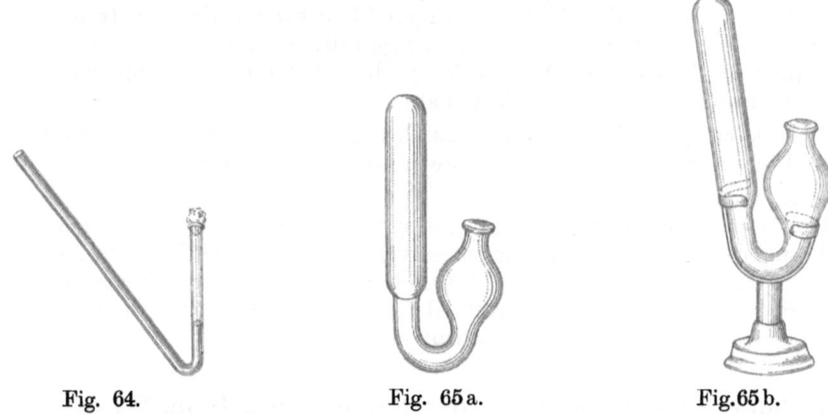

<table>
<tr><td>Fig. 64.</td><td>Fig. 65a.</td><td>Fig.65b.</td></tr>
</table>

mit den weiter unten angegebenen kulturellen Hilfsmitteln usw. genauer auf das Vorhandensein von Bacterium coli prüft.

Die Untersuchung kann, wenn es sich um verunreinigte Wässer (Flußwasser u. dgl.) handelt, in der von Petruschky und Pusch (vgl. S. 237) beschriebenen oder einer diesem Verfahren ähnlichen Form begonnen werden. Bei der Prüfung reiner Wässer (Trinkwässer) genügt es aber nicht, einen Kubikzentimeter des betreffenden Wassers als Höchstmenge für die Untersuchung in Arbeit zu nehmen, sondern man muß Mengen von 5, 10, 20, 50, 100 ccm und mehr im ganzen auf das Vorhandensein von Bacterium coli prüfen.

Man geht bei Mengen über 10 ccm Wasser grundsätzlich dann so vor, daß man dem Wasser etwa $^1/_{10}$ seines Volumens konzentrierte sterile Nährlösung zufügt und das zu untersuchende Wasser also zugleich benutzt, um die übliche Konzentration der Nährlösung herzustellen.

Eine solche konzentrierte Nährlösung nach Eijkman ist oben unter Peptonwasser (S. 222) angegeben. Es ist nach Eijkman besonders darauf zu achten, daß diese Lösung nicht sauer reagiert.

Das zu untersuchende Wasser, soweit seine Menge 10 ccm übersteigt, wird in kleine sterile Erlenmeyerkölbchen oder größere sterile Gärungsröhrchen (zweckmäßig sind die Gärungskolben mit auswechselbarem Metallfuß, Fig. 65 b) eingefüllt und hier mit so viel konzentrierter steriler Nährlösung versetzt, daß die Mischung etwa einer 1%igen Peptonlösung entspricht.

Annähernd quantitative Bestimmungen des Gehaltes eines Wassers an Colibakterien lassen sich ferner ausführen mit Hilfe des oben bereits beschriebenen Gipsplattenverfahrens nach A. Müller (228), des Verdunstungsverfahrens von Marmann (229) und des Konzentrationsverfahrens nach Bürger (231). Bei allen diesen Verfahren muß als Nährboden der von Endo angegebene benutzt werden, welcher weiter unten beschrieben werden wird.

Bei dem Verfahren von Petruschky und Pusch wachsen alle im Wasser vorhandenen thermotoleranten (37^0) Bakterien aus. Um nun von vornherein eine Auslese zu treffen, d. h. das Bacterium coli zu begünstigen und die übrigen im Wasser vorhandenen Keime zurückzudrängen, hat man folgende Wege eingeschlagen:

a) Man kultiviert bei erhöhten Temperaturen, bei welchen zwar Bacterium coli sich noch vermehrt, nicht aber die meisten der sonst im Wasser vorhandenen Bakterien.

b) Man setzt den Nährböden Stoffe zu, welche entweder an und für sich oder wenigstens in den zugesetzten Mengen das Bacterium coli nicht schädigen, wohl aber die Vermehrung der übrigen Wasserbakterien hindern oder abschwächen (Phenol, Kristallviolett, gallensaure Salze).

c) Man kultiviert anaerob, um die zahlreichen aeroben Wasserbakterien auszuschalten (Bacterium coli wächst auch anaerob).

d) Man kombiniert die Verfahren a—c.

Zu a) Das Kultivieren bei höherer Temperatur

hat zwecks Ausschaltung der minder bedenklichen Kaltblütercoliarten vor einiger Zeit Eijkman (243) empfohlen. Die Nachprüfungen des von ihm empfohlenen Verfahrens sind aber nur zum Teil günstig ausgefallen. Von den Gegnern des Verfahrens (244) (Konrich, Hehewert, Fromme, Hennigson, Gärtner, Kruse) wird der Methode entgegengehalten, daß sie nur bei Anwesenheit zahlreicher Colibakterien positiv ausfällt und daß die hohe Temperatur vielfach schädigend wirkt. Eijkman bezeichnet seine Methode übrigens nicht als „Coliprobe", sondern als „Gärungsprobe". Mit ihr sollen namentlich die frischen Infektionen durch die Darmbakterien der Warmblüter erfaßt werden. Ein zwingender Beweis für die absolute Zuverlässigkeit einer Methode zum Nachweis des Bacterium coli ist im übrigen aus naheliegenden Gründen schwer zu erbringen; man wird gewöhnlich mit einer indirekten Beweisführung oder einer günstig ausfallenden Wahrscheinlichkeitsrechnung zufrieden sein müssen.

Demgegenüber wird die Methode von anderen Seiten (245) mehr oder weniger warm empfohlen. Nach den Erfahrungen der Verfasser versagt die Methode in der Tat häufiger dann, wenn die im Wasser vorhandenen Colibakterien nicht lebenskräftig sind, wenn es sich also um schon „degenerierte" Keime handelt. Da bei frischen und gefährlichen Trinkwasserinfektionen aber immer kräftige Coliarten in das Wasser aus den menschlichen Abgängen geraten werden, so möchten wir aus diesem Fehler dem Eijkmanschen Verfahren eigentlich keinen Vorwurf machen.

Nach Eijkman gibt man zu dem auf Bacterium coli zu untersuchenden Wasser etwa $^1/_8$ seines Volumens der oben angegebenen sterilen Peptonlösung. Diese Mischung wird in entsprechend große Gärkölbchen (Fig. 65) gefüllt und in einem auf 45⁰[1]) eingestellten Thermostaten untergebracht. Ist Bacterium coli in dem Wasser vorhanden, so zeigt sich innerhalb 24—48 Stunden Gasbildung in dem Gärungskölbchen, dessen Inhalt sich im übrigen diffus trübt. Das Urteil soll erst nach 48 Stunden abgegeben werden. Eijkman und auch andere Autoren, die seine Methode nachprüften, stellten empirisch fest, daß seiner ganzen Herkunft nach einwandfreies Wasser niemals bei 45⁰ unter den geschilderten Verhältnissen Gasbildung zeigt, fäkal verunreinigtes Wasser aber stets. Daß diese Reaktion ausschließlich durch Bacterium coli veranlaßt wird, hat Eijkman selbst nicht behauptet. Das Bacterium coli des Kaltblüters (z. B. der Fische) vermag bei 45⁰ Traubenzucker nicht zu vergären, wird also bei diesem Verfahren nicht mit bestimmt.

Eine recht zweckmäßige Ergänzung der Eijkmanschen Methode ist von Bulír angegeben (s. unter Nährböden für die Isolierung des Bacterium coli, S. 255).

Nach Nowack (246) ist der positive Ausfall der Eijkmanschen Probe geknüpft an das Vorhandensein einer bestimmten Mindestmenge von Colibakterien. Impft man aus einer negativ ausgefallenen Gärungsprobe bei 45⁰ auf eine Nährlösung über, kultiviert diese noch einmal bei 37⁰ und setzt mit einem Quantum dieser Lösung die Eijkmansche Probe bei 45⁰ noch einmal an, so bekommt man häufig nachträglich noch ein positives Ergebnis. („Sekundärer Eijkman.")

Zu b) Zurückdrängung der Wasserbakterien.

Hier sind zu nennen die in Frankreich viel angewendeten phenolhaltigen Nährböden und die Methoden, welche den v. Drigalski-Conradischen, den gallensalzhaltigen, den malachitgrünhaltigen Nährboden u. dgl. mehr benutzen.

---

[1]) Eijkman hat in seiner ersten Mitteilung 46⁰ als Züchtungstemperatur angegeben und hält auch in seiner zweiten Mitteilung an dieser Zahl fest, „vorausgesetzt, daß die Temperaturregelung peinlich genau geschehen kann. Wo dies nicht der Fall ist und gelegentlich Schwankungen von 0,5⁰ und mehr nicht ausgeschlossen sind, wird man vorsichtiger tun, auf 45⁰ einzustellen." Die Verf. sind der Meinung, daß in der Praxis mit solchen Schwankungen sehr häufig zu rechnen sein wird und haben daher im folgenden, wenn von der Eijkmanschen Methode die Rede ist, stets die Zahl 45 für 46 gesetzt.

Die Zusammensetzung von einigen dieser Nährböden soll unten angegeben werden.

Zu c) Kultivieren unter anaeroben Verhältnissen.

Da ein großer Teil der im Wasser vorkommenden Saprophyten streng aerob ist, das Bacterium coli aber auch unter anaeroben Bedingungen (wenn auch etwas weniger gut als aerob) gedeiht, so läßt sich durch Aufbewahrung der angelegten Kulturen usw. unter Sauerstoffabschluß (am bequemsten im Novyschen Apparat, Fig. 47) das Bacterium coli mit Ausschluß der ihm vergesellschafteten aerob wachsenden Keime isolieren. Da die Methoden der anaeroben Züchtung aber alle verhältnismäßig unbequem sind, so hat man von diesem Hilfsmittel für die Isolierung des Bacterium coli bisher verhältnismäßig wenig Gebrauch gemacht. Pakes (247) hat z. B. eine solche Methode (welche gleichzeitig erhöhte Züchtungstemperaturen anwendet) beschrieben.

Zu d) Kombinierte Verfahren.

Eine Kombination der Verfahren a und b stellt z. B. folgende Vorschrift (nach Vincent, 248) dar. In 5 Röhrchen, von welchen jedes 10 ccm der üblichen Peptonkochsalzlösung enthält, gibt man mittels einer sterilen Pipette, welche 20 Tropfen = 1 ccm liefert (oder mittels eines sterilisierten Tropfgläschens, dessen Tropfengröße bekannt ist), von dem zu untersuchenden Wasser 1, 2, 5, 10 und 20 Tropfen. In zwei andere größere Röhrchen, welche je 20 ccm Peptonwasser enthalten, gibt man 2 und 5 ccm des zu untersuchenden Wassers.

In 5 kleine sterilisierte Glaskölbchen füllt man nacheinander 20, 50, 100 und nötigenfalls 200 ccm des zu untersuchenden Wassers. Diesen Wassermengen fügt man so viel konzentriertes Peptonwasser hinzu (vgl. S. 222), daß eine Konzentration entsteht, welche der der übrigen Mischungen ungefähr entspricht.

Diesen Mischungen wird nun Karbolsäure zugefügt, indem man aus einer Pipette (welche etwa 30 Tropfen auf den Kubikzentimeter gibt) einen Tropfen einer $5\,^0/_0$igen Karbolsäurelösung zu je 2 ccm Mischung fließen läßt, also z. B. zu 50 ccm 25 Tropfen. Die signierten Röhrchen und Fläschchen werden nach Umschwenken in einen Brutschrank von $41{,}5\,^0$ C etwa 14 Stunden lang eingestellt.

Ist der Inhalt der Röhrchen bzw. Kölbchen ganz oder fast klar geblieben, so kann man annehmen, daß in den angewandten Wasserproben das Bacterium coli nicht anwesend war, denn dieses trübt in dieser Zeit die Phenolbouillon sehr deutlich. Einige Saprophyten, wie Bacterium subtilis, Bacterium mesentericus u. a., vermögen allerdings in Phenolbouillon bei $41{,}5\,^0$ auch zu wachsen. Aus diesem Grunde müssen die getrübten Röhrchen genauer auf Bacterium coli untersucht werden. Man entnimmt unter Vermeidung der oberflächlichsten Schichten einen Tropfen oder eine Platinöse der getrübten Phenolbouillon, überträgt diese Menge in gewöhnliche sterile Nährbouillon und läßt die Röhrchen bei gewöhnlicher Bruttemperatur ($38\,^0$) stehen. Ist Bacterium coli vorhanden, so ist seine Vermehrung nach 4—5 Stunden bereits so weit fortge -

schritten, daß man im mikroskopischen Präparat seine Gestalt, seine Beweglichkeit und sein Verhalten zur Gramschen Färbung feststellen kann.

D. Nährböden für die Differenzierung und Isolierung des Bacterium coli (mit Ausschluß der phenolhaltigen), zum Teil auch für die Typhusdiagnose zu benutzen.

a) Lackmusmolke (Petruschky (249)).

Zu einer Mischung von 1 Liter Magermilch und 1 Liter Wasser, die auf etwa 40° erwärmt war, wird vorsichtig so viel verdünnte Salzsäure gegeben, daß das Kasein koaguliert und ausfällt. Ein Überschuß an Säure ist zu vermeiden. Man filtriert den Niederschlag ab, neutralisiert das Filtrat genau mit Sodalösung, stellt dann die Mischung 1—2 Stunden in den kochenden Dampftopf, filtriert die trübe gewordene Flüssigkeit nochmals, kocht abermals auf und prüft bzw. korrigiert noch einmal die Reaktion, die neutral sein soll. Dann wird sterile Lackmustinktur bis zur violetten Färbung hinzugegeben.

Lackmusmolke guter Qualität läßt sich gewöhnlich nur bei einiger Übung herstellen. Im allgemeinen ist es daher vorzuziehen, dieselbe fertig zu kaufen. Die Firma C. A. F. Kahlbaum (Berlin C 25) stellt Lackmusmolke von sehr guter Beschaffenheit her und bringt sie mit Chloroform konserviert in Kiloflaschen in den Handel. Beim Sterilisieren der abgefüllten Röhrchen verflüchtigt sich das Chloroform.

b) Lackmusmilchzuckeragar, bzw. Gelatine (Wurtz) (250).

Dieser Nährboden ist gewöhnliches Nähragar mit 1% Milchzucker und Lackmus bzw. Azolitmin puriss.

Das Agar wird zunächst gegen Phenolphthalein als Indikator neutral gemacht, dann Milchzucker und neutrale Lackmus- oder besser Azolitminlösung zugegeben, bis der Nährboden eine ausgesprochen blaue Farbe hat. Nach dem Abfüllen in Röhrchen sterilisiert man die letzteren mit ihrem Inhalt an drei aufeinanderfolgenden Tagen je 15 Minuten im strömenden Dampf.

Bacterium coli und die ihm verwandten Arten bilden auf diesem Nährboden rote Kolonien.

Mit diesem einfachen Nährboden kommt man häufig aus. Handelt es sich jedoch darum, die neben dem Bacterium coli im Wasser vorhandenen Saprophyten im Wachstum zurückzudrängen, so ist der unter c) beschriebene Nährboden trotz seiner komplizierteren Herstellungsweise vorzuziehen.

c) Nährboden nach v. Drigalski und Conradi (251).

Herstellung. (Berechnet auf 2 Liter.)

1. Bereitung des Agar.

3 Pfund fettfreies Pferdefleisch werden fein gehackt, mit 2 Liter Wasser übergossen und bis zum nächsten Tage im Eisschrank stehen gelassen.

Das Fleischwasser wird sodann — am besten mit einer Fleischpresse — abgepreßt und nach Zusatz von

$$1\,\%_0 = 20{,}0 \text{ g Pepton. sicc. Witte}$$
$$1\,\%_0 = 20{,}0 \text{ g Nutrose}$$
$$0{,}5\,\%_0 = 10{,}0 \text{ g Kochsalz}$$

1 Stunde lang gekocht.

Diese Brühe wird durch Leinwand filtriert und mit $3\,\%_0 = 60{,}0$ g
Agar (zerkleinertes Stangen-Agar) während drei Stunden im Dampftopf gekocht, darauf durch Sand (Rohrbecksches Sandfilter) oder
Leinwand [1]) im Dampftopf filtriert.

2. Milchzucker-Lackmuslösung.

300,0 ccm ($15\,\%_0$) Lackmuslösung von Kahlbaum-Berlin werden
10 Minuten lang gekocht, darauf 30,0 g ($1{,}5\,\%_0$) Milchzucker hinzugefügt
und abermals 15 Minuten lang gekocht.

3. Mischung.

Die heiße Milchzucker-Lackmuslösung (2) wird zu der heißen Agarmasse (1) zugesetzt und die rot gewordene Mischung mit $10\,\%_0$iger Sodalösung bis zur schwach alkalischen Reaktion alkalisiert.

Die Alkalisierung geschieht am besten bei Tage mit dem in dem
Nährboden enthaltenen Lackmus als Indikator. Die Farbenprüfung
gelingt leicht in dem schräg geneigten Kolbenhals gegen einen weißen
Untergrund. Abends Alkalisierung mit Hilfe von Phenolphthaleinpapier.

Zu dem schwach alkalischen Nährboden werden 6,0 ccm einer sterilen
warmen $10\,\%_0$igen Sodalösung und 20,0 ccm einer frischen Lösung von
0,1 g Kristallviolett O chemisch rein — Höchst [2]) — in 100,0 Aq. dest.
steril. hinzugefügt.

Der Nährboden wird in Mengen von etwa 200,0 ccm in Erlenmeyersche Kölbchen abgefüllt und kann so längere Zeit aufbewahrt werden.

Für die Herstellung der Platten werden gewöhnlich Doppelschalen
von einem Durchmesser von 18 bis 20 ccm benutzt [3]). Gegossene Platten
dürfen nicht aufbewahrt, die Platten müssen vielmehr stets frisch
hergestellt werden.

Der Oberflächenausstrich geschieht mit Hilfe des sterilisierten
v. Drigalskischen Glasspatels (rechtwinklig gebogener Glasstab)
oder mittels der sterilisierten Platinöse.

Nach 20—24 Stunden langer Aufbewahrung bei 37^0 stellen sich
die Kolonien des Bacterium coli auf diesem Nährboden als 2 bis 6 mm
im Durchmesser haltende, leuchtend rote, undurchsichtige rundliche
Gebilde dar.

---

[1]) Bei Filtration durch Leinwand wird der Filtriertrichter zum Schutz gegen
Verdünnung durch einfließendes Kondenswasser mit einem leichten übergreifenden
Deckel bedeckt.

[2]) Präparate anderer Fabriken waren nicht gleichartig verwendbar.

[3]) Für den Nachweis des B. coli können Petrischalen von gewöhnlichem Durchmesser verwendet werden.

Schneller und bequemer herzustellen ist der für die Untersuchung auf Bacterium coli sich ausgezeichnet eignende

d) Nährboden nach Endo (252).

Zu einem Liter verflüssigten neutral reagierenden 3%igen Nähragars setzt man 10 ccm 10%ige Sodalösung, sodann 5 ccm einer kalt gesättigten alkoholischen filtrierten Fuchsinlösung, 10 g chemisch reinen Milchzuckers und 25 ccm einer frisch hergestellten 10%igen Natriumsulfitlösung. Nach völliger Lösung des Gemisches wird der Nährboden zu je 15 ccm in Reagenzgläschen gefüllt und in diesen sterilisiert. In heißem Zustand ist der Nährboden rosa gefärbt, in kaltem, erstarrtem Zustand soll er fast farblos sein. Er ist vor Licht geschützt aufzubewahren. Färbt sich der Inhalt der Röhrchen mit der Zeit rot, so ist frischer Nährboden herzustellen.

Als Platten werden Petrischalen von dem gewöhnlichen Durchmesser (9 cm) benutzt.

Auf diesem Nährboden wachsen die Kolonien des Bacterium coli sehr gut mit tiefroter Farbe. Typisch für die Colikolonien auf diesem Nährboden ist ihr eigenartig metallischer Fuchsinglanz. Auf diesen ist besonders zu achten. Kolonien, welche diesen Metallglanz nicht zeigen, gehören gewöhnlich nicht dem echten Bacterium coli an. Die Entwicklung der Wasserbakterien wird auf dem Endonährboden nur in mäßigem Grade zurückgedrängt.

A. Müller (228) hat für die Untersuchung des Wassers auf Bacterium coli mittels Gipsplatten folgende Vorschrift für die Bereitung des Endonährbodens gegeben.

Zu 100 ccm der (auf S. 240 beschriebenen) 4fachen Bouillon, der man zweckmäßig noch 1% Tropon zusetzt, dessen ungelöster Rest abfiltriert werden muß, werden nach genauer Neutralisation zugesetzt:

 3 ccm 10%ige Lösung von kristallisierter Soda,
 3 g chemisch reiner Milchzucker,
 1,5 ccm filtrierte alkoholische Fuchsinlösung (Rosanilinhydrochlorid),
 7,5 ccm frisch bereitete 10%ige Natriumsulfitlösung.

Nach etwa 10 Minuten langer Sterilisation ist die Lösung gebrauchsfertig. 1 Teil dieser 3fachen „Endobouillon" wird 2 Teilen des zu untersuchenden Wassers unter möglichster Vermeidung von Schaumbildung zugesetzt und das Gemisch auf die Gipsplatte gegossen. Zweckmäßig wird bei Herstellung der für den Colinachweis bestimmten Platten das Magnesiumkarbonat fortgelassen, da die Rotfärbung der Colikolonien durch das Karbonat etwas beeinträchtigt wird.

Bürger (vgl. S. 241) gibt zur Herstellung einer gewöhnlichen und hochprozentigen Endo-Gelatine zur quantitativen Bestimmung des Bacterium coli folgende Vorschrift:

Endo-Gelatine	Für 1 l ist erforderlich bei		
	1-facher 10 %	2-facher 20 %	2¹/₂-facher 25 %
Herstellung bis einschließlich Alkalisieren wie bei Nährgelatine (s. S. 242), danach Zusatz von Milchzucker (in Substanz oder in konzentrierter, klarer Lösung)[1]) g: abkühlen, klären, filtrieren wie bei Nährgelatine, abfüllen in Kölbchen zu je 100 ccm, sterilisieren im Dampftopf 20 Min.; aufbewahren.	10	20	25
Zum Gebrauche verflüssigen und zusetzen:	auf je 100 ccm		
alkoholische, gesättigte, filtrierte Fuchsinlösung (nach Klinger)[2]), ccm:	0,5	1,0	1,25
kristallisiertes, nicht verwittertes, reines Natriumsulfit (in Substanz oder konzentrierter, klarer Lösung), g: lösen und sterilisieren im Dampftopf etwa 20 Min. lang. Den fertigen Nährboden alsbald verbrauchen.	0,25	0,5	0,625

e) Neutralrotagar.

Nach Rothberger-Scheffler, Modifikation von Oldekop (253).

Man löst unter Erwärmen in 500 g destillierten Wassers 5 g Liebig-schen Fleischextrakt, 2,5 g Kochsalz und 10 g Pepton, macht die Mischung mit Sodalösung schwach alkalisch, kocht 1 Stunde im Dampftopf und filtriert. Zum Filtrat setzt man 0,3 % Stangenagar, löst dieses durch einstündiges Erhitzen des Gemisches im Dampftopf, filtriert die heiße Lösung und gibt zu je 100 ccm des Filtrats 1 ccm einer frisch bereiteten konzentrierten Neutralrotlösung und 0,15 g Traubenzucker.

Die fertige Lösung wird zu je 5 ccm in Reagenzröhrchen abgefüllt, welche darnach 1—1¹/₂ Stunden im Dampftopf sterilisiert werden.

Bacterium coli ruft in dem Nährboden Gelbfärbung mit grüner Fluoreszenz hervor. Man benutzt diesen Nährboden lediglich zur Anlage von Stich- bzw. Schüttelkulturen.

f) Gallehaltige Nährböden.

Durch die gallensauren Salze wird die Entwicklung der Wasser-keime gehemmt.

Solche Nährböden werden von den amerikanischen und englischen Laboratorien für den Nachweis des Bacterium coli bevorzugt. Das „Lactose bile medium" besteht einfach aus sterilisierter unverdünnter frischer Ochsengalle mit einem Zusatz von 1 % Pepton und 1 % Milch-zucker. Mac Conkey und Hill (254) empfehlen zur Bestimmung des Bacterium coli und anderer im Darminhalt vorkommender Bak-

---

[1]) Um den Nährboden nicht durch unnötig zugefügte Wassermengen im Gelatinegehalt zu erniedrigen, werden möglichst alle Stoffe in Substanz bzw. in konzentrierten Lösungen zugesetzt.

[2]) 100 ccm 96 %igen Alkohol 20 Stunden auf 10 g kristallisiertem Fuchsin stehen lassen und dann abgießen.

terien einen Nährboden, welcher an Stelle der Galle taurocholsaures Natrium (E. Merck, Darmstadt) enthält.

Die Vorschrift zur Herstellung lautet: 5 g taurocholsaures Natrium und 20 g Wittesches Pepton werden in 1000 ccm destilliertem Wasser gelöst. Hierzu werden 5 ccm einer 1%igen frisch bereiteten Lösung von Neutralrot oder Lackmus und 5—15 g Traubenzucker gefügt. Die Flüssigkeit wird zu je 6—8 ccm in Durhamsche Gärungsröhrchen (vgl. Fig. 64) verteilt und an zwei aufeinanderfolgenden Tagen je 10 Minuten im Dampftopf sterilisiert. Außerdem wird zur Untersuchung größerer Wassermengen in entsprechend geräumigeren Gärungsgläsern noch eine Gallensalzlösung von zwei- und dreifacher Konzentration hergestellt. Man beimpft 3 der kleineren mit einfacher Nährlösung gefüllten Röhrchen mit 0,01 bzw. 0,1 und 1 ccm des zu untersuchenden Wassers, 2 größere mit doppeltkonzentrierter Nährlösung gefüllte Gärungsröhrchen mit 10 bzw. 25 ccm Wasser und ein mit dreifach konzentrierter Lösung gefülltes Röhrchen mit 100 ccm Wasser. Die Gärungsröhrchen werden dann 48 Stunden lang bei 42° bebrütet. Der Inhalt derjenigen Röhrchen, welche Gas- oder Säurebildung zeigen, wird weiter auf Bacterium coli untersucht.

Das Mac Conkeysche Verfahren ist z. B. von Dold (233) und von Konrich (241) im Vergleich mit anderen Methoden geprüft worden. Nach letzterem Autor soll das Mac Conkeysche Verfahren empfindlicher sein und rascher arbeiten als das Eijkmansche.

Der Nährboden dürfte aber schon seiner größeren Kostspieligkeit halber seltener in Frage kommen.

Traubenzuckerhaltige Gallenährböden werden zur Bestimmung der Colibakterien im Wasser neuerdings auch wieder von französischer Seite empfohlen (255).

Der in amerikanischen Laboratorien (256) benutzte Äsculin-[1] Nährboden, auf welchem die Colikolonien schwarz wachsen, hat nach den vorliegenden Nachprüfungen keine Vorzüge vor den üblichen Nährböden aufzuweisen.

g) Malachitgrünlösung nach Löffler (257).

Die von Löffler angegebene sog. Grünlösung II („Paratyphuslösung") wird ebenfalls für die Auffindung der Colibakterien im Wasser empfohlen (Totsuka (258)), doch ist zu bemerken, daß die verschiedenen Coistämme sich dem Malachitgrün gegenüber ziemlich verschieden verhalten, d. h. oft stark im Wachstum gehemmt, oft gar nicht oder wenig beeinflußt werden. Aus diesem Grunde wird man unseres Erachtens die Brauchbarkeit des Malachitgrünverfahrens für den vorliegenden Zweck etwas skeptisch beurteilen müssen.

Die Lösung läßt sich schnell bereiten und besteht aus destilliertem Wasser mit folgenden Zusätzen:

1. Pepton, 2% = 20 ccm einer 10%igen Lösung.
2. Milchzucker, 5% = 20 ccm einer 25%igen Lösung.

---

[1] Äskulin ist ein Glykosid aus der Rinde von Äsculus Hippocastanum.

3. Normalalkalilauge 1,5%.

4. Nutrose 1% = 10 ccm einer 10%igen Lösung.

5. 0,2%ige Lösung von Malachitgrün, kristallisiert, chem. rein, 1%.

Typhusbazillen lassen diese Lösung unverändert, Bacterium coli ruft Gärung hervor (Gasentwicklung, schmutziggrüner Belag an den Wänden, Ausfällung der Nutrose, grüner Schaumring an der Oberfläche). Die Gasbildung ist im einfachen Reagenzglase erkennbar, so daß ein besonderes Gärungsröhrchen sich erübrigt. Dies ist ein Vorzug, welcher im besonderen für ambulante Untersuchungen ins Gewicht fällt. Die Bazillen des Paratyphus B und ihre Verwandten vergären die Lösung ebenfalls nicht, entfärben aber das Grün zu Gelb.

Nach Löffler wird die Grünlösung am besten aus den konzentrierten 10—20%igen Vorratlösungen der einzelnen Stoffe hergestellt, derart, daß zunächst das Pepton und der Milchzucker vermischt, darauf die Kalilauge, nach dieser erst die Nutrose zugesetzt wird. Nachdem die Nutrose durch längeres Verweilen der Mischung im Dampftopfe gelöst ist, läßt man die Flüssigkeit in dem Kochkolben durch ruhiges Stehenlassen bei Zimmertemperatur sich klären und (bis etwa 50°) abkühlen. Dann gießt man die klare Mischung von dem etwa entstandenen Bodensatz in einen sterilen Kolben über und fügt nun mittels steriler Pipette die erforderliche Menge von 0,2%iger Malachitgrünlösung hinzu. Die Mischung wird schließlich in den gewünschten Mengen mittels steriler Pipetten in sterile Reagenzgläser oder Kölbchen eingefüllt. Ein nachträgliches Sterilisieren ist zu vermeiden.

h) Kombiniertes Verfahren nach Bulír.

Bulír (259) suchte neben der Vergärung des Traubenzuckers bei 45° gleichzeitig Säurebildung und Neutralrotreduktion festzustellen. Da letztere Reaktion aber durch das Vorhandensein von Traubenzucker gestört wird[1]), so ersetzte er den Traubenzucker durch Mannit, welches ebenfalls vom Bacterium coli vergoren wird.

Die Bereitung der Mannit-Bouillon soll wie folgt erfolgen. 1 kg feingehacktes Rindfleisch wird mit 2 Liter Wasser 24 Stunden mazeriert und dann durch Leinwand filtriert und ausgepreßt; zu 1 Liter des auf diese Weise gewonnenen Fleischwassers werden 25 g Pepton Witte, 15 g Kochsalz und 30 g Mannit hinzugefügt und weiter wie bei der Bereitung der gewöhnlichen Bouillon vorgegangen. Es wird mit Sodalösung neutralisiert. Diese Bouillon wird mit dem zu prüfenden Wasser in der Weise gemischt, daß auf 2 Volumen Wasser 1 Volumen Bouillon kommt, also z. B. auf 100 ccm Wasser 50 ccm Mannit-Bouillon. Zu dieser Mischung werden nun 2% einer sterilen wässerigen 0,1%igen Neutralrotlösung (also z. B. auf 150 ccm Mischung 3 ccm) zugefügt. Die Mischung wird in ein großes Gärungskölbchen oder in mehrere kleine Gärungsröhrchen gefüllt und im Thermostaten bei 45° 12—24 Stunden lang aufbewahrt.

Bei Anwesenheit von Bacterium coli ist der geschlossene Arm des Gärungsröhrchens dann teilweise mit Gas gefüllt, die Flüssigkeit diffus

---

[1]) Von de Waal (s. u.) bestritten.

getrübt und ihre Farbe in eine gelbe, grünfluoreszierende verwandelt. Es werden nun mit einer Pipette 10 ccm der Flüssigkeit aus dem Gärungsröhrchen entnommen, in ein Reagenzglas geschüttet und hier mit 1 ccm alkalischer Lackmustinktur versetzt. (Die letztere wird bereitet, indem man zu 100 ccm Lackmustinktur Kahlbaum-Berlin 2 ccm Normalnatronlauge fügt.) War Bacterium coli vorhanden, so schlägt die Farbe in Rot um (saure Reaktion).

Fällt eine von den bei dieser Methode vereinigten Reaktionen (Wachstum bei 45⁰, Gasbildung, Säurebildung, Neutralrotreduktion) negativ aus, so handelt es sich nach Bulír ganz gewiß nicht um echtes Bacterium coli. Es steht natürlich nichts im Wege, den im Gärungsröhrchen verbliebenen Mannit-Bouillonrest noch weiter zu prüfen. (Mikroskopisches Bild, Gramfärbung usw.) Bei positivem Ausfall der 4 Reaktionen dürfte die Diagnose auf Bacterium coli mit großer Sicherheit gestellt werden können.

Welche von den genannten Methoden am empfehlenswertesten ist, läßt sich zurzeit noch nicht sagen. Nach den Erfahrungen der Verfasser ist das Eijkmansche Verfahren in der Form, wie es Bulír empfohlen hat[1]), brauchbar und bequem, unter der Voraussetzung, daß ein auf 45⁰ eingestellter Thermostat zur Verfügung steht, im anderen Fall dürfte das einfache Verfahren von Petruschky und Pusch mit nachfolgender weiterer Untersuchung der getrübten Röhrchen das gegebene sein.

Die Prüfung auf das Vorhandensein von echtem Bacterium coli hat (wenigstens nach der Meinung vieler Autoren) nicht nur die Bedeutung, daß man über die Infektionsverdächtigkeit eines Wassers weit bessere Auskunft erhält als durch die bloße Keimzählung, es ist auch zulässig, die Prüfung an einer Wasserprobe vorzunehmen, die unter Beobachtung aller bakteriologischen Kautelen entnommen ist, aber nicht sofort hat untersucht werden können, ja unter Umständen auch an eingesandten künstlich kühl gehaltenen Proben. Das Bacterium coli hält sich nämlich im Wasser einerseits lange, vermehrt sich andererseits aber bei niedriger Temperatur nicht, so daß auch eine quantitative Bestimmung des Bacterium coli an solchen Proben unter Umständen möglich ist.

Nach Petruschky und Pusch (a. a. O.) findet eine Vermehrung der Colibazillen bei längerem Stehen in wenig verunreinigtem Wasser im Eisschrank nicht statt. Nach Barber (260) beginnt die Vermehrung des Bacterium coli erst bei 10⁰, wächst schnell bis 37⁰, wo sie ihr Maximum erreicht, bleibt dann ungefähr konstant bis 45⁰, fällt dann und hört praktisch bei 49⁰ auf.

------

[1]) Eijkman selbst hält die Bulírsche Modifikation für keine Verbesserung seiner Methode, sondern für eine unnötige und gelegentlich zu Fehlschlüssen führende Komplikation. Die hierfür von ihm angegebenen Gründe erscheinen uns nicht recht stichhaltig. Auf einem ebenfalls ablehnenden Standpunkt der Bulírschen Methode gegenüber steht de Waal (259a).

E. Methoden zur Feststellung der „wahrscheinlichen" Anwesenheit von Bacterium coli.

Je schneller eine bakteriologische Wasseruntersuchung zu einem Ergebnis führt, welches erlaubt, ein Urteil über die hygienische Beschaffenheit eines Wassers zu fällen, desto wertvoller ist sie für die Praxis. Das Resultat der Keimzählung kann im allgemeinen erst nach 48 Stunden erhalten werden, die Feststellung des „Thermophilentiters" gelingt schneller; eine exakte Feststellung, ob in einem Wasser typisches Bacterium coli vorhanden ist, nimmt aber nach den vorhergehenden Ausführungen gewöhnlich auch längere Zeit in Anspruch und ist ferner nur möglich bei Benutzung eines gut eingerichteten Laboratoriums. Wir sind aber sehr häufig genötigt, ambulante Untersuchungen auszuführen, bei welchen wir die Bequemlichkeit und das Rüstzeug des stationären Laboratoriums entbehren müssen.

Es hat sich daher, namentlich in England und Amerika, wo dem Nachweis des Bacterium coli schon seit längerem eine größere Bedeutung beigemessen wird, als es in Deutschland noch zur Zeit der Fall ist, das Bedürfnis nach einfacheren Methoden herausgestellt, die es ermöglichen sollen, mit einiger Sicherheit ein Wasser als hygienisch verdächtig oder unverdächtig zu erkennen. Solche Methoden zur hygienischen Einschätzung eines Wassers auf bakteriologischem Wege bestehen hauptsächlich in einer Prüfung auf das mutmaßliche Vorhandensein des Bacterium coli („Presumptive Test" for Bacterium coli der Engländer und Amerikaner).

Die Verfasser stehen auf dem Standpunkt, daß solche approximativen Bestimmungen lediglich auf die bakteriologische Untersuchung von natürlichen Oberflächenwässern und Abwässern anwendbar sind, nicht aber auf die hygienische Beurteilung von Trinkwasser. Im letzteren Fall wird man immer, soweit es sich nicht lediglich um vorläufige orientierende Untersuchungen handelt, fordern müssen, daß der Nachweis des Bacterium coli, wenn er versucht wird, unter Anwendung aller oder der nach Ansicht der Untersucher tauglichsten Methoden ausgeführt und der als Bacterium coli angesprochene Organismus möglichst scharf charakterisiert wird.

Dagegen kann, wie gesagt, eine quantitative Bestimmung des Bacterium coli bzw. der dem Bacterium coli nahestehenden Bakterien mit vereinfachten Methoden, z. B. bei Untersuchungen über die Verunreinigung und Selbstreinigung der Gewässer, über die Wirkungsweise von Abwasserreinigungsanlagen usw. berechtigt und von Wert sein.

In diesem Sinne kann bisweilen schon die Feststellung des „Thermophilentiters" eines Wassers nach Petruschky und Pusch genügen. zumal wenn man mit ihm eine Prüfung auf das Vorhandensein von Keimen verbindet, welche bei 37° Traubenzucker vergären. Am bequemsten ist diese Prüfung ausführbar durch Anlegung von Stichkulturen in Traubenzuckeragar mit Material, welches den beiden oder den drei letzten getrübten Röhrchen einer „Thermophilentiterserie" entnommen ist. Näher liegt es noch, für die Anlage der „Verdünnungen" von vornherein die üblichen Gärungsröhrchen, welche Traubenzuckerbouillon enthalten, zu benutzen, doch sind diese, wenigstens bei ambulanten Untersuchungen, unbequem zu handhaben. Die von Durham angegebenen Gärungsröhrchen (Fig. 66) sind zwar leichter transportabel, aber sonst nicht allzu bequem im Gebrauch[1]). Da aber die Eigenschaft der Gasbildung aus Zuckerarten nicht nur dem Bacterium coli zukommt (261), sondern eine weit verbreitete Eigenschaft unter den Bakterien ist, so wird es verständlich, daß man noch andere bequem festzustellende Kriterien für die Wahrscheinlichkeitsdiagnose des Bacterium coli heranzuziehen gesucht hat.

Als solche hat man noch benutzt die absolute Menge des gebildeten Gases und das Mengenverhältnis, in welchem Kohlensäure und Wasserstoff zueinander in dem entwickelten Gasvolumen stehen (Smith). Das Gasvolumen soll bei Anwesenheit von Bacterium coli 30—50 % des Inhaltes des geschlossenen Schenkels des Gärungsröhrchens betragen. In dem Gasvolumen soll 1 Teil Kohlensäure auf 2 Teile Wasserstoff entfallen. Da man durch Zugabe von Kalilauge zum Gärungsröhrchen die Kohlensäure zur Absorption bringen, also die dadurch eintretende Reduktion des Gasvolumens bestimmen kann, ist der Anteil der Kohlensäure an dem Gesamt-Volumen des Gases verhältnismäßig leicht festzustellen. Aber auch diese Kennzeichen sind nicht immer charakteristisch für Bacterium coli (262) und werden bei einer Mischkultur noch unsicherer. Hennigsson (241) nimmt auf Grund seiner Untersuchungen an, daß ein wirklich fäkal verunreinigtes Wasser stets typische Gasbildung aus Traubenzucker und ein nicht derart verunreinigtes atypische Gasbildung ergibt. Er hat zur Feststellung dieser Gasbildung einen besonderen Gasmesser

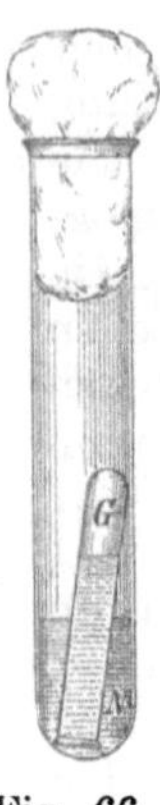

Fig. 66.

konstruiert. Seiner Meinung nach ist weniger das Verhältnis von Kohlensäure zu Wasserstoff in dem gebildeten Gasvolumen charakteristisch für echtes Koli als die Schnelligkeit der Gasbildung und die Menge des bei 37⁰ entstandenen Gases. Tritt die Gasbildung schon nach 5 bis 6 Stunden ein, so enthält das Wasser eine sehr große Anzahl von Fäkalkoli, beginnt die Gasbildung erst nach 14—15 Stunden, so sind nur vereinzelte Fäkalkoli vorhanden. Bei späterer Gasbildung besteht keine frische Fäkalverunreinigung, es handelt sich dann um das Vorhandensein abgeschwächter Formen. Bei wirklicher fäkaler Verunreinigung muß die Gasmenge in seinem Gasmesser in 24 Stunden mindestens 5 ccm betragen.

Das gleiche gilt für die Säurebildung, welche man am einfachsten durch Beimpfung von Röhrchen feststellen kann, welche mit Petruschkyscher Lackmusmolke gefüllt sind, und von der Neutralrotreduk-

---

tion (263), angestellt mit dem Rothberger-Schefflerschen Nährboden.

Immerhin kann man beispielsweise bei einer Flußuntersuchung auf annähernd genaue Resultate hinsichtlich des Nachweises von Bacterium coli rechnen, wenn man folgendermaßen vorgeht:

Man stellt mit den entnommenen Wasserproben an Ort und Stelle den „Thermophilentiter" fest. Von den beiden letzten getrübten Röhrchen einer Serie macht man Abimpfungen:

1. in Traubenzuckeragar (Stichkultur in den nicht verflüssigten Nährboden oder Einimpfen in den 45° warmen, flüssigen Nährboden, Mischen, Erstarrenlassen, Aufbewahrung bei 37°),

2. in Lackmusmolke ⎫
3. in Neutralrotagar ⎬ (Aufbewahrung bei 37°).

4. Prüfung des Originalröhrchens nach frühestens 48 Stunden auf Indol.

Fallen alle 4 Proben positiv aus (Zerreißung des Traubenzucker-Nährbodens durch Gasbildung (Fig. 51e), Rötung der Lackmusmolke, Reduktion und Fluoreszenz des Neutralrotagars, Indolbildung), so ist die Anwesenheit des Bacterium coli ziemlich wahrscheinlich. Auch bei negativem Ausfall der Indolprobe ist dieser Schluß nicht ungerechtfertigt. An Stelle von 2 und 3 ist auch die Prüfung mittels Bulírscher Mannitbouillon zulässig. Auch die Endo Platte kann man heranziehen.

Von amerikanischer Seite (264) wird als sicherster „Presumptive test" für Bacterium coli die oben schon erwähnte Milchzucker-Gallenmethode empfohlen. Frische sterilisierte Ochsengalle mit einem Zusatz von 1% Milchzucker und 1% Pepton wird in Gärungsröhrchen mit fallenden Mengen (10,0, 1,0, 0,1 ccm) des zu untersuchenden Wassers versetzt und 72 Stunden bei 37,5° bebrütet. Alle Röhrchen, welche darnach eine Gasbildung von mehr als 25% des Inhalts des geschlossenen Schenkels des Gärungsröhrchens zeigen, werden als Bacterium colihaltig betrachtet.

De Waal (259a) empfiehlt zur Vorkultur eine Pepton, Galle, Lackmus und Laktose enthaltende Nährbouillon (die „Pegallac"-Flüssigkeit) in drei verschiedenen Konzentrationen. Die Lösungen werden in Durhamsche Gärröhrchen eingefüllt und mit dem Wasser versetzt. Nach 24stündiger Aufbewahrung bei 37° wird auf Gasbildung und Säurebildung geprüft. Positiver Ausfall beider spricht für B. coli.

8. Nachweis anderer Bakterienarten als Indikatoren der Verunreinigung.

Außer dem Bacterium coli hat man auch noch andere Bakterienarten als Indikatoren der Verunreinigung eines Wassers benutzt, so z. B. den sog. Bacillus enteritidis sporogenes (Klein) und die Streptokokken (Houston). Die Methodik dieser Untersuchungen findet sich u. a. angegeben im 2. Bericht der „Royal Commission on Sewage Disposal" (265). In Deutschland sind diese Verfahren bis jetzt fast gar nicht benutzt worden. Sie sind — wenigstens für die bakteriologische

Untersuchung des Abwassers und des Flußwassers — wohl brauchbar, aber nach Ansicht der Verfasser im allgemeinen doch entbehrlich. Sie sollen daher hier nur ganz kurz behandelt werden.

A. Der Bacterium enteritidis sporogenes (Klein)

findet sich in mäßiger Menge im Darminhalt, Straßenschmutz, Kanaljauche usw. und ist ein sporenhaltiges, anaerob wachsendes Stäbchen. Angeblich soll er gelegentlich auch pathogene Eigenschaften entfalten können (Brechdurchfall). Unter anaeroben Bedingungen in steriler Milch kultiviert, verändert er diesen Nährboden in ziemlich charakteristischer Weise („Enteritidis change"). Nach etwa 24stündiger Bebrütung bei 37⁰ zeigt die Milchkultur nämlich die Zeichen einer lebhaften abgelaufenen Gasbildung und Zersetzung. Die Oberfläche ist bedeckt mit zähen weißlichen Massen von abgeschiedenem koagulierten Kasein, welche Gasblasen einschließen; darunter steht als fast farblose, dünne, klare oder nur leicht trübe Flüssigkeit die Molke, mit einigen Kaseinfäden durchsetzt. Die Molke reagiert deutlich sauer und der ganze Inhalt des Röhrchens riecht stark nach Buttersäure. Die in der Flüssigkeit vorhandenen Stäbchen sind in diesem Stadium gewöhnlich sporenfrei.

Die **Untersuchung** wird so vorgenommen, daß man nach der Methode von Petruschky und Pusch Verdünnungen des zu prüfenden (Ab-) Wassers in (zur Entfernung des Sauerstoffs frisch aufgekochten) Milchröhrchen anlegt. Die so geimpften Milchröhrchen werden dann zur Abtötung der vegetativen Bakterienformen 10 Minuten im Wasserbade bei 80⁰ gehalten.

Dann bringt man die genau signierten Röhrchen — am besten nach Entfernung des Wattestopfens und Abflammen des Randes — in ein größeres, luftdicht verschließbares Glasgefäß von etwa 25 cm lichter Höhe (brauchbar sind z. B. Wecksche Konservengläser mit Glasdeckel und Gummidichtung), dessen Boden man vorher in einer Höhe von 6 bis 7 cm mit einer innigen Mischung von Seesand und trockener Pyrogallussäure gefüllt hat. Man läßt nun durch ein seitlich eingeschobenes Trichterrohr, ohne die Röhrchen zu benetzen, so viel 5⁰/₀ige Kalilauge zufließen, daß das Gemisch aus Sand und Pyrogallol gehörig durchfeuchtet wird. Das Gefäß wird sorgfältig geschlossen und in den Brutschrank bei 37⁰ gestellt. Der Sauerstoff im Innern des Gefäßes wird durch die alkalische Pyrogallollösung absorbiert. Nach 24 Stunden prüft man die Röhrchen auf die etwa eingetretene Zersetzung der Milch und kann den „Enteritidis-Titer" feststellen. Derselbe deckt sich häufig mit dem „Coli-Titer".

B. Streptokokken.

Zur Prüfung der im Darm ziemlich reichlich vorkommenden Streptokokken werden Verdünnungen des Wassers in Traubenzuckerbouillon angelegt, die Röhrchen 48 Stunden bei 37⁰ aufbewahrt und der Inhalt der getrübten Röhrchen im hängenden Tropfen mikroskopisch auf das Vorhandensein von Streptokokken geprüft oder mittels der gebräuchlichen Isolationsmethoden weiter untersucht. Von einigen englischen

Bakteriologen werden auch die Streptokokken als Maßstab für die Verunreinigung eines Wassers herangezogen „(The streptococcus test"). Nach unserer Auffassung ist diese Probe für die Beurteilung eines Wassers aber ohne praktische Bedeutung.

9. Der Nachweis pathogener Bakterien im Wasser.

Die Aufgabe, welche der Wasserbakteriologie in erster Linie zuzukommen scheint, die eigentlichen Krankheitserreger im Wasser aufzusuchen, ist nur in wenigen Fällen durchführbar. Man hat vorgeschlagen, die Pathogenität eines Wassers ganz allgemein unmittelbar durch den Tierversuch festzustellen (266), indem man die im Wasser vorhandenen, bei Blutwärme wachsenden Keime mittels Bouillonkultur anreichert und die so gewonnene Bouillonkultur Tieren subkutan, intravenös und intraperitoneal injizierte. Diese „Pathogenitätsprüfung" wird aber jetzt wohl, als in ihren Ergebnissen zu wenig eindeutig und zu unzuverlässig (267), von den Praktikern nur noch selten ausgeführt.

Da die für den Menschen hauptsächlich in Frage kommenden im Wasser gelegentlich sich findenden Krankheitserreger (Typhusbazillen, Paratyphusbazillen, Dysenteriebazillen und Choleravibrionen) bei unseren Versuchstieren auf dem Wege des Magendarmkanals Infektionen nicht hervorzurufen pflegen, so bleibt als verhältnismäßig aussichtsreichstes diagnostisches Mittel für diese Organismen immer noch der kulturelle Nachweis und die Benutzung von Immunitätsreaktionen übrig. Nur bei einigen Infektionserregern, deren Nachweis im Wasser zu den sehr seltenen Aufgaben gehört (z. B. bei dem Milzbrandbazillus) wird man des unmittelbaren Tierversuches nicht entraten können.

Es mag an dieser Stelle gleich vorweg darauf hingewiesen werden, daß bei der Prüfung eines Trinkwassers, Flußwassers usw. auf pathogene Organismen bisweilen die Untersuchung des aus dem betreffenden Wasser abgesetzten Sedimentes (Brunnenschlamm, Schlamm aus Quellstuben, Flußschlamm usw.) aussichtsvoller ist als die Prüfung des Wassers selbst. Dies gilt namentlich für den Nachweis des Typhusbazillus und des Milzbrandbazillus, hat man doch schon für gewöhnliche Untersuchungen von Flüssen auf ihren Verunreinigungsgrad hin vorgeschlagen, lieber das abgesetzte Sediment als das darüberströmende Wasser der bakteriologischen Untersuchung zu unterwerfen (268).

A. Nachweis des Typhusbazillus im Wasser.

a) Allgemeine Bemerkungen.

Der Nachweis des Typhusbazillus spielt zur Zeit praktisch eine weit geringere Rolle als der Nachweis des Bacterium coli. Bei dem gegenwärtigen Stand unserer bakteriologischen Technik in bezug auf die Typhusdiagnose, bei den eigenartigen biologischen Eigenschaften des Typhusbazillus und den besonderen Verhältnissen, unter denen eine Infektion mit Typhusbazillen sich vollzieht und verläuft (lange Inkubationsdauer), muß auch heute noch der Grundsatz gelten: Ein negativer Ausfall der Untersuchung beweist nichts dagegen, daß der Typhusbazillus in dem untersuchten Wasser vorhanden ist oder darin vorhanden war. Da ein etwaiges positives Resultat aber stets geeignet ist, den Maßnahmen der Sanitätspolizei im gegebenen Fall eine sichere Stütze und Richtung und ferner eine größere Berechtigung in den Augen des Publikums zu verleihen, so wird man sich der wenig dankbaren Aufgabe nicht immer entziehen können, nach dem Vorhandensein von Typhusbazillen im Wasser zu suchen.

Ist der Typhusbazillus überhaupt in der entnommenen Wasser- oder Schlammprobe noch vorhanden, so stellen sich seiner Isolierung bekanntlich folgende Schwierigkeiten in den Weg:

1. die große Anzahl der gleichzeitig mit ihm gewöhnlich vorhandenen anderen Wasserkeime,

2. im besonderen die gleichzeitige Anwesenheit des Bacterium coli in verhältnismäßig sehr großen Mengen und die Schwierigkeit, aus diesen zahlreichen Kolibakterien die meist nur spärlichen Typhusbazillen herauszufinden. Die Schwierigkeit entsteht dadurch, daß das Bacterium coli zwar sehr viel positive charakteristische kulturelle Reaktionen aufweist, der Typhusbazillus dagegen in dieser Beziehung sich fast durchgehends negativ verhält.

b) Eigenschaften der Bakterien der Coli-Typhus-Gruppe.

Im folgenden sind die Eigenschaften einiger zur Koli-Typhus-Gruppe gehöriger Bakterien zusammengestellt, welche häufiger im Wasser gefunden werden oder zum mindesten darin gefunden werden können. Außer dem Bacterium coli und dem Typhusbazillus sind aufgeführt das Bacterium paratyphi B, dessen Vorkommen im Wasser und Eis mehrfach konstatiert wurde, das Bacterium enteritidis (Gärtner) und der Dysenteriebazillus (Ruhrbazillus), der im Wasser zwar bisher selten gefunden worden ist, welcher aber mit den Abgängen der Kranken ja leicht in die Wasserläufe geraten kann. Wegen typhusähnlicher Bazillen vgl. u. a. die Arbeiten von Kutscher und Meinicke und von Baumann (269). Gemeinsam ist allen diesen Mikroorganismen die (Kurz-) Stäbchenform und die Nichtfärbbarkeit nach Gram, sowie die Eigenschaft der Nichtverflüssigung der Gelatine.

Wie aus der Tabelle (S. 264) ersichtlich, ist die kulturelle Differentialdiagnose zwischen Bacterium coli und Bacterium typhi leicht, schwieriger dagegen die Abgrenzung des Typhusbazillus gegen ihm näherstehende Arten (Paratyphus, Bacterium enteritidis usw.). Als sicherstes differentialdiagnostisches Mittel wird immer die Agglutinationsprobe mit dem spezifischen Serum anzusehen sein.

c) Die Agglutinationsprobe mit spezifischem Immunserum.

α) Allgemeine Bemerkungen.

Die von Gruber und Durham (270) entdeckte (später auch für andere Bakterien festgestellte) wichtige Tatsache, daß Blutserum von

Tieren, welche mit Einspritzungen von Choleravibrionen oder Typhusbazillen behandelt sind, die Eigenschaft besitzt, bei Zusatz zu einer
Aufschwemmung der genannten Bakterien diese auszufällen und sie
miteinander zu Haufen zu verkleben (zu „agglutinieren"), so daß sie
in makroskopisch sichtbar werdenden Flocken unter Klarwerden der
Aufschwemmung zu Boden sinken, wird auch in der Wasserbakteriologie
zur schließlichen Identifizierung einer vermeintlich gefundenen, aus
Choleravibrionen oder Typhusbazillen (Paratyphusbazillen, Dysenteriebazillen usw.) bestehenden Kolonie stets zu verwerten sein.

Zwar wirkt bereits das normale Blutserum von Menschen und Tieren
in mäßigen Verdünnungen (etwa bis 1 : 30) agglutinierend auf verschiedene Bakterien ein, so z. B. auf Bacterium typhi, Bacterium dysenteriae, Bacterium coli, Bacterium cholerae, und zwar ist das Verhalten
des Blutserums je nach der Tierart verschieden, d. h. alle Bakterien
werden normalerweise durch die verschiedenen Tiersera in einer immer
gleichbleibenden Stärkereihenfolge agglutiniert (271). Verleibt man aber
spezifische Bakterien dem menschlichen oder tierischen Körper ein,
so bilden sich im Blut nach einiger Zeit bestimmte Antikörper, die sog.
„Agglutinine", welche auch bei höheren Verdünnungen
des Serums die entsprechenden Bakterienemulsionen aus-
flocken. Diese Wirkung ist eine spezifische, d. h. das Blutserum
eines mit Choleravibrionen vorbehandelten Tieres agglutiniert lediglich
Choleravibrionen, das Blutserum eines mit Typhusbazillen vorbehandelten
Tieres nur Typhusbazillen. Dies gilt allerdings nur für hochwertige Sera
in großer Verdünnung. Bei stärkeren Serumkonzentrationen kann auch
eine Agglutination der nächsten Verwandten derjenigen Bakterienart,
mit welcher die Vorbehandlung ausgeführt wurde, erfolgen („Gruppen-
agglutination"). Die Spezifität der Reaktion (bei größeren Serumverdünnungen) bedingt den hohen diagnostischen Wert der
Agglutinationsprobe.

In der Wasserbakteriologie wird die Agglutinationsprobe hauptsächlich angewandt, um verdächtige Typhus- (oder Paratyphus-) und
Cholerakolonien bzw. die aus ihnen gezüchteten Reinkulturen zu identi-
fizieren. Auch das Bacterium dysenteriae ist durch spezifische Sera
erkennbar. Dagegen ist die Feststellung des Bacterium coli mittels der
Agglutinationsprobe gewöhnlich nicht möglich, da bei diesem Bakterium
die Agglutinationsverhältnisse verwickelter liegen. Verschiedene Koli-
stämme gleicher Herkunft werden nämlich sehr häufig gar nicht durch
das Serum des Wirtes agglutiniert. Auch die Anwendung sog. polyvalenter
Sera führt hier nicht zum Ziel.

Zur sicheren Identifizierung der betreffenden Bakterienart werden
folgende Verdünnungen hochwertiger Sera als erforderlich erachtet,
damit die Mitagglutination verwandter Bakterien ausgeschlossen ist:
1 : 10000 bei Typhus, Paratyphus B und Gärtnerbazillen,
1 : 2000 bei Cholera asiatica,
1 : 500 bei Dysenterie.
Es möge hier ausdrücklich bemerkt werden, daß durch den Vorgang
der Agglutination eine Abtötung der Bakterien nicht stattfindet. Agglu-

Eigenschaften des betreffenden Bakteriums	B. coli	B. paratyphi B (Paratyphusgruppe der Fleischvergifter)
Beweglichkeit	mäßig groß, selten fehlend	lebhaft beweglich
Wachstum auf der Oberfläche der Gelatineplatte	durchscheinende oder opake, nicht verflüssigende häutchenförmige Kolonien	rundliche oder ovale Gebilde mit scharfen Rändern, nicht verflüssigend
Wachstum in Bouillon	kräftig, Bouillon wird völlig getrübt	gleichmäßige Trübung, meist mit nachfolgender Häutchenbildung
Vergärt Traubenzucker	stark	stark
Säurebildung } aus Milchzucker	kräftig	schwach, vorübergehend
Gasbildung } aus Milchzucker	kräftig	nein
Vergärt Mannit	ja	ja
Verhalten in Lackmusmolke	Trübung und starke Rotfärbung (Säurebildung)	zunächst schwache Säurebildung und Trübung, nach einiger Zeit Alkalibildung (Blaufärbung)
Verhalten auf Drigalski-Conradischem Nährboden	mehrere mm große leuchtend rote undurchsichtige Kolonien	meist ziemlich saftige blaue Kolonien
Verhalten auf Endo-Agar	rote Kolonien mit Metallglanz	farblos, durchsichtig
Verhalten in und auf Malachitgrünnährböden	wächst gewöhnlich nicht bei geeigneter Konzentration des Malachitgrüns	wächst gut in milchglasartigen Kolonien mit gelblicher Verfärbung des Agars
Verhalten zu Neutralrotagar	Gelbfärbung mit grüner Fluoreszenz	Gelbfärbung mit Fluoreszenz
Wachstum auf Kartoffel	saftig gelblich	je nach der Reaktion wechselnd
Verhalten in Milch	bringt sie meist zur Gerinnung	keine Gerinnung, allmähliche Aufhellung
Indolbildung	bildet meist Indol	bildet kein Indol
Verhalten zu gallensauren Salzen	in geeigneter Konzentration wird Wachstum gefördert	Wachstum wird gefördert
Verhalten bei höheren Temperaturen	wächst noch bei 46°	—
Wird agglutiniert	durch Coliserum, aber nicht konstant	durch Paratyphusserum, Mitagglutination durch Typhusserum
Pathogen	wechselnd, für Meerschweinchen bei intraperitonealer Injektion	für eine Reihe von Tieren bei künstl. Infektion; meist auch für den Menschen

B. enteritidis (Gärtner)	B. typhi	B. dysenteriae
ziemlich beweglich	gut beweglich	u n b e w e g l i c h
typhusähnlich	durchscheinend, weinblattartig, nicht verflüssigend	zart, durchsichtig, unregelmäßig begrenzt, nicht verflüssigend
starke Trübung, ohne Häutchenbildung	gleichmäßige Trübung ohne Häutchenbildung	gleichmäßige Trübung ohne Häutchenbildung
ja	nein	nein
nein	nein	nein
nein	nein	nein
ja	nur Säurebildung	nein [1]
Trübung ohne Farbenänderung	ganz leichte Trübung, schwache Rotfärbung	leichte Trübung, geringe Rotfärbung, später Alkalibildung
bläuliche, wenig durchscheinende Kolonien	durchscheinende, tropfenähnliche blaue Kolonien	gleichmäßig runde tautropfenähnliche blaue Kolonien [2]
wie B. paratyphi	wie B. paratyphi	wie B. paratyphi
wächst gut unter Entfärbung des Grünagars ins Gelbliche	nach 24 Stunden sandkorngroße helle Kolonien, später den Agar entfärbend	kein Wachstum
Gelbfärbung mit Fluoreszenz	Neutralrot wird nicht reduziert	Neutralrot wird nicht reduziert
wechselnd	dünn, weiß, fast unsichtbar	dünn, weiß, schwer sichtbar
Milch gerinnt nicht, wird aufgehellt	Milch gerinnt nicht	Milch gerinnt nicht
bildet kein Indol	bildet gewöhnl. kein Indol	bildet kein Indol
—	Wachstum wird gefördert	—
—	wächst bis 44°	—
durch spezifisches Serum, Mitagglutination durch Typhusserum	durch Typhusserum	durch entsprechendes Dysenterieserum
für eine Reihe von Tieren bei künstlicher Infektion und für den Menschen	für Meerschweinchen und Mäuse intraperitoneal und für den Menschen	für Tiere bei künstl. Infektion und für den Menschen

[1] Nur der Typus Shiga-Kruse. Die Typen Flexner und Y bilden aus Mannit Säure.

[2] Die gewöhnlichen Agarplatten mit B. dysenteriae zeigen einen charakteristischen Spermageruch.

tinationsproben, die mit lebenden pathogenen Mikroorganismen angestellt wurden, sind also vorsichtig zu handhaben und nach Benutzung sorgfältig zu desinfizieren.

β) Die Gewinnung des Immunserums.

Das für die vorliegenden Zwecke zu der Agglutinationsprobe zu benutzende Serum („Immunserum") wird dadurch gewonnen, daß man in Zwischenräumen von etwa 1 Woche Kaninchen intraperitoneal oder intravenös (Randvene des Ohres) steigende Mengen von Aufschwemmungen einer Agarkultur (1—10 Ösen) der betreffenden Bakterienart einspritzt, nachdem dieselbe eine Stunde lang auf 60^0 C erwärmt war. 3 bis 5 Einspritzungen pflegen zu genügen. Etwa $1^1/_2$ Woche nach der letzten Injektion findet die Blutentnahme (kleine Blutmengen bis zu 10 ccm aus der Ohrvene, größere aus der Halsschlagader) statt. Aus dem Blut läßt man das Serum sich abscheiden, indem man das Blut 24 Stunden bei kühler Temperatur ($10—15^0$) stehen läßt, oder man zentrifugiert nach erfolgter Gerinnung das Serum ab.

Zur Konservierung setzt man dem Serum zweckmäßig $0,5\%$ Phenol zu. Man kann die Immunsera auch im Vakuum eintrocknen, in diesem Zustande vor Licht geschützt in zugeschmolzenen Röhrchen aufbewahren (Trockensera) und bei Bedarf durch Zugabe einer entsprechenden Menge sterilen destillierten Wassers sich das ursprüngliche Serum wieder herstellen. Im allgemeinen sind die mit Phenol konservierten Sera den Trockenseris aber vorzuziehen (272). Zur weiteren Verdünnung flüssigen Serums wird $0,8\%$ige sterile Kochsalzlösung benutzt.

Agglutinierende Sera kann man auch käuflich beziehen. So werden z. B. Trockensera von Cholera, Paratyphus, Ruhr und Typhus hergestellt vom Sächsischen Serumwerk (Vertrieb auch durch J. D. Riedel, A.-G., Berlin-Britz). An amtliche bakteriologische Untersuchungsstellen wird Serum zu diagnostischen Zwecken unentgeltlich vom Reichsgesundheitsamt in Berlin-Dahlem und vom Preußischen Institut für Infektionskrankheiten „Robert Koch" in Berlin abgegeben.

In bezug auf Einzelheiten der serodiagnostischen bzw. bakteriodiagnostischen Methoden muß auf die Spezialwerke verwiesen werden (273).

γ) Die Ausführung der Agglutinationsprobe.

Man prüft auf eingetretene Agglutination von Bakterien beim Zusammenbringen mit dem Immunserum sowohl mikroskopisch wie makroskopisch. Im ersteren Fall nimmt man mittels des ausgeglühten Platindrahtes ein wenig von der zu untersuchenden Kolonie oder Reinkultur und verreibt diese Bakterienmasse sorgfältig in einem Tröpfchen der Serumverdünnung, welches man mit der ausgeglühten Platinöse auf ein sauberes Deckglas gebracht hat. Man stellt sich einen „hängenden Tropfen" (Fig. 67a) her und untersucht mit schwacher Vergrößerung (ca. 60fach). Eintretende Agglutination macht sich bemerkbar dadurch, daß der Inhalt des Tröpfchens gleichsam zu einem

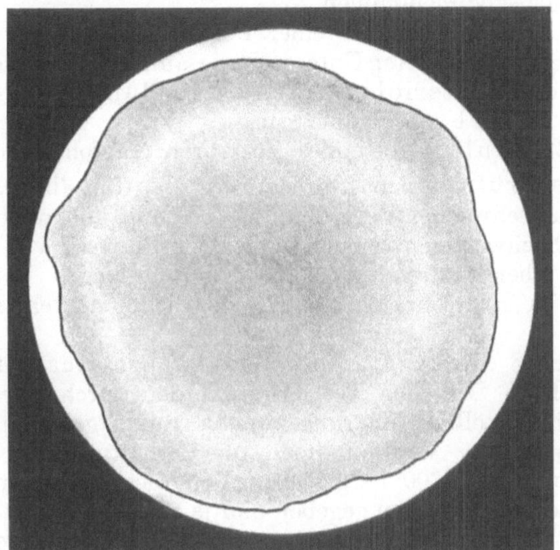

Fig. 67 a.

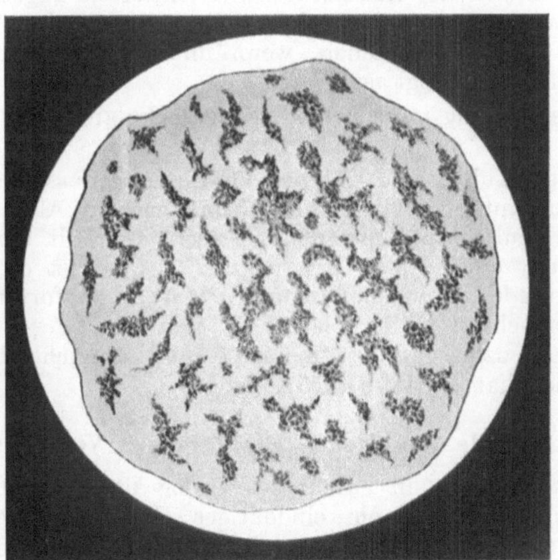

Fig. 67 b.

unregelmäßigen Maschenwerk „gerinnt“ (Fig. 67 b [1]). Eventuell kann man den Vorgang bei starker Vergrößerung (Immersion) kontrollieren.

---

[1] Die Figur 67 ist halbschematisch gezeichnet.

Makroskopisch wird die Probe, wie unten beschrieben werden wird, im Reagenzglase vorgenommen.

In der Anlage 1 eines Entwurfs einer Dienstanweisung für die zur Typhusbekämpfung eingerichteten Untersuchungsämter (274), bezeichnet: „Anleitung für die bakteriologische Feststellung des Typhus“ wird unter Ziffer II B. 1 zur Bestimmung einer verdächtigen Kolonie oder Reinkultur folgendes Verfahren empfohlen:

a) **Vorläufige Prüfung im hängenden Tropfen** (in 0,8%iger Kochsalzlösung) bei schwacher Vergrößerung. Es muß mit dem spezifischen, möglichst hochwertigen Serum in der Verdünnung von 1 : 100 sofort, spätestens aber während eines 20 Minuten langen Verweilens (des Präparates) im Brutschrank bei 37° deutliche Häufchenbildung eintreten.

b) **Bestimmung der Agglutinierbarkeit im Reagenzglase oder Uhrschälchen.** Mit dem Testserum werden durch Vermischen mit 0,8%iger (behufs völliger Klärung zweimal durch gehärtete Filter filtrierter) Kochsalzlösung Verdünnungen im Verhältnis von 1 : 100, 1 : 500, 1 : 1000 und 1 : 2000 hergestellt. Von diesen Verdünnungen wird je 1 ccm in Reagenzröhrchen gegeben und je eine Öse der zu prüfenden 10 bis 24 Stunden alten Agarkultur darin verrieben und durch Schütteln gleichmäßig verteilt. Nach spätestens dreistündigem Verweilen im Brutschrank bei 37° werden die Röhrchen herausgenommen und besichtigt, und zwar am besten so, daß man sie schräg hält und von unten nach oben mit dem von der Zimmerdecke reflektierten Tageslicht bei schwacher Lupenvergrößerung betrachtet. Der Ausfall des Versuchs ist nur dann als positiv anzusehen, wenn unzweifelhafte Häufchenbildung (Agglutination) erfolgt ist.

Bei jeder Untersuchung müssen Kontrollversuche angestellt werden, und zwar:

1. mit derselben Kultur und mit der Verdünnungsflüssigkeit;

2. mit einer bekannten Typhuskultur von gleichem Alter wie die zu untersuchende Kultur und mit dem Testserum. Fällt der Agglutinationsversuch mit einer Reinkultur negativ aus, so ist die Kultur zunächst durch wiederholte Übertragungen auf Agar fortzuzüchten und dann der Versuch zu wiederholen.

Praktische Reagenzglasgestelle für diese und ähnliche bakteriologische Reaktionen hat Woithe (275) angegeben.

d) Die bakterizide Reaktion („Pfeifferscher Versuch“).

Unter Umständen, d. h. in Fällen, wo weder die Kulturmethoden noch die Agglutinationsprobe ein eindeutiges Ergebnis haben, muß noch eine bakterizide Reaktion, der „Pfeiffersche Versuch“, zur Sicherstellung der Diagnose herangezogen werden. Das Prinzip dieses Tier-Versuches besteht darin, daß die zu prüfende Bakterienreinkultur, mit hochwertigem Immunserum (im vorliegenden Fall also Typhusimmunserum) gemischt, Meerschweinchen intraperitoneal eingespritzt wird. Tritt nach kurzer Zeit im Tierkörper Auflösung der Bakterien zu Körnchen ein, so handelt es sich um eine dem angewandten Serum entsprechende (homologe) Bakterienart (im vorliegenden Falle also um Typhusbazillen).

Im anderen Fall bleiben die Bakterien unverändert in ihren Eigenschaften (Form, Beweglichkeit, Pathogenität).

In der erwähnten „Anleitung für die bakteriologische Feststellung des Typhus" wird folgende Vorschrift für die Anstellung des „Pfeifferschen Versuches" gegeben:

Pfeifferscher Versuch.

Das hierzu verwendete Serum muß möglichst hochwertig sein.

Zur Ausführung des Pfeifferschen Versuchs sind 4 Meerschweinchen von je 200 g Gewicht erforderlich.

Tier A erhält das fünffache Multiplum der Titerdosis [1]) des Serums.

Tier B erhält das zehnfache Multiplum der Titerdosis des Serums.

Tier C dient als Kontrolltier und erhält das fünfzigfache Multiplum der Titerdosis von normalem Serum derselben Tierart, von welcher das bei Tier A und B benutzte Serum stammt.

Sämtliche Tiere erhalten diese Serumdosen gemischt mit je einer Öse der zu untersuchenden, 18 Stunden bei 37^0 auf Agar gezüchteten Kultur in 1 ccm Fleischbrühe (nicht in Kochsalz- oder Peptonlösung) in die Bauchhöhle eingespritzt.

Tier D erhält nur $^1/_4$ Öse Kultur intraperitoneal, um zu erfahren, ob die Kultur für Meerschweinchen virulent ist.

Zur Injektion benutzt man eine Kanüle mit abgestumpfter Spitze. Die Injektion in die Bauchhöhle geschieht nach Durchschneidung der äußeren Haut; es kann dann mit Leichtigkeit die Kanüle in den Bauchraum eingestoßen werden. Die Entnahme des Peritonealexsudats zur mikroskopischen Untersuchung im hängenden Tropfen erfolgt vermittels Glaskapillaren gleichfalls an dieser Stelle. Die Betrachtung des Exsudats geschieht im hängenden Tropfen bei starker Vergrößerung (Immersion), und zwar 1 Stunde und 2 Stunden nach der Injektion.

Bei Tier A und B muß spätestens nach 2 Stunden typische Körnchenbildung bzw. Auflösung der Bazillen erfolgt sein, während bei Tier C und D eine große Menge lebhaft beweglicher und in ihrer Form gut erhaltener Bazillen vorhanden sein muß. Damit ist die Diagnose Typhus gesichert.

e) Der Gang der Untersuchung auf Typhusbazillen im Wasser.

Bei einem Wasser, welches man auf das Vorhandensein von Infektionserregern untersuchen will, ist schon die Probeentnahme in einer den Verhältnissen Rechnung tragenden Weise vorzunehmen (s. Kapitel Probeentnahme S. 288, 320 und 323). Die Untersuchung ist auch an eingesandten Proben zulässig.

---

[1]) Titerdosis des Serums ist die kleinste Serumdosis, welche ein Meerschweinchen von ca. 200 g Gewicht vor der tödlichen Wirkung einer injizierten Öse 18stündiger Agarkultur eines virulenten Typhusstammes schützt. Die „Titerstellung" des Serums ist mit Hilfe einer solchen Kultur vorzunehmen (vgl. auch unter Nachweis des Choleravibrio.)

Da neben den gewöhnlich nur in spärlicher Anzahl vorhandenen Infektionserregern meist große Mengen anderer saprophytischer Bakterien sich im Wasser finden, so muß das **Prinzip der Untersuchung** in folgenden Punkten bestehen:

1. **Konzentration der im Wasser vorhandenen einzelnen Bakterien auf ein kleines Volumen.**

2. **Bakteriologische Untersuchung dieser konzentrierten Bakterienaufschwemmung unter tunlichster Zurückdrängung der neben den Infektionserregern vorhandenen Saprophyten.**

Der ersten Forderung sucht man gerecht zu werden durch Hervorrufen von Niederschlägen in dem zu untersuchenden Wasser, durch welche die Bakterien mit zu Boden gerissen werden. Die zweite Aufgabe sucht man zu erfüllen durch Benutzung von Nährböden, welchen Stoffe zugesetzt sind, welche die Saprophyten (am besten einschließlich des Bacterium coli) am Wachstum hindern, dagegen das Wachstum des Typhusbazillus begünstigen, zum mindesten nicht erheblich schädigen. Die Anzahl der für den Nachweis der Typhusbazillen angegebenen Methoden und Nährböden ist groß (eine gute Zusammenstellung der Literatur geben z. B. E. und A. Kindborg, Zentralbl. f. Bakt., I. Abt., Orig., 46. Bd., 1908, S. 554) und ihre Bewertung seitens der verschiedenen Untersucher ist nicht gleich. Im folgenden sollen daher nur wenige Verfahren geschildert werden, welche von den Verfassern selbst größtenteils praktisch erprobt worden sind.

Die Verfahren zur Konzentration der Bakterien des zu untersuchenden Wassers durch Behandlung desselben durch ein Fällungsmittel sind bereits auf S. 243 im Zusammenhang kurz erwähnt worden. Für die Ausfällung der Bakterien bei dem Fahnden nach Typhusbazillen wendet man zweckmäßig entweder das Verfahren von Ficker oder O. Müller an. Weichardt (276) ist es sogar gelungen, in dem Wasser eines verdächtigen Brunnens durch einfaches Abdunsten des Wassers im Faust-Heimschen Apparate (vgl. S. 241) und Ausstreichen des Restes auf Malachitgrün- (s. u.) und Endoplatten, Typhusbazillen nachzuweisen. Auch das Verfahren von Hesse (225) läßt sich bei der Untersuchung eines Wassers auf Typhusbazillen verwerten (277).

Die zum Zurückhalten der im Wasser vorhandenen Keime (außer dem Typhusbazillus) benutzten Stoffe sind hauptsächlich:

Das **Kristallviolett**, das in dem v. Drigalski-Conradischem Agar vorhanden ist (vgl. Nährböden zum Nachweise des Bacterium coli, S. 250);

das **Koffein**, das von Roth, Ficker und Hoffmann in die bakteriologische Praxis eingeführt wurde (278);

das von Löffler, Lentz, Tietz u. a. empfohlene **Malachitgrün** (279);

die **Galle** bzw. die **gallensauren Salze**, auf deren Brauchbarkeit für den Typhusnachweis in Deutschland Fischer, Conradi, Kayser und Meyerstein (280) zuerst hingewiesen haben.

Das **Brillantgrün** und die **Pikrinsäure**, welche Conradi (281) als sehr geeignete Mittel zum Zurückhalten der saprophytischen Keime

empfohlen hat. Padlewski (282) hat einen Malachitgrün-Galle-Milch-
zuckernährboden, E. und A. Kindborg (283) haben einen Malachit-
grünfuchsinnährboden für den gleichen Zweck angegeben.

Schließlich ist zu nennen das Bierastsche Petrolätherverfahren,
das nach Schuscha (284) für die in Frage kommende Aufgabe ebenfalls
geeignet sein soll. Im Zusammenhange hiermit sei auch nochmals auf
die bereits S. 244 erwähnte Ausschüttelungsmethode von Kuhn (240)
hingewiesen. Salus (285) empfiehlt die Ausschüttelung des zu untersuchenden Wassers mit Bolus.

Der v. Drigalski-Conradische Nährboden wird immer noch,
trotz seiner ziemlich umständlichen Herstellung, in großem Umfange
für die Typhusdiagnose herangezogen. Man kann die aus dem Wasser
erhaltenen Niederschläge nach Lösung, aber unter Umständen auch ungelöst mit dem Drigalski-Spatel auf mehrere große den Nähragar
enthaltende Schalen von 18 cm Durchmesser ausstreichen, 20 bis
24 Stunden bei 37° bebrüten und nach dieser Zeit die auf Typhus
verdächtigen 1—3 mm im Durchmesser haltenden blauen,
glasigen, tautropfenähnlichen Kolonien abstechen und mit der
orientierenden Agglutinationsprobe prüfen. Auf dem sonst sehr brauch-
barem Endonährboden (286) werden die Wasserkeime weniger gut
zurückgehalten. (Vgl. S. 252).

Die Ficker-Hoffmannsche Methode (278) der Anreicherung der
Typhusbazillen unter Anwendung von Koffein hat ihre Brauchbarkeit
bereits in der Praxis gezeigt, indem mit ihr der Nachweis von Typhusbazillen im Wasser mehrmals gelungen ist (Jaksch und Rau, Strötz-
ner). Dieselbe hat leider den Nachteil, daß sie verhältnismäßig umständlich ist. Es möge daher genügen, an dieser Stelle unter Namhaft-
machung der Literatur auf sie hingewiesen zu haben.

Die Benutzung des Malachitgrüns zur Zurückdrängung der Wasserkeime und im speziellen auch des Bacterium coli ist eine Zeitlang sehr
erschwert worden durch die ungleichmäßige Zusammensetzung dieses
Farbstoffs, und sie stößt auch heute noch auf Schwierigkeiten, weil
die einzelnen Stämme des Bacterium coli sich ziemlich verschieden
empfindlich gegen das Malachitgrün zeigen, so daß es nicht leicht
ist, die optimale Konzentration des Farbstoffs im Nährboden jedesmal von vornherein zu finden. Immerhin ist die
Methode eine der besten, so daß es geboten scheint, auf
sie etwas näher einzugehen. Die ziemlich umfangreiche Literatur,
die bereits über diesen Nährboden entstanden ist, findet man zusammengestellt bei Schindler (287).

Zur Verwendung gekommen sind hauptsächlich folgende Malachit-
grünsorten der Höchster Farbwerke: Malachitgrün 120 (sehr
ungleichmäßig, weil dextrinhaltig), das Malachitgrün I und später
das Malachitgrün cryst. chem. rein (Chlorzinkdoppelsalz), welches
weit stärker hemmend auf Bacterium coli wirkt als die beiden erstgenannten.

Ein unmittelbares Heraussuchen der auf Malachitgrünplatten
gewachsenen Typhuskolonien (die übrigens als solche auch schwer zu
erkennen sind) mittels der Agglutinationsprobe ist nicht möglich. Man

muß daher, um dies ausführen zu können, zunächst eine Übertragung auf einen anderen Nährboden (z. B. v. Drigalski-Conradi oder dgl.) vornehmen. Vgl. hierzu unten: die Abschwemmung im Lentz-Tietz-schen Verfahren.

Die Vorschrift, welche Lentz und Tietz für die Herstellung des Nährbodens und für die Ausführung ihrer „Anreicherungs-methode" gegeben haben, lautet folgendermaßen:

$1^1/_2$ kg fettfreies Rindfleisch werden feingehackt und mit 2 l Wasser während 16 Stunden mazeriert. Das abgepreßte Fleischwasser wird $1/_2$ Stunde gekocht, filtriert und mit 3% Agar versetzt. Das Gemisch wird 3 Stunden gekocht. Alsdann werden nach vorheriger Lösung in $1/_4$ l leicht angewärmten Wassers zugefügt: 1% Pepton, 0,5% Kochsalz und 1% Nutrose diese kann auch fehlen), bis zum Lackmusneutralpunkt gegen Duplitest-Papier mit Sodalösung alkalisiert, 1 Stunde gekocht und durch Leinwand filtriert. Das nun fertige Agar reagiert wieder deutlich sauer; es wird jetzt auf kleine, 200—300 ccm haltende Kolben gefüllt, die, wenn sie aufbewahrt werden sollen, in gewöhnlicher Weise dreimal sterilisiert werden.

Vor dem Zusatz des Malachitgrüns wird das heiße Agar gegen Duplitest-Papier geprüft und soweit mit steriler Sodalösung alkalisiert, daß der violette Streifen noch eben rot gefärbt wird, während der rote Streifen schon deutlich rotviolett erscheint.

Auf 100 ccm dieses (heißen) Agars wird alsdann 1 ccm einer Lösung des Malachitgrün I (Höchst) 1 : 60 Aq. dest. hinzugefügt, so daß das Agar den Farbstoff in der Konzentration 1 : 6000 enthält.

Bei dieser Konzentration werden B. coli stark, die Typhusbazillen nur schwach gehemmt. Letztere wachsen in 24 Stunden zu sandkorngroßen hellen Kolonien aus, die in 2 bis 4 Tagen sich kräftig unter Gelbfärbung des Agars entwickeln.

Das nun fertige Agar wird sofort in Petrischalen in 2 mm dicker Schicht ausgegossen. Die Schalen werden gut getrocknet und können tagelang im Eisschrank aufbewahrt werden.

Mehrere Tropfen oder Ösen des zu untersuchenden Wassers oder besser des aus demselben stammenden Niederschlages (vgl. S. 243) werden auf einer Malachitgrün-Agarplatte mit dem Drigalski-Spatel ausgestrichen, sodann der Spatel unmittelbar weiter auf zwei große Drigalski-Conradische Platten von 20 cm Durchmesser übertragen. Nach 16—20stündigem Aufenthalt der Platten im Brutschrank bei 37° werden zunächst die Drigalskiplatten auf das Vorhandensein von Typhus- oder Paratyphuskolonien geprüft. Werden diese auf den Drigalskiplatten nicht gefunden, so werden die grünen Platten auf das Vorhandensein von Paratyphus B geprüft; dieses Bakterium bildet nach 16—20 Stunden (bei 37°) 2—3 mm im Durchmesser haltende, glasig durchscheinende, leicht milchig getrübte Kolonien, die den grünen Agar in ihrer Umgebung soeben leicht gelblich färben. Ergibt die Durchsicht der Drigalski- und Malachitgrünplatten ein Resultat, so ist eine weitere Verarbeitung der Grünplatten unnötig. Bei negativem Ausfall der ersten Plattendurchsicht jedoch bleiben die Grünplatten zunächst noch im Brutschrank. Nach 24stündigem Aufenthalt hierselbst werden sie zwecks Abschwemmung mit ca. 8—10 ccm 0,85%iger Kochsalzlösung übergossen; sie bleiben dann etwa 2 Minuten ruhig stehen. Sodann wird die Flüssigkeit durch mehrmaliges Neigen und leichtes Schwenken der Platte hin- und herbewegt; hierbei lösen sich die lockeren Typhus und Paratyphuskolonien auf und verteilen sich in der Flüssigkeit, während die dicken Kolikolonien sich höchstens als Ganzes ablösen und alsbald wieder zu Boden sinken. Um letzteres herbeizuführen, wird die Platte auf eine Kante gestellt, so daß die Flüssigkeit bis dicht an den Rand der Schale steigt; nachdem dann die dicken Schollen sich zu Boden gesenkt haben, was in weniger als $1/_2$ Minute geschehen ist, werden von der Oberfläche der Aufschwemmung 1—3 Ösen abgenommen und auf eine v. Drigalski-Conradische Platte übertragen und mit dem Glasspatel auf dieser und einer zweiten blauen Platte verrieben. Besteht der Verdacht auf Paratyphus, so wendet man als 2. Platte besser eine Malachitgrünplatte an. Nach 16- bis 20stündigem Aufenthalt im Brutschrank werden die Platten durchmustert.

Von großem Einfluß auf das Wachstum der Typhusbazillen in Malachitgrünagar ist die Reaktion dieses Nährbodens. Nach Schindler (a. a. O.) sollte sie am besten eine schwachsaure oder lackmusneutrale sein.

Löffler (a. a. O.) empfiehlt neuerdings folgenden flüssigen Nährboden für die Typhusdiagnose („Grünlösung I, Typhuslösung"). Vgl. hierzu auch S. 254.

Aus konzentrierten 10—20%igen Vorratslösungen der einzelnen Stoffe wird folgende Mischung hergestellt, derart, daß zunächst das Pepton, der Traubenzucker und der Milchzucker vermischt, darauf die Kalilauge, nach dieser erst die Nutrose und zuletzt die Grünlösung zugesetzt wird.

Destilliertes Wasser $= 40$ ccm.
    Darin gelöst:

Pepton	2%	= 20 ccm einer 10%igen Lösung,
Traubenzucker . . .	1%	= 10 ccm einer 10%igen Lösung,
Milchzucker	5%	= 20 ccm einer 25%igen Lösung,
Normalkalilauge . .	1,5%	= 1,5 ccm,
Nutrose	1%	= 10 ccm einer 10%igen Lösung,
		= rund 100 ccm.

Nach $^{1}/_{2}$stündigem Kochen der Mischung wird zur heißen Lösung zugefügt:

    0,2%ige Lösung von Malachitgrün
    cryst. chem. rein . . . . 1% = 1 ccm.

Die Lösung wird in sterile Gläschen zu etwa je 5 ccm gefüllt.

Eingesäte Typhusbazillen lassen — bei Aufbewahrung der infizierten Röhrchen bei 37° — nach 16—20 Stunden die Flüssigkeit gerinnen. Über und neben dem Koagulum steht dann eine klare grüne Flüssigkeit. Kolibakterien und Paratyphus B-Bazillen bringen zwar auch die Nutrose zum Ausfallen, aber da sie zu gleicher Zeit den Trauben- bzw. auch den Milchzucker unter lebhafter Gasentwicklung vergären, so bildet sich durch Zerreißen des Koagulums ein schmutziggrüner Belag an den Wandungen des Röhrchens und ein grüner Schaum an der Oberfläche der Flüssigkeit.

Die Galle bzw. die gallensauren Salze, von letzteren wenigstens das taurocholsaure Natrium, haben die Eigenschaft, sowohl das Wachstum der Typhusbakterien wie das der Kolibazillen zu begünstigen, dagegen hemmen sie die übrigen Saprophyten mehr oder minder stark in ihrer Entwicklung. Es hat sich nun als nicht unzweckmäßig herausgestellt, die gallenhaltigen Nährböden mit den Malachitgrünnährböden zu kombinieren, um die durch das Malachitgrün ebenfalls — wenn auch nicht in dem Maße wie die Kolibazillen — geschwächten Typhusbazillen im Wachstum zu kräftigen.

Löffler (a. a. O.) empfiehlt daher zur Isolierung des Typhusbazillus einen Bouillonnutroseagar mit Zusatz von 3% Rindergalle und 1,9% einer 2%igen Lösung von Malachitgrün cryst. chem. rein.

Nach A. Müller (288) läßt sich die Galle vorteilhaft durch taurocholsaures Natrium ersetzen.

Die Herstellung des Löfflerschen Bouillonnutrosegallen-
agars soll folgendermaßen erfolgen:

Zu 5 l Bouillon (aus Rind- oder Pferdefleisch, 500 g auf 2 l Wasser) werden
150 g feinsten Stangenagars zugegeben und $^{1}/_{2}$ Stunde gekocht. Löst sich das
Agar schlecht, so werden 35 ccm Normalsalzsäure zugefügt, die nach dem Auflösen des Agars sofort durch 35 ccm Normalalkalilauge neutralisiert werden.
Darauf wird mit Natriumkarbonat für Lackmus neutralisiert. Nach dem Neutralisieren werden 25 ccm Normalsodalösung zugesetzt und die Flüssigkeit auf-
gekocht. Zu der kochendheißen Masse werden 500 ccm einer 10%igen wässerigen
Nutroselösung hinzugefügt. Nach nochmaligem Aufkochen wird die heiße Lösung
in Halbliterflaschen gegossen und je zwei Stunden an zwei aufeinanderfolgenden
Tagen im Dampfstrom gekocht. Es bildet sich in den Flaschen ein ziemlich fester
Bodensatz, von dem das klare darüberstehende Nähragar abgegossen wird.

Zu 100 ccm des flüssig gemachten klaren Bouillonnutroseagars werden, nachdem es bis auf 50° abgekühlt ist, 3 ccm sterilisierte Rindergalle und 1,9 ccm einer
0,2%igen Lösung von Malachitgrün cryst. chem. rein hinzugegeben. Das Grün-
agar wird in Petrische Schälchen gegossen, die offen bleiben, bis es erstarrt und
abgekühlt ist.

Auf diesem Nährboden werden Kolibakterien im allgemeinen im Wachstum
gehemmt. Dagegen wachsen die Kolonien der meisten Typhusstämme auf diesem
Nährboden gut und bis zu einem gewissen Grade auch charakteristisch (makroskopisch durchscheinend, mikroskopisch gekörnt, häufig gefurcht, rundlich mit
gekerbtem Rand). Die typhusverdächtigen Kolonien impft man in Röhrchen
mit Grünlösung I (S. 273) ab. Erfolgt in diesen für Typhus charakteristische
Veränderung (s. o.), so handelt es sich wahrscheinlich um Typhus. Die aus den
betreffenden Röhrchen gewonnenen Reinkulturen werden dann der quantitativen
Agglutinationsprobe bzw. dem Pfeifferschen Versuch unterworfen.

f) Reihenfolge der vorzunehmenden Operationen.

Einstweilen möchten wir als verhältnismäßig einfache und gleichzeitig aussichtsreichste Verfahren für die Isolierung von Typhusbazillen
aus Wasser folgende empfehlen:

1. Ausfällen einer größeren Wassermenge nach dem Verfahren von
Vallet-Schüder, Ficker oder Müller, oder Anwendung der Berke-
feldfiltermethode von Hesse.

2. Ausstreichen des gelösten oder auch ungelösten Niederschlages
bzw. der Filterabschwemmung auf Malachitgrünnutrosegallenagar-
platten (Löffler).

oder

3a. Abstechen verdächtiger Ko-lonien in Röhrchen mit Löffler-scher Typhuslösung;	3b. Abschwemmen der Platten mit 0,8%iger steriler Kochsalz-lösung;
4a. Ausstreichen von dem In-halt der nach 24 Stunden in einer für Typhus charakteristischen Weise veränderten Röhrchen auf gewöhnliche Agarplatten oder v. Drigalski-Conradische Agar-platten;	4b. Ausstreichen der Abschwem-mung auf v. Drigalski-Conradi-sche oder Endosche Agarplatten;

5. Prüfung der (verdächtigen) Kolonien mittels der orientierenden
Agglutinationsprobe mit einer Serumverdünnung 1 : 100 im hängenden
Tropfen.

6. Fällt die orientierende Agglutinationsprobe positiv aus, so ist von der betreffenden Kolonie eine Reinkultur auf Schrägagar herzustellen und diese der genauen Agglutinationsprobe mit höheren Serumverdünnungen zu unterziehen. Daneben wird die Reinkultur auf ihre für Typhus bezeichnenden kulturellen Eigenschaften geprüft und schließlich eventuell auch der Pfeiffersche Versuch für die Diagnose herangezogen.

Die etwaige Diagnostizierung anderer zur Typhusgruppe gehöriger pathogener Bakterien geschieht mit Hilfe der aus der Tabelle (S. 264/65) zu entnehmenden kulturellen Merkmale und unter Anwendung der entsprechenden spezifischen Immunsera (Agglutinationsprobe).

B. Nachweis des Choleravibrio im Wasser.

a) Allgemeine Bemerkungen.

Dieser Nachweis ist leichter und sicherer zu erbringen als der Nachweis der Typhusbazillen, hat daher auch eine größere praktische Bedeutung.

Ähnlich wie dem Typhusbazillus stehen zwar auch dem Choleravibrio eine Reihe von Vibrionen scheinbar verwandtschaftlich nahe, wenigstens was seine Morphologie und seine kulturellen Eigenschaften betrifft; aber da für den Choleravibrio ein wirkliches Anreicherungsverfahren existiert, so läßt er sich bequemer biologisch (d. h. durch die Agglutinationsprobe und den Pfeifferschen Versuch) von choleraähnlichen Vibrionen trennen.

Eine gute Literaturzusammenstellung betreffend choleraähnliche Vibrionen usw. findet man bei C. Prausnitz (289).

b) Eigenschaften des Choleravibrio.

Die Choleravibrionen sind gekrümmte, etwa 2 μ lange Stäbchen, mit einer endständigen Geißel versehen, die eine rasche Beweglichkeit zeigen („Mückenschwarm"), sich nach der Gramschen Methode nicht färben, sehr sauerstoffbedürftig sind (Schottelius, Buchner, Gruber u. a.) und am besten bei Brüttemperatur wachsen. Der Choleravibrio liebt nicht nur alkalische Nährböden, sondern verträgt auch einen hohen Alkaligehalt (vgl. den Nährboden von Dieudonné), er verflüssigt die Gelatine und wächst auf ihr in ziemlich charakteristischen, rundlichen, bei mikroskopischer Betrachtung grobgranulierten („wie mit Glassplittern bestreuten") Kolonien.

Die Kolonien auf der Agarplatte bestehen aus weißen, glänzenden, durchscheinenden, ein wenig erhabenen, runden, leicht irisierenden Auflagerungen. Von den zur Herauszüchtung des Choleravibrio angegebenen besonderen Nährböden haben sich besonders zwei bewährt, der Dieudonnésche Blutalkaliagar (290) und der Nährboden von Aronson (291).

Von verschiedenen Autoren (Pilon, Esch, Neufeld und Woithe u. a.) hat das Dieudonnésche Verfahren einige Abänderungen erfahren, jedoch ohne wesentliche Verbesserungen zu bringen (292). Der Dieu-donnésche Nährboden gilt daher auch heute noch als gut und zweck-mäßig. Zu seiner Herstellung wird Rinderblut in großen, Glasperlen enthaltenden sterilisierten Flaschen aufgefangen, defibriniert und mit gleichen Mengen Normalalkalilauge (56 g Kalihydrat im Liter) versetzt; diese Mischung wird $^3/_4$ Stunden lang gekocht und ist dann bei Aufbe-wahrung in fest verschlossenen Flaschen einige Monate haltbar. Von dieser Blutalkalimischung werden 3 Teile mit 7 Teilen neutralem, $3^0/_0$igem Agar vermischt und zu Platten gegossen. Die Platten müssen wenigstens 24 Stunden stehen und werden dann noch, wenn nötig, durch $^1/_2$stündiges Einstellen in den Brutschrank getrocknet, ehe sie gebrauchsfertig sind. Über 8 bis 10 Tage alte Platten sollen nicht mehr verwendet werden.

Sind brauchbare Dieudonné-Platten nicht vorrätig, so kann man sich nach Esch (s. o.) sofort verwendbare Blutalkaliplatten dadurch bereiten, daß man 5 g käufliches Hämoglobin im Mörser zerreibt, in 15 ccm Normalnatronlauge (40 g Natronhydrat im Liter) $+15$ ccm destilliertem Wasser löst, diese Lösung eine Stunde im Dampftopf sterilisiert und von ihr 15 ccm zu 85 ccm neutralem Agar gibt.

Auf den Dieudonné-Platten bilden die Choleravibrionen innerhalb 12—18 Stunden bei Bruttemperatur charakteristische, im durch-fallenden Licht grau, im auffallenden Licht glashell erscheinende scheiben-förmige Kolonien. Das Bacterium coli kommt auf diesem Nährboden so gut wie gar nicht zur Entwicklung.

Der Aronsonsche Nährboden wird folgendermaßen bereitet: 100 ccm flüssigen neutralen $3{,}5^0/_0$igen Nähr-Agars werden mit 6 ccm einer $10^0/_0$igen Lösung von Natrium carbon. siccum versetzt. Die Mischung wird 15 Minuten im strömenden Dampf sterilisiert (Verfärbung des Nährbodens) und sodann hinzugefügt: 5 ccm $20^0/_0$ige Rohrzucker-lösung, 5 ccm $20^0/_0$ige Dextrinlösung, 0,4 ccm gesättigte alkoholische Fuchsinlösung und 2 ccm $10^0/_0$ige Natriumsulfitlösung. Nach Absetzen des Niederschlages werden Platten gegossen, die vor dem Gebrauch 2 Stunden im Brutschrank zu trocknen sind. Die Platten müssen dunkel gehalten werden, weil sich der Nährboden sonst rot färbt. Auf diesem Nährboden wachsen die Choleravibrionen bei Bruttemperatur in 15 bis 20 Stunden zu leuchtend roten Kolonien mit hellen Randzonen heran.

Der Aronsonsche Nährboden kommt auch fertig in Tablettenform (Merck-Darmstadt) in den Handel. Eine Tablette wird zu 100 ccm gewöhnlichen verflüssigten Nähragars zugefügt.

In Bouillon tritt durch das Wachstum der Choleravibrionen diffuse Trübung ein und meist Häutchenbildung an der Oberfläche, desgleichen in Peptonkochsalzlösung. Hier bildet der Choleravibrio reichlich Indol und reduziert zugleich die stets in dem Nährboden vorhandenen Spuren von Nitrat zu Nitrit, so daß auf Zusatz von Schwefelsäure, ohne besondere Zugabe von Kaliumnitritlösung (vgl. S. 245, Fußnote) Rotfärbung der Kultur eintritt („Nitrosoindolreaktion", „Cholerarotreaktion"). Diese Indolreaktion fehlt fast niemals, wenigstens nicht in Reinkulturen.

Der Choleravibrio ist bei intraperitonealer Injektion sehr pathogen für Meerschweinchen. Durch Vorbehandlung eines Tieres mit abgetöteten Choleravibrionen erlangt dessen Blutserum die Eigenschaft, bereits in starker Verdünnung die Choleravibrionen in vitro zu agglutinieren.

Die Agglutinationsprobe ist neben dem Pfeifferschen Versuch das wichtigste differentialdiagnostische Hilfsmittel bei der Choleradiagnose, das sich stets dem Kulturverfahren als schließlich entscheidend anschließen muß. Sie ist eine spezifische Reaktion.

Da das Aufsuchen einzelner Choleravibrionen im Wasser wenig Aussicht auf Erfolg bietet, benutzt man das Sauerstoffbedürfnis des Choleravibrio, um ihn in der verdächtigen Wasserprobe „anzureichern" (Heim [294], Schottelius). Die Anreicherung erfolgt gewöhnlich durch Einimpfen des Untersuchungsmaterials in eine Peptonlösung (s. u.). Bei einem anderen, von Ottolenghi empfohlenen Anreicherungsverfahren (293) wird Ochsengalle benutzt, der 3% einer 10%igen wässerigen Lösung von Natrium carb. cryst. zugesetzt sind. In dieser Lösung entwickeln sich Bacterium coli, Paratyphusbazillen usw. fast gar nicht. Hierin liegt zwar ein Vorzug gegenüber dem Peptonwasser, die Erfahrung lehrt aber, daß man praktisch mit dem einfachen Peptonwasserverfahren auskommt.

c) Vorschriften für Gang und Methoden der Untersuchung.

In der Anlage 7 der Anweisung zur Bekämpfung der Cholera (295) wird folgende Anleitung für die bakteriologische Feststellung der Cholera gegeben (nur das für die Wasseruntersuchung in Betracht kommende ist im folgenden zusammengestellt).

α) Anreicherungsverfahren.

1 Liter des zu untersuchenden Wassers wird mit 100 ccm der Pepton-Stammlösung (vgl. S. 222) versetzt und gründlich durchgeschüttelt, dann in Kölbchen zu je 100 ccm verteilt und nach etwa 8- und 24stündigem Verweilen im Brutschrank bei 37^0 in der Weise untersucht, daß mit Tröpfchen, welche aus der obersten Schicht entnommen sind, mikroskopische Präparate und von demjenigen Kölbchen, an dessen Oberfläche (nach Ausweis des mikroskopischen Präparats) die meisten Vibrionen vorhanden sind, Dieudonné- und Agarplatten angelegt und weiter untersucht werden. Zur Prüfung der Reinkulturen wird der Agglutinations- und Pfeiffersche Versuch herangezogen.

β) Mikroskopische Untersuchung

eines hängenden Tropfens, anzulegen mit Peptonlösung, sogleich und nach halbstündigem Verweilen im Brutschrank bei 37^0 untersucht. Außerdem werden gefärbte Ausstrichpräparate mit Karbolfuchsinlösung (s. S. 210) 1 : 10 verdünnt angefertigt.

γ) Plattenkulturen.

Vier bis sechs Ösen der Anreicherung werden auf eine Dieudonné-Platte gebracht und mit einem Glas- oder Platinspatel verrieben; mit demselben Spatel werden sodann eine weitere Dieudonné-Platte und zwei Agarplatten nacheinander bestrichen. Es empfiehlt sich, zwei Plattenreihen anzulegen. Die Agarplatten müssen, falls sie nicht bereits vollkommen trocken sind, vor der Impfung im Brutschrank bei 60° oder auch 37° offen, mit der Öffnung nach unten getrocknet werden. Die Dieudonné-Platten dürfen nicht eher als 24 Stunden und nicht später als 8 bis 10 Tage, nachdem sie gegossen sind, verwendet werden; sie sind regelmäßig darauf zu prüfen, daß auf ihnen Choleravibrionen gut, Kolibazillen nicht gedeihen. Sind keine Dieudonné-Platten vorhanden, so werden gewöhnliche Agarplatten genommen; alsdann ist jedoch die erste Platte nur mit einer Öse des Materials zu beschicken.

Die Plattenkulturen — bei 37° bebrütet — werden nach 8 bis 16 Stunden auf Cholerakolonien untersucht.

δ) Agglutinationsversuch.

a) Im hängenden Tropfen bei schwacher Vergrößerung. Es ist die untere Verdünnung des Serums (s. u.) mit 0,8%iger (behufs völliger Klärung zweimal durch gehärtete Filter filtrierter) Kochsalzlösung zu benutzen, bei welcher die Testkultur augenblicklich zur Haufenbildung gebracht wird, und im zweiten Tropfen das Fünffache dieser Dosis [1]).

Es muß mit dem spezifischen Serum in diesen beiden Konzentrationen sofort, spätestens aber während der nächsten 20 Minuten nach Aufbewahrung im Brutschranke bei 37° deutliche Häufchenbildung eintreten. Zur Kontrolle ist von den zu prüfenden Bakterien ein hängender Tropfen mit einer zehnmal so starken Konzentration von normalem Serum derselben Tierart, von welcher das Testserum stammt, herzustellen und zu untersuchen. Bei diesem Untersuchungsverfahren ist zu berücksichtigen, daß es Vibrionenarten gibt, welche sich im hängenden Tropfen so schwer verreiben lassen, daß leicht Häufchenbildung vorgetäuscht wird.

b) Quantitative Bestimmung der Agglutinierbarkeit. Mit dem Testserum werden durch Vermischen mit 0,8% (behufs völliger Klärung zweimal durch gehärtete Filter filtrierter) Kochsalzlösung Verdünnungen im Verhältnisse von 1 : 50, 1 : 100, 1 : 500, 1 : 1000 und 1 : 2000 hergestellt. Von diesen Verdünnungen wird je 1 ccm in Reagenzröhrchen gefüllt und je 1 Öse der zu prüfenden Agarkultur darin verrieben und durch Schütteln gleichmäßig verteilt. Nach einstündigem Verweilen im Brutschranke von 37° werden die Röhrchen herausgenommen und besichtigt, und zwar am besten so, daß man sie schräg hält und von unten nach oben mit dem von der Zimmerdecke zurückgeworfenen Tageslichte bei schwacher Lupenvergrößerung betrachtet. Der Ausfall des Versuchs ist nur dann als beweisend anzusehen,

---

[1]) Kaninchenserum muß mindestens einen Agglutinationstiter von 1 : 2000, Pferdeserum einen solchen von 1 : 5000 haben. Die für die vorläufige Agglutinationsprobe in Frage kommenden Konzentrationen werden auf den Röhrchen von den Abgabestellen gewöhnlich vermerkt.

Falls Trockenserum benutzt wird, ist dieses für jeden Tag der Untersuchung aus neuen Röhrchen zu entnehmen.

wenn unzweifelhafte Haufenbildung (Agglutination) in einer regelrechten Stufenfolge bis annähernd zur Grenze des Titers erfolgt ist.

Bei jeder Untersuchung müssen Kontrollversuche angestellt werden, und zwar:

1. mit der verdächtigen Kultur und mit normalem Serum derselben Tierart, aber in zehnfach stärkerer Konzentration;
2. mit derselben Kultur und mit der Verdünnungsflüssigkeit;
3. mit einer bekannten Cholerakultur von gleichem Alter wie die zu untersuchende Kultur, und mit dem Testserum.

Bei Anstellung der Agglutinationsproben mit sehr jungen, wenige Stunden alten, frisch aus dem Körper gezüchteten Cholerakulturen tritt in der 0,8%igen Kochsalzlösung auch ohne Zusatz von spezifischem Serum unter Umständen eine sog. Pseudo-Agglutination ein. In solchen Fällen ist die Probe mit der Kultur zu wiederholen, nachdem sie im ganzen mindestens 15 Stunden bei 37° gestanden hatte.

ε) Pfeifferscher Versuch.

Für die Anstellung des Pfefferschen Versuchs ist Kaninchenserum zu benutzen. Die in folgendem gemachten Zahlenangaben beziehen sich nur auf dieses Serum. Dasselbe muß möglichst hochwertig sein, mindestens sollen 0,0002 g des Serums genügen, um bei Injektion von einer Mischung einer Öse (1 Öse = 2 mg) einer 18stündigen Choleraagarkultur von konstanter Virulenz und 1 ccm Nährbouillon die Cholerabakterien innerhalb 1 Stunde in der Bauchhöhle des Meerschweinchens zur Auflösung unter Körnchenbildung zu bringen, d. h. das Serum muß mindestens einen Titer von 1 : 5000 haben.

Zur Ausführung des Pfefferschen Versuchs sind 4 Meerschweinchen von je 200 g Gewicht erforderlich.

Tier A erhält das Fünffache der Titerdosis, also 1 mg von einem Serum mit Titer 1 : 5000.

Tier B erhält das Zehnfache der Titerdosis, also 2 mg von einem Serum mit Titer 1 : 5000.

Tier C dient als Kontrolltier und erhält das 50fache der Titerdosis, also 10 mg vom normalen Serum derselben Tierart, von welcher das bei Tier A und B benutzte Serum stammt.

Sämtliche Tiere erhalten diese Serumdosen gemischt mit je einer Öse der zu untersuchenden, 18 Stunden bei 37° auf Agar gezüchteten Kultur in 1 ccm Fleischbrühe (nicht in Kochsalz- oder Peptonlösung) in die Bauchhöhle eingespritzt.

Tier D erhält nur 1 Öse der zu untersuchenden Kultur in die Bauchhöhle zum Nachweis, ob die Kultur für Meerschweinchen virulent ist.

Zur Einspritzung benutzt man eine Hohlnadel mit abgestumpfter Spitze. Die Einspritzung in die Bauchhöhle geschieht nach Durchschneidung der äußeren Haut; es kann dann mit Leichtigkeit die Hohlnadel in den Bauchraum eingestoßen werden. Die Entnahme der Peritonealflüssigkeit zur mikroskopischen Untersuchung im hängenden Tropfen erfolgt vermittels Haarröhrchen gleichfalls an dieser Stelle. Die Betrachtung der Flüssigkeit geschieht im hängenden Tropfen bei starker Vergrößerung (Immersion) und zwar sofort nach der Einspritzung, 20 Minuten und 1 Stunde nach derselben.

Bei Tier A und B muß nach 20 Minuten, spätestens nach 1 Stunde, typische Körnchenbildung oder Auflösung der Vibrionen erfolgt sein, während bei Tier C und D eine große Menge lebhaft beweglicher oder in ihrer Form gut erhaltener Vibrionen vorhanden sein muß. Damit ist die Diagnose Cholera gesichert.

Die Angaben von Zlatogoroff und Barrenscheen (296), daß während einer Choleraepidemie im Wasser außer typischen Choleravibrionen auch atypische Choleravibrionen vorhanden sein können, welche gewisse biologische Eigenschaften (z. B. das Agglutinationsvermögen) vorübergehend einbüßen und sich in eine saprophytische Abart verwandeln, konnten von Haendel und Woithe (297) und Köhlisch (298) nicht bestätigt werden.

Die zahlreichen in Oberflächenwässern gefundenen choleraähnlichen Vibrionen, welche oft morphologisch und kulturell von den Choleravibrionen schwierig zu trennen waren, lassen sich durch die spezifischen Serumreaktionen (Agglutinationsprobe und Pfeifferscher Versuch) sicher als der echten Cholera nicht zugehörig erweisen.

C. Nachweis von Milzbrandbazillen im Wasser.

Dieser Nachweis kann erforderlich werden bei Verunreinigung eines Wassers durch Abwässer von Gerbereien, welche milzbrandhaltige Häute verarbeitet haben. Zum Nachweis kann auch das Sediment aus dem Wasser (Flußschlamm, Brunnenschlamm) benutzt werden. Da die Milzbrandbazillen bzw. ihre Sporen gewöhnlich nur in verhältnismäßig spärlicher Anzahl im Wasser vorhanden sein werden, so empfiehlt sich auf jeden Fall eine Einengung der Flüssigkeit oder eine Ausfällung derselben. Die erstere wird am einfachsten dadurch erzielt, daß man das zu untersuchende Wasser durch ein Bakterienfilter schickt, z. B. durch einen Porzellantrichter mit eingelassener poröser Filterplatte (Fig. 68), ein Pukallfilter oder dgl., und den auf dem Filter abgesetzten Rückstand durch Abkratzen und Abschwemmen mit steriler physiologischer Kochsalzlösung gewinnt.

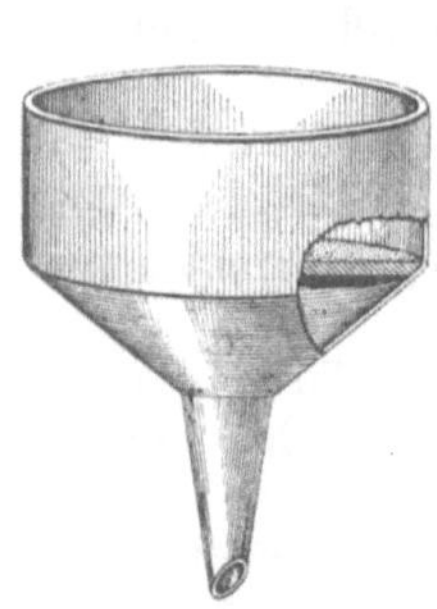

Fig. 68.

Zum Ausfällen kann eines der beim Nachweis der Typhusbazillen genannten Verfahren dienen. Da die Sporen des Milzbrandbazillus — und in der Form von Sporen wird dieser Organismus gewöhnlich im Wasser und Schlamm vorhanden sein — gegen höhere Temperaturen widerstandsfähig sind, so kann man einen großen Teil der ihn begleitenden Saprophyten usw. ausschalten, indem man die Aufschwemmung des Wasserrückstandes oder des Schlammes $1/_4$ bis $1/_2$ Stunde lang im Wasserbade auf 60—70⁰ erhitzt. Diese Aufschwemmung kann nun eventuell zunächst, nach Zusatz gleicher Teile von Nährbouillon, im Brutschrank bei 37⁰ angereichert werden.

Von den so vorbehandelten Aufschwemmungen (bzw. von der Anreicherungsflüssigkeit) sind Gelatineplatten und Agarplatten anzufertigen und auf denselben aufkeimende charakteristische oberflächlich liegende Kolonien (Lockenbildung am Rande der Kolonien auf der Gelatineplatte und Agarplatte, langsame Verflüssigung der Gelatine) auf Schrägagarröhrchen abzustechen und näher zu untersuchen.

Die mikroskopische Prüfung einer Reinkultur von Milzbrandbazillen zeigt unbewegliche, kräftige Stäbchen mit abgerundeten Ecken (im ungefärbten Präparat), meist hintereinander gelagert (so daß Fäden gebildet werden), welche sich nach der Gramschen Methode gut färben. Bei Kulturen, die älter sind als 2 Tage, findet man in den Stäbchen die eiförmigen, stark lichtbrechenden Sporen. Auch Kapseln lassen sich im gefärbten Präparate darstellen.

Neben den mikroskopischen und kulturellen Methoden ist ferner stets von vornherein der Tierversuch heranzuziehen. Am einfachsten werden kleine Mengen der verdächtigen Aufschwemmung weißen Mäusen oder Meerschweinchen unter die Haut gespritzt. Erfolgt der Tod des Versuchstieres, so sind Blut und Organsäfte mikroskopisch (Gramsche Färbung) und kulturell auf das Vorhandensein von Milzbrandbazillen zu prüfen.

Der Tierversuch vermag am ehesten die Entscheidung herbeizuführen darüber, ob es sich um echte Milzbrandbazillen handelt oder etwa um dem Milzbrand morphologisch nahestehende Boden- und Wasserbakterien (Bacterium anthracoides [299]).

D. Der Nachweis der Spirochaete icterogenes.

Spirochätenformen, welche der als Erreger der Weilschen Krankheit von Uhlenhuth und Fromme erkannten Spirochaete icterogenes nahe stehen, sind neuerdings mehrfach im Wasser gefunden worden (299a). Die Übertragung der Spirochaete icterogenes auf den Menschen erfolgt anscheinend nicht unmittelbar durch den Kontakt mit dem verseuchten Wasser, sondern mittelbar durch Insekten oder Ratten. Aus dem Körper des Erkrankten läßt sich die Spirochaete icterogenes in sterilem inaktiviertem Kaninchenserum unter Luftabschluß züchten (Ungermann). Die Feststellung dieses Krankheitserregers erfolgt im übrigen mikroskopisch und serologisch.

E. Der Nachweis von Proteus-Arten,
(Proteus vulgaris, mirabilis usw.),

welche früher irrtümlich als Erreger der Weilschen Krankheit angesprochen worden sind, im Wasser hat keine besondere Bedeutung für die Praxis der bakteriologischen Wasseruntersuchung, da der Proteus („Bacterium vulgare") ein allgemein verbreiteter Saprophyt ist. Sein reichliches Vorkommen deutet immerhin auf in der Nähe sich abspielende „Fäulnisprozesse".

Die Proteusarten sind schlanke, dünne, sehr lebhaft bewegliche, nach Gram sich bald gut, bald weniger gut färbende, die Gelatine stark verflüssigende Stäbchen, welche die Bouillon unter Bodensatzbildung stark trüben und zuckerfreie Bouillon unter stinkender Fäulnis (Schwefelwasserstoff- und Indolbildung) zersetzen. Das Bacterium vulgare vergärt Trauben- und Rohrzucker unter Gasbildung. Es ist fakultativ anaerob.

F. Nachweis anderer pathogener Bakterien.

Soll gelegentlich einmal der Nachweis anderer pathogener Bakterien (z. B. der Tuberkelbazillen [300]) im Wasser oder Abwasser geführt werden, so ist nach den allgemeinen bakteriologischen Methoden zu verfahren.

10. Die Benutzung farbstoffbildender Bakterien zur Filterprüfung und die damit zusammenhängenden Methoden.

Zur Prüfung von natürlichen und künstlichen Filtern auf ihre Durchgängigkeit für Keime benutzt man mit Vorliebe farbstoffbildende Bakterien, da dieselben im Filtrat verhältnismäßig leicht wieder erkennbar sind. Bakterien mit anderen sinnfälligen Eigenschaften (Leuchtbakterien, Bakterien mit spezifischem Geruch [301]) sind unseres Wissens zu diesem Zweck bisher praktisch mit Erfolg nicht verwendet worden.

A. Die gebräuchlichsten farbstoffbildenden Bakterien.

Unter den farbstoffbildenden Bakterien sind es hauptsächlich wieder zwei Arten, welche Verwendung finden, das Bacterium prodigiosum und das seinerzeit von Fränkel und Piefke (302) benutzte Bacterium violaceum. In vereinzelten Fällen ist auch der Bacillus pyocyaneus benutzt worden.

a) Bacterium prodigiosum.

Die kurzen, lebhaft beweglichen Stäbchen bilden einen roten (siegellackfarbenen) Farbstoff und wachsen auf den üblichen Nährböden, aerob besser als anaerob. Wichtig ist, daß der rote Farbstoff (303) nur bei Luftzutritt gebildet wird. Bei höheren Züchtungstemperaturen (37°) wird die Farbstoffbildung mangelhaft. Gelatine wird verflüssigt, so daß die Kolonien tellerartig einsinken. Die tiefliegenden Kolonien werden erst rot, wenn sie infolge der Verflüssigung des Nährbodens unmittelbare Berührung mit der Luft erhalten, oder wenn man sie mittels einer dünnen (sterilen) Platinnadel ansticht. Auf Agar-Agar ist die Farbstoffbildung der oberflächlich gelegenen Kolonien gewöhnlich kräftiger als bei den entsprechenden Kolonien auf der Gelatineplatte. Ebenso wird auf Kartoffelnährböden gewöhnlich der Farbstoff besser gebildet. Doch kommen auch Stämme mit wechselnder oder dürftiger Farbstoffbildung vor. Zusatz von Magnesiumsulfat zum Nährboden steigert die Intensität der Farbstoffbildung. Gärtner (306) empfiehlt folgenden Nährboden für das Bacterium prodigiosum. Man setzt zu einem Liter 1$^0/_0$iger Fleischextraktlösung: 2 g Dikaliumphosphat, 2 g Magnesiumsulfat, 2 g Asparagin, 15 g Traubenzucker, 10 g Pepton, 5 g Kochsalz und 100 g Gelatine (bzw. 15 g Agar) und neutralisiert genau bis zum Lackmusneutralpunkt.

Der Farbstoff ist wasserunlöslich, löslich dagegen in Alkohol. Durch Alkalien geht die Farbe ins Gelbe, durch Säuren ins Violettrote über. Das Bacterium prodigiosum besitzt keine für den Menschen pathogene Eigenschaften.

b) Bacterium violaceum.

Das Bacterium violaceum bildet einen blauvioletten Farbstoff und ist ein schlankes bewegliches Stäbchen, welches auf der Gelatineplatte verhältnismäßig langsam zu anfänglich gelblichen, später violetten, meist rundlichen Kolonien heranwächst. Die Verflüssigung der Gelatine erfolgt gewöhnlich nur mäßig schnell. Auf Agar-Agar bilden sich ebenfalls blauviolette Kolonien, desgleichen auf Kartoffel. Der Farbstoff (Janthin) ist ebenfalls wasserunlöslich, aber löslich in Alkohol. Alkalien verwandeln den Farbstoff in Grün. Vorzüge vor dem Bacterium prodigiosum für die Zwecke der Filterprüfung hat das Bacterium violaceum nicht. Tatsächlich ist auch zu den meisten der bisher ausgeführten Filterprüfungen das Bacterium prodigiosum herangezogen worden. Dem Bacterium prodigiosum sehr nahe verwandt ist u. a. das Bacterium Kiliense.

B. Ausführung der Versuche. (304)

a) Allgemeine Bemerkungen.

Die Versuche werden so ausgeführt, daß man Massenkulturen des Bacterium prodigiosum auf großen Agarplatten bei 22^0 anlegt und nach kräftigem Anwachsen der Kolonien die ganze Bakterienmasse mit steriler 0,8$^0/_0$iger Kochsalzlösung abschwemmt. Mit dieser so gewonnenen Aufschwemmung, deren Gehalt an Prodigiosuskeimen man durch Plattenkultur oder mittels des Verdünnungsverfahrens feststellen kann, infiziert man bei Durchlässigkeitsprüfungen das Rohwasser oder diejenige Stelle (Graben, Fluß, Senkgrube oder dgl.). über deren etwaige Kommunikation mit dem Brunnen man Aufklärung haben möchte. Beispiele für die Art der Anwendung findet man in der angeführten Literatur beschrieben. Von Wichtigkeit ist, daß man die Bakterien auch wirklich in eine zum Brunnen hingerichtete Wasserströmung bringt. Bei künstlichen Filtern ergibt sich das von selbst. bei natürlichen Bodenfiltern muß man die Bakterien oberhalb des betreffenden Brunnens in den Grundwasserstrom eintreten lassen und durch genügendes Absenken des Versuchsbrunnens oder andere Maßnahmen für das nötige Grundwassergefälle sorgen.

b) Vorversuche mit gelösten Stoffen.

Um über Richtung und Schnelligkeit der Wasserströmung in dem natürlichen Bodenfilter Aufschluß zu bekommen, schickt man zweckmäßig einen Versuch mit gelösten chemischen Substanzen voraus. Es wird dazu benutzt das Einschütten von Kochsalz (Viehsalz) in großen Mengen (305) in entsprechender Entfernung von dem zu prüfenden Brunnen in das Grundwasser, die betreffende Grube usw. und darauf folgende Untersuchung des Brunnenwassers in bestimmten Zeitabschnitten mittels Chlortitration oder durch Bestimmung des elektrischen Leitvermögens auf die erfolgte Einwanderung des Kochsalzes. Statt Kochsalz sind auch Lithiumsalze empfohlen worden (Frankland), deren Vorhandensein im Wasser dann später spektroskopisch nachzuweisen ist. Statt des Kochsalzes kann auch alkalische Fluoreszeinlösung (besser das Natriumsalz des Fluoreszeins, das Uranin O [1]),) Ultramarinblau, Methyleosin usw. benutzt werden (306), doch sind die damit erhaltenen Ergebnisse anscheinend weniger sicher, weil das Fluoreszein zum Teil vom Boden festgehalten wird bzw. langsamer wieder erscheint, als der tatsächlichen Grundwasserströmung entspricht. Das Fluoreszein ist löslich in Alkalien, das Uranin ist löslich in Wasser. Hat man es mit sauren Grundwässern zu tun, so denke man daran, daß Fluoreszein nur in alkalischer Lösung seine Aufgabe erfüllen kann. Man wählt in solchen Fällen aber überhaupt besser saure Anilinfarbstoffe (307).

Das Fluoreszein bzw. sein Alkalisalz ist angeblich noch in Verdünnungen von 4—10 Milliarden Teilen Wasser erkennbar, doch müssen zu seinem Nachweis dann besondere Kunstgriffe angewandt werden. Nach Mayrhofer (zitiert nach Ohlmüller) geht man folgendermaßen vor. Zu 5 Litern des auf Fluoreszein zu prüfenden Wassers fügt man 5 g feingeschlämmte Tierkohle und schüttelt damit mehrmals kräftig durch. Nach zwei Tagen hat sich die Kohle abgesetzt. Das überstehende Wasser wird abgehebert, die Kohle auf ein Filter gebracht, bei 100° getrocknet und mit schwach ammoniakalischem Alkohol ausgewaschen. Nach Konzentration des Alkohols auf dem Wasserbade ist die Fluoreszenz meist schon erkennbar, sie wird auch bei höheren Verdünnungsgraden deutlich, wenn man im dunklen Raum ein konvergierendes Lichtbündel hindurchfallen läßt. Bei letzterem Verfahren ist es allerdings notwendig, eine Kontrollprobe ohne Fluoreszein auszuführen, da der Alkohol aus der Kohle Stoffe aufnimmt, welche das Lichtbündel leicht grau erscheinen lassen. Trillat prüft ein Wasser auf geringe Uraninmengen mit Hilfe seines Fluoroskops, welches sehr einfach aus zwei etwa 1,20 m langen, unten mit ebenem Boden versehenen Glaszylindern von ca. 2 cm lichter Weite besteht ,die ringsum mit glänzendem schwarzen Papier beklebt sind. Die Zylinder werden senkrecht nebeneinander aufgestellt und in den einen gewöhnliches, in den anderen dagegen das auf Uraninfarbstoff zu untersuchende Wasser bis etwa 1 cm vom oberen Rande entfernt gefüllt und sodann durch Betrachtung von oben die Farbe beider Flüssigkeiten miteinander verglichen. Ist Uranin

---

[1]) Von den Höchster Farbwerken.

vorhanden, so zeigt sich die charakteristische grünliche Farbe. Bei etwaigen Trübungen müssen sämtliche Proben zunächst filtriert werden, doch hält das Filter leicht Spuren von Uranin zurück.

Beim Arbeiten mit diesen Farbstoffen ist insofern große Vorsicht geboten, als der Farbstoff durch die geringste Unachtsamkeit überallhin verschleppt wird. Soll mittels dieser Farbstoffe die Verteilung von Abwässern oder dgl. in einem Fluß verfolgt werden, so muß man zur Beobachtung mit seinem Fahrzeug (Schiff, Nachen) dem mit Uranin gefärbten Wasser entgegenfahren, da man auch hier sonst den Farbstoff stromab mittels des Fahrzeuges verschleppen würde.

Schließlich benutzt man auch eine Kombination des Fluoreszeins mit einem stark nach Teer bzw. Leuchtgas riechenden Stoff: „Saprol zur Grubenprüfung" (H. Nördlinger, Flörsheim). Die Anwendung des Kochsalzes (Viehsalzes) geht dabei zweckmäßig nebenher. Man gebraucht davon natürlich meist erhebliche Mengen (z. B. 25—50 kg). Das Viehsalz wird entweder in Substanz oder in konzentrierter wässeriger Lösung eingeschüttet.

c) Methodik.

Nach dem Ausfall dieses orientierenden Versuches richtet man sich mit den Entnahmezeiten für das Wasser (Filtrat) behufs Prüfung auf Bacterium prodigiosum ein.

Es muß darauf aufmerksam gemacht werden, daß bei solchen Versuchen die größte Sauberkeit im bakteriologischen Sinn herrschen muß, um vor Trugschlüssen bewahrt zu bleiben. Die Herstellung und das Einschütten der Prodigiosus-Aufschwemmungen einerseits und die Entnahme und Verarbeitung der Wasserproben andererseits hat sowohl von verschiedenen Personen als auch in getrennten Laboratorien zu geschehen, sonst ist eine Verschleppung der Prodigiosuskeime kaum auszuschließen, ferner ist das zu untersuchende Wasser vorher darauf zu prüfen, ob es nicht schon von Haus aus farbstoffbildende Bakterien enthält.

Die Wasserproben werden am besten auf mehreren Gelatine- und Agarplatten verarbeitet, welche bei 20—22° aufbewahrt werden. Besonders zu empfehlen ist bei solchen Versuchen die Anwendung des Gipsplattenverfahrens von A. Müller (228), das Marmannsche (229) und das Bürgersche Verfahren (23). Schreiber (a. a. O. [304] S. 109) wählte die Verdünnungsmethode und benutzte als Kulturmedien Röhrchen mit Nährbouillon, in welche quadratisch geschnittene Kartoffelstücke so weit eingetaucht lagen, daß sie zur Hälfte aus der Bouillon herausragten. Während Bitter bei Versuchen an künstlichen Filtern eine relative quantitative Bestimmung der dem Rohwasser zugesetzten und im Filtrat wieder erscheinenden Prodigiosuskeime für durchführbar hält, stehen andere Autoren (Schreiber, Friedberger, Hilgermann), denen sich die Verfasser anschließen, auf dem Standpunkt, daß das Bacterium prodigiosum nur in qualitativer Beziehung sichere Ergebnisse liefert. Nach Hilgermann (308) verliert das Bacterium prodigiosum nach mehrstündigem Aufenthalt in bakterienreichem

Rohwasser (Flußwasser) zum Teil die Fähigkeit, Farbstoff zu bilden, ist also nachher auf den Platten oft schwer als solches zu erkennen. Friedberger konnte bei seinen Versuchen die hemmende Wirkung anderer Bakterienarten auf das Bacterium prodigiosum feststellen. Nimmt man hinzu, daß nach den Versuchen von Spitta und A. Müller (208) sich sehr verschiedene Mengen von Prodigiosuskolonien ergeben, je nachdem man von dem zu untersuchenden Wasser „Guß“- oder „Sprühplatten“ anlegt, so versteht man, daß wegen des Zusammenwirkens verschiedener Umstände, welche wir teilweise nicht beherrschen, eine zahlenmäßige Beziehung zwischen dem Prodigiosusgehalt des filtrierten Wassers und des Rohwassers sich streng genommen nicht feststellen läßt. Trotzdem kann die Wirkung künstlicher und natürlicher Bodenfilter, welche in epidemiologischer Beziehung von erheblicher Bedeutung ist, auf dem geschilderten Wege in praktisch ausreichender Weise geprüft werden.

V. Die Probeentnahme.

1. Allgemeine Regeln.

Für die maßgebende Beurteilung eines Wassers ist vor allem die Erzielung einer Durchschnittsprobe erforderlich, welche zufällige Verunreinigungen und namentlich solche, welche durch die Art der Entnahme bedingt sein können, ausschließt. Die zu treffenden Maßnahmen werden nach der Örtlichkeit und insbesondere nach der Zugänglichkeit des Wassers einzurichten sein.

Die einfachste Art der Beschaffung eines Wassers zu Genuß- und Gebrauchszwecken ist die Benutzung einer Quelle, d. h. desjenigen Grundwassers, welches auf natürlichem Wege zutage tritt. In diesen Fällen kann die von Natur aus vorhandene Austrittsstelle erhalten sein, oder sie ist durch Einfassung (Ummauerung u. dgl.) zu einem größeren Behälter umgestaltet, oder das Wasser ist durch Einlegung eines Rohres oder einer Rinne zum Ausfluß an einem bestimmten Punkte gezwungen. Bei den erstgenannten Formen von Quellen wird zu berücksichtigen sein, daß man sowohl Verunreinigungen, welche die Oberfläche des Wassers bedecken, wie schwimmende Teile von Blättern, Pollenkörner, Algen, Staub, vermeidet, als auch ein Aufrühren des Schlammes, der durch Ablagerungen organischer oder anorganischer Natur gebildet ist, tunlichst verhütet. Das Vorhandensein eines Ausflußrohres schließt solche Befürchtungen (namentlich hinsichtlich der Oberflächenbeschaffenheit des Wassers) nicht immer vollkommen aus; jedoch ist die direkte Füllung des Entnahmegefäßes in diesem Falle zulässig, da man hierdurch gewiß eine Probe des Wassers erlangen wird, wie solches zur Verwendung kommt.

Soll Quellwasser bakteriologisch untersucht werden, so empfiehlt es sich — namentlich wenn die Untersuchung in einer Keimzählung bestehen soll — die Probeentnahme tunlichst erst nach ordnungsmäßiger Fassung der Quelle auszuführen, da sonst ein verwertbares Ergebnis gewöhnlich nicht zu erwarten ist. Soll das Quellwasser dagegen nur auf das etwaige Vorhandensein von Bacterium coli geprüft werden, so ist meist die Entnahme des Wassers an der ungefaßten Quelle unter den obengenannten Vorsichtsmaßregeln zulässig.

Sobald das Grundwasser nicht freiwillig zutage tritt, sondern erst durch Pumpvorrichtungen gehoben werden muß, ist ein mindestens 10 Minuten langes Abpumpen der Entnahme vorauszuschicken, um das in den Röhren stagnierende Wasser zu beseitigen und eine Spülung derselben zu bewerkstelligen, doch ist bei flachen wasserarmen Kesselbrunnen das Abpumpen nicht so weit zu treiben, daß der abgesetzte Brunnenschlamm aufgewirbelt und mit herausbefördert wird.

Die Probe für die chemische Wasseruntersuchung kann aus dem Ablaufrohr der Pumpe entnommen werden, die Probe für die bakteriologische Untersuchung wird dagegen bei Kesselbrunnen zweckmäßiger unmittelbar aus dem Brunnenkessel mittels besonderer Entnahmeapparate entnommen. Man halte sich stets gegenwärtig, daß eine bakteriologische Untersuchung des Brunnenwassers auf die Anzahl der im Wasser enthaltenen Bakterien nur einen Sinn hat, wenn der betreffende Brunnen andauernd und mit gleichmäßiger Beanspruchung im Betriebe ist. Solche Verhältnisse finden sich fast nur bei den Brunnen zentraler Wasserversorgungsanlagen; bei Einzelbrunnen muß im allgemeinen von einer quantitativen bakteriologischen Untersuchung abgeraten werden, wenn dieselben nicht sehr gleichmäßig mindestens 1—2 Stunden hindurch abgepumpt worden sind. Auch hier dürfte die Untersuchung auf das Bacterium coli im allgemeinen bessere Anhaltspunkte liefern als die Keimzählung.

Wie das Brunnenwasser wird man auch das Wasser, welches mittels eines Rohrnetzes zur Benutzung übergeben wird, sei es, daß es aus einer Quelle kommt oder als Oberflächenwasser durch eine Reinigungsvorrichtung zum Gebrauche geeignet gemacht worden ist, immer nur an einer vielgebrauchten Zapfstelle entnehmen, nachdem man mindestens 10 Minuten lang das Wasser hat ablaufen lassen.

Artesisch zutage tretendes Wasser kann unmittelbar für die Untersuchung aufgefangen werden.

Eine Ausnahme von der Regel des längeren Abfließenlassens vor der Probeentnahme ist nur dann geboten, wenn der bestimmte Verdacht der Infektion eines Brunnen- oder Leitungswassers mit pathogenen Bakterien (z. B. Typhus) vorliegt. In solchem Fall, wenn also mittels der bakteriologischen Untersuchung auf spezifische Keime gefahndet werden soll, muß das erste ablaufende Wasserquantum aufgefangen werden. Bei Brunnen, Quellstuben und Wasserleitungsreservoiren kann man aber hier unter Umständen noch besser Proben des Sedimentes (Brunnenschlamm usw.) für die Untersuchung benutzen als das fließende Wasser. Der erste Teil des ablaufenden Wassers ist auch dann für die Untersuchung zu benutzen, wenn man nachweisen will, ob das Wasser das Röhrenmaterial angegriffen hat, also z. B. bei der Bestimmung von Blei im Leitungswasser.

Besondere Vorsichtsmaßregeln erfordert auch die Entnahme aus Flüssen, Teichen und Seen. Wie bei der offenen Quelle wird man Annäherung an die Oberfläche oder den Grund vermeiden. Es mag die Frage auftreten, soll man seichte oder tiefe Stellen wählen, oder soll man den Mittelweg beschreiten, soll man sich an die Mitte oder den Rand des Gewässers halten. Hier bieten sich aus den verschiedensten Ursachen unüberwindliche Schwierigkeiten für die Erzielung einer Durchschnittsprobe, so daß man zur Entnahme mehrerer, oft sogar vieler Proben genötigt sein wird. Jedenfalls wird man immer die Untersuchung auf Stellen oberhalb und unterhalb der vermuteten Verunreinigungen ausdehnen, um zu verwertbaren Vergleichszahlen zu gelangen.

Bei Gewässern ohne oder nur mit geringer Bewegung, welche eine Beimengung salzhaltigen Wassers vermuten lassen, wird man nicht nur an den seichten, sondern auch an den tiefen Stellen und an letzteren stets auch vom Grunde Proben schöpfen, da diese Zuflüsse infolge ihres höheren spezifischen Gewichtes das Bestreben haben, tiefer gelegene Stellen aufzusuchen. Die Diffusion kann diese Erscheinung nicht immer vollständig ausgleichen, dieselbe bleibt manchmal sogar bei stärkerer Strömung noch auf verhältnismäßig lange Strecken des Wasserlaufes bestehen. Zu große Annäherung an den Uferrand ist zu widerraten, falls dieselbe nicht aus besonderen Gründen erwünscht erscheint. Bei allen Probeentnahmen sind die Temperaturen der Luft (Schattentemperatur) und des Wassers mit genau gehenden Thermometern festzustellen.

2. Ausführung der Probeentnahme für die chemische Untersuchung.

Am zweckmäßigsten füllt man die Wasserprobe für die chemische Untersuchung in eine Glasflasche mit eingeriebenem Glasstöpsel, welcher während des Transportes mit einem Lübbert-Schneiderschen Flaschenverschluß (vgl. Fig. 15a) festgehalten wird. Eine Reihe solcher viereckiger, ca. $1^{1}/_{2}$ Liter fassender Flaschen in einem mit Filz ausgekleideten metallenen Transportkasten zeigt Fig. 69[1]). Diese gläsernen Gefäße sind solchen aus Steingut oder Ton gefertigten immer vorzuziehen, weil man sich bei der Durchsichtigkeit derselben von der Reinheit der inneren Oberfläche jederzeit überzeugen kann. Vor dem Gebrauch ist eine solche Flasche mittels gewöhnlichen Wassers, nach Umständen auch durch die Verwendung von Schwefel- oder Salzsäure vollkommen zu reinigen und hier-

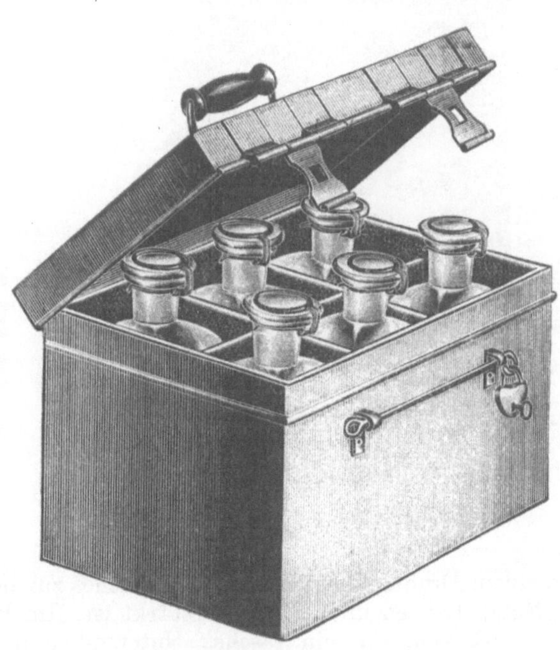

Fig. 69.

---

[1]) Die Einsätze in diesen Kästen sind herausnehmbar oder können durch solche mit kleineren Abteilungen, z. B. für Flaschen zur Sauerstoffbestimmung ersetzt werden.

auf mit destilliertem Wasser so lange nachzuspülen, bis man sich überzeugt hat, daß jede Spur des Reinigungsmittels (namentlich der Säure)
beseitigt ist.

Bei der Probenentnahme darf die definitive Füllung mit dem zu
prüfenden Wasser erst erfolgen, nachdem man mit demselben das Gefäß
mehrmals unter kräftigem Umschütteln ausgespült hat.

A. Tauchapparate.

Das Schöpfen von Proben aus Oberflächen-Gewässern, oder Kesselbrunnen, die mit einer Pumpe nicht versehen sind, erheischt eine Vorrichtung, welche die Entnahme in jeder beliebigen Tiefe ermöglicht.
Dieser Forderung entspricht der von Heyroth konstruierte, in neben-
stehender Skizze dargestellte Entnahmekorb. (Fig. 70). Derselbe

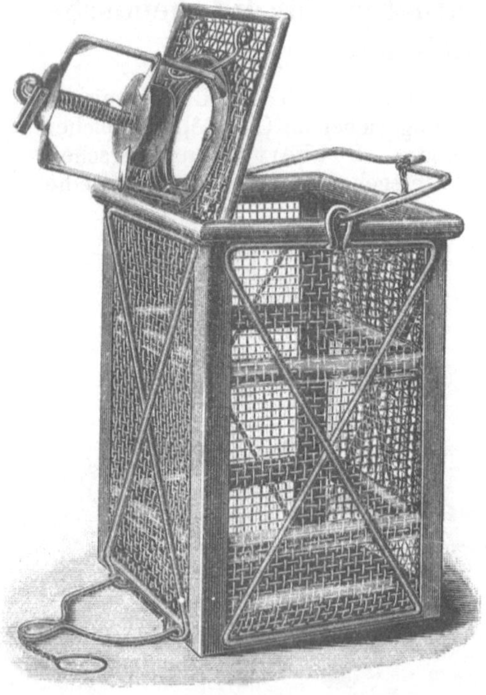

Fig. 70.

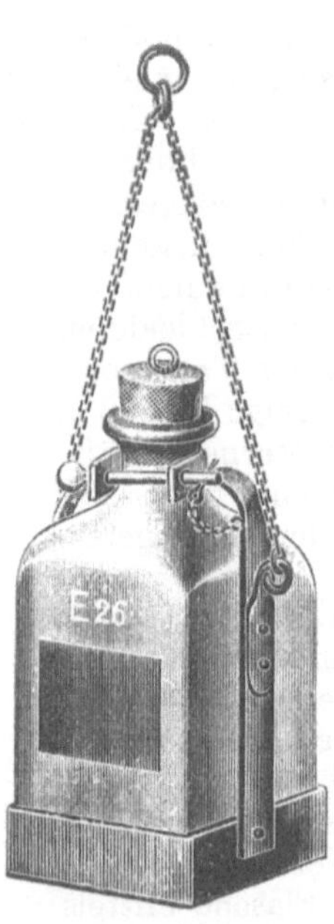

Fig. 71.

ist aus einem Drahtgeflecht hergestellt, welches zur besseren Haltbarkeit
durch Metall-Leisten und -Stäbe verstärkt ist. Im Boden ist eine Bleiplatte eingelassen, um ein rasches Untersinken des Instrumentes zu
bewerkstelligen. Das Innere des Korbes, welches die Entnahmeflasche
aufnimmt, ist deren Größe angepaßt und zu ihrem Schutz in entsprechender Weise mit Gummibelag ausgestattet. Am Deckel befindet
sich ein Federventil zum Verschluß des Flaschenmundes. Der mit

der Flasche (ohne Stöpsel) beschickte Korb wird mittels einer in halbe Meter eingeteilten Leine bis zur gewünschten Wassertiefe eingesenkt, hierauf wird durch Anziehen einer zweiten am Ventil befindlichen Leine dieses geöffnet. Das große Gewicht des Instrumentes ermöglicht auch Tiefenmessungen bei noch mäßig starker Strömung unbeschadet des Inhalts der bereits gefüllten Flasche. In der Regel wird man sich jedoch besser vorher über die Tiefe des Gewässers vergewissern und sich hiernach bei der Entnahme richten.

Da der Transport dieses Korbes bei ambulanten Untersuchungen bisweilen beschwerlich fällt, derselbe auch nicht leicht verpackt werden kann, hat Spitta eine vereinfachte zusammenlegbare Konstruktion (Bleiplatte mit umlegbarem Bügel) angegeben (Fig. 71), bei welchem ebenfalls das Öffnen der Flasche durch Zug an einer besonderen Schnur erfolgen muß, die Flasche während des Heraufziehens aber geöffnet bleibt. In den meisten Fällen ist aber die im Flaschenhalse stattfindende Zumischung von Wasser aus den oberen Wasserschichten beim raschen Heraufziehen des Korbes ohne Belang. Einfache Apparate für die Entnahme von Wasserproben hat u. a. auch Haupt angegeben (309).

B. Pumpvorrichtungen.

Soll **Wasser** zur chemischen Untersuchung **aus engen Bohrlöchern,** welche keine eigene Pumpvorrichtung besitzen, entnommen werden, so ist die Anwendung einer kleinen transportablen Handpumpe unerläßlich. Man läßt in das Bohrrohr (Beobachtungsrohr, Brunnenrohr) einen entsprechend langen, sauberen, gründlich gespülten Gummischlauch herunter, dessen unteres Ende ein etwa 25 cm langes Stück dickwandigen Glas- oder Nickelrohres trägt. Der Glasstopfen der Flasche, welche zur Aufnahme des Wassers dienen soll (Fig. 72), wird mit einem sauberen, doppelt durchbohrten Kautschukstopfen vertauscht, in dessen Bohrungen Messingröhrchen mit Schlauchansatz stecken, das eine etwa 12, das andere etwa 6 cm lang. Läßt man das längere Rohr, wie in der Abb. 72 angegeben, bis auf den Boden der Flasche reichen, was an und für sich zulässig ist, so kann bei nicht genügender Wirkung der Saugpumpe oder eintretender Undichtigkeit am Stopfen das Wasser durch Heberwirkung wieder zurückgesaugt werden. Das längere Rohr ist oberhalb des Stopfens rechtwinkelig abgebogen. Über dieses wird das aus dem Bohrrohr herausragende Ende des Gummischlauches gezogen, auf das kürzere Röhrchen wird ebenfalls ein dickwandiger, etwa 1 m langer Gummischlauch gut schließend gesteckt. Das freie Ende dieses Schlauches wird mit einer gut ziehenden Handpumpe in Verbindung gebracht. Da die Erfahrung gezeigt hat, daß die Ventile an solchen kleinen Pumpen nicht zuverlässig arbeiten, haben Spitta und Imhoff (310) für den genannten Zweck eine kleine Pumpe konstruiert, bei welcher die Ventile durch einen automatisch gesteuerten Zweiwegehahn ersetzt sind (Fig. 73).

Mit dieser Pumpe saugt man die Luft aus der Entnahmeflasche heraus. Steht der Spiegel des zu entnehmenden Wassers nicht zu tief unter Terrain, so strömt das Wasser beim Evakuieren der Flasche von selbst in diese ein. In einer so entnommenen Probe läßt sich allerdings der Gasgehalt, z. B. die freie Kohlensäure, nicht bestimmen, da der in der Entnahmeflasche herrschende negative Druck eine teilweise Entgasung des Wassers herbeiführen kann.

Bei **Oberflächenwasseruntersuchungen**, bei welchen Querschnittsproben erwünscht sind, ist es oft sehr zweckmäßig, eine gewöhnliche Saugpumpe zur Wasserentnahme an der äußeren Bordwand des Schiffes zu befestigen, deren Saugerohr $1/2$—1 m unter den Oberflächenwasserspiegel reicht. Auch die von Salomon (311) für Längsfahrten empfohlene Art der Wasserentnahme kann bei der

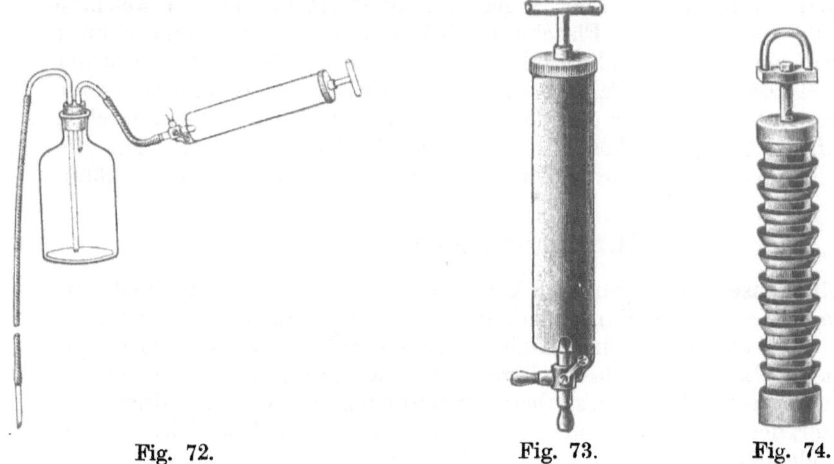

Fig. 72.   Fig. 73.   Fig. 74.

Untersuchung von Oberflächenwässern von einem Fahrzeuge aus bisweilen gute Dienste leisten.

Die oben geschilderte Art der Probeentnahme mittels Handpumpe ist natürlich auch bei der Untersuchung von Oberflächenwasser anwendbar, namentlich wenn Misch- und Durchschnittsproben gewonnen werden sollen. Eine Einrichtung zur selbsttätigen fortlaufenden Probeentnahme für die chemische Untersuchung aus Flüssen ist von Früh (312) in Vorschlag gebracht worden. Es handelt sich dabei aber um die Errichtung einer feststehenden Anlage.

Anhang: Wasserstandsmessung in Bohrlöchern und Brunnen.

Als Apparat zur Messung des Standes des Wasserspiegels in Bohrlöchern bedient man sich zweckmäßig des **Rang**schen **Brunnenmessers** (Fig. 74), einer Kombination des Pettenkoferschen Schälchenapparates mit einer akustischen Signalvorrichtung. Der Apparat ist hohl und am oberen Ende als Pfeife ausgebildet.

Er wird mittels Karabinerhakens an einem in Zentimeter geteilten aufgerollten Meßband befestigt und der Abstand des unteren Randes vom 0-Punkt des Meßbandes aus gemessen. Nun läßt man den Apparat in das Brunnenrohr hinunter. Sobald der Apparat in das Wasser eintaucht, wird die in ihm enthaltene Luft komprimiert und durch die Pfeife herausgedrückt. Durch die Resonanz des Brunnenrohres ist der Pfiff deutlich vernehmbar. Man liest nun die Zentimeterzahl am Bandmaß in Höhe des oberen Randes des Brunnenrohres ab, zieht den Apparat in die Höhe und konstatiert, wie viele der je 1 cm von einander entfernt stehenden Schälchen sich mit Wasser gefüllt haben. Angenommen, die Entfernung des unteren Randes des Apparates vom Nullpunkt der Meßleine hätte 22 cm betragen, 7 Schälchen wären mit Wasser gefüllt gewesen, und an der Meßleine wären oben 4,30 m abgelesen worden, so hätte das Wasser im Brunnen 22 + 430 — 7 = 4,45 m unter Terrain gestanden.

Die **Menge des für die chemische Untersuchung entnommenen Wassers** sollte nicht unter $1^1/_2$ Liter betragen. Vgl. im übrigen hierzu die Übersicht auf S. 168/69, Fußnote.

3. Ausführung der Probeentnahme für die bakteriologische Untersuchung[1]).

A. Entnahme größerer Wassermengen.

„Die richtige Entnahme der Wasserproben", sagt Gärtner, „ist der wichtigste Teil der ganzen bakteriologisch-mikroskopischen Wasseruntersuchung, sie ist die conditio sine qua non. Leider wird aber nirgends in dem ganzen Verfahren der Wasseruntersuchung so viel gefehlt, als in diesem Punkte." Diesem Urteil wird sich jeder Sachverständige anschließen.

Soll Wasser für die bakteriologische Untersuchung entnommen werden, so müssen die zur Aufnahme dienenden Gefäße steril oder so oft mit dem zu untersuchenden Wasser ausgespült sein, daß fremde Keime der Glaswand nicht mehr anhaften. Im allgemeinen wird man sicherer gehen, wenn man die zur Entnahme dienenden Flaschen, nach gründlicher Reinigung und Ausspülen mit destilliertem Wasser, durch $^1/_2$ stündigen Aufenthalt bei 160° im Sterilisierschrank (der Schrank muß nach dem Hineinstellen der Flaschen langsam angeheizt werden, um das Zerspringen der Flaschen zu vermeiden) oder auch im Dampftopf keimfrei macht, den ebenfalls sterilisierten Glasstopfen nach dem Erkalten der Flaschen so aufsetzt, daß eine Berührung (Infektion) des eigentlichen Verschlußzapfens nicht erfolgt, und an Ort und Stelle mit dem zu untersuchenden Wasser noch einmal ausspült. Einzelne Praktiker behaupten dagegen, daß ein dreimaliges Ausspülen der nicht besonders sterilisierten Flasche genüge.

In dem vorliegenden Fall entnimmt man die Probe für die chemische und bakteriologische Untersuchung in ein und demselben Gefäß. Die bakteriologische quantitative Untersuchung muß dann, da eine künstliche Kühlhaltung der großen Flaschen durch Eis gewöhnlich nicht durchführbar sein wird, möglichst sofort eingeleitet werden, wenigstens in der wärmeren Jahreszeit, um einer Vermehrung der Wasserkeime zuvorzukommen. Prüft man auf Bacterium coli, so ist eine so große Eile nicht vonnöten. Immerhin ist auch diese Untersuchung nicht zu lange hinauszuschieben.

---

[1]) Aus Zweckmäßigkeitsgründen vor der Probeentnahme für die biologische Untersuchung (S. 306) beschrieben.

B. Entnahme kleiner Wassermengen.

Meist wird es aber für zweckmäßiger erachtet, die bakteriologische Probe für sich zu entnehmen, namentlich bei der bakteriologischen Untersuchung von Oberflächenwässern (Untersuchung auf Flußverunreinigung u. dgl.). Die hier für die Aussaat gebrauchte Wassermenge ist so klein (0,1—1 ccm), daß man die Dimensionen der Entnahmegefäße in sehr beschränkten bequemen Maßen halten kann und gleichzeitig die Möglichkeit hat, die entnommenen Proben der konservierenden Wirkung der Eiskühlung auszusetzen.

Auch für die quantitative bakteriologische Untersuchung des Trinkwassers genügen kleine Wassermengen. Zur Feststellung des Gehaltes an Bacterium coli müssen allerdings gewöhnlich größere Mengen (200 bis 500 ccm) entnommen werden. Es ist dies auch möglich bei Anwendung eines größeren Modells des gleich zu beschreibenden Entnahmeapparates und entsprechend größerer Entnahmegläser. Für diese letzteren Fälle (Prüfung von Trinkwasser auf den Gehalt von Bacterium coli) kann aber häufig die Entnahme des Wassers in sterilisierten Halbliterflaschen bequemer sein.

Der zur Entnahme kleiner Wassermengen zur bakteriologischen Untersuchung am meisten gebräuchliche Apparat ist der **Entnahmeapparat** (auch kurz „Abschlagapparat" genannt) **nach Sclavo-Czaplewski.** Eine vergleichende Zusammenstellung dieses Apparates mit ähnlichen Systemen findet sich bei Schumacher (313).

Der Apparat (Fig. 75) besteht aus einem durchlochten, konkav vertieften metallenen Amboß mit darangehängtem Senkgewicht. Durch das zentrale Loch des Ambosses läuft eine gewachste Schnur von mehreren Metern Länge (oder eine dünne Kette), welche auf einer Rolle bequem aufgewickelt werden kann. Die Schnur durchfährt außerdem noch ein längliches, an der Schnur leicht hin und her gleitendes Fallgewicht. 5—8 cm lange

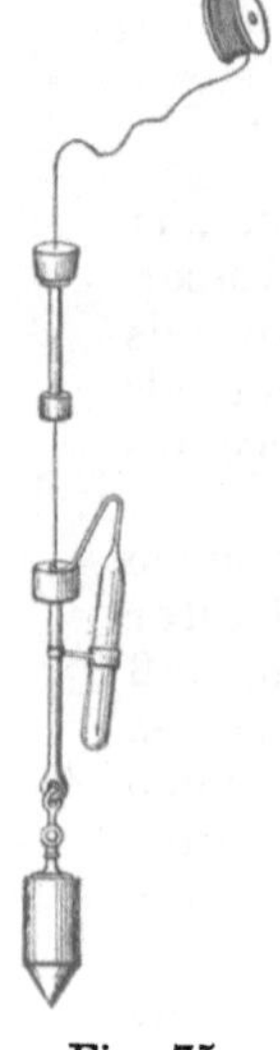

Fig. 75.

und etwa 1,5 cm im Durchmesser haltende, evakuierte und bei 160⁰ sterilisierte Gläschen, deren langer Hals nach unten umgebogen und mit seinem zugeschmolzenen Ende noch einmal in der Horizontalebene ösenförmig gekrümmt ist, dienen als Aufnahmegefäße für das Wasser. Sie werden, wie es die Figur zeigt, in einer Klammer so an dem Stiel des Ambosses befestigt, daß das zugeschmolzene Ende des Halses horizontal, sich um die Schnur herumschlingend, auf dem Amboß liegt. Man hält das Fallgewicht mit der einen Hand fest und läßt den mit dem Gläschen armierten Apparat bis zur gewünschten Tiefe unter den Wasserspiegel versinken. Dann läßt man das Fallgewicht los. Es saust, durch die Schnur zwangsläufig geführt, herunter und zerschmettert auf dem Amboß die zugeschmolzene Spitze des Röhrchens. Da dieses (am besten halb) evakuiert ist, strömt eine entsprechende Menge Wasser ein. Beim Heraufziehen kann wegen des engen Querschnittes des Halses Wasser aus den oberen Schichten nicht zutreten.

Um das Wasser mittels einer Pipette aus dem halb mit Wasser gefüllten Gläschen entnehmen zu können, erhitzt man den obersten Teil (Hals) desselben in der Spiritus- oder Gasflamme einige Sekunden. Sodann bringt man von außen mittels eines großen, eben in Wasser getauchten eisernen Nagels (oder dgl.) ein Tröpfchen kühlen Wassers an die erhitzte Stelle. Unter momentaner Verdampfung des Tröpfchens bekommt das Gläschen an der Stelle einen Riß, so daß durch einen leichten Schlag mit dem Nagel sich der Hals des Gläschens abschlagen läßt. Nunmehr ist die Öffnung im Gläschen so weit, daß man bequem mit der Wasserpipette eingehen kann. Man sorge dafür, daß das Wasser im Gläschen bei dieser Prozedur nicht selbst erwärmt wird. Sind die Gläschen (bei zu stark evakuierten Röhrchen) zu hoch gefüllt, so entferne man vor dem Erhitzen einen Teil des Inhalts durch Ausschleudern mit der Hand.

Kruse (314) empfiehlt für die Entnahme bakteriologischer Proben einen kleinen, „Taucher" genannten Apparat, ein reagenzglasähnliches Glasgefäß, das unten zur Beschwerung eingeschmolzene Schrotkörner enthält und oben durch einen eingeschliffenen Glasstöpsel verschlossen ist. Dieser unten offene, bauchig aufgeblasene Stöpsel enthält oben ein kurzes Glasrohr eingeschmolzen, das nach innen gerichtet und unten schräg abgeschnitten ist. Wird der Taucher mit dem Stöpsel verschlossen an einer Schnur in das Wasser hinabgelassen, so dringt dieses tropfenweise, aber regelmäßig durch das Röhrchen im Stopfen ein. Man erreicht dadurch, daß man Wasser aus der Tiefe des Wasserbeckens ohne wesentliche Beimengung von Oberflächenwasser erhält. Der Taucher wird in einer Blechbüchse sterilisiert, bleibt in ihr bis zur Wasserentnahme und nachher wieder bis zur Herstellung der Platten. Die gleichen Glasstöpsel können auch in beliebige andere Gefäße, z. B. Flaschen eingeschliffen werden, so daß auch größere Wassermengen auf diesem Wege entnommen werden können. Die Taucher werden hergestellt von Dr. Geißler Nachf. in Bonn. Die Verfasser besitzen eigene Erfahrungen mit diesem Entnahmeapparat nicht.

Eine leicht desinfizierbare Pumpenvorrichtung zur Entnahme von Wasserproben für bakteriologische und chemische Untersuchungen ist vom Hygienischen Institut der Universität München empfohlen worden (315).

Eine sehr sinnreiche Vorrichtung, um aus im Betrieb befindlichen Wasserwerksbrunnen jederzeit einwandfreie Proben für die bakteriologische Untersuchung entnehmen zu können, hat Reichle (316) angegeben.

Anhang: Feststellung der Keimfreiheit von Grundwasser (Rohrbrunnendesinfektion).

Handelt es sich bei den Vorarbeiten für ein neues Grundwasserwerk größerer oder kleinerer Art darum, festzustellen, ob das erbohrte Grundwasser von Haus aus keimfrei ist, so müssen der bakteriologischen Probeentnahme besondere Vorarbeiten vorausgehen. Bekanntlich werden seitens des mit den Vorarbeiten betrauten Hydrologen auf dem für die Wasserentnahme bestimmten Terrain

und in seiner Umgebung eine Reihe von Bohrlöchern abgeteuft, um
Richtung und Gefälle des Grundwasserstromes zu bestimmen. An einer
Stelle pflegt auch ein sog. Pumpversuch angestellt zu werden, um zu
erfahren, bei welcher Größe der Wasserentnahme ein Beharrungszustand
in der Absenkung des Grundwasserspiegels eintritt. Zur Anstellung
eines solchen tage- und nächtelang fortgesetzten Pumpversuches ist
Maschinenkraft (durch Lokomobile betriebene Zentrifugalpumpe) nicht
zu entbehren. Kann man die bakteriologische Probeentnahme auf die
Zeit dieses Pumpversuchs verlegen, so erübrigen sich häufig weitere besondere Maßnahmen, denn durch das dauernde Abpumpen des Wassers
sind vielfach alle akzessorischen (aus dem Boden, dem Bohrrohr, der
Pumpe usw. stammenden) Keime mechanisch fortgewaschen, so daß
man bei keimfreiem Grundwasser auch wirklich sterile
Platten erhält. Weitere Maßnahmen sind indessen geboten, wenn
eine genügende Säuberung der Röhren und des Pumpenkopfes auf diese
Weise augenscheinlich nicht erreicht wird, d. h. die erhaltenen Keimzahlen trotz der vermuteten Sterilität des Grundwassers auch bei fortgesetztem Abpumpen des Wassers sich auf einer gewissen Höhe halten.
Es muß dann vor Ausführung der bakteriologischen Untersuchung
die **Desinfektion des Bohrrohres** vorgenommen und das Wasser
mittels desinfizierter Handpumpe gehoben werden.

Drei Methoden sind dabei anwendbar: die Desinfektion nach
C. Fränkel (317) mittels Karbolsäure (oder Kresolseifenlösung), die
Desinfektion mittels Dampf nach M. Neißer (318) oder die Desinfektion
durch Chlorkalklösung, die nach Angabe Dunbars (319) sich am besten
bewährt hat (abgesehen davon, daß durch sie die Pumpenventile angegriffen werden).

Nach Fränkel legt man den vom Rohre abgeschraubten Pumpenkopf 2 Stunden lang in 2%ige wässerige Karbolsäurelösung (oder
5%ige Kresolseifenlösung) und reinigt das Rohr selbst zuerst gründlich
mechanisch mit einer langgestielten Bürste. Darauf werden in das
Rohr größere Mengen (ca. 10 Liter) einer 5%igen Lösung einer Mischung
von roher Karbolsäure und Schwefelsäure gegossen. Die eingegossene
Flüssigkeit versinkt gewöhnlich rasch, und der ursprüngliche Wasserstand stellt sich bald wieder her. Man setzt nun den Pumpenkopf wieder
auf, „pumpt den Brunnen an“, d. h. hebt vermittelst des Pumpenventils
den Inhalt bis in die Pumpe und überläßt das Ganze bis zum nächsten
Tage sich selbst. Dann wird kräftig abgepumpt, bis das ausfließende
Wasser völlig klar fließt, mit wässeriger Eisenchloridlösung keine Phenol-
reaktion (S. 162) mehr gibt und jeden Geruch verloren hat. Dann erst
werden die Gelatineplatten angelegt.

Für die Desinfektion **nach Neißer** ist man auf den Dampf einer
Lokomobile angewiesen, doch ist gewöhnlich auch z. B. der Dampf
eines Bierdruckreinigungsapparates oder dgl. ausreichend. Der Dampf,
dessen Spannung zweckmäßig mehrere (2—3) Atmosphären beträgt,
wird vermittelst eines dampfdichten Schlauches, eventuell in Verbindung mit einem langen eisernen Rohr (Gasrohr), in das Brunnenrohr
3—4 Stunden lang eingeleitet und dann, am besten mittels eines Ejektors,
das Wasser so lange abgepumpt, bis es die normale Temperatur des

Grundwassers wieder erreicht hat. Am besten sind für die Desinfektion frisch angelegte Bohrlöcher zu benutzen. Weniger geeignet zum Abpumpen des heißen Wassers ist eine Handpumpe (die im übrigen vorher nach Fränkel desinfiziert sein muß), da Stempeldichtung usw. durch das heiße Wasser angegriffen werden.

Benutzt man **Chlorkalk** zur Desinfektion, so werden die Pumpen, wie oben geschildert, abgeschraubt, in ihre einzelnen Teile zerlegt und diese gründlich mit 5%iger Kresolseifenlösung abgebürstet. In das Brunnenrohr wird dann eine 50%ige Chlorkalkaufschwemmung eingeschüttet, und zwar so viel, daß im Rohr etwa eine 1,5%ige Chlorkalklösung entsteht. Dann wird die Pumpe wieder aufgesetzt und „angepumpt", bis die Chlorkalklösung das Ventil berührt, das Ganze bis zum nächsten Tage sich selbst überlassen und dann so lange (mehrere Stunden) lang abgepumpt, bis Chlor weder durch den Geruch noch durch die chemische Reaktion (Zugabe von Kaliumjodidstärkekleister zum Wasser nach schwachem Ansäuern mit Salzsäure, vgl. S. 58) nachzuweisen ist.

Die Desinfektion von gewöhnlichen, intermittierend betriebenen Kesselbrunnen gelingt nur unter besonders günstigen Verhältnissen. Die bakteriologische Untersuchung eines Kesselbrunnenwassers, wenigstens soweit die Keimzahl des Wassers in Frage kommt, erlaubt daher gewöhnlich nicht, ein Urteil über das Wasser abzugeben. In besonders wichtigen Fällen muß man sich damit helfen, daß man einen Rohrbrunnen neben den Kesselbrunnen schlägt und das ihm — nach voraufgegangener Desinfektion — entnommene Wasser der bakteriologischen Untersuchung unterwirft.

Bei allen diesen Untersuchungen ist darauf zu achten, daß das abgepumpte Wasser vermittels wasserdichter Rinnen möglichst weit von dem Brunnen fortgeleitet wird. Die Gelatineplatten sind an einem staubfreien Ort anzulegen und aufzubewahren. Für solche Fälle eignen sich wegen ihres guten Schutzes gegen nachträgliche Verunreinigung besonders die Zählflaschen nach Rozsahegyi (vgl. Fig. 59) oder die Kulturflaschen nach Schumburg.

C. Transport der für die bakteriologische Untersuchung entnommenen Proben und Verarbeitung der Proben.

In den seltensten Fällen wird man in der Lage sein, die Platten sofort nach der Entnahme der Wasserprobe an Ort und Stelle anzulegen. Gewöhnlich wird man vielmehr dazu einen geschützten Raum aufsuchen müssen, der unter Umständen weit entfernt liegt, oder man wird erst eine Reihe verschiedener Proben entnehmen wollen, um sie nachher gemeinsam zu verarbeiten. Für diese Fälle ist es von größter praktischer Wichtigkeit, einen bequemen **Transportkasten** zu besitzen, in welchem die entnommenen Proben eine Zeitlang (bis zu einigen Stunden) unter Eiskühlung und vor Infektion geschützt aufbewahrt und transportiert werden können. Die Verfasser empfehlen dringend, die entnommenen Wasserproben für die bakterio-

logische Untersuchung lieber mit Eis gekühlt 2—3 Stunden
aufzubewahren und von ihnen dann an einem geeigneten
geschützten Ort lege artis und in aller Ruhe Gelatineplatten
in guter Ausführung anzulegen, als mit den primitivsten
Hilfsmitteln und unter den oft erschwerendsten Umständen
an Ort und Stelle, womöglich unter freiem Himmel, mangelhafte Kulturplatten herzustellen. Vor allem, wenn die Platten
mikroskopisch gezählt werden sollen, kommt es auf exakte saubere
Arbeit bei der Herstellung der Gußplatten an.

Fast jeder, der viel Wasseruntersuchungen auszuführen hat, stellt
sich sein Instrumentarium für die ambulante Untersuchung so zusammen, wie es ihm praktisch
dünkt. Wenn daher im folgenden bestimmte **Einrichtungen für die ambulante bakteriologische Wasseruntersuchung** beschrieben werden,
so soll das nicht heißen, daß andere
Zusammenstellungen minder praktisch sind. Jedenfalls hat sich die
im folgenden zu schildernde Apparatur in sehr zahlreichen Fällen
den Verfassern bestens bewährt.

Die sterilen Petrischalen stehen,
wie aus Fig. 76 zu ersehen ist, in
einer hohen Kupferbüchse inmitten
einer **Metalltrommel,** deren Deckel
mittels Gummidichtung wasserdicht
beim Zumachen schließt. Der ring-
förmige Raum um die Kupferbüchse
ist durch ein metallenes Reagenzglasgestell eingenommen, das auf
acht Füßen ruht, und in welchem
Gelatineröhrchen, Bouillonröhrchen, Röhrchen mit steriler physiologischer Kochsalzlösung oder dgl.
zur Herstellung von Verdünnungen
bequem aufrecht stehend Platz
finden. Im unteren äußeren Teil

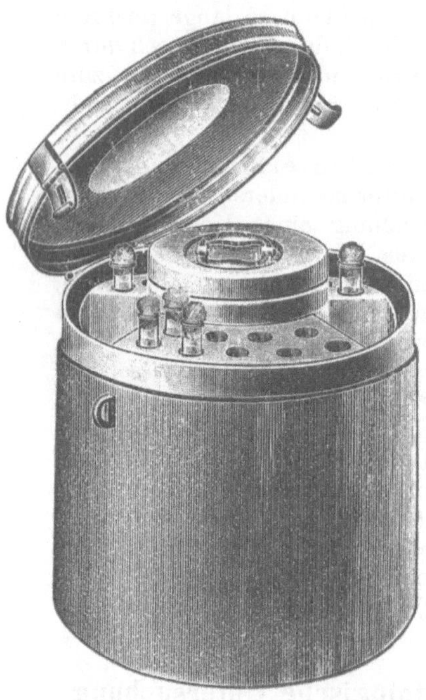

Fig. 76.

der Trommel bleibt reichlich Raum, um nötigenfalls Eis zur Kühlung
einzufüllen. Das Einfüllen des Eises geschieht durch die beiden im
Reagenzglasgestell ausgesparten Fallschächte. Am Boden der Trommel
kann noch ein kleiner Hahn zum Ablassen des Schmelzwassers eingelötet
werden. Die ganze Trommel ist von einem **Filzmantel** und einem Segeltuchüberzug umgeben, so daß ein zu schnelles Schmelzen des Eises verhindert wird. Ein Handgriff aus Leder ermöglicht einen leichten Transport. Die sterilisierten, in Kupferblechbüchsen befindlichen Wasserpipetten können nötigenfalls ebenfalls in der Trommel untergebracht
werden, finden aber auch in jeder Tasche Platz.

Notwendig für die Ausrüstung ist ferner ein kleines **Wasserbad** in handlicher Form. Das in Fig. 77 dargestellte, von Kolkwitz angegebene zusammenschiebbare Modell genügt allen praktischen Anforderungen und läßt sich bequem in der Tasche tragen. Man füllt das in ihm befindliche Reagenzglasgestell mit Gelatineröhrchen und fügt auch ein kurzes Thermometer bei. Das untere Bassin wird mit reinem Spiritus gefüllt. Zum Abflammen von Hähnen usw. vor Entnahme der Proben zur bakteriologischen Untersuchung bedient man sich zweckmäßig einer kleinen Spirituslötlampe (Fig. 78). Dieselbe kann im Notfalle auch zum Erhitzen des Wasserbades dienen.

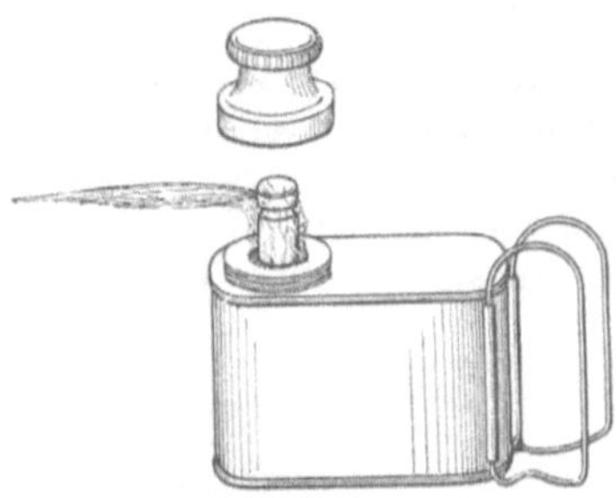

Fig. 78.

Will man Verdünnungen herstellen, so ist auch die Benutzung des oben (Fig. 61) beschriebenen einfachen **Holzklammerblocks** empfehlenswert.

Trommel, Wasserpipetten, Wasserbad und Holzklammern läßt man an der Stelle zurück (z. B. im Gasthaus oder dgl.), wo man später in Ruhe die Gelatineplatten anfertigen will. Für die eigentliche Probeentnahme nimmt man nur einen handlichen **Entnahmekasten** (Fig. 79) und das Lötlämpchen mit an Ort und Stelle.

Der Kasten, nach außen mit Filz gut isoliert und mit Segeltuchüberzug versehen, enthält in der Mitte einen herausziehbaren rechteckigen vernickelten Einsatzkasten, welcher durch eine durch Schraubdeckel verschlossene Öffnung mit zerkleinertem Eis beschickt werden kann. Rechts und links an den Führungswänden des Einsatz-

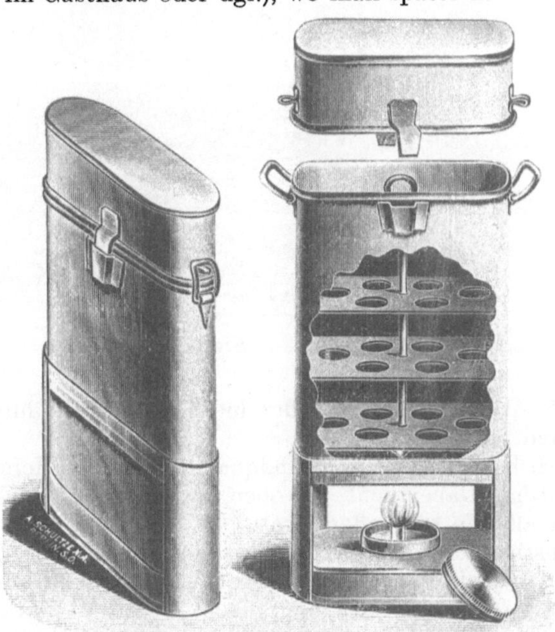

Fig. 77.

kastens befinden sich federnde, mit fortlaufenden eingestanzten Nummern versehene Klammern zur Aufnahme von sterilen Abschlagröhrchen oder leeren sterilen Reagenzgläsern. In einem seitlichen Abteil befindet sich der Sclavo-Czaplewskische Abschlagapparat, sowie eine Dosenlibelle und drei einzelne Nivellierschrauben mit breitem Fuß, auf welchen beim späteren Gießen der Platten der mit Eis gefüllte Einsatzkasten als Plattengießapparat horizontal gelagert werden kann.

Ist eine Wasserprobe entnommen, so wird das entsprechende Abschlagröhrchen — nachdem man eventuell die Öffnung der Halsspitze durch einen Tropfen Siegellack geschlossen hat — in eine Klammer eingeklemmt und die an der Klammer stehende Nummer im Notizbuch bei der entsprechenden Probe vermerkt usw. Auf diese Weise lassen

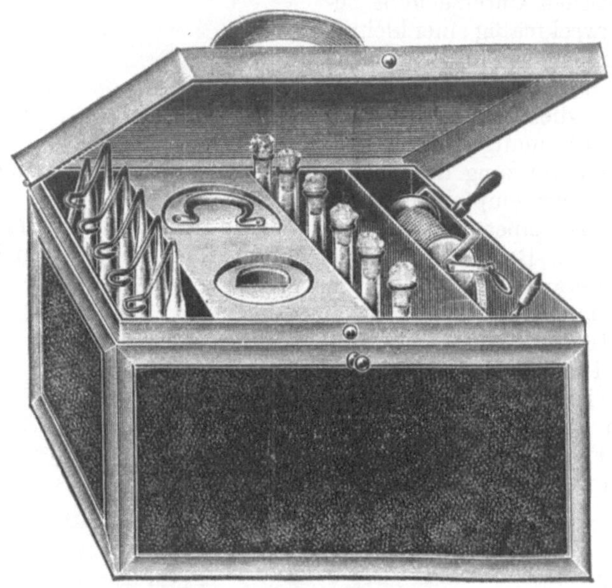

Fig. 79.

sich 12 Abschlagröhrchen oder mehr unter Eiskühlung bequem transportieren.

Nach Rückkehr in das Standquartier wird zur Herstellung der Platten geschritten. Dabei dient, wie oben erwähnt, der mit Eis gefüllte Einsatzkasten als **Plattengießapparat.**

Sonstige Zusammenstellungen von Apparaten für die ambulante bakteriologische Wasseruntersuchung sind von Heim, Hilgermann, Proskauer u. a. angegeben.

D. Apparate zur einwandfreien Entnahme von Wasserproben, in denen die gelösten Gase bestimmt werden sollen.

Besondere Schwierigkeiten entstehen, wenn Wasserproben entnommen werden sollen zur Bestimmung der in ihnen enthaltenen freien Gase, im besonderen des freien Sauerstoffs. Läßt man ein mit Sauerstoff nicht gesättigtes Wasser ohne weiteres in die Entnahmeflaschen (man benutzt dazu gewöhnlich ca. 300 ccm fassende enghalsige Flaschen, deren gesamter Inhalt nach der auf S. 41 beschriebenen Winklerschen Methode untersucht wird) einströmen, so nimmt es aus der sich ihm im

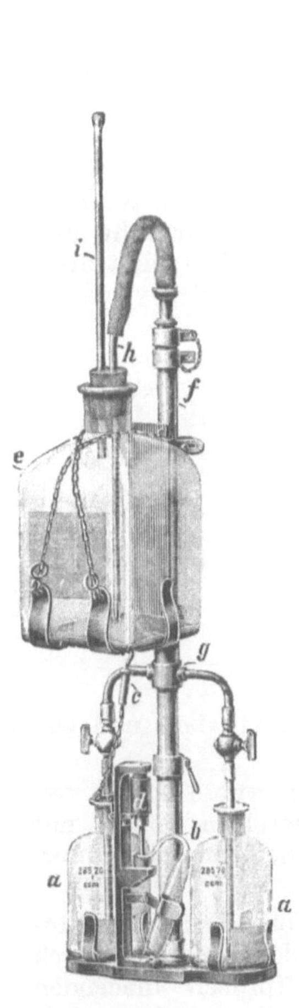

Fig. 80.

a, e Entnahmeflaschen. b Ab-
schlaggläschen. d Hammer mit
Auslösungskette c. g-f-h Steig-
leitung mit Rückschlagventil.
i Luftauslaß.

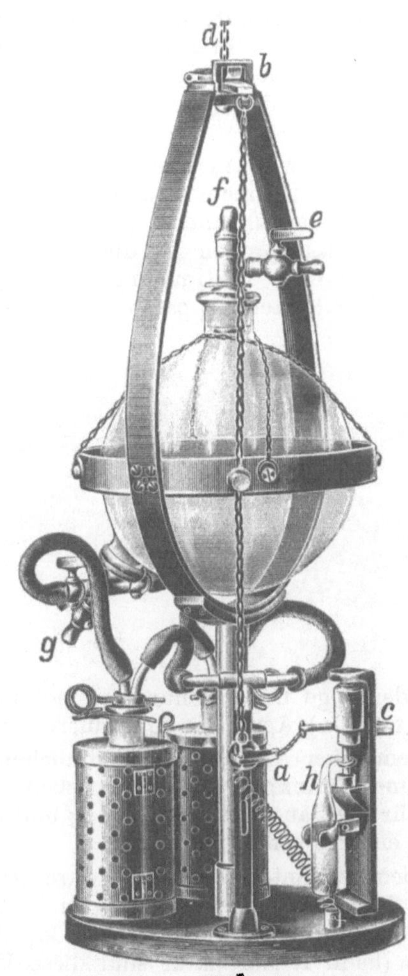

Fig. 81.

a Einlaßhahn. b Öffnungskette. c Auslösung des
Hammers. d Haltekette, zugleich Führung für das
Abschlaggewicht. e Lufteinlaß bei Entleerung.
f Rückschlagventil mit Luftauslaß. g Wasser-
auslaß. h Abschlagröhrchen.

Strudel beimengenden Luft begierig Sauerstoff auf. Das Ergebnis der Analyse entspricht dann nicht den Tatsachen. Man muß also **das zu untersuchende Wasser** längere Zeit **durch die zur Entnahme dienende Flasche hindurchpumpen,** damit sich das Wasser in der Flasche mehrmals erneuert. Dann wird man schließlich in der Flasche ein Wasser mit dem ursprünglichen natürlichen Gasgehalt haben. Da das Durchspülen mit einer Pumpe umständlich und zeitraubend ist (dasselbe wird nur bei der Entnahme von Wasserproben aus Rohrbrunnen u. dgl. nicht zu umgehen sein und dann zweckmäßig wie S. 291 geschildert ausgeführt werden), haben **Spitta und Imhoff (310)** einen **Apparat** konstruiert, bei welchem das Auswaschen der Flaschen automatisch geschieht. Der Apparat entnimmt ferner gleichzeitig selbsttätig eine Probe für die gewöhnliche chemische und eine Probe für die bakteriologische Untersuchung des Wassers.

Der Apparat wird in zwei Formen konstruiert, als bequemer zusammenlegbarer, an einem „Ausziehstock" (vgl. S. 307) zu befestigender **Reiseapparat (Fig. 80) und als größeres Modell**, im speziellen zur Entnahme von Wasserproben für die chemische, gasometrische und bakteriologische Bestimmung aus beliebigen Wassertiefen (Fig. 81). Der letztere Apparat wird an einem dünnen Seil versenkt.

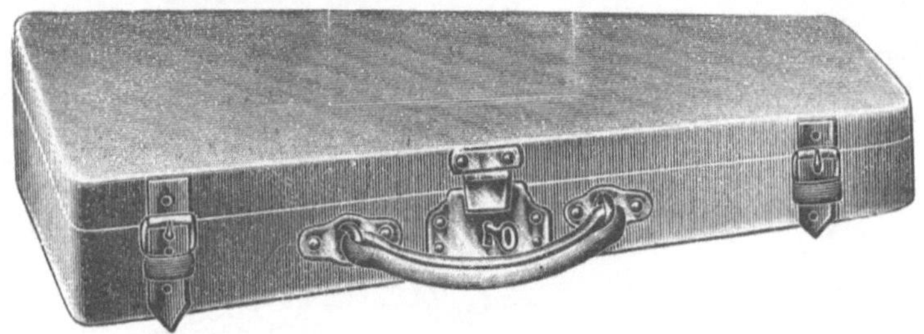

Fig. 82.

Für derartige Untersuchungen sind auch von Thiesing und von Ruttner (310a) Apparate konstruiert worden.

Ein einfacher Apparat nach ähnlichem Prinzip wurde später von **Behre und Thimme (320)** beschrieben. Mit demselben werden nur Proben für die Sauerstoffbestimmung und die übliche chemische Untersuchung entnommen.

Bei den genannten Apparaten durchströmt, infolge besonderer Anordnung der Gefäße, das Wasser beim Eintauchen des Apparates durch eigene Druckkraft die zur Aufnahme der „Sauerstoffproben" dienenden Flaschen (beim Reiseapparat sind diese Flaschen offen) und sammelt sich in einem größeren Gefäß (Flasche oder kugelförmiger Behälter) als Probe für die übrige chemische Untersuchung an. Beim Reiseapparat wird durch den Auftrieb dieses größeren Gefäßes automatisch und beim größeren Modell durch ein besonderes Fallgewicht in der gewünschten Tiefe die Entnahme der bakteriologischen Probe in Gang gesetzt [1]), sodaß die drei Proben gleichzeitig aus dem nämlichen Wasser stammen,

---

[1]) Das größere Modell ist ein vollständig geschlossenes System. Das Fallgewicht öffnet erst die Einströmungsöffnung für das Wasser, wenn der Apparat in die gewünschte Tiefe heruntergelassen ist.

also wirklich miteinander verglichen werden können, was bekanntlich bei der sonst üblichen getrennten Probeentnahme nacheinander streng genommen nicht zulässig ist. Der Reiseapparat ist in einem Transportbehälter (Fig. 82) bequem in der Hand zu tragen.

E. Apparate zur Entnahme von Wasserproben bei sehr starker Strömung.

Bei Flüssen mit sehr starker Strömung muss man sich der an festen Stangen befestigten Entnahmeapparate nach **Ohlmüller-Heise**

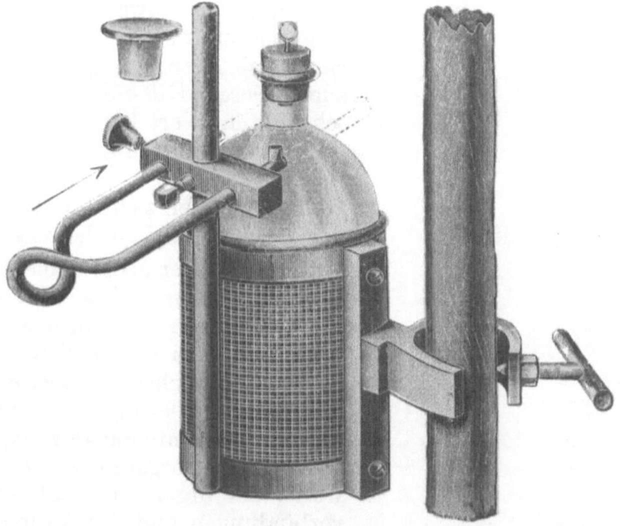

Fig. 83.

(Fig. 83) oder **Mayrhofer** (Fig. 84) bedienen. Der letztgenannte Apparat gestattet gleichzeitig die Entnahme einer bakteriologischen Probe.

F. Die Probeentnahme von Abwässern.

Besonderer Erwähnung bedarf noch die Probeentnahme von Abwässern. Dieselbe ist insofern besonders schwierig, weil die Beschaffenheit und Konzentration der Abwässer ständig zu wechseln pflegt. Hier besagt gewöhnlich eine einmalig entnommene Probe gar nichts. Will man ein leidlich zuverlässiges Bild der Abwasserzusammensetzung bekommen, so muß man bei städtischen Abwässern etwa stündlich von 6 Uhr morgens bis 8 Uhr abends und dann etwa 2—3stündlich bis 5 Uhr morgens Proben entnehmen und dieselben entweder für sich untersuchen oder in entsprechenden Mengen zu einer Mischprobe vereinigen. Auch die Frage, ob und welche Sink- und Schwimmstoffe man bei der Probeentnahme mitnehmen soll, macht Schwierigkeiten.

Man wird die **Stelle der Probeentnahme** tunlichst da zu wählen haben, wo eine gründliche Durchmischung der Abwässer und eine möglichst weitgehende Zerreibung der groben Schwimmstoffe (z. B. frischer Fäkalien) stattgefunden hat. Die Sinkstoffe werden dann allerdings durch die Analyse nicht mehr gefaßt.

Sollen **Abwasserreinigungsanlagen** auf ihre Wirksamkeit hin kontrolliert werden, so muß besonderes Gewicht darauf gelegt werden, daß man auch annähernd „korrespondierende" Proben erhält, d. h. es muß die Durchlaufszeit des Abwassers durch die Anlage in Rechnung gestellt und die Probeentnahme von „Rohwasser" und „gereinigtem Abwasser" darnach eingerichtet werden. Die Erfahrung hat allerdings gezeigt, daß auch dieses Hilfsmittel nur beschränkten Wert hat, da z. B. in Klärbecken die einzelnen Wasserteilchen in den verschiedenen Höhenschichten sich mit wechselnder Geschwindigkeit bewegen.

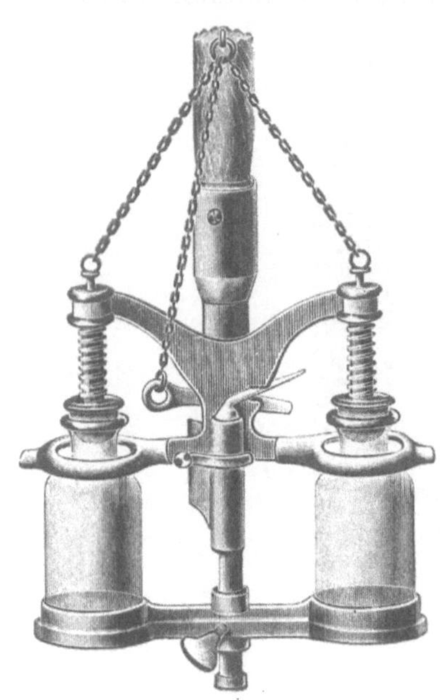

Fig. 84.

Es möge hier noch einmal daran erinnert werden, daß **Abwässer** mit vorwiegend organischen Bestandteilen bei der Aufbewahrung einer so schnellen Zersetzung zu unterliegen pflegen, daß für die spätere Bestimmung der Oxydierbarkeit, des organischen Kohlenstoffs, der organischen Stickstoffverbindungen und des Ammoniaks ihre **Konservierung** durch Zugabe von Schwefelsäure in gemessenen Mengen durchaus notwendig ist. Für die übrigen Untersuchungen empfiehlt sich Zugabe von etwa 2 ccm Chloroform auf 1—2 Liter Abwasser mit nachfolgendem kurzen Durchschütteln.

G. Die Probeentnahme von Flußwässern.

Die Forderung, bei Flußwasseruntersuchungen ebenfalls die Stromgeschwindigkeit bei der Probeentnahme oberhalb und unterhalb der Quelle der Verunreinigung mit in Rechnung zu ziehen, läßt sich zwar manchmal, meistens aber aus verschiedenen Gründen nicht erfüllen. Wenn der in Frage kommende verunreinigende Zufluß einigermaßen gleichmäßig dem Flusse zugeht, so ist der Fehler, welcher durch Außerachtlassung dieser Vorsicht entsteht, im allgemeinen auch unbedeutend, im andern Fall können die Analysen aber zu fehlerhaften Schlüssen verleiten. Vorschläge zu Einrichtungen über fortlaufende Probeentnahme von Flußwasser hat **Früh** gemacht (312).

Bei Flußuntersuchungen ist stets die Wasserführung zur Zeit der Probeentnahme, bezw. der Pegelstand zu berücksichtigen und zu vermerken.

H. Apparate zur Messung des elektrischen Leitvermögens von Wässern.

Die Messung des elektrischen Leitvermögens ist eine Methode, welche sich nicht nur empfiehlt, weil sie schnell auszuführen ist und daher

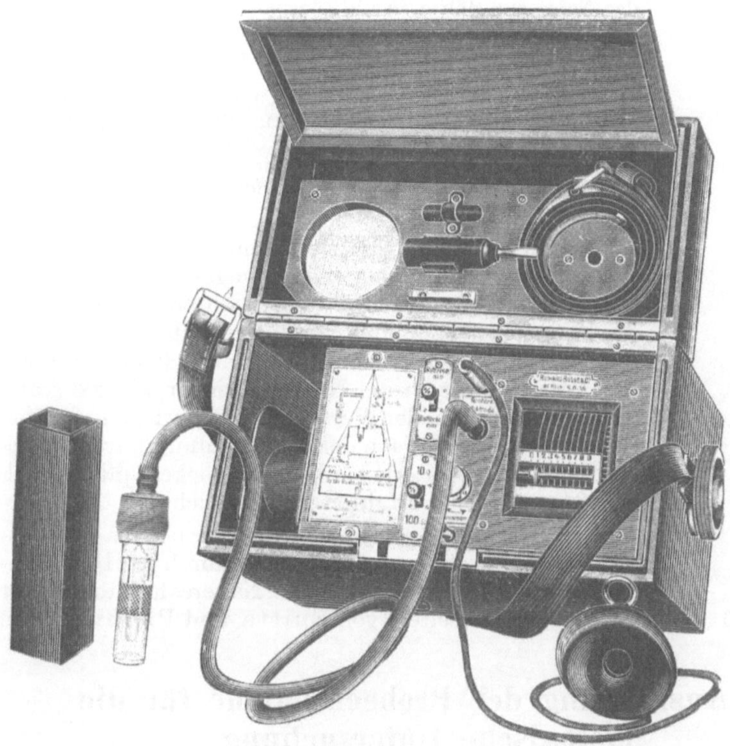

Fig. 85.

Handlicher Apparat zur Messung des elektrischen Leitvermögens von Wässern.
Nach Pleißner.

in wenigen Minuten über den Gehalt eines Wassers an Elektrolyten (vgl. S. 20) orientiert, sondern weil sie sich auch in bequemster Weise am Orte der Untersuchung benutzen läßt. Für diese ambulanten Zwecke hat die Firma Richard Bosse & Co., Berlin SO 36, nach den Angaben Pleißners (321) einen sehr kompendiösen transportablen Untersuchungskasten konstruiert (Fig. 85). Derselbe ist gegen Witterungseinflüsse geschüzt, und die in ihm untergebrachten Apparate (im besonderen das Induktorium und die Meßbrücke) zeichnen sich durch geschickte Anordnung und verhältnismäßig große Widerstandsfähigkeit aus. Als „Widerstandsgefäß" ist dem Apparat die Pleißnersche Tauch-elektrode (Fig. 86) beigegeben (24).

Sie besteht aus einer weiten, unten offenen und oben mit einem Kautschuk-stopfen verschlossenen Glasröhre a. In diese Glasröhre ist eine zweite engere Glasröhre b derartig eingeschmolzen, daß sie den Hohlraum c abtrennt, in den sie mit ihrem zugeschmolzenen Teile hineinragt. Der Hohlraum c füllt sich beim Eintauchen des Apparates mit der zu messenden Flüssigkeit, wobei die Luft aus den Löchern bei d entweicht. Ungefähr in halber Höhe des Hohlraums c sind in die Innenwand des äußeren Glasrohrs und in die Außenwand des inneren Glas-rohrs, einander gegenüber, zwei Zylinder aus feinmaschigem Platindrahtnetz so eingeschmolzen, daß die einzelnen Drähte der Netze zur Hälfte in die Glasmasse eingebettet sind. Als Elektroden stehen sich also zwei ineinander gestellte Draht-netzzylinder aus Platin gegenüber. Beide Drahtnetzzylinder sind durch starke Platindrähte mit mehrdrähtigen Leitungs-schnüren von $1^1/_4$ m Länge verbunden. Für die meisten Messungen in natürlichen Wässern, die einen spezifischen Widerstand von weniger als 2000 Ohm haben, empfiehlt es sich, die Platinnetze schwach platiniert zu verwenden. Die Tauchelektrode hat eine Widerstandskapazität (vgl. S. 21) von ungefähr 0,05.

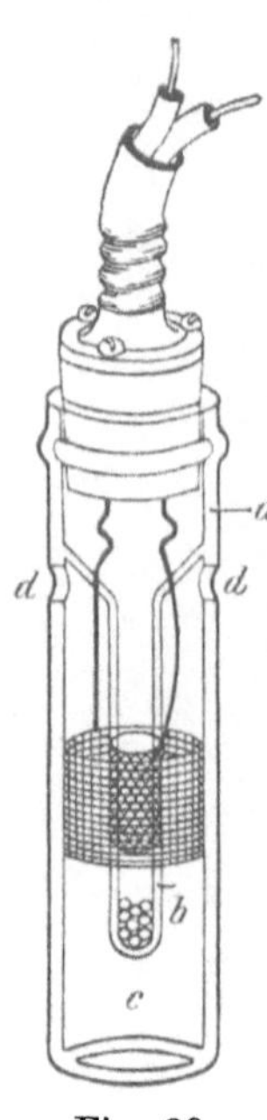

Fig. 86.

Mit der Methode der Bestimmung des elektrischen Leitvermögens läßt sich sehr schnell eine Veränderung des Salzgehalts eines Flußwassers durch Zuflüsse aller Art feststellen oder eine vorläufige Entscheidung dar-über treffen, ob eine Beeinflussung von Brunnen durch das Wasser eines in der Nähe fließenden Flusses statt-findet. Auch bei den Versuchen mit gelösten Stoffen (Kochsalz), welche man der Filterprüfung mittels farb-stoffbildender Bakterien vorauszuschicken pflegt (vgl. S. 284), ist das Verfahren sehr brauchbar.

Die Messung des elektrischen Leitvermögens von Wäs-sern kann auch automatisch durch selbstregi-strierende Apparate erfolgen. Näheres hierüber findet sich in den Arbeiten von Spitta und Pleißner (24).

4. Ausführung der Probeentnahme für die biologische Untersuchung.

A. Instrumentarium im allgemeinen.

Das Instrumentarium, welches für die Probeentnahme des Wassers für die biologische Untersuchung notwendig ist, zeichnet sich durch verhältnismäßige Einfachheit aus. Es ist zusammenhängend von Kolk-witz und von Wilhelmi (322) beschrieben worden. Da sich die biologische Untersuchung auf drei Objekte erstreckt, nämlich erstens auf das im Wasser treibende Material (Plankton), zweitens auf die am Ufer festsitzenden Organismen und drittens auf das Sediment (Schlamm), so müssen auch die Apparate nach diesen drei Richtungen hin ausgebildet sein.

Wir führen nur die wichtigsten an.

Als allgemeines Instrument ist zu nennen:

Der **Ausziehstock** (Fig. 87), im zusammengeschobenen Zustand etwa 30—70 cm lang, besteht aus teleskopartig ineinander eingepaßten Messingröhren mit Führungsschienen und Arretierung. Die äußerste Röhre ist mit gefirnißter Schnur bewickelt und mit einem Holzknopf versehen, um das Halten zu erleichtern.

Die innerste, dünnste Röhre trägt an ihrer 3 cm langen, mit einem Loch versehenen Spitze einen Stift an einem Messingkettchen. An diese Spitze werden mit Hilfe des Stiftes eine Reihe von Entnahmeapparaten bequem befestigt. Im ausgezogenen Zustand ist der Stock von verschiedener Länge, je nach den Abmessungen der äußeren Röhre und nach der Anzahl der ineinandergeschobenen Glieder. Eine Gesamtlänge von 1,2 bis 2 m dürfte für die meisten Zwecke ausreichen.

Der etwa bis 500 g wiegende Stock wird zweckmäßig in einem Segeltuchfutteral transportiert.

B. Entnahme von Plankton.

Zur Entnahme des im Wasser treibenden Materials wird an den Ausziehstock das **Planktonnetz** (Fig. 88) befestigt. Die Planktonnetze werden in verschiedener Größe und mit verschiedener Maschenweite hergestellt. Das filtrierende Material ist Seidenstoff (meist Müllergaze Nr. 20 oder 25), die gewöhnliche Größe (Länge) etwa 35 cm, die gewöhnliche Maschenweite $^1/_{15}$—$^1/_{20}$ mm. Das Netz endigt unten in einem Eimerchen aus Messing. Das Eimerchen hat ein nach abwärts gerichtetes Abflußröhrchen, an welchem ein mit einem Quetschhahn verschlossenes Stückchen Kautschukschlauch befestigt ist.

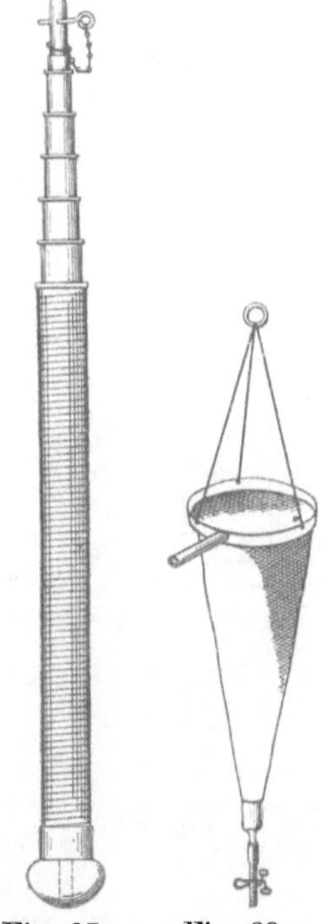

Fig. 87.   Fig. 88.

Das Netz wird entweder mittels des am Netzringe befindlichen seitlichen Ansatzes am Ausziehstock oder mittels des Ringes, welcher die drei Aufhängeschnüre vereinigt, an einer gewachsten Schnur befestigt. Vor jeder Untersuchung eines Wassers ist das Netz mit planktonfreiem Wasser (Leitungswasser) oder mit dem zu untersuchenden Wasser selbst bei abgenommenem Quetschhahn gut durchzuspülen, um fremdartige Bestandteile auszuwaschen. Dann wird der Quetschhahn aufgesetzt und das Netz, je nach dem Planktongehalt des zu untersuchenden Wassers, kürzere oder längere Zeit durch das Wasser hin und her bewegt, entweder von rechts nach links und umgekehrt oder von oben nach unten (an der Schnur). Da die Planktonorganismen je nach Lichtbedürfnis sich in verschiedenen Tiefenzonen des (ruhenden oder nur schwach bewegten) Wassers aufhalten, so ergeben die „Vertikalfänge" in solchen Fällen bessere Durchschnittsergebnisse als die „Horizontalfänge". Will man die Quantität des im Wasser vorhandenen Planktons (annähernd) ermitteln, so empfiehlt, wie schon erwähnt, Kolkwitz, als einfachste Methode, das Wasser mit einem Litermaß zu schöpfen und 50 Liter durch das Netz hindurchzugießen (vgl. S. 176). Zwecks Entleerung des Fanges läßt man das letzte Wasser aus dem Netz unter leichtem Schütteln herauslaufen, so daß eine konzentrierte Planktonaufschwemmung schließlich lediglich im Eimerchen verbleibt. Man hält nun ein geöffnetes Planktongläschen unter die Öffnung des Gummischlauches, öffnet den Quetschhahn und läßt die Suspension in das Gläschen einfließen. Eventuell kann man mit einigen Kubikzentimetern reinen

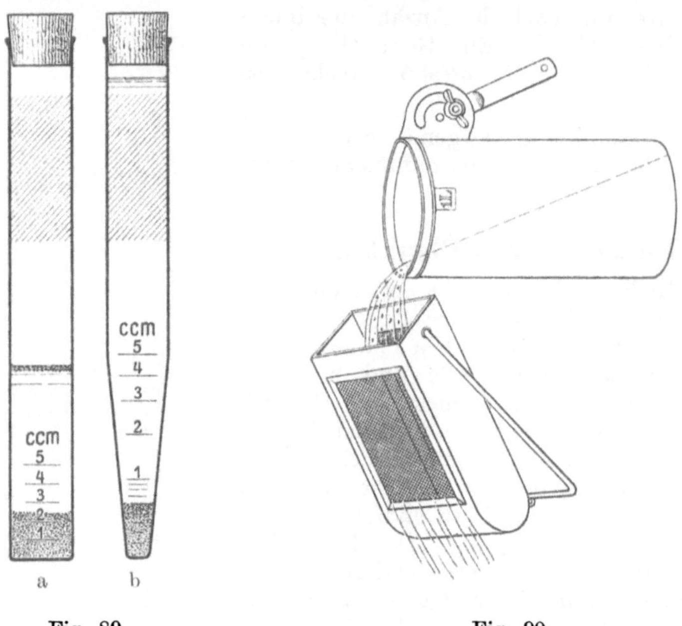

Fig. 89.

Fig. 90.

(Nach Kolkwitz.)

Wassers nachspülen. Die zylindrischen Planktongläser (vgl. Fig. 89a) haben eine Länge von 14 bzw. 28 cm und einen lichten Durchmesser von 16 mm. 1 cm Höhe entspricht 2 ccm Inhalt. Für kleinere Planktonmengen benutzt man besser konisch zugespitzte Gläser (Fig. 89b). Die Gläschen sind von unten nach oben von 1—5 ccm graduiert. Die in der Figur schraffiert gezeichneten Flächen dienen der Signatur. Die Gläschen werden zum Transport mit einem Korkstopfen verschlossen.

Statt des Planktonnetzes benutzt Kolkwitz auch ein kupfernes Planktonsieb (vgl. Fig. 90), dessen Maschen $^1/_{15}$ mm Seitenlänge haben. Namentlich für Abwasseruntersuchungen ist dieses Sieb vorzuziehen, da es sich weniger leicht verstopft und auch leichter (durch Überstreichen der feuchten Siebfläche mit einem Stückchen Kalihydrat) reinigen läßt als das Netz. Der sich in den Sieben ansam-

melnde Bodensatz wird durch Umkippen in Planktongläser eingefüllt.
Vgl. auch den Abschnitt: Bestimmung der suspendierten Stoffe, S. 65.
Wegen weiterer Behandlung der Proben vgl. S. 177 u. 175.

C. Erbeutung festsitzenden Materials.

Zur Erbeutung von am Ufer (Steinen, Pfählen usw.) festsitzenden Organismen dient der sog. „**Pfahlkratzer**" (Fig. 91), welchen man ebenfalls am Ausziehstock befestigt. Mit der scharfen Metallschneide am

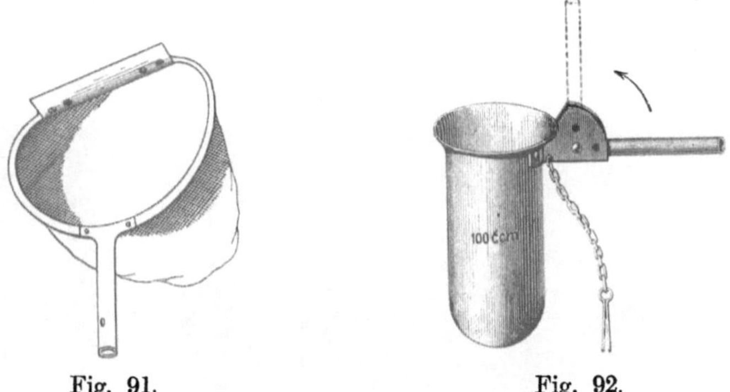

Fig. 91.Fig. 92.

Vorderrande des aus sog. Kongreßstoff gefertigten Netzbeutels wird
das Material so abgeschabt, daß es in den Beutel fällt.

D. Entnahme von Grund-(Schlamm-)Proben.

Zur Entnahme von Grund-(Bodenschlamm-)Proben sind mehrere
Instrumente gebräuchlich. Bei flachen Gewässern genügt vielfach
der einfache kleine **Schlammbecher** (Fig. 92), welchen man an dem Ausziehstock befestigt. Bei tieferen Gewässern muß die **Dretsche** (das
Scharrnetz) zur Anwendung gelangen. Fig. 95 zeigt eine viereckige,
zusammenklappbare Dretsche, welche leicht verpackt und transportiert
werden kann.

Der mit der Dretsche heraufgeholte Fluß- oder Seeboden bzw.
Schlamm muß auf die in ihm enthaltenen Organismen durchmustert
werden. Zu diesem Zweck entleert man den Inhalt der Dretsche, soweit
er nicht aus groben Steinen u. dgl. besteht, in ein flaches Schlammsieb
(Fig. 94). Dasselbe enthält zwei auswechselbare Drahtsiebböden von
1,0 und 0,5 mm Maschenweite. An den am Sieb befestigten Griffen
wird das Sieb bis zu halber Höhe in das Wasser getaucht und durch
Auf- und Niederschwenken alle Schlamm- und Erdpartikelchen abgeschwemmt. Es bleibt dann auf dem Netz nur das gröbere Material
zurück, das sind Schnecken, Schlammwürmer u. dgl. (falls nicht der
Schlamm „azoisch" ist) und sonstige Bestandteile fremdartiger Natur.
Will man sich über die Schichtung eines Fluß- oder Seebodens
oder dgl. orientieren. so benutzt man den **Schlammstecher** (Fig. 95).
Es besteht derselbe aus einem Messingrohr mit abgeschrägtem ge-

schärften Ende, welches durch Anschrauben von weiteren Rohrstücken beliebig verlängert werden kann. Man sticht mit dem Instrument einen Boden- oder Schlammzylinder heraus (falls die Konsistenz des Schlammes dies erlaubt) und entleert den Schlammzylinder aus dem Rohr sodann mit Hilfe eines ladestockähnlichen Drückers unmittelbar in einen ent-

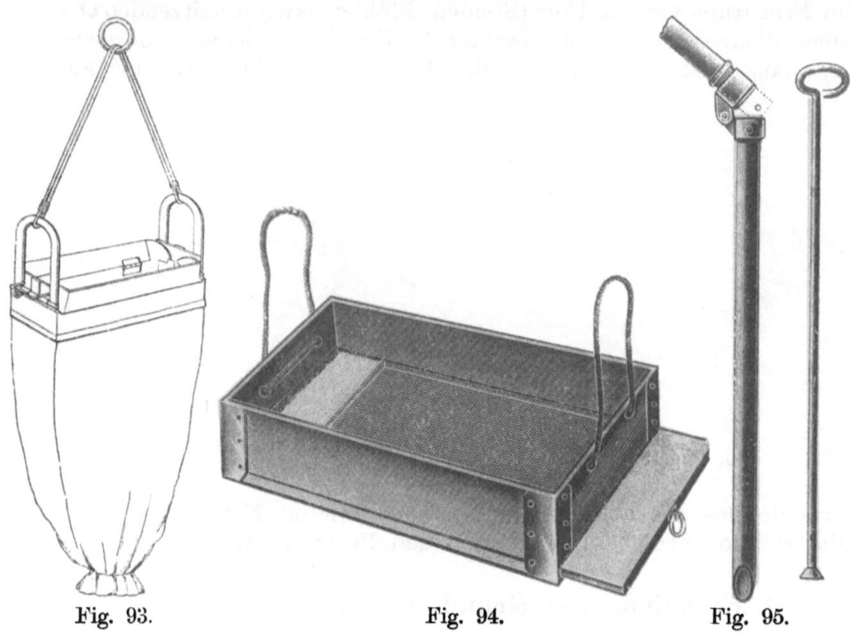

Fig. 93.   Fig. 94.   Fig. 95.

sprechend weiten Glaszylinder. Man kann dann bequem Art und Dicke der einzelnen Schichten beurteilen. Das Instrument ist aber wegen seines erheblichen Gewichts unbequem zu handhaben.

5. Die bei der Probeentnahme zu beachtenden sonstigen Gesichtspunkte.

Gleichzeitig mit der Probeentnahme ist auch einigen anderen Gesichtspunkten Aufmerksamkeit zu schenken. Es sind **Ort** und **Zeit** sowie **besondere Umstände** bei der Probeentnahme sorgfältig zu vermerken und die **Temperatur** des entnommenen Wassers **sogleich** sorgfältig zu messen (vgl. S. 16), eventuell auch der **Barometerstand** festzustellen. Dann sind tunlichst eine **Anzahl von Untersuchungen,** so auf Durchsichtigkeit, Farbe, Geruch, Geschmack, Reaktion, Ammoniak, salpetrige Säure, Salpetersäure, freie Kohlensäure und Sauerstoff, eventuell auch auf Eisen, Mangan und Härte **an Ort und Stelle** auszuführen (323).

Proben, in welchen die Oxydierbarkeit mittels Kaliumpermanganat bestimmt werden soll, sind zweckentsprechend zu **konservieren** (vgl. S. 165).

Die Einzelheiten über die Ausführung dieser Bestimmungen sind im vorhergehenden ausführlich mitgeteilt worden.

A. Berücksichtigung der örtlichen Verhältnisse.

Um die Ursachen und Wege der Verunreinigung von Wässern zu erforschen, muß eine sorgfältige Prüfung der örtlichen Verhältnisse der Probeentnahme vorausgeschickt werden. In dieser Hinsicht kommen in Betracht die Nachbarschaft von Ortschaften und deren Einrichtungen zur Entfernung der Abfallstoffe und Fäkalien, Fabriken und deren Beseitigung der Abwässer, Bergwerke hinsichtlich der Beschaffenheit ihrer Stollenwässer. Der Inhalt einer durchlässigen Düngergrube oder eines undichten Siels, die Nähe schlecht gepflasterter Viehställe oder von Ablagerungsstätten des Unrats kann beträchtliche Verunreinigungen des Grundwassers im Gefolge haben. Es wird ferner in manchen Fällen die Art des Landwirtschaftsbetriebes zu berücksichtigen sein, ob vorwiegend Acker-, Wiesen- oder Waldkultur vorhanden ist, ob Stalldünger oder sog. künstlicher Dünger (Kainit, Phosphorit, Thomasschlacke u. dgl.) zur Verwendung kommen, insofern die Gestaltung des Niederschlagsgebietes das Abschwemmen verunreinigender Stoffe begünstigt.

Nicht unbeachtet darf die Beschaffenheit des Bodens bleiben.

Ausgedehnte Flächen von Moor- oder Torfablagerungen verleihen dem Wasser bestimmte Eigenschaften, indem es daraus mitunter gelöste Huminsubstanzen aufnimmt, welche ihm eine gelbliche bis bräunliche Farbe verleihen. Für die Zusammensetzung des Wassers ist überhaupt die Art der geologischen Formation maßgebend, indem dasselbe infolge seiner lösenden Kraft und durch die chemische Einwirkung bereits vorhandener Stoffe Bestandteile des Bodens in sich aufnimmt. In sehr anschaulicher Weise kommen diese Vorgänge in der folgenden Tabelle nach E. Reichardt zum Ausdruck.

Genauere Angaben über die chemische Beschaffenheit des Wassers verschiedener Herkunft finden sich bei Bunte (324).

Von größter Bedeutung für die Filtrationskraft eines natürlichen Bodens ist seine Korngröße u. a. m. Wegen etwa notwendig werdender Untersuchungen des Bodens in dieser Beziehung muß auf Spezialwerke verwiesen werden (325).

Handelt es sich um die Wasserversorgung durch Brunnen, so ist die genaue Besichtigung und Prüfung der lokalen Verhältnisse besonders wichtig, ja unumgänglich. Eine solche Besichtigung kann Mißstände aufdecken, die jede weitere Untersuchung mittels physikalischer, chemischer und bakteriologischer Methoden entbehrlich machen (vgl. auch Kapitel VI, Abschnitt 3), denn es muß als Grundsatz aufgestellt werden, daß eine durch den Augenschein bewiesene zweifellose Möglichkeit der Infektion eines Brunnenwassers, so lange sie nicht beseitigt werden kann, genügt, um einen Brunnen als Trinkwasserspender zu beanstanden.

Die Möglichkeit der Infektion wird gegeben durch mangelhaften Schutz des Grundwassers an der Entnahmestelle von oben (unzureichende Abdeckung des Brunnenschachtes, Mangel geeigneter Ab-

	1 Liter Wasser enthält mg						
bei Quellwasser aus der Formation des	Abdampfrückstand	Salpetersäure N_2O_5	Chlor (Cl)	Schwefelsäure (SO_3)	Kalk (CaO)	Magnesia (MgO)	Die darin vorhandenenorganischen Stoffe verbrauchten mg Sauerstoff
Granits .... a	24	—	3,3	3,9	9,7	2,5	0,8
Granits .... b	70	—	1,2	3,4	30,0	9,1	0,2
Granits c	210	—	Spur	10,3	44,8	21,0	0,2
Melaphyrs	160	—	8,4	17,1	61,6	22,5	0,9
Basalts..........	150	—	Spur	3,4	31,6	28,0	0,1
Tonsteinporphyrs	25	...	—	3,4	5,6	1,8	0,4
Tonschiefers ..... a	120	—	2,5	24,0	50,4	7,3	—
Tonschiefers ..... b	60	—	8,8	1,7	2,8	3,6	0,9
Tonschiefers c	70	Spur	2,0	5,0	5,6	1,8	0,8
Tonschiefers ..... d	180	Spur	10,6	10,0	44,0	10,8	1,0
bunten Sandsteins .. a	225	9	4,2	8,8	73,0	48,0	0,7
bunten Sandsteins .. b	300	4	3,2	3,4	95,2	7,2	0,5
bunten Sandsteins .. c	190	Spur	8,9	27,5	39,2	28,0	0,2
bunten Sandsteins .. d	90	—	7,5	—	10,0	3,6	0,1
Muschelkalkes	325	0,2	3,7	13,7	129,0	29,0	0,4
dolomitischen Kalkes ..	418	2,3	Spur	34,0	140,0	65,0	0,3
bei einer Gipsquelle...	2365	Spur	16,1	1108,3	766,0	122,5	Spur

wässerableitung aus der Umgebung des Brunnens) oder von der Seite her (in der Nähe liegende undichte Senkgruben u. dgl., wasserdurchlässige Schachtwände).

Durch Brunnenordnungen sind in verschiedensten Gegenden Deutschlands und stellenweise auch im Ausland die Grundsätze festgelegt, nach welchen Brunnen in hygienisch einwandfreier Weise zu bauen und zu pflegen sind, und nach welchen sie überwacht werden sollen. Fig. 96 gibt die notwendigen Erläuterungen, Als Beispiele nennen wir die Brunnenordnungen von Hamburg und der Bezirke Lothringen, Unter-Elsaß und Ober-Elsaß (326). So zweckmäßig derartige Brunnenordnungen sind, sollte man es trotzdem vermeiden, die Brunnen zu sehr nach der Schablone zu beurteilen, vielmehr wird man besser von Fall zu Fall eine Entscheidung treffen. So wird man z. B. bei einem zur zentralen Wasserversorgung dienenden Brunnen sehr hohe Anforderungen hinsichtlich des Schutzes seines Wassers gegen Infektion stellen, diese Anforderungen können dagegen bis zu einem gewissen Grade heruntergesetzt werden dort, wo es sich um die Wasserversorgung durch Einzelbrunnen handelt. Von diesen ist wieder ein zum öffentlichen Gebrauch bestimmter Gemeindebrunnen kritischer zu beurteilen als ein Brunnen, der zur Versorgung der Bewohner eines einzelnen Hauses dient. — Die Erfahrung lehrt, daß die Infektion der Kesselbrunnen vorwiegend durch Eindringen von Schmutzwässern unmittelbar in die Schachtöffnung oder die oberen Teile eines undichten Schachtes erfolgt, in zweiter Linie erfolgt die Infektion der Brunnenwässer häufig von der Seite her durch

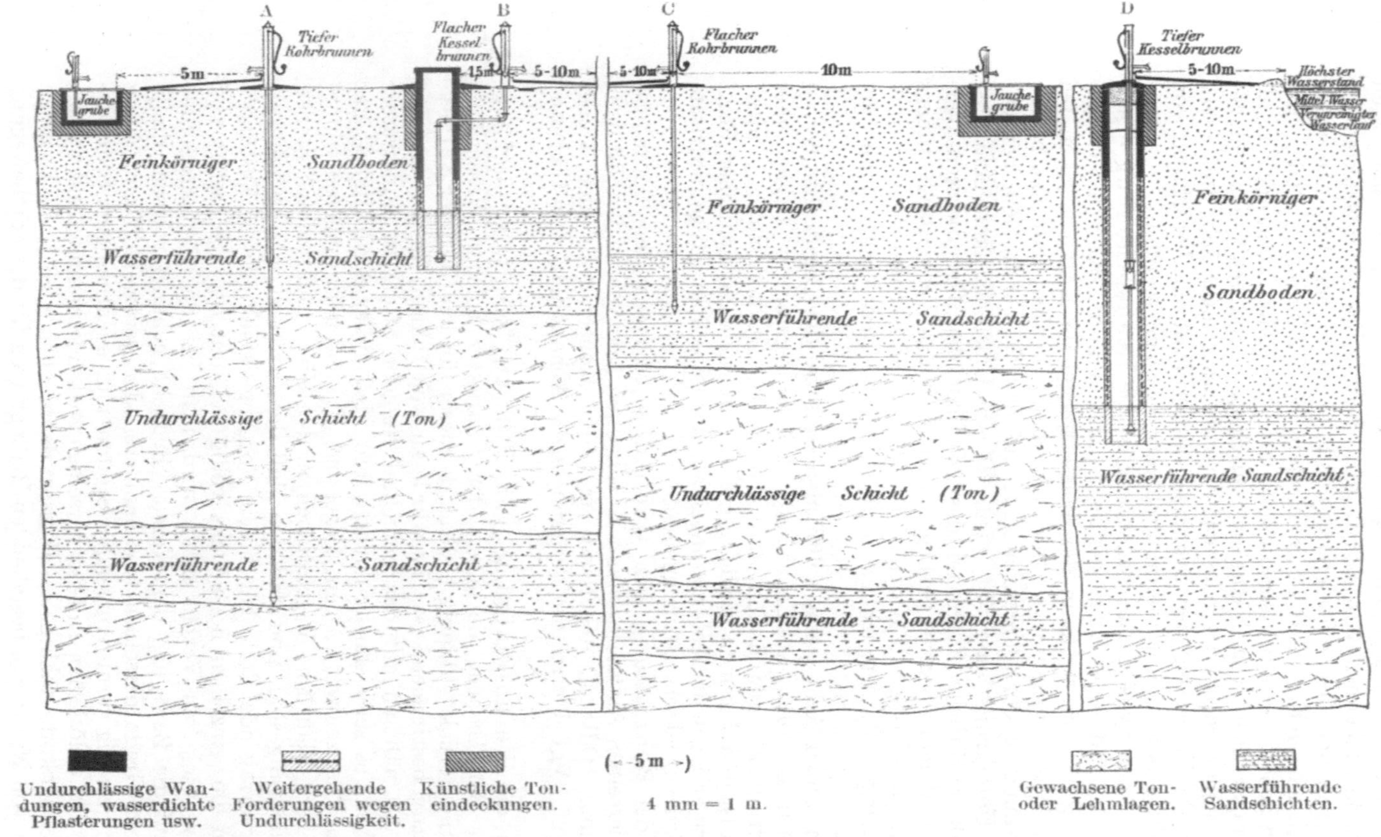

Fig. 96.   Schematische Darstellung der durchschnittlichen hygienischen Mindestforderungen für Einzelbrunnen nach einer Reihe von in Deutschland erlassenen Brunnenordnungen.   (Nach einer im Reichs-Gesundheitsamt gefertigten Darstellung.)

einen mangelhaft filtrierenden Boden. Das mittelbare Eindringen
von Krankheitskeimen von der Bodenoberfläche her in senkrechter
Richtung in den Grundwasserstrom und damit in den Brunnen spielt
praktisch eine geringere Rolle, wenigstens bei feinkörnigem Boden und
nicht zu hohem Grundwasserstande. Immerhin sollte, wenn der Grund-
wasserträger nicht von Natur aus durch eine undurchlässige Schicht
(Ton usw.) überdeckt ist oder das Grundwasser nicht sehr tief steht,
die nächste Umgebung des Brunnens künstlich durch Aufbringen von
Lehmschlag oder dgl. wasserundurchlässig gemacht werden.

Von großer hygienischer Bedeutung ist die Beanspruchung eines
Brunnens und seine Ergiebigkeit. Liefert z. B. der Wasserträger
nur wenig Wasser, so kann der Wasserspiegel im Brunnen schon bei
mäßiger Wasserentnahme so stark abgesenkt werden, daß eine starke
Saugwirkung in der Depressionszone auf das Wasser in dem benachbarten Untergrund ausgeübt wird. Dieser Umstand kann eine ausreichende natürliche Filtration des zuströmenden Grundwassers verhindern und dem Übertritt pathogener Keime in das Wasser des Brunnens
gegebenenfalls Vorschub leisten. Brunnen mit reichlichem Wasserzufluß
oder geringer Beanspruchung sind in dieser Beziehung minder ge-
fährdet.

Nicht außer Acht lassen sollte man stets bei der Begutachtung von
Einzelbrunnen, zumal auf dem Lande, daß die Herstellung „hygienischer
Musterbrunnen" gewöhnlich aus Mangel an Geldmitteln gar nicht
möglich ist und daß man häufig, um überhaupt einen hygienischen Fort-
schritt zu erzielen, die Anforderungen auf das unbedingt nötige niedrigste
Maß wird zurückschrauben müssen.

Bei der Beurteilung von Quellen ist besonders dem Speisungs-
gebiet derselben Aufmerksamkeit zu schenken (geologische Verhältnisse,
Bewaldung, Ödland, Ackerland) und der Konstruktion der Quell-
fassungen. Vgl. hierzu die ausgezeichnete Abhandlung von Gärtner
(304).

Was die Verunreinigung von Flüssen betrifft, so darf un-
geachtet der Ursache derselben der Charakter solcher Wasserläufe
nicht ohne Berücksichtigung bleiben, da dieser für den Grad der Selbstreinigung bestimmend ist. Es würde zu weit führen, im vorliegenden
Werke des näheren auf das Schicksal fremder Stoffe im Flußwasser
einzugehen, es sei vielmehr nur erwähnt, daß außer der Tätigkeit der
niederen Pflanzenwelt (Algen, Pilze und Bakterien im engeren Sinne)
auch höhere pflanzliche Vegetationen an den Ufern und seichten Stellen
von Bedeutung sind, und daß das Maß der Strömungsgeschwindigkeit
eine hervorragende Rolle bei diesem Vorgange spielt, dessen Zustande-
kommen im einzelnen noch nicht völlig bekannt ist. Abgesehen von
diesen verwickelten Verhältnissen wird man bei der Probeentnahme
schon auf die Bewegung des Wassers Bedacht nehmen müssen, da je
nach dem Grade derselben eine innigere oder geringere Vermischung
mit den jeweilig verunreinigenden Stoffen und eventuell eine Sedimen-
tierung des unlöslichen Anteils derselben zustande kommt, und weiterhin die Sauerstoffaufnahme des Wassers davon abhängig ist. Es kommen
hier die von Natur aus bestehenden Bedingungen für die Fortbewegung

des Flußwassers in Betracht, wie beispielsweise die Abflachung des Geländes und dementsprechende Windung und Schlängelung des Flußlaufes. Nicht minder wichtig sind die von Menschenhand geschaffenen Behinderungen der Strömung in Form von Wehren und anderen Stauvorrichtungen. Der Vergleich von Proben ober- und unterhalb solcher Anlagen bietet oft einen sehr lehrreichen Einblick in die obwaltenden Verhältnisse.

In Fällen, wo die Menge der zugeführten Unratstoffe als bekannt vorausgesetzt werden darf, wird hinsichtlich des Grades der Verunreinigung bzw. hinsichtlich der Verminderung derselben auf natürlichem Wege (Selbstreinigung) ein klares Bild erzielt, wenn man die relativen Zahlen der Analyse in absolute Werte übersetzen kann. Dies setzt allerdings eine annähernd sichere Kenntnis der Flußwassermenge zur Zeit der Probeentnahme voraus. Es kann nicht Aufgabe des hygienischen Beurteilers sein, in dieser Hinsicht eigene Ermittelungen anzustellen; vielmehr wird sich derselbe zur Erreichung seines Ziels mit den diesbezüglichen Behörden (Flußbauämtern) oder anderen technischen Sachverständigen ins Benehmen setzen müssen.

Das gleiche gilt von den Messungen zur Feststellung der Ergiebigkeit eines Grundwasserstroms oder einer Quelle sowie von Abwassermengen. Gute Anleitung zur Hydrometrie gibt das kleine Werk von W. Müller (327).

B. Berücksichtigung meteorologischer Verhältnisse.

In vielen Fällen ist es angezeigt, gewissen meteorologischen Verhältnissen Beachtung zu schenken. Lufttemperatur und eventuell auch der Luftdruck sind, wie schon erwähnt, fast stets zu vermerken. Bei flachen Oberflächengewässern oder bei solchen von geringer Strömung und insbesondere in der Nähe des Meeres (an den Mündungsstellen von Flüssen) sind die Stärke und die Richtung des Windes beeinflussend für die Zusammensetzung des Wassers. Auch die Menge der Niederschläge, welche der Untersuchung vorangegangen sind, kann von besonderer Bedeutung sein. Im allgemeinen wird man große, plötzliche Regenmengen und anhaltende Trockenheit zu umgehen suchen, falls nicht zur Zeit eines dieser Zustände die Untersuchung gerade wünschenswert erscheint (Quellen). Denn es ist eine bekannte Erfahrung, daß zutage liegende Wasserflächen nach starken Regengüssen mehr organische Substanzen und Bakterien führen, welche von den umliegenden Ländereien zugeschwemmt werden, und andererseits bei geringer Niederschlagsmenge mehr durch Grundwasser und Quellen versorgt werden, welche je nach der geologischen Formation eine Bereicherung an anorganischen Bestandteilen bedingen. Bisweilen ist auch das innerhalb des Bodens sich bewegende Wasser derartigen Veränderungen durch atmosphärische Niederschläge unterworfen.

C. Die Vorbereitung auf die Probeentnahme.

Die Entnahme von Wasserproben unter gleichzeitiger Berücksichtigung aller in Frage kommender Verhältnisse und Nebenumstände stellt häufig verhältnismäßig hohe Anforderungen an die Umsicht und das Gedächtnis des Untersuchers. Dabei muß die Probeentnahme oft unter widrigen Verhältnissen ausgeführt werden, welche ein ruhiges Überlegen an Ort und Stelle erschweren.

Es kann daher nur dringend empfohlen werden, sich nach Möglichkeit schon vorher einen Operationsplan zurecht zu legen, vor allem aber sich ein Schema zum Einzeichnen aller notwendigen Daten herzustellen. Auf diese Weise wird am ehesten dem Unterlassen wichtiger Beobachtungen und dem Vergessen von Notizen vorgebeugt über Befunde, welche nachträglich meist gar nicht mehr oder nur mit großer Mühe zu beschaffen sind.

Aus den Ausführungen im vorstehenden Abschnitt V ergibt sich deutlich, daß es anzustreben ist, Probeentnahme und Untersuchung des Wassers in eine Hand zu legen. Die ungemeine Wichtigkeit der Kenntnis der örtlichen Verhältnisse für die Beurteilung eines Wassers, namentlich bei Brunnen und Quellen, die mannigfachen Gesichtspunkte, welche bei der Probeentnahme zu berücksichtigen sind, will man nicht durch die Untersuchungsergebnisse irregeführt werden, lassen es in sehr vielen Fällen geradezu geboten erscheinen, daß der Begutachter gleichzeitig der Entnehmer der Wasserproben ist. Dies gilt ganz besonders für die Proben zur bakteriologischen Untersuchung und man wird den Standpunkt vieler Hygieniker und Nahrungsmittelchemiker nur richtig finden können, welche grundsätzlich bakteriologische Untersuchungen, namentlich die Feststellung der Keimzahlen, ablehnen, wenn nicht sie selbst oder ein sachverständiger Beauftragter die Proben persönlich entnommen hat. Allein die Verhältnisse der Praxis sind leider manchmal stärker als die wissenschaftlichen Überzeugungen, und so findet man, daß die Untersuchung eingesandter Wasserproben nicht gerade selten ist. Man sucht dann die Erhebungen, die der Analytiker eigentlich selbst an Ort und Stelle hätte vornehmen müssen, zu ersetzen durch Protokolle, die man dem mit den Schöpfem der Probe Beauftragten an der Hand eines Fragebogens niederschreiben läßt. Die Verfasser halten ein solches Vorgehen für einen Notbehelf, der unter Umständen entschuldbar ist durch die Schwierigkeiten, die Kosten und die Zeitversäumnis, welche eine Reise des Sachverständigen nach dem Orte der Untersuchung bzw. der Entnahmestelle mit sich zu bringen pflegt. Bakteriologische Untersuchungen eingesandter Proben würden wir aber nur in den wenigen Fällen für erlaubt halten, wo es sich um die Feststellung von Krankheitserregern im Wasser oder allenfalls um die Untersuchung auf den Gehalt eines Wassers an Darmbakterien (Bacterium coli) handelt.

Im folgenden geben wir einige Anweisungen wieder, welche für die Entnahme von Proben durch nicht oder nur unvollkommen geschulte Personen gegeben worden sind, ohne uns alle Einzelheiten der Vorschriften damit zu eigen machen zu wollen. Sie werden manchem Leser einen willkommenen Anhalt dafür bieten, wie in solchen Fällen vorzugehen ist.

Anhang.

Formulare der Preußischen Landesanstalt für Wasserhygiene, Berlin-Dahlem.

Anweisung zur Entnahme von Wasserproben.

Allgemeine Vorschriften.

A. Von jeder zu untersuchenden Probe sind mindestens 3 Liter zu senden. Zur Versendung sind vollkommen reine, mit dem zu untersuchenden Wasser wiederholt (mindestens dreimal) vorgespülte Glasflaschen zu verwenden, möglichst solche mit Glasstopfen. In Ermangelung derartiger Flaschen sind die Flaschen mit neuen Korken zu verschließen. Im allgemeinen sind die Flaschen nicht zu versiegeln. Ist eine Versiegelung der Flasche angezeigt, so ist der Kork zu verschnüren und das Siegel nicht auf dem Korke, sondern an der Verschnürung anzubringen. Ort und Zeit der Entnahme sind auf den Flaschen anzugeben. Auf dem Begleitschein muß angegeben sein, wer den Auftrag zur Untersuchung erteilt, wie die Flasche bezeichnet ist und wohin das Untersuchungsergebnis zu senden ist.

Bevor das Wasser zur Untersuchung aufgefangen wird, muß der **Brunnen** unmittelbar vorher mindestens 20 Minuten hindurch langsam und gleichmäßig abgepumpt werden, wobei bei Kesselbrunnen darauf zu achten ist, daß das ausgepumpte Wasser nicht wieder in den Brunnenkessel zurückläuft.

Hat der Brunnen nur wenig Wasser, oder ist kurz vor der Entnahme zu irgend welchen anderen Zwecken schon eine größere Wassermenge abgepumpt worden, so kann die Zeitdauer des oben geforderten Abpumpens entsprechend beschränkt werden.

Bei Brunnen ohne Pumpenrohr wird ein vorher sorgfältig außen und innen gereinigter, zweckmäßig unmittelbar vor der Benutzung mit heißem Wasser ausgespülter Eimer in den Brunnenkessel hinabgelassen und so zum Schöpfen des Wassers benutzt.

Bei **Wasserleitungen** muß das Wasser unmittelbar vor der Entnahme mindestens 20 Minuten lang ablaufen gelassen werden.

Quell-, Fluß-, Teichwässer werden ohne weiteres in die oben näher beschriebenen Flaschen gefüllt.

B. Jeder zu untersuchenden Wasserprobe ist ein ausgefüllter Fragebogen beizufügen; Formulare (vgl. das folgende) übersendet auf Anfordern die Landesanstalt.

Fragenbogen, betreffend die Untersuchung von Wasser[1])

aus .... in .... (Ortsangabe).

Kreis .... Regierungsbezirk

1. Anlaß, aus welchem die Untersuchung beantragt wird? (Forderung der Aufsichtsbehörde usw.)
2. Zweck der Untersuchung des Wassers? (Angabe, ob es sich um Trink- und Wirtschaftswasser oder um Kesselspeisewasser handelt, oder um Gebrauchswasser für bestimmte andere gewerbliche Zwecke und um welche.)
3. Art der Entnahme: Bohrbrunnen, Kesselbrunnen, Quelle, Wasserlauf, See, Teich, Wasserleitung usw.? und Vorrichtung zur Wasserhebung (Hand- oder Dampfpumpe, Zieheimer usw.)?

---

[1]) Die Untersuchung von Wasserproben, welche der Landesanstalt eingesandt werden, kann sich auf die physikalische, chemische und mikroskopische (biologische) Beschaffenheit erstrecken.

Die bakteriologische Bestimmung der Keimzahl liefert an eingesandten Proben kein einwandfreies und sicheres Ergebnis. Ein solches ist im allgemeinen nur dann zu erhalten, wenn die Keimzahlprüfung in sachverständiger Weise an Ort und Stelle eingeleitet ist.

4. Wenn es sich um einen **Bohrbrunnen** handelt:
    a) Wie tief ist der Brunnen?
    b) Wie tief unter Terrain liegen die obersten Eintrittsöffnungen in den Brunnen?
    c) Wie tief unter Terrain steht der Wasserspiegel?
    d) Ändert sich der Wasserstand mit der Jahreszeit, bei Regengüssen oder mit dem Wasserspiegel eines benachbarten Wasserlaufes, und wie groß sind die Änderungen?

5. Wenn es sich um einen **Kesselbrunnen** handelt:
    a) Wie tief ist der Brunnen?
    b) Wie tief unter Terrain steht der Wasserspiegel?
    c) Ändert sich der Wasserstand mit der Jahreszeit, bei Regengüssen oder mit dem Wasserspiegel eines benachbarten Wasserlaufes, und wie groß sind die Änderungen?
    d) Beschaffenheit der Wände und der Sohle des Brunnens? (Baustoff: Holz, Feldsteine, Ziegel, Fugen gemauert, zementiert oder mit Moos oder anderem Material verstopft usw.?)
    e) Ist der Brunnenkessel über Terrain, und wenn ja, wie hoch über dasselbe geführt, oder befindet sich der Brunnenrand in gleicher Höhe wie das den Brunnen umgebende Terrain? Ist der Brunnenkessel offen oder abgedeckt? Womit ist er abgedeckt? Greift der Brunnendeckel über den Kesselrand über oder nicht? Ist der Deckel befestigt oder nur lose aufgelegt?
    f) Ist das Pumpenrohr, falls ein solches vorhanden, nach oben oder seitlich aus dem Brunnenkessel herausgeführt?
    g) Wie fließt das beim Pumpen vorbeilaufende Wasser ab? Ist etwa die Möglichkeit vorhanden, daß es in den Brunnenkessel zurückfließt?

6   a) Wann ist der Brunnen angelegt?
    b) Sind in der Zwischenzeit Ausbesserungen ausgeführt worden, und welcher Art sind sie gewesen?
    c) Ist der Brunnen augenblicklich in gutem Zustande?

7.   a) Wie groß ist die dem Brunnen bei dem gewöhnlichen Gebrauche durchschnittlich **täglich entnommene Wassermenge**?
    b) Findet dabei eine Absenkung des Spiegels statt?
    c) Ist etwas Genaues über die **Ergiebigkeit** bekannt?

8. Wie lange unmittelbar vor der Entnahme der Wasserprobe wurde der Brunnen abgepumpt?

9. Wenn es sich um eine **Quelle** handelt:
    a) Ist ihre Ergiebigkeit durch Messung festgestellt?
    b) Wie groß ist sie in trockener Jahreszeit?
    c) Ist die Temperatur der Quelle gleichmäßig oder wechselnd in den verschiedenen Jahreszeiten? Liegen bestimmte Messungen der Temperatur vor?
    d) Ist die Quelle gefaßt und in welcher Weise?

10. Wenn es sich um **Oberflächenwasser** handelt:
    a) Ist das Bett natürlich oder künstlich?
    b) Sind Filter in Anwendung, und welcher Art sind sie?

11.   a) Liegt die Entnahmestelle (Brunnen, Quelle) im **Überschwemmungsgebiet**?
    b) Wie häufig im Jahre und zu welchen Jahreszeiten sind Überschwemmungen beobachtet worden?
    c) Wann zum letzten Male vor der jetzigen Probeentnahme?

12. Ist die obere Erdschicht natürlich oder aufgeschüttet? Eventuell: Womit ist sie aufgeschüttet? (Sand, Bauschutt usw.)

13. Was ist über den geologischen Aufbau der Erdschichten, worin der Brunnen, die Quelle oder der Wasserlauf sich befindet, insbesondere über die wasserführenden Schichten bekannt? (Bei Brunnen Angabe des Bohrprofils.)

14. Befinden sich menschliche Niederlassungen in der Nähe der Wasserentnahmestelle (des Brunnens, der Quelle usw.) und in welcher Entfernung davon?

15. Befinden sich in der Nähe der Wasserentnahmestelle (des Brunnens, der Quelle usw.) und in welcher Entfernung davon Abortanlagen, Mistgruben, Ställe, Fabriken (welcher Art) oder sonstige Anlagen (z. B. Kirchhöfe), die ihrer Lage nach einen ungünstigen Einfluß auf das Wasser haben können? Führen in der Nähe des Brunnens, der Quelle oder sonstigen Wasserentnahmestelle öffentliche Wasserläufe, Abflußkanäle oder Abzugsgräben oder Rinnsteine vorbei; wie ist ihr Gefälle, in welcher Bodenart liegen sie und wie sind ihre Wandungen beschaffen?

16. Wenn die Entnahme der Probe aus einer Wasserleitung erfolgte:

    a) Kommt die Leitung von einer Quelle her oder von welcher sonstigen Wassergewinnungsstelle?

    b) Führt die Leitung zu öffentlichen Brunnen oder in Wohnhäuser?

    c) Ist diese Leitung offen oder geschlossen? Sind die Röhren aus Holz, Ton, Zement, Eisen, Blei oder aus welchem sonstigen Baustoff angefertigt?

    d) Wie lang ist die Leitung? Führt sie durch menschliche Niederlassungen?

    e) Wann ist die Leitung angelegt? Sind in der Zwischenzeit Ausbesserungen ausgeführt worden, und welcher Art sind sie gewesen?

    f) Wie lange unmittelbar vor der Entnahme wurde die Leitung laufen gelassen?

17. Wie sind Aussehen, Geschmack, Geruch und Temperatur des Wassers gewöhnlich, und wie waren sie zur Zeit, als die Probe entnommen wurde?

18. Wie hoch war die Lufttemperatur zur Zeit der Probenahme?

19. Zeigt das Wasser zuweilen Veränderungen und welcher Art sind sie? Trübt sich gelegentlich das sonst klare Wasser?

.... den .... 192.....

(Unterschrift.)

....

Bayerische Anweisungen.

Anweisung für die Entnahme, Verpackung und Versendung von Proben zur Untersuchung durch die Untersuchungsanstalten für Nahrungs- und Genußmittel.

Entnommen aus der Entschließung des Bayerischen Staatsministeriums des Innern, betr. die Überwachung des Verkehrs mit Nahrungsmitteln, Genußmitteln und Gebrauchsgegenständen vom 24. Dezember 1912. (Amtsblatt des Staatsministeriums des Innern 1913, S. 39.)

Besondere Vorschriften bei Entnahme von Wasser zur chemischen Untersuchung.

Es sind mindestens 2 Liter einzusenden, zur Verpackung sind am besten neue, vollkommen reine Flaschen aus hellem Glase zu verwenden, die mit neuen Korken verschlossen sind (Steinkrüge, Rotweinflaschen dürfen nicht benutzt werden). Vor der Einfüllung sind die Flaschen mit Sand und etwa $^1/_3$ Wasserfüllung mehrere Minuten lang zu schütteln, dann solange auszuwaschen, bis sie vollständig klar und rein sind. Hierauf sind sie mit dem zu prüfenden Wasser zwei- bis dreimal auszuspülen, sodann mehrmals vollständig zu füllen, zu entleeren und dann erst mit der zu versendenden Probe zu füllen. Die Korke sind in einem reinen, sonst nicht oder wenig benutzten Gefäße längere Zeit auszukochen und mit dem zu untersuchenden Wasser sorgfältig zu reinigen. Die verschlossenen Flaschen sind zu siegeln und mit der Bezeichnung des Namens und des Dienstsitzes des Beamten, der die Probe entnommen hat und mit der Angabe des Ortes und der Zeit der Probeentnahme zu versehen. In die Bezeichnung ist außerdem noch die Plannummer des Grundstückes, auf dem sich der Brunnen oder die Quelle befindet, bei Quellen überdies eine möglichst genaue Beschreibung ihrer Lage, mit Angabe ihrer Himmelsrichtung von dem Mittelpunkte der Plannummer aus, aufzunehmen.

Die versiegelten Flaschen sind in verschlossenen Kisten oder Körben zu versenden, in denen die leeren Zwischenräume durch Stroh oder Holzwolle auszufüllen sind.

Wenn durch die chemische Untersuchung eine Verunreinigung des Wassers durch gesundheitsschädliche Stoffe festgestellt werden soll, so ist Wasser aus Pumpbrunnen nach wenigen, das Rohr ausspülenden Pumphüben, Wasser aus Wasserleitungen nach längerem Auslaufen zu entnehmen. Bei offenen Brunnen, aus denen das Wasser geschöpft wird, darf die Flasche nicht durch Eintauchen gefüllt werden. Das Wasser muß vielmehr in die Flasche mit einem sorgfältig gereinigten Schöpfer eingegossen werden; bei niedrigem Wasserstande ist hierbei darauf zu achten, daß der Schöpfer nicht den Boden berührt, damit nicht durch Aufwirbeln von Schlamm oder anderen Bodenteilen sonst nicht vorhandene Verunreinigungen in das Wasser gelangen.

Wenn durch die chemische Untersuchung die allgemeine Zusammensetzung des Wassers zur Feststellung seiner Eignung als Trinkwasser ermittelt werden soll, so ist das Trinkwasser aus Pumpbrunnen (oder Versuchsbrunnen bei Vorerhebungen für Grundwassererschließungen) erst dann zu entnehmen, wenn durch längeres Pumpen von etwa 10 Minuten Dauer das in der Saugleitung stehende und schon länger im Brunnen befindliche Wasser entfernt ist. Wasser aus gefaßten Quellen soll erst nach sorgfältiger Reinigung des Quellschachts, Wasser aus ungefaßten Quellen erst dann entnommen werden, wenn die Quelle mindestens einen Tag vorher so gereinigt und hergerichtet worden ist, daß die Flaschen möglichst nahe am Ursprung und unter möglichster Vermeidung des Eindringens von Erde, Sand, Schlamm und Pflanzen gefüllt werden können. Wasserproben aus Tiefbrunnen, aus tiefen Quelltümpeln, die mit keiner Pumpe oder sonstigen Wasserhebevorrichtungen versehen sind, sind nicht aus dem Oberflächenwasser, sondern aus dem Tiefenwasser zu entnehmen. Zu diesem Zwecke sind die Flaschen mit Korken leicht zu verschließen und die Korke mit entsprechend langen Drähten zu versehen. Die Flaschen sind alsdann, mit einem schweren, sorgfältig gereinigten Gegenstande belastet, durch einen am Flaschenhalse befestigten Strick in die gewünschte Tiefe zu lassen; dann ist durch einen Zug am Drahte der Kork von der Flasche zu lösen und die Flasche möglichst rasch in die Höhe zu ziehen. Auch hier ist ein Aufwirbeln von Schlamm oder anderen Bodenteilchen möglichst zu vermeiden. Soll das Wasser zur Anlage einer Wasserversorgung dienen, so empfiehlt es sich, die Wasserproben zweimal — einmal nach längerer Trockenzeit und einmal nach längerer Regenzeit — zu entnehmen und untersuchen zu lassen.

Für die Beurteilung des Wassers auf Grund chemischer Untersuchung sind die äußeren Verhältnisse in der Umgebung des Wasserursprungs von großer Bedeutung. Über diese Verhältnisse ist eine genaue Beschreibung nach der (folgenden) Anlage III aufzunehmen.

Anlage III.

Beschreibung bei der Entnahme von Wasserproben für die chemische Untersuchung.

1. **Name und Dienstsitz des Beamten,** der die Probe entnommen hat.
2. **Grund oder Zweck der Untersuchung** (Verdacht auf Verunreinigung, Feststellung der Eignung des Wassers als Trinkwasser für eine Wasserversorgung oder dgl.).
3. **Zeit der Probeentnahme** (Tag und Stunde).
4. **Ursprung des Wassers:**
    Stammt das Wasser aus einem Brunnen, aus einer Quelle (aus einem Flusse oder einem See)?

    Plannummer des Grundstücks, auf dem sich der Brunnen oder die Quelle (der Flußteil oder See) befindet; bei Quellen außerdem genaue Beschreibung der Lage mit Angabe der Himmelsrichtung vom Mittelpunkte der Plannummer aus.
    a) Bei Wasser aus Brunnen:
    Ist der Brunnen geschlagen, gegraben oder gebohrt?
    Besteht er aus Schürflöchern, ist er ein Schachtbrunnen, ein Röhrenbrunnen oder eine Zisterne?

Wie ist die Vorrichtung zur Wasserhebung beschaffen? Ist der Brunnen
  ein Schöpf-, Zieh- oder Pumpbrunnen? Sind die Brunnenstöcke
  aus Holz oder Eisen? Wie tief ist die wasserführende Schicht von
  der Erdoberfläche aus gemessen? (Flach- oder Tiefbrunnen?)
Sind Drainagen zur Sammlung von Grundwasser angelegt, wie tief
  liegen sie unter der Oberfläche?
Wie ist der Brunnen abgedeckt?
Wann ist der Brunnen angelegt worden? Sind in der Zwischenzeit
  Ausbesserungen ausgeführt worden? wenn ja, welcher Art? Sind
  faulende Holzteile mit dem Wasser in Berührung?
Ist der Wasserstand im Brunnen beständig oder wechselt er mit der
  Jahreszeit, mit Regenfall oder mit dem Wasserspiegel eines benach-
  barten Wasserlaufes?
Ist die Oberflächenerdschicht gewachsen (natürlich) oder aufgeschüttet
  (künstlich)?
Befindet sich der Brunnen im Bereiche menschlicher Niederlassungen
  oder auf freiem Felde oder im Walde?
Befinden sich in der Nähe des Brunnens Abtrittsanlagen, Mist oder
  Jauchegruben, Ställe oder Fabriken oder sonstige Gewerbebetriebe;
  wenn ja, in welcher Entfernung und was für Gewerbebetriebe?
Führen in der Nähe des Brunnens Abflußkanäle oder Abzugsgräben
  vorbei; wenn ja, wie ist deren Gefälle und was für Abwasser führen
  sie?
Wird der Brunnen regelmäßig oder nur ausnahmsweise benützt?

b) **Bei Wasser aus Quellen:**
Ist die Quelle gefaßt? In welcher Weise? In welcher Tiefe?
Sind Drainagen angelegt zur Sammlung der einzelnen Quellströme?
  In welcher Tiefe unter der Erdoberfläche, unter welcher Erdschichte
  (Lehm, Letten Sand, Felsen)?
Wo ist die Quelle gelegen (in einem Walde, einer Wiese, einem Acker,
  in der Nähe eines Flusses, Baches, Ablaufs)?
Wie weit sind die nächsten menschlichen Niederlassungen entfernt,
  welcher Art sind diese (Wohnhäuser, Fabrikanlagen oder sonstige
  Gewerbebetriebe)?
Wie viel Liter Wasser liefert die Quelle in der Minute?
Wechselt die Schüttung mit der Jahreszeit, nach Regenfall oder nach
  dem Wasserstande eines benachbarten Wasserlaufs?
Ist die Quelle in einer Leitung zu verschiedenen Entnahmestellen
  (zu öffentlichen Brunnen, in Häuser) geführt? Ist diese Leitung
  offen oder geschlossen? Aus welchem Stoffe sind die Leitungsrohre
  gefertigt: aus Holz, Ton, Zement, Eisen, Blei usw.? Sind sie in
  gutem Zustande? Wie lang ist die Leitung? Führt sie durch menschliche Niederlassungen?
Wann ist die Leitung angelegt worden? Wurden in der Zwischenzeit
  Ausbesserungen ausgeführt; wenn ja, welcher Art?

5. Beschaffenheit des Wassers.

Aussehen, Geschmack, Geruch und gewöhnliche Temperatur des Wassers?
Zeigen diese Eigenschaften gelegentliche Veränderungen? Welcher Art
  sind diese, treten insbesondere zeitweise Trübungen des sonst klaren
  Wassers auf?
War das Wasser bei der Entnahme vollständig klar? Trübt es sich beim
  Stehen in der Luft, scheidet sich ein rostbrauner Niederschlag ab?

...., den ..   ..   .. 192..

Unterschrift des die Probe entnehmenden
Beamten (Beauftragten).

Anweisung für die Entnahme von Wasserproben für die bakteriologische Untersuchung.

Entnommen aus der Bekanntmachung des Bayerischen Staatsministeriums des Innern über die Betriebsordnung der Bakteriologischen Untersuchungsanstalten vom 6. September 1910 (gekürzter Text).

Gefäße zur Entnahme und Übersendung von Wasserproben sind von Fall zu Fall aus den Anstalten zu beziehen. Wenn es zur einwandfreien Gewinnung der Untersuchungsstoffe (wie Wasser) oder sonst zu Abgabe eines Gutachtens erforderlich ist, so entsenden die Anstalten einen geeigneten Beamten zur Entnahme des Stoffes oder zur Vornahme der Ortsbesichtigung.

1.—5. . . . . . .

6. Bezüglich der Entnahme von Wasserproben.

Die zur Versendung des Wassers geeigneten Gefäße werden in sterilisiertem Zustande von den Untersuchungsanstalten bereitgehalten und auf Verlangen zugesandt.

a) Zur Festsetzung der Keimzahl des Wassers.

Aus beständig laufenden Quellen und Brunnen können die Wasserproben ohne weiteres entnommen werden.

Aus Leitungshähnen läßt man das Wasser mindestens eine Viertelstunde lang kräftig laufen, bevor man die Probe entnimmt; die Auslaufmündung ist vor der Öffnung des Hahnes mit einer Gas- oder Spiritus-Lötlampe gründlich abzuflammen.

Aus Pumpbrunnen (Schacht-, Schlag- oder Rohrbrunnen) entnimmt man die Wasserprobe erst nach mindestens einviertelstündigem, kräftigen Pumpen.

Bei Schacht- oder Kesselbrunnen wird dringend empfohlen, vor der Probeentnahme solange pumpen zu lassen, bis ungefähr das Fünffache der zu Beginn im Schachte stehenden Wassermenge weggepumpt ist. Um dies festzustellen, berechnet man den lichten Querschnitt des Brunnens (bei kreisrundem Querschnitt: halben Durchmesser mal halben Durchmesser mal 3,14, bei viereckigem Querschnitt: Länge mal Breite, alles in Metern gemessen) und mißt die Höhe des in ihm stehenden Wassers mit einer Meßlatte oder einer beschwerten Schnur. Durch Vermehrung der beiden Maße (Querschnitt und Höhe) miteinander findet man die im Brunnen stehende Wassermenge. Ferner mißt man mit Hilfe eines Meßgefäßes die Wassermenge, die durch einen Pumpenhub gefördert wird. Indem man die berechnete, im Brunnen stehende Wassermenge durch jene Wassermenge, die durch einen Pumpenhub gefördert wird, teilt und die gefundene Zahl dann mit 5 vermehrt, erhält man die Zahl der Pumpenhübe, die vor der Probeentnahme gemacht werden müssen.

(Folgt genaue Anweisung zur Füllung der Flasche.)

Unmittelbar vor oder nach der Probeentnahme sind die Temperaturen der Luft und sodann die des ausfließenden Wassers mit dem im Kasten befindlichen Thermometer zu messen. Die gefundenen Temperaturen sind mit genauen Angaben über die Herkunft des Wassers und der Zeit der Probeentnahme der Untersuchungsanstalt unter Bezeichnung der Nummern der gefüllten Flaschen zu melden.

Sobald als möglich wird nach der Füllung der Versandflaschen der Blechbehälter, in dem die Flaschen im Kasten stehen, durch die mit „Eis" bezeichnete Öffnung mit feingestoßenem Eis oder mit Schnee unter Zusatz von etwas Wasser gefüllt; hierbei ist sorgfältig darauf zu achten, daß die Papierhüllen der Versandflaschen nicht naß werden. Die Einwurföffnung wird dann gut verkorkt. Der Kasten wird versperrt und der Schlüssel gut eingewickelt am Handgriff des Kastens beigebunden.

Der Kasten muß auf dem kürzesten Wege (mittels Eilboten, Schnellzug) an die Untersuchungsanstalt gesendet werden. Der Zeitpunkt der Probeentnahme ist unter Rücksichtnahme auf die Eisenbahnverbindung u. dgl. so zu wählen, daß zwischen der Probeentnahme und der Ankunft der Proben in der Anstalt möglichst wenig Zeit vergeht. Die Untersuchungsanstalt ist von dem Eintreffen der Proben rechtzeitig vorher zu benachrichtigen, damit die Untersuchung sogleich nach der Ankunft der Proben begonnen werden kann.

Wenn das zu untersuchende Wasser nicht fließt und auch nicht gepumpt werden kann, die Versandflaschen also nicht durch Unterhalten unter den Wasserstrahl gefüllt werden können, oder wenn eine zuverlässige Person zur Probeentnahme nicht vorhanden ist, endlich in allen wichtigeren Fällen empfiehlt es sich, die Proben durch einen Beamten der Anstalt an Ort und Stelle entnehmen zu lassen.

b) Zum Nachweise von Krankheitskeimen im Wasser.

Da Krankheitskeime, die in Wasser gelangt sind, im allgemeinen wieder rasch aus dem Wasser verschwinden, so ist die Probe sofort zu entnehmen. Es können deshalb auch nicht erst sterilisierte Gefäße zur Probeentnahme aus der Untersuchungsanstalt bezogen werden. Man nimmt vielmehr eine gewöhnliche Wasser-, Wein- oder Bierflasche, reinigt sie zunächst gründlich außen und innen, füllt sie dann vollständig mit reinem Wasser und legt die gefüllte Flasche, ohne sie zu verschließen, sowie einen neuen, gut passenden Kork in einen Topf mit reinem Wasser, so daß die Flasche vollständig unter Wasser taucht. Das Wasser in dem Topfe wird durch Erhitzen zum Sieden gebracht und mindestens eine halbe Stunde lang im Kochen erhalten. Wenn das Wasser im Topfe wieder genügend abgekühlt ist, wäscht sich der Probeentnehmer gründlich die Hände mit Seife und Bürste, dann wenn möglich mit einer Desinfektionslösung (wie $70^0/_0$ Alkohol, $5^0/_0$ Kresolseifen-, $3^0/_0$ Formalin-, $1^0/_{00}$ Sublimatlösung) und holt, ohne die Hände vorher abzutrocknen oder irgend einen anderen Gegenstand zu berühren, die Flasche aus dem Topfe heraus, entleert sie vollständig und füllt sie durch Unterhalten unter den Wasserstrahl mit dem zu untersuchenden Wasser. In diesem Falle, in dem es sich um den Nachweis von Krankheitskeimen handelt, darf der Brunnen vor der Probeentnahme nicht länger ausgepumpt werden, die Flasche ist schon nach wenigen Pumpenhüben, die nur das Rohr ausspülen sollen, zu füllen. Die gefüllte Flasche wird sofort mit dem im Topfe mitausgekochten Korke verschlossen, gut zugebunden oder versiegelt, bruchsicher verpackt und so rasch als möglich an die Untersuchungsanstalt gesendet. In der warmen Jahreszeit soll die Flasche wenn möglich in Eis (Eis und Sägespäne) verpackt werden.

Bei Schöpf- oder Ziehbrunnen, oder wenn die Vermutung besteht, daß die Krankheitskeime (Cholerakeime) gerade an der Oberfläche des im Schachtbrunnen stehenden Wassers angesammelt seien, auch bei Pumpbrunnen, läßt man die Flasche mit einem daran befestigten Gewichte an einer Schnur in den Brunnen hinab und läßt sie von der Oberfläche weg vollaufen. Gewicht und Schnur müssen an der Flasche vor dem Auskochen befestigt und mit ihr ausgekocht worden sein.

VI. Die Beurteilung der Untersuchungsergebnisse.

Ein Bild über die Beschaffenheit eines Wassers (Trinkwassers, Nutzwassers) wird man sich nur durch eine eingehende Untersuchung desselben verschaffen können. Die Möglichkeit, hieran Schlüsse über dessen Verwendbarkeit und Zulässigkeit zu verschiedenen Zwecken zu knüpfen, ist nur hierdurch gegeben; jedoch ist die Bildung eines zutreffenden Urteils aus solchen Anhaltspunkten allein in mancher Hinsicht mit Schwierigkeiten verbunden. Die Veränderungen des Wassers, welche durch geologische Ursachen bedingt sind, und diejenigen, welche durch physikalische Einwirkungen hervorgerufen werden, sind sehr verschiedene. Beide sind an die Örtlichkeit gebunden, und schon aus diesem Grunde wird es nicht angehen, bestimmte Regeln für die Beurteilung aufzustellen. Man hat allerdings versucht, Grenzwerte oder Vergleichszahlen anzugeben; doch sind solche Zahlen nur als ungefähre Anhaltspunkte für die durchschnittliche Wasserbeschaffenheit verwertbar [1]). Wir erinnern nur an die verschiedenartige Zusammensetzung, welche Reichardt bei Wässern verschiedenen Ursprunges nachgewiesen hat (vgl. S. 312); die chemische Zusammensetzung, für sich betrachtet, vermag gewöhnlich allein keine Grundlage zu geben, das Wasser zu verwerfen oder gutzuheißen. Es müssen vielmehr hierbei, wie schon angedeutet, noch andere Verhältnisse berücksichtigt werden. Sehr häufig wird man in der Lage sein, die richtige Ansicht auf dem Wege des Vergleichs zu gewinnen. Man wird beispielsweise aus der Beschaffenheit eines Quell- oder Brunnenwassers nicht auf die Zusammensetzung des Grundwassers in dieser Gegend schließen, sondern man wird infolge der durch den Augenschein gewonnenen Überzeugung nach etwaigen Verunreinigungen fahnden und sich durch Prüfung von Wässern in der Umgebung, welche in dieser Beziehung einwandsfrei sind, unterrichten, inwieweit die gehegte Vermutung zutreffend ist. Ebenso wäre es irrig, aus einer Analyse auf die Verunreinigung eines Flusses oder eines anderen zutage liegenden Gewässers zu schließen; auch hier ist auf deren Ursache Bedacht zu nehmen, und nur der Unterschied in der Zusammensetzung des Wassers an einem Punkt, wo deren Einwirkung ausgeschlossen ist, gegenüber einem solchen, wo eine vollständige Vermischung des zugeführten Unrates erwartet

---

[1]) Nur in diesem Sinne sind sie auch im folgenden zu verstehen.

werden darf, wird den Grad der stattgehabten Verunreinigung erst richtig würdigen lassen. Es ist hierauf schon bei der Schilderung der Maßregeln für die Probeentnahme aufmerksam gemacht worden, und diese können nicht genügend betont werden, um voreilige Schlüsse zu verhüten. Wohl zu bedenken sind auch die zeitlichen Schwankungen in der Beschaffenheit des Wassers. Besonders Quellen, natürlich aber auch alle Oberflächenwässer, können in dieser Beziehung je nach den atmosphärischen Verhältnissen (Regenfälle!) u. dgl. zeitweise eine sehr verschiedene Zusammensetzung haben.

Von geringerem Belang für die Beurteilung des Wassers ist die Art seiner Verwendung. Wir müssen zwar einen Unterschied machen zwischen Trink- und Nutzwasser, und namentlich an letzteres werden von industrieller Seite gewisse Anforderungen gestellt, welche für die gedeihliche Entwicklung der betreffenden Gewerbezweige entschieden zu berücksichtigen sind. Dagegen müssen wir vom hygienischen Standpunkt von dem Wasser, welches im Haushalt oder in der nächsten Umgebung unserer Wohnung Verwendung findet, den gleichen Grad von Güte und Reinheit verlangen wie für das Trinkwasser, insofern nicht zwingende Gründe (Unmöglichkeit der Beschaffung des nötigen Bedarfes) eine solche Forderung vereiteln. Es mag noch darauf hingewiesen werden, daß ein verunreinigtes Nutzwasser Schädigungen unserer Gesundheit ebenso wie der Genuß verunreinigten Trinkwassers im Gefolge haben kann. Mit solchem Wasser bringen wir Stoffe in unsere nächste Nähe, deren Zersetzungsfähigkeit zur Herbeiführung unhygienischer Zustände geeignet ist; andererseits ist die Möglichkeit gegeben, daß das Wasser Krankheitserreger mit sich führt, welche bei oder in unseren Wohnstätten günstige Bedingungen für eine gedeihliche Weiterentwicklung finden.

Aus diesen Gründen halten wir es für zweckdienlich, eine Scheidung zwischen Trink- und Nutzwasser bei der Besprechung der Beurteilung desselben nicht eintreten zu lassen. Nicht minder schwierig als die Beurteilung des Trink- und Nutzwassers ist die des Abwassers und der Vorflut vom hygienischen Standpunkt aus.

1. Beurteilung auf Grund der physikalischen Untersuchung.

Die erste Anforderung, die wir an das Wasser als Genuß- und Nahrungsmittel stellen, besteht darin, daß es frei von jeglichem Geruch und fremdartigen Geschmack ist und einen sichtlich erkennbaren Grad von Reinheit, Durchsichtigkeit und Farblosigkeit besitzt. Ein Wasser, welches diese Eigenschaften nicht hat, wird instinktiv als Getränk zurückgewiesen; es wirkt ekelerregend, und hierdurch beeinträchtigt es die Gesundheit, selbst wenn eine unmittelbar schädigende Wirkung derjenigen Stoffe auszuschließen ist, welche eine solche Beschaffenheit hervorrufen. Da das Wasser zur Stillung des Durstes in erster Linie als Genußmittel aufzufassen ist, so muß es auch so geartet sein, daß wir bei dem Trinken desselben einen Genuß empfinden. Wegen der Geschmacksveränderung durch Salze (18) vgl. S. 16.

Für das Gebrauchswasser kommt der Geschmack nicht in Betracht, mehr schon der Geruch. Wenn auch letzterer in Fällen, wo das Wasser erhitzt wird wie beim Kochen, vollständig sich verflüchtigen kann, so ist dessen Vorhandensein doch oft widerlich bei Berücksichtigung seiner Entstehungsursache. Insofern Geruch und Geschmack auf Stoffe zurückgeführt werden können, welche durch die chemische Analyse nachweisbar sind, ist auf deren Besprechung dort näher eingegangen worden.

Für gewisse gewerbliche Zwecke ist die Reinheit des Wassers von besonderem Belang. Die Beseitigung von Unsauberkeit kann nur mit einem reinen Element erfolgen. Wäschereien und Bleichereien können trübes oder gefärbtes Wasser nicht verwenden; schwimmende Bestandteile in demselben oder gelöste färbende Stoffe, wie beispielsweise Huminstoffe oder Eisenverbindungen, lassen den gewünschten Erfolg nicht erzielen.

Daß das Wasser bei der Herstellung von Getränken u. dgl. in dieser Hinsicht vollkommen tadellos sein muß, liegt auf der Hand.

Eine besondere Annehmlichkeit beim Genusse des Wassers bietet seine richtige Temperatur. Wir schätzen an dem erfrischenden Trunk aus der Quelle die kühlende Wirkung und sind unbefriedigt, wenn wir den Durst mit wärmerem Wasser löschen müssen. Diesem Verlangen immer gerecht zu werden ist allerdings schwierig. Am ehesten wird dies der Fall sein, wenn das Wasser unbeeinflußt von der Außentemperatur diejenige einer tieferen Bodenschicht führt, aus welcher es kommt, also bei den Tief- oder Gesteinsquellen, sowie bei dem tief liegenden Grundwasser überhaupt. Je nach der Mächtigkeit der darüber stehenden Erdschichte oder der Möglichkeit des direkten Zutritts der Außentemperatur, wie bei den zutage liegenden Gewässern, unterliegt die Temperatur des Wassers kleineren oder größeren Schwankungen; zur kalten oder warmen Jahreszeit kann sie entweder eine zu niedrige oder zu hohe sein. Einen Einblick in diese Verhältnisse geben uns z. B. die von Reichardt angestellten Untersuchungen; derselbe ermittelte folgende Unterschiede:

	höchste Temperatur	niedrigste
Quelle . . .	10,8 (am 27. Aug.)	9,5 (am 26. Mai)
Flußwasser . .	18,9 („ 30. Juli.)	1,4 („ 1. Jan.)
Pumpbrunnen .	11,0 („ 2. Okt.)	5,4 („ 28. Febr.)

Die wünschenswerten Grenzen der Temperatur eines Trinkwassers liegen zwischen $+8$ und $+12^0$. Kälteres Wasser ist geeignet, Verdauungsstörungen zu erzeugen, ein Überschreiten der Grenze nach oben läßt den Geschmack fade und nicht mehr erfrischend erscheinen. Grundwasser, welches tiefer als 15 m unter Terrain steht, pflegt gleichmäßig die mittlere [1]) Jahrestemperatur des betreffenden Ortes aufzuweisen. Wenn geeignete Temperaturen nicht von Natur aus gegeben sind, so wird die Einhaltung derselben auf künstlichem Wege anzustreben sein. So wird man das durch Filtration gereinigte Flußwasser durch Auf-

---

[1]) Die mittlere Jahrestemperatur beträgt z. B. für Berlin $+ 9{,}0^0$ C.

bewahrung in geeigneten Reservoirs vor dem Einfluß der Wärme oder Kälte der Außenluft zu schützen suchen.

Die Ermittelungen des spezifischen Gewichts und der elektrischen Leitfähigkeit des Wassers dienen nur als Unterstützung der chemischen Untersuchung, ebenso interessiert der Gasgehalt des Wassers mehr vom chemischen Standpunkt aus, abgesehen davon, daß er imstande ist, den Geschmack des Wassers erheblich zu beeinflussen. Über die hygienische Bedeutung der Radioaktivität der Wässer sind die Meinungen noch geteilt.

2. Beurteilung auf Grund der chemischen Untersuchung.

Die Ergebnisse der chemischen Untersuchung können größtenteils nur vergleichsweise betrachtet die Unterlagen für eine richtige Beurteilung des Wassers bilden. Sieht man von der Bestimmung der Härte, des Eisens, des Mangans und des Bleies zunächst einmal ab, so erstrebt die chemische Analyse nicht die Menge etwa unbequemer oder schädlicher Bestandteile zu ermitteln, sondern der hauptsächlichste Zweck derselben liegt darin, die Ursachen der Veränderungen des Wassers aufzuklären, welche demselben auf seinen vielverschlungenen Wegen zuteil geworden sind, um auf Grund dieser Erfahrungen einen Rückschluß auf die Art etwaiger Verunreinigung und die Größe der hierdurch bedingten Gefahren zu ziehen. Zumeist werden uns die verunreinigenden Stoffe nicht in der ursprünglichen Form entgegentreten, sondern wir werden sie in dem Auftreten der durch die Zersetzungsvorgänge entstehenden einfacheren Stoffe wiedererkennen. Es ist daher angezeigt, dieselben, soweit sie bei der chemischen Prüfung des Wassers in Frage kommen, einzeln zu besprechen und hierbei auf ihren Ursprung sowie auf die etwaigen Nachteile ihres jeweiligen Vorhandenseins näher einzugehen.

Der suspendierten Bestandteile ist schon insofern gedacht worden, als ihre Anwesenheit die Klarheit des Wassers beeinflußt. In einem für den Genuß bestimmten Wasser dürfen solche nie in dem Maße vorhanden sein, daß sie eine erkennbare Trübung verursachen, gleichviel welcher Art sie sind; denn das Getränk wird hierdurch unansehnlich und unappetitlich. Für manche gewerbliche Zwecke ist ihr Vorhandensein ebenfalls störend, wie bereits angedeutet worden ist.

Die Reaktion eines Wassers ist hauptsächlich von Bedeutung in gesundheitstechnischer Beziehung, da saure Wässer Metalle, Mörtel usw. angreifen. Gewöhnlich reagieren die natürlichen Wässer neutral, ja durch ihren Gehalt an Bikarbonaten der Erdalkalien vermögen sie sogar häufig nicht unerhebliche Mengen von Säure zu binden („Säurebindungsvermögen" der Flußwässer). Sauer reagierende Wässer verdanken ihre Reaktion zumeist größeren Mengen von freier Kohlensäure, Huminsäuren u. dgl. Zu letzteren gehören die Wässer aus Torf- und Moorgegenden.

Der Rückstand, welcher das Gewicht der gelösten, bei 100^0 oder 110^0 getrockneten Stoffe zum Ausdruck bringt, ist beachtenswert, da er die

Summe aller nichtflüchtigen chemischen Bestandteile darstellt. Für das Trinkwasser war man früher geneigt, als äußerste Grenze 500 mg für das Liter aufzustellen; es ist jedoch nicht angängig, diese Zahl als eine Norm zu betrachten, da nicht ausgeschlossen werden kann, daß geologische Verhältnisse ein Übersteigen derselben bei einem nicht verunreinigten Wasser bedingen können. Für Dampfkesselbetriebe ist ein niedriger Rückstand immer wünschenswert, da bei der Verdampfung des Wassers deren gelöste Bestandteile für die Bildung von Kesselstein von Belang sind, dessen Entstehung zu Unzuträglichkeiten und selbst Gefahren im Betriebe führt.

Wie wir oben gezeigt haben, bietet das Gewicht des Glühverlustes des Rückstandes keine sicheren Anhaltspunkte für die Menge des organischen Anteils der gelösten Stoffe. Immerhin werden beträchtliche Gewichtsdifferenzen und der beim Glühen sich entwickelnde Geruch zu berücksichtigen sein. Bisweilen können sie für eine starke Verunreinigung sprechen. Immerhin trägt diese Bestimmung mehr einen qualitativen als quantitativen Charakter an sich.

Bestimmtere Anhaltspunkte über die Mengen organischer Stoffe werden gewonnen durch den Sauerstoffverbrauch, welchen man zu deren Oxydation benötigt, wobei das Kaliumpermanganat als Sauerstoffträger benutzt wird. Es unterliegt keinem Zweifel, daß diese Methode für die Wasseruntersuchung wertvoll ist; jedoch ist naheliegend, daß ihre Ergebnisse den wirklichen Verhältnissen nicht immer entsprechen können. Die Verschiedenartigkeit der vielen hier in Frage kommenden Stoffe, deren Zusammensetzung vielfach überhaupt nicht bekannt ist. läßt einen bestimmten Schluß keineswegs immer zu.

Durch interessante Versuche hat K. B. Lehmann die verschiedenartige Einwirkung des vom Kaliumpermanganat sich abspaltenden Sauerstoffs auf organische Stoffe dargetan. Hiernach werden von der theoretisch nötigen Sauerstoffmenge verbraucht bei:

	Weinsäure Proz.	Traubenzucker Proz.	Rohrzucker Proz.	Benzoesäure Proz.	Phenol Proz.	Leucin Proz.
bei 10 Minuten langem Kochen	95,6	61,0	55,1	3,7	73,5	11,4
bei 5 Minuten langem Kochen	75	42,7	53,8	2,1	41,1	10,8

Bei dem ungleichmäßigen Verhalten der organischen Stoffe gegenüber dem Kaliumpermanganat sind also Fehler in der Beurteilung unvermeidlich. Dennoch dürfen wir den Wert dieser Methode nicht unterschätzen. Von dem Standpunkte ausgehend, daß in einer Untersuchungsreihe die Fehlerquelle stets die gleiche sein wird, vorausgesetzt, daß die Versuchsbedingungen dieselben sind, werden wir die Ergebnisse für untereinander vergleichbar halten dürfen. Sie bieten dann oft wertvolle Anhaltspunkte für die Beurteilung. Reine Wasser haben in der Regel eine niedere Oxydierbarkeit, etwa bis 8,0 mg Kaliumpermanganat für den Liter. Es mag andererseits ausdrücklich darauf hingewiesen werden.

daß vielfach fälschlicherweise der Erhöhung des Kaliumpermanganatverbrauchs eines Wassers an sich eine hygienische Bedeutung beigemessen wird, welche nicht gerechtfertigt ist. Ist z. B. ein Wasser durch Holzröhren geleitet oder handelt es sich um ein Wasser aus einem Kesselbrunnen mit Holzwandungen, so pflegt die Oxydierbarkeit des Wassers erhöht zu sein. Diese Feststellung braucht aber natürlich irgend eine hygienische Bedeutung nicht zu besitzen. Bei hohen Befunden darf andererseits häufig angenommen werden, daß eine stetige oder unmittelbare Verunreinigung des Wassers durch organische Stoffe besteht, oder daß der Weg zu einer vollkommenen Mineralisierung derselben ein zu kurzer oder nicht geeigneter war. Sind solche Wässer zum Genusse bestimmt, so sind sie zunächst argwöhnisch zu betrachten, und die nächste Aufgabe der Untersuchung wird darauf zu richten sein, die Ursache der etwaigen Verunreinigung aufzuklären. Bei Wässern aus moorigem Untergrund oder mit hohem Eisengehalt ist ein hoher Sauerstoffverbrauch dagegen nichts Ungewöhnliches und durchaus unbedenklich.

Der Gehalt eines Wassers an freiem Sauerstoff ist zunächst überall dort von Bedeutung, wo es sich um Angriffe des Wassers auf Metalle (z. B. bleierne und eiserne Röhren) handelt. Auch für die Enteisenung des Wassers ist die Menge des dem Wasser zugeführten Sauerstoffs für den Effekt der Enteisenungsanlage nicht gleichgültig. Der Sauerstoffgehalt von Oberflächenwassern ist von großer Wichtigkeit hinsichtlich der in ihm lebenden Fische, da ein starkes Heruntergehen desselben, wie solches z. B. durch übermäßige Einleitung von städtischen und industriellen Abwässern (z. B. von Zuckerfabriken) hervorgerufen wird, zum „Aussticken" der Fische führen kann.

Für die Beurteilung von Flußverunreinigungen von großer Bedeutung ist die Feststellung der „Sauerstoffzehrung" der eine bestimmte Zeit hindurch (am besten 48 oder 72 Stunden) bei einer bestimmten Temperatur (am bequemsten etwa 20°) gehaltenen Wasserproben. Diese Methode übertrifft an Empfindlichkeit, was den Nachweis zersetzlicher organischer Substanz anbetrifft, alle übrigen mit chemischen Hilfsmitteln ausgeführten wasseranalytischen Bestimmungen. Sie hat ferner den Vorzug, daß bei ihr nur diejenigen organischen Stoffe mittelbar bestimmt werden, welche unter natürlichen Verhältnissen, d. h. auf biologischem Wege, der Oxydation anheimfallen.

Die Chlorverbindungen im Wasser, welche meistens als Natriumsalz, seltener als Kalium-, Kalzium- oder Magnesiumsalz in die Erscheinung treten, sind entweder rein anorganischen Ursprungs, oder sie gelangen als Bestandteil von Abwässern organischer Art zum Wasser. Für die Beurteilung des Genußwassers muß natürlich besonders den letzteren eine Bedeutung beigemessen werden. Die Ausscheidungsprodukte des menschlichen und tierischen Körpers, insbesondere der Harn, sowie die Abwässer des Haushaltes sind reich an Chlornatrium. Ein Erwachsener scheidet täglich mit seinem Harn etwa 10—15 g Chlornatrium aus. Treten solche Stoffe mehr oder minder unmittelbar zum Trinkwasser, so müssen wir hierin entschieden eine Benachteiligung der Qualität desselben erblicken. Die Chloride an sich haben zwar in den Mengen, in welchen sie bei solchen Fällen aufgefunden werden, keine gesundheitsschädigende Wirkung; jedoch ihre Abstammung gibt zu Bedenken vom hygienischen und ästhetischen Standpunkt aus Anlaß. Dagegen muß den Chlorverbindungen, welche nachgewiesenermaßen aus der unbelebten Natur stammen, nur insofern eine Bedeutung zugesprochen werden, als hierdurch der Geschmack des Wassers und seine Brauchbarkeit für andere Zwecke beeinflußt werden kann. Ein gewisser Chlorgehalt ist jedem Wasser eigen; jedoch pflegt derselbe gewöhnlich 30 mg im Liter nicht zu übersteigen, vorausgesetzt, daß sein Vorhandensein nicht auf die Auslaugung in der Natur vorkommender Salze zurückzuführen ist. Das natürliche Grundwasser verschiedener Gegenden ist in dieser Beziehung häufig sehr verschieden zusammengesetzt. In den durch Salzlagerstätten ausgezeichneten Teilen Deutschlands begegnen uns dagegen vielfach Brunnenwässer mit einem sehr hohen Chlorgehalt.

Die Schwefelsäure ist im Wasser meistens an Kalzium gebunden und kommt in dieser Verbindung (Gips) aus der geologischen Formation, z. B. dem Muschelkalk, welche das Wasser durchwandert. In diesem Sinne ist ihre Ermittelung verwertbar. Reich an Schwefelsäure sind oft manche Stollenwässer, besonders aus Braunkohlenbergwerken. Freie Schwefelsäure wird ferner zuweilen in Moorwässern gefunden.

Der Schwefelwasserstoff ist häufig das Produkt von Fäulnis; so tritt er auf nach starken Verunreinigungen des Wassers durch organische Stoffe und bietet dann für gewisse niedere Pilze, insbesondere für Beggiatoen, günstige Ernährungsbedingungen. Die Beggiatoen vermögen den Schwefel des Ernährungsmaterials in sich aufzustapeln, und ihn zu Schwefelsäure zu oxydieren. Unser Geruchsorgan ist für Schwefelwasserstoff äußerst empfindlich; schon aus diesem Grunde ist ein Wasser, das mit demselben behaftet ist, zum Genusse nicht geeignet, zumal wenn seine Gegenwart einen Fingerzeig für eine bedenkliche Verunreinigung bietet. — Schwefelwasserstoff wird aber auch in vielen Tiefbrunnen der norddeutschen Ebene meist bei gleichzeitigem höheren Eisengehalt des Wassers beobachtet; seine Entstehung ist hier auf andere Ursachen zurückzuführen und sein Vorkommen in solchen Fällen daher hygienisch ohne Bedeutung. Bei der Einwirkung von Kohlensäure auf im Boden befindliches Schwefeleisen (Schwefelkies) bildet sich Schwefelwasserstoff.

Freie Kohlensäure verleiht dem Wasser einen angenehmen Geschmack, wiewohl auch Wässer dieser vorzüglichen Eigenschaft sich erfreuen, in welchen die Kohlensäure nur in gebundener Form vorhanden ist. In dem erstgenannten Zustande wird sie nur gefunden, wenn sich ihr keine Gelegenheit zu weiterer Bindung an Kalzium- oder Magnesiumkarbonat oder kohlensaures Eisenoxydul bietet; deshalb beobachten wir sie namentlich in Gegenden bzw. Formationen, welche arm an diesen Mineralien sind, d. h. in weichen Wässern. Die Monokarbonate der Erdalkalien sind fast unlöslich im Wasser und daher von Haus aus ohne besondere praktische Bedeutung. Monokarbonate und freie Kohlensäure schließen sich gegenseitig aus. Den Bikarbonaten (Hydrokarbonaten) der Erdalkalien ist insofern bisweilen eine gewisse Aufmerksamkeit zuzuwenden, als sie nach Umständen schon bei Zimmertemperatur und längerem Stehen durch Entweichen von Kohlensäure in unlösliche Monokarbonate übergehen und dadurch dem Wasser eine unansehnliche Beschaffenheit verliehen wird.

Die Monokarbonate der Alkalien kommen fast nur in Mineralwässern und Abwässern vor, die auf diese Weise eine alkalische Reaktion erlangen können.

Die Bedeutung des Gehaltes des Wassers an freier Kohlensäure und Hydrokarbonat liegt ebenso sehr auf der technischen wie auf der sanitären Seite. Freie Kohlensäure wirkt bei Gegenwart von Sauerstoff auf Metalle und Mörtelmaterial zerstörend ein; kommt solches kohlensäurehaltiges Wasser mit Blei (Bleiröhren) in Berührung, so kann dies zu einer sanitär sehr bedenklichen Aufnahme von Blei in das Wasser führen. Die Untersuchungen haben gezeigt, daß freie, namentlich die sog. „aggressive" Kohlensäure (vgl. S. 38) zur Lösung von Blei führt, ein höherer Gehalt an gebundener Kohlensäure (Hydrokarbonat) aber schützend wirkt. Die freie Kohlensäure kann durch besondere Maßnahmen chemisch gebunden und dadurch unschädlich gemacht werden.

Eine Rolle spielt der Nachweis von Ammoniak, salpetriger Säure und Salpetersäure, insofern diese Stoffe gewöhnlich Produkte der Zersetzung verunreinigender, stickstoffhaltiger Substanzen sind. Das Vorkommen von Ammoniak und salpetriger Säure deutet meist darauf hin, daß der Weg im Boden zur vollständigen Oxydation solcher Stoffe ein ungenügender war, oder daß diese in einer Menge zugeführt wurden, welche durch die physikalischen und chemischen Vorgänge im Boden nicht mehr bewältigt werden konnte. Findet sich Salpetersäure in größerer Menge im Wasser, so kann dies eine Warnung sein, daß diese Insuffizienz des Bodens vor der Tür steht, denn die Leistungsfähigkeit dieser Vorgänge im Boden nimmt mit dessen Übersättigung ab. Ein solcher Zustand ist dann eingetreten, wenn sich neben viel Salpetersäure salpetrige Säure und Ammoniak finden.

Spuren von Ammoniak werden nicht allzu selten in hygienisch unbedenklichen Gewässern gefunden; in eisenhaltigen Tiefbrunnenwässern trifft man sogar häufig ganz erhebliche Mengen (bis über 1 mg im Liter) Ammoniak an, ohne daß diesem Befund eine besondere Bedeutung in hygienischer Beziehung beigelegt werden kann, denn das Ammoniak verdankt gewöhnlich seine Entstehung in diesen Fällen der reduzierenden Wirkung, welche der Schwefelwasserstoff der eisenhaltigen Grundwässer (s. o.) auf die vorhandenen Nitrate ausübt (328).

Auch in Moorwässern wird Ammoniak gefunden, ohne daß Verunreinigungen des Wassers vorzuliegen brauchen. In die offenen Wasserläufe gelangt Ammoniak bisweilen durch industrielle Abwässer (z. B. Wasser aus Gasanstalten).

In allen anderen Fällen sind nennenswerte Mengen von Ammoniak als Zeichen einer stattgehabten Verunreinigung mit stickstoffhaltigen organischen Stoffen anzusehen, geht doch der Harnstoff des Harnes sehr rasch in Kohlensäure und Ammoniak über. Ist das Ammoniak als Albuminoid-Ammoniak vorhanden (vgl. unten bei Abwasser), so läßt das noch mehr einen Rückschluß auf organische stickstoffhaltige Verunreinigungen zu.

Das Vorkommen von **salpetriger Säure** im Trinkwasser ist fast immer bedenklich, da sie eine so labile Verbindung ist, daß ihre Anwesenheit gewöhnlich auf eine frische oder naheliegende Verunreinigung hindeutet. Spuren werden allerdings öfter einmal gefunden bei gleichzeitiger Anwesenheit von Ammoniak oder Salpetersäure. Sie verschwinden meist sehr schnell durch Oxydation, falls genügend Sauerstoff vorhanden ist.

Salpetersäure kommt auch in reinen Trinkwässern in nicht unerheblichen Mengen vor, sei es, daß das Wasser unmittelbar aus dem Boden stammt und die gefundene Salpetersäure die letzte Oxydationsstufe des ursprünglich vorhanden gewesenen Ammoniaks darstellt (Wasser von Brunnen in nicht jungfräulichem Boden), oder daß auf künstlichem Wege, z. B. bei der Belüftung eines Grundwassers zum Zwecke der Enteisenung, die Oxydation des seinem Ursprung nach harmlosen Ammoniaks zu Salpetersäure stattgefunden hat. Die Bedeutung größerer Mengen von Salpetersäure ist oben schon gekennzeichnet worden.

Als eine bemerkenswerte Verunreinigung ist die **Phosphorsäure** aufzufassen; in reinen Wässern kommt sie so gut wie gar nicht vor, dagegen findet man sie immer in Kanalwässern, in welche sie namentlich durch den Harn gelangt, da ja der Erwachsene in 24 Stunden etwa 2,5 g P_2O_5 mit diesem ausscheidet. Durch den Boden wird die Phosphorsäure normalerweise begierig absorbiert, so daß ihr Auftreten im Wasser für eine Übersättigung des Bodens mit Auswurfstoffen spricht.

Neuerdings [1]) hat Jolles (328a) empfohlen, verdächtige Brunnenwässer auf Harnindikan (indoxylschwefelsaures Kalium) zu prüfen, da schon die minimalsten Spuren dieses Stoffes auf eine Verunreinigung des Bodens bzw. Wassers mit menschlichen oder tierischen Ausscheidungsstoffen hindeuteten. Die Ausführung der Indikanprobe gestaltet sich nach ihm wie folgt:

3000 oder 4000 ccm Wasser — gegebenen Falles noch mehr — werden auf 250 ccm eingedampft, was auch im Vakuum vorgenommen werden kann. Wenn vorher im Wasser Nitrite nachgewiesen wurden, versetzt man mit etwa 3 g Mohrschem Salz (Eisenammoniumsulfat) für 100 mg Nitrit im Liter der ursprünglichen Wasserprobe. Wenn kein Nitrit nachgewiesen wurde, unterbleibt der Zusatz dieses Salzes. Nach weiterem Eindampfen auf 10 ccm wird von den abgeschiedenen Salzen filtriert, mit 1 ccm einer 5%igen Thymollösung oder einer frisch bereiteten α-Naphthollösung versetzt und 10 ccm einer rauchenden Salzsäure zugegeben, welche 5 g Eisenchlorid im Liter enthält. Nach etwa 15 Minuten langem Stehen, während dessen öfter umgeschüttelt wird, gibt man etwa 4 ccm Chloroform zur Mischung und extrahiert durch wiederholtes, nicht zu heftiges Umschütteln, damit sich keine starke Emulsion bildet. Beim Vorhandensein von Indikan färbt sich das Chloroform bei der Anwendung von Thymol rötlichviolett, bei Anwendung von α-Naphthol bläulichviolett.

Über die Brauchbarkeit dieser Methode vermögen wir zur Zeit ein Urteil noch nicht abzugeben.

Der Gehalt an **Kalzium und Magnesium** verleiht dem Wasser die **Härte**. Diese Eigenschaft kommt, von außergewöhnlichen Härtegraden abgesehen, für den Genuß weniger in Betracht; dagegen ist sie

---

[1]) Während der Drucklegung. Die Beschreibung der Methode konnte in den chemischen Teil des Leitfadens nicht mehr aufgenommen werden.

von einschneidender Bedeutung bei dem Wasser, welches dem Hausgebrauche oder industriellen Zwecken dienen soll. Man hat die Beobachtung gemacht, daß ein stärkeres Vorhandensein dieser beiden Bestandteile das Weichkochen von Hülsenfrüchten und die Herstellung von aromatischen Getränken wie Tee und Kaffee erschwert. Am meisten störend wirkt ihre Anwesenheit bei allen Reinigungsarten, bei welchen Seife benutzt wird. Wie schon oben bei der Bestimmung der Härte gezeigt worden ist, bilden die Erdalkalien mit den in der Seife befindlichen Fettsäuren unlösliche Verbindungen. Bei der Benutzung harten Wassers zu Waschzwecken geht ein Teil der Fettsäuren unausgenutzt verloren. Hier ist das weichste Wasser stets das beste; eine Härte bis zu 20 deutschen Graden dürfte in dieser Hinsicht indessen zu besonderen Mißständen nicht führen. Manche Grundwässer (z. B. in Thüringen) haben eine erheblich höhere Härte. Ein Kubikmeter Wasser von zwanzig Härtegraden vernichtet die Wirkung von 2,4 kg Seife.

Nicht gleichgültig ist es, wodurch die Härte bedingt wird, durch Kalk- oder Magnesiasalze, durch Karbonate oder mineralsaure Salze (Sulfate, Chloride).

In den natürlich vorkommenden Wässern bildet das Magnesium gewöhnlich nur einen Bruchteil der Menge, in welcher das Kalzium vorhanden ist. Oberflächenwässer können indessen durch die Abwässer mancher Industrien, im besonderen die Abwässer der Kaliindustrie, mit Magnesiasalzen derartig angereichert werden, daß das Magnesium das Kalzium an Menge weit überwiegt. Die Verbindungen, welche die Seife mit der Magnesia eingeht, sind in hauswirtschaftlicher Beziehung viel lästiger als die entstehenden unlöslichen Kalkseifen.

Die Karbonate der Erdalkalien bedingen die sog. „vorübergehende Härte" eines Wassers. Diese Härte läßt sich zum großen Teil durch Erhitzen des Wassers beseitigen, wird also minder unangenehm empfunden. Die mineralsauren Erdalkalien (Gips, Kalziumchlorid usw.) erzeugen die sog. „bleibende Härte". Sie läßt sich nur durch chemische Mittel unwirksam machen.

Auch als Dampfkesselspeisewasser ist zu hartes Wasser zu vermeiden, da es zu Kesselsteinbildung Veranlassung gibt. Gefürchtet ist namentlich die schwefelsaure Verbindung des Kalziums; unter dem hohen Druck des Dampfes kristallisiert nämlich der Gips als Anhydrit aus und haftet in dieser Form, verschiedene andere unlöslich gewordene Salze einschließend, so fest an der Kesselwandung als Kesselstein an, daß er nur durch Klopfen beseitigt werden kann. Seine Entfernung ist zeitraubend, führt zu unnötigen Kosten und Störungen im Betriebe. Es ist ferner die Möglichkeit von Explosionen gegeben, wenn die Entfernung nicht rechtzeitig geschieht.

Durch Wasser mit hoher Karbonathärte werden allmählich die Röhren der Wasserleitungen zugesetzt (Inkrustation).

Für gewisse Industriezweige (z. B. manche Brauereien, Zuckerfabriken, Gerbereien, Porzellanfabriken u. dgl.) ist hartes Wasser ungeeignet.

Die Alkalimetalle verdienen für die Beurteilung der natürlichen Wässer nur insofern eine gewisse Beachtung, als ihre Verbindung mit

dem Chlor, im besonderen das Chlornatrium, uns unter Umständen
einen Fingerzeig für eine stattgehabte Verunreinigung geben kann.
Da Kalisalze im allgemeinen vom Boden energisch zurückgehalten
werden, so ist ihr Auftreten im Wasser ein noch deutlicherer Beweis
für die Übersättigung des Bodens mit diesen Salzen als das Auftreten
von Natriumverbindungen. In den meisten Fällen ist die (ziemlich
mühsame) Bestimmung der Alkalimetalle aber entbehrlich und kann
bis zu einem gewissen Grade durch die leicht auszuführende Bestimmung
der Chloride ersetzt werden. Bisweilen (vgl. die Bestimmung der Kohlensäure) erscheint es wünschenswert, sämtliche Metalle im Wasser quantitativ zu bestimmen, um auf dem Wege der Berechnung bestimmte
andere Stoffe festzustellen. In diesem Fall muß natürlich auch die Menge
des Kaliums und Natriums ermittelt werden. Von den übrigen natür-
licherweise im Wasser vorkommenden Stoffen beanspruchen Kieselsäure und Tonerde nur geringes hygienisches Interesse, um so mehr
aber Eisen und Mangan.

Im Grundwasser findet sich das Eisen in Mengen bis zu 30 mg
im Liter und mehr, und zwar hauptsächlich als Oxydulbikarbonat,
bisweilen auch an Huminsäuren oder an Schwefelsäure gebunden. Unmittelbar für die Gesundheit ohne Bedeutung, geben solche Eisenmengen
zu großen Störungen in gesundheitstechnischer Beziehung Veranlassung (Ausfallen als Eisenoxydhydrat, Wucherung von Eisenbakterien
im Leitungsnetz u. dgl.) und wirken schließlich auch mittelbar gesund-
heitswidrig, insofern sie das Wasser unansehnlich machen, ihm einen
schlechten Geschmack verleihen und so von seinem Genuß abschrecken.

Wasser, in welchem das Eisen als Oxyd ausfällt, ist auch zum Reinigen
der Wäsche und zur Benützung in gewissen gewerblichen Betrieben
(z. B. Bleichereien, Färbereien) völlig ungeeignet, da die mit ihm behandelten Gegenstände einen gelblichen Farbenton annehmen oder
fleckig werden.

Durch bestimmte Enteisenungsverfahren kann das Eisen meist in
befriedigender Weise entfernt werden, doch lassen sich nicht alle eisenhaltigen Wässer gleich gut enteisenen. Durch die Enteisenung sollte der
Eisengehalt, soweit das Wasser größerer zentraler Wasserversorgungsanlagen in Frage kommt, tunlichst bis auf 0,1 mg Eisen (Fe) im Liter
heruntergedrückt werden. Bei Einzelbrunnen und kleinen Wasserleitungen ist eine künstliche Enteisenung im allgemeinen erst angezeigt,
wenn das Wasser mehr als 1 mg Eisen im Liter enthält.

Was für das Eisen gesagt worden ist, gilt im großen und ganzen
auch für das Mangan, nur läßt sich dasselbe gewöhnlich schwerer
aus dem Wasser abscheiden als das Eisen.

Von den anderen gelegentlich in das Wasser hineingeratenden
Metallen ist das Blei seiner giftigen Eigenschaften wegen am wichtigsten. Die Menge von Blei im Wasser, welche zu einer Vergiftung
notwendig ist, läßt sich schwer scharf angeben, da die Bleivergiftung
ausschließlich in der chronischen Form auftritt und das Blei akku-
mulierende Giftwirkungen entfaltet. Wahrscheinlich genügen schon
0,3—0,5 mg Blei (Pb) im Liter, um bei längerem Genuß des Wassers
eine Vergiftung herbeizuführen. Die Anschauungen hierüber sind

geteilt. Für die Lösung des Bleies im Wasser ist von großer Bedeutung der Gehalt des betreffenden Wassers an Sauerstoff, Kohlensäure (S. 153) und vielleicht auch an gewissen Salzen. Vergiftungen durch im Wasser enthaltenes **Kupfer, Zink** oder **Zinn** spielen praktisch kaum eine Rolle. Eine chronische Zinkvergiftung gibt es nicht. Auch das **Arsen** und andere Gifte sind selten im Wasser vorhanden, gelangen höchstens gelegentlich einmal durch industrielle Abwässer in dasselbe.

Die Beurteilung von Trink- und Nutzwässern auf Grund der physikalischen und chemischen Analyse[1]) allein und ohne vorhergegangene gründliche Besichtigung der örtlichen Verhältnisse ist nur in Ausnahmefällen zulässig.

Die bisherigen Ausführungen sind im wesentlichen im Hinblick auf die Beurteilung des **Wassers** (Trink- und Nutzwasser) gemacht worden. Sie gelten indessen großenteils auch hinsichtlich der **Abwässer**, gibt doch gerade zur Beurteilung der letzteren die chemische Analyse uns die hauptsächlichsten Handhaben. Indessen mögen einige Ergänzungen des Gesagten doch noch angebracht sein.

Bei den **Abwässern** pflegen die grobsinnlich wahrnehmbaren äußeren Eigenschaften weit stärker ausgeprägt zu sein als beim Trink- und Nutzwasser. Art und Intensität der Trübung, Farbe und Geruch sind gewöhnlich in charakteristischer Weise vorhanden und fordern eine genaue Registrierung. Die **Trübung** ist gewöhnlich vergesellschaftet mit einem deutlichen **Bodensatz**, dessen physikalische Beschaffenheit, Menge und Farbe der Beachtung bedarf. Während eine quantitative Bestimmung der **suspendierten Stoffe** bzw. der Sinkstoffe beim Trink- und Nutzwasser gewöhnlich schon deswegen auf Schwierigkeiten stößt, weil diese Stoffe in zu geringer Menge vorhanden sind, ist diese Aufgabe beim Abwasser meist leichter zu lösen, wenigstens wenn suspendierte und abgesetzte Stoffe gemeinsam durch Abfiltrieren oder Ausschleudern bestimmt werden. Eine Trennung der in der Schwebe bleibenden und der sich absetzenden Stoffe ist aber dort von praktischer Bedeutung, wo es sich um die Beurteilung mechanisch wirkender Kläranlagen handelt. Es ist hier nicht immer ganz einfach, den nach Lage der Verhältnisse richtigsten Weg der Analyse einzuschlagen. An die für die Probeentnahme von Abwässern wichtigen Gesichtspunkte (s. Probeentnahme) sei hier nochmals erinnert. Man möge sich bei der Abwasseruntersuchung stets bewußt bleiben, daß wir hier mehr, wie sonst bei der Wasseranalyse, dem Zufall ausgeliefert sind, namentlich wo es sich

---

[1]) Die Verfasser können sich der neuerdings von Kruse (241) verfochtenen Ansicht, „daß die Ergebnisse der chemischen Prüfung für die Frage nach der Verseuchbarkeit des Trinkwassers überhaupt keine Bedeutung mehr haben und daß es sehr ernstlich bezweifelt werden muß, ob die althergebrachte Sitte, das Trinkwasser auch chemisch in der bisher beliebten Weise zu untersuchen, ehe man ein hygienisches Urteil abgibt, noch irgend welche Bedeutung hat", nicht anschließen. Es mag zugegeben werden, daß die Bedeutung der chemischen Wasseranalyse, verglichen mit früheren Zeiten, sich mehr nach der Seite der Prüfung in wirtschaftlich-technischer Hinsicht verschoben hat, aber die Bedeutung der chemischen Untersuchung für die Frage der Gefährdung einer Wasserversorgung durch Infektionserreger in der vorstehend wiedergegebenen Weise ganz zu leugnen, geht unseres Erachtens doch zu weit. Vgl. auch das Vorwort.

um industrielle Abwässer handelt, und daß eine Verallgemeinerung der erhaltenen Untersuchungsergebnisse, d. h. ein Rückschluß aus ihnen auf die durchschnittliche Beschaffenheit eines Abwassers hier gewöhnlich weit weniger angebracht ist als bei der Analyse von Trink- und Nutzwässern.

Von Wichtigkeit ist stets die Feststellung der Reaktion der Abwässer.

Sehen wir im übrigen von Abwässern mit vorwiegend anorganischen Bestandteilen ab, deren Untersuchungsmethodik der Methode der Trinkwasseruntersuchung verhältnismäßig nahe steht, so werden die bei der Untersuchung von Abwässern sonst in Frage kommenden chemischen Stoffe hauptsächlich durch ihren Gehalt an Kohlenstoff, Stickstoff und Schwefel charakterisiert.

Die Bestimmung des organischen Kohlenstoffs im Wasser verdient mehr ausgeführt zu werden, als es zur Zeit üblich ist, wenn auch die Mängel, welche den zur Verfügung stehenden Methoden anhaften, zutage liegen. Jedenfalls erhält man auf diesem Wege immerhin noch einen verhältnismäßig klareren Einblick in die komplizierte Beschaffenheit eines Schmutzwassers mit vorwiegend organischen Bestandteilen als durch die mit Vorliebe — weil bequemer — ausgeführte Bestimmung der Oxydierbarkeit mittels Kaliumpermanganats. Vor allem dort, wo auch industrielle Abwässer in Frage kommen, kann diese letztere Methode zu absonderlichen, nicht verwertbaren Ergebnissen führen. Bei städtischen Abwässern ist sie dagegen wohl zulässig. Hier kann sogar die vergleichende Untersuchung des ungereinigten und des gereinigten Abwassers hinsichtlich seines Kaliumpermanganatverbrauchs Auskunft darüber geben, ob durch den Reinigungsprozeß die Fäulnisfähigkeit des Abwassers aufgehoben ist, da nach den von Dunbar und Thumm gemachten Erfahrungen (77) biologisch gereinigte Abwässer nicht mehr faulen. wenn ihre Oxydierbarkeit, verglichen mit der des Rohwassers, um 60—65 % oder mehr herabgesetzt worden ist. Als Zersetzungsprodukte eiweißartiger Körper finden wir den Stickstoff und den Schwefel in den organischen Abwässern wieder. Als Ammoniak findet sich der Stickstoff im frischen Abwasser in reichlicher Menge und stammt bei städtischen Abwässern dann hauptsächlich aus dem zersetzten Harnstoff des Sielinhalts. Da im frischen Abwasser die Reduktionsprozesse vorwalten, so finden wir die salpetrige Säure und die Salpetersäure hier selten. Ein anderes Bild dagegen ergibt die Untersuchung, wenn das Abwasser behufs Reinigung natürliche (Rieselfelder) oder künstliche biologische Anlagen (intermittierende Bodenfilter, Kontaktbeete, Tropfkörper) durchlaufen hat. Hier ist die Menge der gebildeten höheren Oxydationsstufen des Stickstoffs (Nitrite und vor allem Nitrate) gewöhnlich ein brauchbarer Maßstab für den erzielten Reinheitsgrad. Auch der Gehalt an gelöstem Sauerstoff, der im frischen Abwasser völlig zu fehlen pflegt, kann bei den biologisch gereinigten Wässern schon wieder für die Beurteilung herangezogen werden, wenn schon die Anwesenheit von salpetriger Säure seine Bestimmung hier oft erschwert.

Von praktischer Bedeutung für die Kontrolle von Abwasserreinigungsanlagen ist ferner die vergleichsweise Bestimmung des **organischen Stickstoffs** und des **Albuminoidstickstoffs** im Rohwasser und gereinigten Wasser, ferner die Bestimmung der **Fäulnisfähigkeit** bzw. der **Schwefelwasserstoffbildung** bei längerer Aufbewahrung der Proben.

An Versuchen, die Beziehungen zwischen zulässiger Abwassermenge und Abwasserbeschaffenheit einerseits und Vorfluter andererseits in eine Formel zu bringen, hat es zwar nicht gefehlt. So will Rideal einen Abwasserabfluß dann nicht beanstanden, sobald die Sauerstofführung des Vorfluters zum mindesten ausreicht, um die organischen Substanzen des Abwassers zu oxydieren. Nitrat- und Nitritsauerstoff wird hierbei zugunsten des Abwassers in Rechnung gestellt. Er hat daraufhin eine besondere Formel konstruiert, und auch andere Autoren, wie Adeney und Phelps (329) haben sich mit ähnlichen Überlegungen befaßt; aber trotzdem läßt sich die Frage, wieweit ein Abwasser gereinigt sein muß, damit seine Ableitung in ein Oberflächengewässer ohne Bedenken geschehen kann, zur Zeit nicht einheitlich entscheiden und wird sich auch in Zukunft nicht allgemein beantworten lassen, **sondern sie muß jedesmal von Fall zu Fall, unter Abwägung aller in Betracht kommenden Verhältnisse, erwogen werden.** Die physikalische und chemische Untersuchung des Abwassers und Flußwassers kann hier eben nur einen Teil der Fundamente bilden, auf welchen das durch praktische Erfahrung geschärfte Urteil des Begutachters sich aufbauen muß.

Bei der Untersuchung industrieller Abwässer spielt häufig die Bestimmung bestimmter chemischer Stoffe eine Rolle, welche je nach der in Frage kommenden Industrie wechseln und als Abfallprodukte in den Abwässern erscheinen. Die Untersuchung auf diese Stoffe hat nach den gewöhnlichen Regeln der analytischen Chemie zu erfolgen.

Auch für die Beurteilung von Abwässern ist die physikalische und chemische Untersuchung allein, ohne Ergänzung durch Besichtigung der Verhältnisse an Ort und Stelle, gewöhnlich nicht ausreichend.

Soweit es sich um die Kontrolle von Abwasserreinigungsanlagen handelt, möge als Berater in den oft schwierigen Fragen auf das vorzügliche kleine Werk von Thumm (330) empfehlend hingewiesen werden, welches die dabei in Betracht kommenden Gesichtspunkte ausführlicher, als es an dieser Stelle möglich ist, erörtert.

3. Beurteilung auf Grund der bakteriologischen Untersuchung[1]).

Großen Schwierigkeiten begegnet durchwegs eine richtige Deutung des bakteriologischen Untersuchungsbefundes.

Der bakteriologischen Untersuchung werden gewöhnlich nur Trink- und Nutzwasser unterworfen, während die eigentlichen Abwässer seltener, z. B. zur Feststellung des Effektes gewisser Abwasserreinigungsverfahren, bakteriologisch geprüft zu werden pflegen. Handelt es sich um die

---

[1]) Vgl. Fußnote zu S. 293.

Untersuchung eines Brunnens oder einer Quelle, so ist niemals zu vergessen, daß die Begutachtung hier stets in erster Linie auf der Feststellung der örtlichen Verhältnisse der Wasserentnahmestelle und ihrer Umgebung fußen muß, und daß eine sachgemäße Inspektion, eventuell verbunden mit hydrologischen und geologischen Beobachtungen, unter Umständen die bakteriologische Untersuchung überflüssig macht. Auf diesen Punkt ist schon oben (S. 311) einmal hingewiesen worden. Ein solcher Fall liegt z. B. vor, wenn es sich um einen Tiefbrunnen handelt, welcher in feinkörnigem Boden auf einem Gelände niedergebracht ist, welches von menschlichen Ansiedelungen gänzlich oder fast ganz frei ist. Hier bedarf es keiner Untersuchung.

Was die im Betriebe befindlichen Einzelbrunnen anlangt, so hat sich ein großer Teil der Hygieniker hier grundsätzlich gegen eine quantitative bakteriologische Untersuchung des Wassers erklärt, d. h. gegen eine Feststellung der Zahl der aus einem Kubikzentimeter des geschöpften ·Wassers auf der Gelatineplatte zur Entwicklung kommenden Bakterienkolonien; denn der Grad der Mangelhaftigkeit eines Brunnens steht erfahrungsgemäß keineswegs immer in einem entsprechenden Verhältnis zu dem Keimgehalt seines Wassers. Es ist dieser Standpunkt zweifellos in allen denjenigen Fällen berechtigt, in welchen wir die natürliche Filtration des in einen Brunnen eintretenden Wassers sich nicht mit einer solchen Konstanz und Gleichmäßigkeit vollziehen lassen können, wie wir es bei der künstlichen Sandfiltration in der Hand haben, und das wird in der überwiegenden Mehrzahl der Fälle zutreffen, da ein Einzelbrunnen ja gewöhnlich intermittierend betrieben und in wechselndem Maße quantitativ in Anspruch genommen wird. Bei den dauernd und gleichmäßig im Betriebe befindlichen Brunnen, welche eine zentrale Wasserversorgungsanlage speisen, sind die Aussichten, durch die quantitative bakteriologische Untersuchung des Wassers ein richtiges Bild zu erhalten, besser. Jedenfalls liegt kein Grund vor, die bakteriologische Untersuchung eines Brunnenwassers von vornherein in jedem Falle abzulehnen, zumal die lokale Besichtigung sich in der Praxis gar nicht immer in der gewünschten Weise ausführen läßt. Es will uns daher scheinen, als ob Sendtner das Richtige getroffen hat, wenn er sagt: „Es beruht auf einer Verkennung der Tatsachen und hieße das Kind mit dem Bade ausschütten, wollte man behaupten, daß die Okularinspektion alles leiste, was wir brauchen. Vor Übertreibung in dieser Richtung hat man sich ebenso zu hüten wie vor Überschätzung des Wertes der chemischen oder bakteriologischen Prüfung". Auch andere Autoren stehen auf diesem Standpunkt (331).

Selbst dann aber, wenn die bakteriologische Untersuchung eines Brunnenwassers zu Recht geschieht, kann eine bestimmte Grenzzahl für den zulässigen Bakteriengehalt eines Brunnenwassers nicht angegeben werden. Denn es beruht auf einer irrtümlichen Auffassung, wenn, wie vielfach, die Meinung vertreten wird, daß die in den „Grundsätzen für die Reinigung von Oberflächenwasser durch Sandfiltration" (203) vertretene Forderung: „Ein befriedigendes Filtrat soll beim Verlassen des Filters in der Regel nicht mehr als ungefähr 100 Keime im

Kubikzentimeter enthalten , auch ohne weiteres auf Brunnenwässer
übertragen werden kann. Die Verhältnisse liegen bei der künstlichen
Sandfiltration anders als bei der natürlichen Filtration durch den ge
wachsenen Boden. Man kann nur sagen, daß der in einem Brunnenwasser bei öfterer bakteriologischer Untersuchung unter gleichen
äußeren Bedingungen gefundene Keimgehalt möglichst niedrig und
möglichst konstant sein soll. Verdächtig sind alle großen Schwankungen im Keimgehalt. Daß Wasser nach längerem Stehen oder nach
Berührung mit Bakterienvegetationen (z. B. in Brunnenschächten,
geschlossenen, längere Zeit nicht gereinigten Filtern u. a. m.) sehr bak-
terienreich sein kann, ohne daß dieser Umstand das Wasser infektionsverdächtig zu machen braucht, bedarf kaum besonderer Betonung.
Auch in diesen Fällen verbürgt nur eine längere praktische Erfahrung
die Abgabe eines zutreffenden Urteils. Handelt es sich um Neuanlagen
von Brunnen, im besonderen für zentrale Wasserversorgungsanlagen,
so ist es wichtig, sich durch sachgemäße Untersuchung von der Keimfreiheit des betreffenden Grundwassers zu überzeugen (s. S. 295). In
Fällen, wo in kürzester Frist ein Urteil über einen Brunnen abgegeben
werden muß, oder wo es sich — wie das im Kriege öfter vorgekommen
ist — darum handelt, sehr rasch eine große Anzahl von Brunnen zu
untersuchen, wird man häufig gezwungen sein, auf die chemische und
bakteriologische Prüfung des Wassers zu verzichten und sich darauf
beschränken müssen, nur eine genaue Lokalinspektion vorzunehmen.
Kißkalt (332) hat die dabei zu beobachtenden Gesichtspunkte zusammengestellt und dabei zugleich die Maßnahmen angegeben, die der
Praktiker in solchen Fällen zu treffen hat, um etwa besserungsfähige
Brunnenanlagen zu sanieren. Auf seine mit recht instruktiven Abbildungen versehene kleine Schrift möge hier besonders hingewiesen sein.

Was wir von der bakteriologischen quantitativen Brunnenwasser-
untersuchung sagten, dürfen wir nicht ohne weiteres auf die Quell-
wässer übertragen. Bei ihnen hat — zumal wenn sie gefaßt sind — die
Keimzählung einen nicht zu unterschätzenden Wert. Womöglich ist eine
solche Keimzählung öfter auszuführen und die Ergebnisse der Untersuchung an trockenen und an Regentagen miteinander zu vergleichen.
Ein starkes Anschwellen der Keimzahl im Quellwasser nach stärkeren
atmosphärischen Niederschlägen legt stets den Verdacht nahe, daß dem
Quellwasser mangelhaft filtriertes Oberflächenwasser zuströmt. Eine
nach dem Regen auftretende schon makroskopisch sichtbare Trübung
des Quellwassers läßt das gleiche vermuten und macht die bakteriologische Untersuchung häufig überflüssig.

Zur fortlaufenden Kontrolle von zentralen Wasserversorgungen, deren Anlage und Betrieb genau bekannt ist,
eignet sich die quantitative bakteriologische Untersuchung wohl. Namentlich gilt dies für die Kontrolle von künstlichen Sandfilter-
werken. Hier hat sich die Festsetzung der oben bereits genannten
Grenzzahl von 100 Keimen im Kubikzentimeter Wasser im allgemeinen
praktisch bewährt, und wenn auch gelegentliche Überschreitungen
dieser Grenzzahl bedeutungslos sind, so ist das dauernde Auftreten
beträchtlich höherer Keimzahlen im Filtrat gemeinhin doch als eine

Störung des Filterbetriebes anzusehen. Voraussetzung ist natürlich, daß man sich hinsichtlich des benutzten Nährbodens, der Aufbewahrungsdauer der Kulturplatten und der Aufbewahrungstemperatur genau an die gegebenen Vorschriften hält. Es sei an dieser Stelle nochmals auf die ausführliche Arbeit Oettingers (230) hingewiesen, welche sich mit den Fragen der bakteriologischen Kontrolle von Sandfiltern eingehend befaßt.

Gute Dienste leistet die quantitative bakteriologische Wasseruntersuchung bei dem Studium der Verunreinigung und Selbstreinigung von Oberflächenwasser jeder Art. Die Keimzahl ist hier neben der Sauerstoffzehrung das feinste Reagens auf Verschmutzung, das wir kennen, und wenn auch gelegentlich akzidentelle Umstände die Brauchbarkeit einer erhaltenen Keimzahl für unsere Beurteilung in Frage stellen, so vermag dies doch nicht den Wert der Methode an sich für den genannten Fall zu erschüttern.

Daß die quantitative bakteriologische Wasseruntersuchung ferner überall dort mit Vorteil herangezogen wird, wo es gilt, sich über die bakterienvernichtende oder bakterienzurückhaltende Wirkung eines Wasserreinigungsverfahrens zu unterrichten (Sterilisation des Wassers durch physikalische und chemische Einflüsse, Prüfung von Kleinfiltern u. dgl.), liegt ohne weiteres auf der Hand. Hier wird man oft mit großem Nutzen Versuche mit künstlicher Beimpfung des Rohwassers mit farbstoffbildenden Keimen (Bacterium prodigiosum) zur Hilfe nehmen können.

Neben der quantitativen bakteriologischen Untersuchung beginnt sich nun seit einiger Zeit auch die qualitative bzw. die qualitativquantitative bakteriologische Untersuchung ihren Platz zu erobern.

Daß der Nachweis des typischen Bacterium coli im Wasser eine gewisse diagnostische Bedeutung besitzt, wird heutzutage wohl nur noch von wenigen Hygienikern bestritten; jedenfalls sprechen die sehr ausgedehnten Untersuchungen und Beobachtungen, welche man hauptsächlich in England, Amerika und Frankreich nach dieser Richtung hin angestellt hat, welche aber auch in Deutschland von einer Reihe von Autoren nachgeprüft und bestätigt werden konnten, dafür, daß das Bacterium coli, sofern man es nur scharf genug charakterisiert, für die Beurteilung des Wassers ein wichtiges Moment abgibt, namentlich bei Berücksichtigung quantitativer Unterschiede. Diese Bedeutung hat das Bacterium coli nicht nur für die Beurteilung der Infektionsverdächtigkeit von Brunnenwässern, Quellwässern und Oberflächenwässern, sondern auch für die Kontrolle von Sandfilteranlagen. Die Bedeutung dieser Methode, die Verdächtigkeit oder Unverdächtigkeit eines Wassers festzustellen, liegt zum Teil auch darin, daß die Ergebnisse der Untersuchung, wenigstens die vorläufigen Ergebnisse, erheblich früher erhalten werden können, als durch die übliche Zählung der Kolonien auf Gelatineplatten, und daß unter gewissen Umständen es sogar zulässig erscheint, die Untersuchung auch an eingesandten Wasserproben vorzunehmen. Wenn die Menge der gefundenen Kolibazillen sich auch vielfach proportional den allgemeinen Bakterienzahlen verhält, so kommen doch auch Fälle vor, wo das Bacterium coli

bei sonst auffällig niedrigen Keimzahlen angetroffen wird (Hilgermann [245]). Diese Tatsache spricht demnach ebenfalls dafür, daß
die allgemeine Bakterienzahl eines Wassers nicht immer ein Maßstab
für seine Infektionsverdächtigkeit oder Unverdächtigkeit ist.

Die Methode des Nachweises des Bacterium coli muß schon deswegen
bis zu einem gewissen Grade quantitativ ausgestaltet werden, weil
bei beliebiger Steigerung der für die Untersuchung benutzten Wassermenge sich wohl schließlich fast in jedem Wasser vereinzelte Exemplare
von Bacterium coli finden lassen würden. Andererseits ist es natürlich
auch hier wieder mißlich, Grenzzahlen aufzustellen. Immerhin mögen
die folgenden, von Whipple aufgestellten Zahlen einen ungefähren
Anhaltspunkt dafür bieten, in welcher Weise von einer Reihe von Autoren
ein Wasser, je nach dem Ausfall der Untersuchung auf Bacterium coli,
hygienisch bewertet wird.

Der genannte Autor belegt ein Wasser mit folgenden Qualitäten:

wenn der Nachweis des B. coli
erst gelingt in ccm

100	. . . . gesundes Wasser
10	. . . . genügend gesundes Wasser
1	. . . . fragliches Wasser
0,1	. . . . wahrscheinlich ungesundes Wasser
0,01	. . . . ungesundes Wasser.

Gärtner, der von den deutschen Hygienikern wohl die größte
Erfahrung in Wasserfragen besitzt, schätzt den Wert der Koliprobe
geringer ein. Er sagt (191): „Größere Mengen Kolibazillen deuten
an, daß ein Wasser leicht mit Dungstoffen verunreinigt werden kann,
sie weisen also auf offene Wege, auf die Möglichkeit einer Gefährdung bei passender Gelegenheit hin und sind daher von Bedeutung. Die Anwesenheit vereinzelter Kolibazillen, z. B. in 10, 25, 50,
100 ccm Wasser oder in vereinzelten 1 ccm-Proben, ist im allgemeinen
nicht höher zu bewerten als die anderer Bazillen, da sie in jedem unter
Kultur befindlichen Lande, an allen Orten, wo Mensch und Tier häufiger
verkehren, wenn auch nicht in sehr großer, so doch in beträchtlicher
Menge vorhanden sind und die meisten von ihnen aus dem Tierkot
stammen. Wo Kolibazillen in nennenswerter Zahl im Wasser fehlen,
darf man das Wasser als zur Zeit nicht infiziert ansehen. Über den gerade
vorliegenden Zeitpunkt hinaus, also über die Beschaffenheit in näherer
oder fernerer Zukunft, sagt der negative Kolibefund indessen nichts;
er ist hierin von dem Gesamtbakterienbefund nicht verschieden........
Ein Nutzen von der immerhin recht komplizierten und langwierigen
Untersuchung auf Koli ist nur in einer beschränkten Zahl von Fällen
zu erwarten, aber in dieser ist er auch zu erwarten.‘‘

Nach Kruse (241, S. 216) „wird die Koliprobe neben der Keimzählung öfters mit Erfolg benutzt werden können, so namentlich dann,
wenn z. B. wie in gewöhnlichen Brunnenwässern oder sonst die Möglichkeit oder Wahrscheinlichkeit besteht, daß ein wesentlicher Teil der im
Wasser vorhandenen Keime aus harmlosen, sog. Wasserbakterien besteht.‘‘

Wir können uns hier auf eine Kritik dieser Ansichen nicht einlassen, die unserige aber vorläufig dahin formulieren, daß im allgemeinen der regelmäßige oder öftere Nachweis des typischen (S. 245) Bacterium coli in 1 ccm Wasser dasselbe als mindestens infektionsverdächtig erscheinen läßt.

Für gewisse Aufgaben, z. B. die Feststellung der Infektiosität und Selbstreinigung von Oberflächenwässern genügt häufig schon die Bestimmung der Menge der bei 37⁰ wachsenden (bzw. auch der bei dieser Temperatur Traubenzucker vergärenden) Keime, denn die eigentlichen Wasserbakterien wachsen im allgemeinen nicht bei 37⁰. Die Methode der Feststellung des sog. „Thermophilentiters" nach Petruschky und Pusch wird man in solchen Fällen daher häufig mit Vorteil heranziehen können.

Was schließlich den unmittelbaren Nachweis von Krankheitserregern im Wasser anlangt, so müssen wir auch heute noch den Standpunkt vertreten, daß seine praktische Bedeutung eine verhältnismäßig geringe ist; dies gilt — trotz aller Verfeinerungen der Methodik — aus bereits oben dargelegten Gründen vor allem für den Nachweis des Typhusbazillus, weniger für den Nachweis des Vibrio Cholerae asiaticae u. a. Wenn wir uns hiermit der Ansicht wohl fast aller Hygieniker anschließen, so soll indessen damit nicht gesagt sein, daß es unrationell wäre, überhaupt den Versuch des Nachweises zu führen; im Gegenteil. Nur soll man sich immer bewußt bleiben, daß vom Standpunkt des Hygienikers aus der Nachweis der Infektionsmöglichkeit und Infektionsverdächtigkeit eines Wassers praktisch bedeutungsvoller ist als der Nachweis einer wirklich stattgehabten Infektion, und daß ein positiver Nachweis von Infektionserregern zwar eine sehr erwünschte Sicherung eines ausgesprochenen Verdachtes bedeutet, ein negativer Ausfall der Untersuchung aber nicht beweist, daß eine Infektion tatsächlich nicht stattgefunden hat.

Gewisse Abwässer (z. B. aus Krankenanstalten u. dgl.) sind vom bakteriologischen Standpunkt aus unter Umständen besonders kritisch zu beurteilen.

4. Beurteilung auf Grund der mikroskopisch-biologischen Untersuchung.

Die mikroskopisch-biologische Wasseruntersuchung verlangt zu ihrer vollendeten Ausführung, wie oben schon ausdrücklich hervorgehoben ist, eine ganz besondere, nur durch längere Übung und Erfahrung erreichbare Kenntnis der mannigfachen Formen der Organismen und ihrer zahlreichen Varietäten.

Aber auch der nicht spezialistisch Vorgeschulte wird versuchen, mit Hilfe einiger besonders charakteristischer Leitorganismen einen Einblick in die biologischen Verhältnisse, soweit sie minder komplizierter Natur sind, zu gewinnen; denn die Vorteile, welche die Beobachtung des Tier- und Pflanzenlebens sowohl als auch des im Wasser vorhandenen „Pseudoplanktons" und des aus dem Wasser sich abscheidenden

Sedimentes bietet, sind so große (vgl. S. 172), daß man dieser Hilfsmittel nicht gern wird entraten mögen.

Bei der Untersuchung von Brunnen- und Quellwässern vermag häufig schon die unmittelbare mikroskopische Untersuchung des Sedimentes der entnommenen Wasserprobe wertvolle Aufschlüsse zu geben. In dieser Beziehung gilt folgendes:

Die Befunde der mikroskopischen Untersuchung sind je nach ihrem Wesen verschieden zu beurteilen. Häufen sich anorganische, schwimmende Bestandteile wie Ton, Lehm, Eisenoxydhydrat u. dgl., so machen sie das Wasser unansehnlich. Pflanzliche Reste, sei es, daß sie auf natürlichem Wege (Pollenkörner, Blätter usw.) oder durch Menschenhand (Abfälle aus Holzschleifereien usw.) in das Wasser gelangt sind, verbinden mit dem sichtbaren Nachteil einer Verunreinigung den Mißstand, daß sie früher oder später in Zersetzung übergehen. Aus gleichem Grunde sind Reste kleiner Tiere (Insekten) ebenfalls strenger zu beurteilen, wenn dieselben häufiger gefunden werden. Solches Wasser ist unappetitlich.

Woll-, Baumwoll- und Zellulosefasern, Haare u. dgl. gelangen hin und wieder aus Gewerbebetrieben (Gerbereien, Tuchwalken, Zellstofffabriken usw.) oder mit dem Waschwasser zu dem Trink- oder Gebrauchswasser. Solche Verunreinigungen, welche vermöge ihrer Abstammung auch weiteren Unrat mit sich führen können, schließen die Benutzung des Wassers aus, wenn es sich nicht um zufällige Einzelbefunde handelt. Das gleiche gilt in noch höherem Grade von Stoffen, die den Küchen- und sonstigen Hausabwässern angehören wie Stärkekörner, Kaffeegrund, Waschblau, Kohleteilchen, oder fäkalen Ursprungs sind wie Muskelfasern usw. In dieser Hinsicht sind auch die Eier von den im Darme wohnenden Parasiten oder von solchen, welche vom Tier auf den Menschen übertragen werden können, besonders bedenkenerregend.

Die Hauptbedeutung des Nachweises dieser Stoffe liegt darin, daß sie Zeugnis abgeben für einen ungenügenden Schutz der Wasserentnahmestelle gegen äußere Verunreinigung. Wo derartige Stoffe hingelangen können, vermögen natürlich gelegentlich auch die Erreger von Infektionskrankheiten einzuwandern und die Gesundheit der Konsumenten des Wassers ernstlich zu gefährden.

Die Aufgabe der eigentlichen biologischen Wasser- und Abwasseruntersuchung besteht vornehmlich darin, den Einfluß verunreinigender städtischer und industrieller Abflüsse auf die in Frage kommende Vorflut festzustellen und den Effekt von (hauptsächlich biologisch wirkenden) Abwasserreinigungsanlagen zu prüfen. Hauptsächlich bearbeitet ist die Süßwasserbiologie. Wegen der besonderen Verhältnisse der Abwasserbeseitigung in Küstenorten und ihres Einflusses auf die Verunreinigung des Meerwassers vgl. Wilhelmi (333). Dem Meerwasser steht das durch die Endlaugen aus den Chlorkaliumfabriken versalzene Flußwasser im Elbe- und Wesergebiet (334) chemisch verhältnismäßig nahe.

Schon die Begehung des Vorfluters und die Besichtigung seiner Ufer usw. läßt ohne Heranziehung stärkerer optischer oder

komplizierter sonstiger Hilfsmittel häufig manches Bemerkenswerte
erkennen. Der Vorzug der biologischen Untersuchung liegt immer darin,
daß man durch sie auch nachträglich eine zeitweilig stattgehabte
starke Verschmutzung der Vorflut an der veränderten Flora und Fauna
erkennen kann.

Einige Pflanzen und Tiere sind sehr empfindlich gegen solche Verunreinigungen, andere gedeihen gut unter ihrem Einfluß (Abwasserorganismen). Die zahlreichen Beispiele, welche wir oben, geordnet
nach dem System der Poly-, Meso- und Oligosaprobien, gegeben haben,
kennzeichnen am besten das eben Gesagte. Man darf aber nicht vergessen,
daß nicht nur die Anwesenheit bestimmter Organismen bedeutsam
sein kann, sondern auch die Abwesenheit von Organismen, welche
sich sonst in nicht verunreinigten Gewässern normalerweise finden.
Bewegliche empfindlichere Tiere, z. B. gewisse Schnecken, Krebse,
Insektenlarven, fliehen vor der hereinbrechenden Verunreinigung, oder,
falls sie als festsitzende Organismen (z. B. Dreissensia polymorpha)
dazu nicht imstande sind, sterben sie ab (klaffende Schalen).

Von schon makroskopisch oder mit der Lupe erkennbaren,
stärkere Verunreinigungen organischer Art anzeigenden, häufig vorkommenden Organismen seien hier noch einmal als besonders wichtig
genannt: Sphaerotilus natans (im strömenden Wasser an Mühlrädern, Wehren), Beggiatoa alba, Euglena viridis, Vorticellen,
Leptomitus lacteus (im strömenden Wasser), Carchesium lachmanni, Tubifex tubifex. Bei der Begehung des Vorfluters ist die
Ausdehnung dieser „Abwässerorganismenzone" festzustellen.

Für organische Verunreinigungen mittleren Grades sind u. a.
die schwarzgrünen Oszillatoriapolster und folgende Tiere charakteristisch: Asellus aquaticus, Chironomus plumosus und Nephelis vulgaris; verhältnismäßig reines Wasser bevorzugen im allgemeinen von Pflanzen Cladophora glomerata und die Wasser-
moose, von Tieren die schon genannte Dreissensia polymorpha,
gewisse Crustaceen (Gammarus, Cyklops, Bosmina) und gewisse
Insektenlarven (Perla, Phryganidenlarve).

Soll der etwa schädigende Einfluß bestimmter Abwässer
festgestellt werden (z. B. bestimmter Fabrikabwässer), so sind oberhalb
und unterhalb der Einlaufstelle der Abwässer Ufer, Steine (untere Seite
betrachten!), Pfähle u. dgl. nach den genannten Organismen abzusuchen.
Besonders gute Anhaltspunkte, ob die fraglichen Abwässer giftig gewirkt
haben, bieten die Schneckenarten, nur ist daran zu erinnern, daß
manche von ihnen, z. B. Sphaerium corneum und Limnaea auri-
cularia gegen organische bzw. manche chemische Abwässer recht
resistent sind, während andere, z. B. Limnaea stagnalis, Dreissensia
polymorpha wenig Widerstand zu leisten pflegen. Vergleichbar
sind indessen immer nur Aufenthaltsorte von völlig gleicher
Beschaffenheit (Steine, Sandboden u. dgl.).

Wichtig ist auch das Verhalten der Fische (335) und die Beobachtung ihrer Brut. Fische können natürlich bestenfalls nur in Wasser
von mittlerer Verunreinigung gedeihen, zeichnen sich aber im übrigen

durch sehr wechselnde Empfindlichkeit aus. So sind z. B. die Karausche (Carassius carassius), der Karpfen (Cyprinus carpio) und der Stichling (Gasterosteus aculeatus) verhältnismäßig unempfindlich, empfindlicher schon Hecht (Esox lucius) und Zander (Lucioperca sandra), und ziemlich stark empfindlich Barsch (Perca fluviatilis) und Forelle (Trutta fario).

Gesunde Fische machen beim Aufstöbern schnelle fliehende Bewegungen, dagegen sind durch Abwässer geschädigte Fische häufig wie gelähmt, auch zeigen sie bisweilen einen auffallend hell gefärbten Rücken.

Handelt es sich um Fischsterben, bedingt durch eine Infektionskrankheit, so beschränkt sich das Sterben meist auf ganz bestimmte Arten von Fischen. Fischsterben, welche dagegen durch schädliche Abwässer hervorgerufen sind, erstrecken sich gewöhnlich auf alle Arten von in dem betreffenden Gewässer vorkommenden Fischen.

Das Mikroskop muß hauptsächlich zur Bestimmung der Planktonorganismen herangezogen werden [1]:

Beachtenswert sind hierbei neben anderem die Menge und Art des treibenden Detritus (Muskelfasern u. dgl.) und die etwa vorhandenen Flagellaten, Ciliaten und Rädertiere, unter welchen es viele typische „Bakterienfresser" gibt. Es ist daher nicht selten, daß man das Wasser sehr reich an diesen Organismen, aber verhältnismäßig arm an Bakterien findet. Wegen der bakterienvernichtenden Tätigkeit der Protozoen vgl. die Literatur unter 195.

Die Untersuchungen des Schlammes sollen in erster Linie feststellen, ob er ein reiches oder geringes Tierleben beherbergt, oder ob er frei von Tiervegetation („azoisch") ist. Letzterer Zustand findet sich häufig unterhalb des Einflusses schädlicher Fabrikabwässer.

Zum Schluß möge noch betont werden, daß die Untersuchungsergebnisse verschiedener Untersucher miteinander nicht ohne weiteres verglichen werden dürfen. Es gilt dies vor allem für die chemische und bakteriologische Untersuchung von Vorflutern, wo von manchen Gutachtern schon geringen Differenzen der Befunde eine ursächliche Bedeutung beigemessen wird. Solche Differenzen können aber, wenn mehrere Analytiker an der Untersuchung eines Flußlaufes beteiligt sind, schon durch belanglos erscheinende Unterschiede in der angewandten Methodik bedingt sein. Läßt sich das Zusammenarbeiten mehrerer Untersucher an ein und demselben Untersuchungsobjekt (Fluß, Abwasserreinigungsanlage usw.) nicht umgehen, so muß die anzuwendende Methodik bis ins Einzelne vorher vereinbart werden. Die bakteriologische Untersuchung ist in solchen Fällen nur mit Nährböden gleicher Provenienz auszuführen, d. h. mit solchen, welche von einem Präparator aus den gleichen Materialien nach ganz bestimmter Methode hergestellt sind.

---

[1] Daß man dabei nicht vergißt, auf etwa im Wasser treibende makroskopisch sichtbare leblose Schmutzstoffe wie Fäkalteile, Papier, Gemüsereste, sowie auf Flocken und Büschel von Abwasserpilzen usw. zu achten, ist wohl selbstverständlich.

Vorschriften für die anzuwendenden Methoden der Wasseruntersuchung geben die „Vereinbarungen zur einheitlichen Untersuchung und Beurteilung von Nahrungs- und Genußmitteln sowie Gebrauchsgegenständen für das Deutsche Reich" Heft II, S. 143 ff. Da diese Vereinbarungen aber seit dem Jahre 1899 nicht neu bearbeitet worden sind, so sind die in ihnen enthaltenen Angaben zum Teil veraltet. Neueren Datums (New York 1912) ist der amerikanische „Report of Committee on Standard Methods for the Examination of Water and Sewage to the Laboratory Section of the American Public Health Association, Second Edition."

Was die Beurteilung zentraler Wasserversorgungen anlangt, so möge nicht unterlassen werden, auf die vom Bundesrat unter dem 16. Juni 1906 gegebene „Anleitung für die Einrichtung, den Betrieb und die Überwachung öffentlicher Wasserversorgungsanlagen, welche nicht ausschließlich technischen Zwecken dienen" (336) hinzuweisen.

Alle die Wasserversorgung betreffenden gesetzlichen usw. deutschen Bestimmungen findet man zusammengestellt in dem kleinen Werk von Abel, Die Vorschriften zur Sicherung gesundheitsgemäßer Trink- und Nutzwasserversorgung, 1911.

Anhang.
I. Internationale Atomgewichte *1919* (Auswahl)
(bezogen auf Sauerstoff = 16).

Name	Zeichen	Atom-Gewicht	Name	Zeichen	Atom-Gewicht
Aluminium . . .	Al	27,1	Mangan	Mn.	54,93
Arsen	As	74,96	Molybdän. . . .	Mo	96,0
Baryum.	Ba	137,37	Natrium	Na	23,00
Blei.	Pb	207,20	Phosphor	P	31,04
Brom	Br	79,92	Platin	Pt	195,2
Chlor	Cl	35,46	Quecksilber . . .	Hg	200,6
Chrom	Cr	52,0	Sauerstoff. . . .	O	16,00
Eisen	Fe	55,84	Schwefel	S	32,06
Jod.	J	126,92	Silber	Ag	107,88
Kalium	K	39,10	Silicium	Si	28,3
Kalzium.	Ca	40,07	Stickstoff. . . .	N	14,01
Kobalt	Co	58,97	Uran.	U	238,2
Kohlenstoff . . .	C	12,005	Wasserstoff. . .	H	1,008
Kupfer	Cu	63,57	Zink	Zn	65,37
Lithium	Li	6,94	Zinn	Sn	118,7
Magnesium. . . .	Mg	24,32			

II. Die Beziehungen zwischen dem spezifischen Gewicht und der Konzentration von Laugen und Säuren.

100 Teile enthalten Gewichtsteile	Ammoniak NH_3	Kalilauge KOH	Natronlauge NaOH	Salzsäure HCl	Salpetersäure HNO_3	Schwefelsäure H_2SO_4
4	—	—	1,046 [1]	1,020	—	—
4,9	—	—	—	—	—	1,035 [1]
5,6	—	1,045 [1]	—	—	—	—
10	0,960 [2]	1,083	1,115	1,050	1,055	1,070 [2]
12	—	—	—	—	1,073 [2]	—
15—16	0,942	1,138 [3]	1,170 [3]	—	—	1,110 [3]
20	0,925	1,177	1,225	1,100	—	1,145
25	0,910	1,230	1,280	1,126 [3]	1,150 [3]	1,180
27	0,905	1,252	1,300	—	—	—
30	0,894	1,288	1,332	—	—	1,220
32—33	0,885	1,320	1,363	—	1,200	—
37	0,875	—	—	1,190	—	—
40	—	1,412	1,437	—	—	—
45	—	—	—	—	—	1,355
47	—	—	—	—	1,300	—
50	—	1,539	1,540	—	—	1,400
65	—	—	—	—	1,400 [3]	—
90	—	—	—	—	—	1,820
95—98	—	—	—	—	—	1,840 [3]

[1]) Entsprechend der Normallösung.
[2]) Annähernd doppelt normal.
[3]) Offizinelle Lösungen des deutschen Arzneibuches, 5. Ausgabe.

III. Übliche Konzentration der sonstigen bei der Wasseranalyse hauptsächlich gebrauchten Reagentien, soweit nicht andere Konzentrationen besonders vorgeschrieben sind.

A. Bezogen auf Normallösungen (nach R. Blochmann). B. Abgerundeter, willkürlich gewählter Prozentgehalt.

Bezeichnung der Reagenzflüssigkeit	A Die Flüssigkeit entspricht einer x - Normallösung	und enthält daher in 100 Teilen Teile:	B Willkürlich gewählter %-Gehalt
Ammoniumchlorid	Doppelt-	10,7	10
Ammoniumkarbonat	Doppelt-	9,6	20 [1]
Ammoniumoxalat	Halb-	3,5	5
Ammoniumsulfid	Doppelt-	6,8	5
Barythydrat (gesättigtes Barytwasser) .	—	5,9	—
Baryumchlorid	Einfach-	12,2	10
Eisenchlorid	Einfach-	5,4	5
Eisenoxydulsulfat	Einfach-	6,3	5 [2]
Essigsäure, verdünnt	Doppelt-	12,0	30 [3]
Ferrozyankalium	Einfach-	10,5	10
Kaliumchromat, neutrales	Einfach-	6,5	5
Kaliumzyanid	Halb-	3,3	5 [2]
Kaliumjodid	Halb-	8,3	10
Kalziumoxyd (gesättigtes Kalkwasser) .	—	0,13	—
Kupfersulfat	Halb-	6,2	10
Natriumazetat	Einfach-	13,6	10
Natriumkarbonat (wasserfrei)	Doppelt-	10,6	10
Natriumphosphat ($Na_2HPO_4 + 12 H_2O$)	Einfach-	11,9	10
Rhodankalium	Halb-	4,9	5
Silbernitrat	Zehntel-	1,7	2

[1]) Unter Zufügung von Ammoniak (20 g Ammoniumkarbonat in 80 ccm Wasser gelöst und mit Ammoniak von 0,96 spez. Gew. auf 100 ccm aufgefüllt.)

[2]) Die Lösung ist frisch zu bereiten.

[3]) Acidum aceticum dilutum des Deutschen Arzneibuches, 5. Ausg.

Literatur.

Zur Einleitung und zum I. Abschnitt (Physikalische Prüfung).

1. Prinz, E., Handbuch der Hydrologie. Berlin (Julius Springer) 1919.
2. Halbfaß, Das Süßwasser der Erde. Leipzig 1914.
3. Spitta, O., Die Wasserversorgung.
   Schmidtmann, Thumm, Reichle, Beseitigung der Abwässer und ihres Schlammes.
   Kolkwitz, Biologie des Trinkwassers, Abwassers und der Vorfluter. Handbuch d. Hyg. von Rubner-v. Gruber-Ficker, II. Bd., 2. Abt., 1911.
4. Report of Commitee on Standard Methods of Water Analysis. The Journ. of infect. diseases. Supplement Nr. I, p. 16 (1905). Sec. Ed. New York 1912.
5. Aufseß, Die physikalischen Eigenschaften der Seen. Braunschweig 1905.
   Kolkwitz, Die Farbe der Seen und Meere. Deutsche Vierteljahrsschr. f. öff. Ges.-Pflege 42, (1910).
   Kurpjuweit, Über die Durchsichtigkeitsbestimmung von Vorflutern mit Hilfe einer Sehscheibe. Offiz. Ber. üb. d. 26. Hauptversamml. d. Preuß. Medizinalbeamten-Vereins. Berlin 1910, S. 80.
6. Kolkwitz, Entnahme- und Beobachtungsinstrumente für biologische Wasseruntersuchungen. Mitteil. a. d. Kgl. Prüfungsanstalt f. Wasserversorgung und Abwässerbeseitigung. Heft 9. S. 111 (1907).
7. van den Broeck et Rahir, Tholométre, nouvel appareil pratique, destiné à mesurer le degré de transparence des eaux. La technique sanitaire 1908. p. 44.
8. König, J., Bestimmung des Trübungsgrades und der Farbentiefe von Flüssigkeiten, sowie des Gehaltes gefärbter Lösungen mittels des Diaphanometers. Zeitschr. f. Untersuch. d. Nahr.- u. Genußmittel 7, 129 (1904).
9. Kißkalt, Eine neue Methode zur Bestimmung der sichtbaren Verunreinigung von Fluß- und Abwasser. Hyg. Rundschau 1904, S. 1036.
10. Mecklenburg und Valentiner, Ein Apparat zur Messung von Trübungen (Tyndallmeter). Zeitschr. f. Instrumentenkunde 1914, S. 209.
11. Hazen, Amer. Chem. Journ. 14, p. 278 (1892) und Standard Methods, p. 21.
12. U. S. Geol. Survey, Div. of Hydrography. Zirkular Nr. 8, 1902.
13. Baur, Spektroskopie und Kolorimetrie. Handbuch d. angew. physik. Chem. Bd. 5, Leipzig 1907.
14. Krueß, G. u. H., Kolorimetrie und quantitative Spektralanalyse. Hamburg und Leipzig (Leopold Voß), 2. Aufl., 1909.
15. Krueß, H., Kolorimeter mit Lummer-Brodhunschem Prismenpaar. Zeitschr. f. anorgan. Chem. 1893, S. 325.
16. Lummer und Brodhun, Ersatz des Photometerfettflecks durch eine rein optische Vorrichtung und photometrische Untersuchungen. Zeitschr. f. Instrumentenkunde 1889, S. 23 u. 41.
17. Autenrieth und Funk, Über die kolorimetrischen Bestimmungsmethoden der Wasseruntersuchung mittels des Authenrieth-Koenigsbergerschen Kolorimeters. Zeitschr. f. anal. Chem. 52, 137 (1913).
18. Ohlmüller, Fränkel, Gaffky, Gutachten des Reichs-Gesundheitsrates über den Einfluß der Ableitung von Abwässern aus Chlorkaliumfabriken auf die Schunter, Oker und Aller. Arb. a. d. Kais. Ges.-Amt 25, 259 (1907).

Aßmann, Grenzwerte über den Geschmack verunreinigten Wassers. Inaug.-Diss. Würzburg 1905.

Friedmann, Über den Geschmack des harten Wassers. Zeitschr. f. Hyg. 77, 125 (1914).

Marzahn, Über die Geschmacksgrenze für die Beimischung von Salzen zu Trinkwasser. Journ. f. Gasbel. u. Wasservers. 1915, 663 u. 1916, 77.

Stooff, Über den Geschmack von Salzen und anderen Stoffen im Trinkwasser. Mitteil. d. Landesanstalt f. Wasserhyg. 25, 274 (1919).

19. Thumm, Über Schöpfthermometer und über die Messung der Wassertemperatur überhaupt. Hyg. Rundschau 1916, 237.

20. Handbuch der Nautischen Instrumente. 2. Aufl., Berlin 1890, S. 174.

21. Whipple, The Microscopy of Drinking-Water. Sec. edit. New York, John Wiley and Sons, 1908. p. 55.

22. Winkler, Cl., Lehrbuch der technischen Gasanalyse. 3. Aufl., Freiberg 1901.

23. Kohlrausch und Holborn, Das Leitvermögen der Elektrolyte. Leipzig 1898.

24. Pleißner, Eine neue Tauchelektrode. Arbeiten a. d. Kais. Ges.-Amt 28, 444 (1908). Spitta und Pleißner, Neue Hilfsmittel für die hygienische Beurteilung und Kontrolle von Wässern. Ebenda 30, 463 (1909). Pleißner, Über die Messung und Registrierung des elektrischen Leitvermögens usw. Ebenda 30, 483 (1909); (vgl. auch 321). Stooff, Über die elektrische Leitfähigkeit natürlicher Wässer. Ges.-Ig. 1909, S. 75. Weldert und v. Karaffa - Korbutt, Über die Anwendbarkeit der Bestimmung des elektrischen Leitvermögens bei der Wasseruntersuchung. Mitteil. a. d. Kgl. Landesanstalt f. Wasserhyg. 18, 139 (1914).

25. Engler und Sieveking, Zur Kenntnis der Radioaktivität der Mineralquellen und deren Sedimente. Zeitschr. f. anorg. Chem. 53, 1, (1907); Kohlrausch und Nagelschmidt, Die physikalischen Grundlagen der Radium-Emanationstherapie, III. Teil. Zeitschr. f. physik. u. diätet. Therapie, 12. Bd., 10. Heft, 1909. Sommer, Emanation und Emanationstherapie. München 1908. Engler, Sieveking und Koenig, Neue Beiträge zur Messung der Radioaktivität von Quellen. Chem.-Ztg. 1914, S. 425 u. 446.

26. Löwe, F., Die optische Bestimmung des Salzgehaltes im Seewasser. Annalen der Hydrographie usw. VI, 303 (1912).

Marc und Sack, Über eine einfache Methode zur Bestimmung der Kolloide in Abwässern und über die Verwendung des Flüssigkeitsinterferometers bei der Wasseruntersuchung überhaupt. Kolloidchem. Beihefte V, 375 (1914).

Literatur zum II. Abschnitt (Chem. Untersuchung).

27. Lunge, Chemisch-technische Untersuchungsmethoden. 2. Bd., 6. Aufl., Berlin 1910, allgemeiner Teil, und Abderhalden, Handbuch der biochemischen Arbeitsmethoden, 1. Bd., allgemeiner Teil (Kempf, Allgemeine chemische Laboratoriumstechnik), S. 1—282. Berlin 1909.

28. Glaser, Indikatoren der Azidimetrie und Alkalimetrie. Wiesbaden (Kreidel) 1901.

29. Beckurts, Die Methoden der Maßanalyse. Braunschweig 1913.

Tillmans, Über die quantitative Bestimmung der Reaktion natürlicher Wässer. Zeitschr. f. Untersuch. d. Nahr.- u. Genußm. 38, 1 (1919).

30. Paul, Ohlmüller, Heise, Auerbach, Untersuchung über die Beschaffenheit des zur Versorgung der Haupt- und Residenzstadt Dessau benutzten Wassers usw. Arb. a. d. Kais. Ges.-Amt 23, 333 (1906).

31. Tillmans und Heublein, Über die Bestimmung der Kohlensäure im Trinkwasser. Zeitschr. f. Untersuch. d. Nahr.- u. Genußm. 33, 289 (1917).

32. Noll, Beitrag zur Bestimmung der freien Kohlensäure im Wasser nach Trillich. Zeitschr. f. angew. Chem. 25, 998 (1912).

Derselbe, Verwendung des Phenolphthaleins und der Rosolsäure zur Bestimmung der freien Kohlensäure im Wasser. Zeitschr. f. angew. Chem. 26, 85 (1913).

33. **Tillmans** und **Heublein**, Über die Bestimmung der freien Kohlensäure im Wasser durch Titration mit Alkalien und Phenolphthalein. Zeitschr. f. Untersuch. d. Nahr.- u. Genußm. **24**, 429 (1912).
Tillmans, Über die Bestimmungsmethoden der Kohlensäure im Wasser. Journal. f. Gasbel. u. Wasservers. 1913. S. 348 u. 370.

34. **Klut**, Die freie Kohlensäure im Trinkwasser und ihre Bestimmung an Ort und Stelle. Berichte d. deutsch. Pharmazeut. Gesellsch. **29**, 344 (1919).

35. **Winkler, L. W.**, Über die Bestimmung der freien Kohlensäure in Trink- und Nutzwassern. Zeitschr. f. anal. Chem. **53**, 746 (1914).
Derselbe, Bestimmung der freien Kohlensäure im Wasser an der Entnahmestelle. Zeitschr. f. angew. Chem. **29**, I, 335 (1916).
Derselbe, Die Verbesserungswerte bei der Bestimmung der freien Kohlensäure im Wasser. Journal. f. Untersuch. d. Nahr.- u. Genußm. **33**, 443 (1917).

36. **Czensny**, Über eine vereinfachte Methode zur Bestimmung der freien Kohlensäure im Wasser. Zeitschr. f. anal. Chem. **58**, 1 (1919).

37. **Pfeifer**, Kritische Studien über Untersuchung und Reinigung des Kesselspeisewassers. Zeitschr. f. angew. Chem. 1902, S. 193.
Grünhut, Trink- und Tafelwasser in v. **Buchka**: „Das Lebensmittelgewerbe", III. Bd. (1918), S. 530.

38. **Winkler, L. W.**, Über die Bestimmung der Kohlensäure in natürlichen Wässern. Zeitschr. f. anal. Chem. **42**, 735 (1903).

39. **Tillmans** und **Heublein**, Über die Bestimmung der freien Kohlensäure im Wasser. Zeitschr. f. Untersuch. d. Nahr.- u. Genußm. **20**, 617 (1910).

40. **Dieselben**, Über die kohlensauren Kalk angreifende Kohlensäure der natürlichen Wässer. Ges.-Ing. 1912, S. 669.
Auerbach, Über die kohlensauren Kalk angreifende Kohlensäure der natürlichen Wässer. Ges.-Ing. 1912, S. 869.
Tillmans, Aggressive Kohlensäure. Journal f. Gasbel. u. Wasservers. 1913, S. 352.

40a. **Noll**, Beitrag zur Bestimmung der angreifenden Kohlensäure im Wasser. Zeitschr. f. angew. Chemie. Ausg. C. 1920, S. 182.

41. **Tiemann** und **Preuße**, Über die quantitative Bestimmung des in Wasser gelösten Sauerstoffs. Berichte der Deutsch. Chem. Ges. **12**, 1768 (1879).

42. **Pettersson**, Methode zur volumetrischen Bestimmung der im Wasser gelösten Gase. Berichte der Deutsch. Chem. Ges. **22**, 1434 (1889).

43. **Hoppe - Seyler**, Apparat zur Gewinnung der im Wasser absorbierten Gase durch Kombination der Quecksilberluftpumpe mit der Entwicklung durch Auskochen. Zeitschr. f. anal. Chem. **31**, 367 (1892).

44. **Lehmann, K. B.**, Die Methoden der praktischen Hygiene. 2. Aufl. Wiesbaden 1901, S. 228.

45. **Winkler, L. W.**, Bestimmung der in natürlichen Wässern gelösten Gase. Zeitschr. f. anal. Chem. **40**, 523 (1901).
Derselbe, Über die Bestimmung des gelösten Sauerstoffs in verunreinigten Wässern. Zeitschr. f. Untersuch. d. Nahr.- u. Genußm. **29**, 126 (1915).
Derselbe, Vorrichtung zur Bestimmung der im Wasser gelösten Luftgase. Zeitschr. f. angew. Chem. **28**, I, 366 (1915).

46. **Winkler L. W.**, Die Bestimmung des im Wasser gelösten Sauerstoffs und die Löslichkeit des Sauerstoffs im Wasser. Ber. d. Deutsch. Chem. Ges. **21**, 2843 (1888) und **22**, 1764 (1889).
Derselbe, Über die Bestimmung des im Wasser gelösten Sauerstoffs. Zeitschr. f. anal. Chem. **53**, 665 (1914).

47. **Noll**, Modifikation der Sauerstoffbestimmung im Wasser nach W. **Winkler**, Zeitschr. f. angew. Chem. 1905, S. 1767.

48. **Rideal** und **Stewart**, Bestimmung des gelösten Sauerstoffs in Wässern bei Gegenwart von Nitriten und organischen Substanzen. Analyst **26**, 141 (1901). Ref. Zeitschr. f. Untersuch. d. Nahr.- u. Genußm. 1902, S. 137.

49. **Winkler, L. W.**, Über die Bestimmung des gelösten Sauerstoffs in verunreinigten Wässern. Zeitschr. f. Untersuch. d. Nahr.- u. Genußm. **29**, 121 (1915).

50. **Lehmann, K. B.**, a. a. O. (**44**).

51. Noll, Beitrag zur Bestimmung des im Wasser gelösten Sauerstoffs bei Gegenwart von Nitriten und organischer Substanz. Zeitschr. f. angew. Chem. 1917, I, 105.

52. Bruhns, G., Zur Sauerstoffbestimmung nach L. W. Winkler. I. Chem.-Ztg. **39**, 845 (1915). (Weitere Mitteilungen **40**, 45, 71, 985, 1011 [1916].)

53. Romyn, Apparat zur Bestimmung des in Wasser gelösten Sauerstoffs. Zeitschr. f. angew. Chem. 1897, S. 658.

54. Hofer, Über eine einfache Methode zur Schätzung des Sauerstoffgehalts im Wasser. Allgem. Fischerei-Ztg. 1902, S. 408.

55. Journal of the Society of chemical Industry 1901, p. 20, 1071. Korschun, Über die Bestimmung des Sauerstoffs im Wasser. Arch. f. Hyg. **61**, 324 (1907).

56. Frankforter, Walker and Wilhoit, Colorimetric Determination of dissolved Oxygen in water. Journ. Amer. Chem. Soc. **31**, 35 (1909).

57. Kaiser, Zur Bestimmung des in Wasser gelösten Sauerstoffs. Chem.-Ztg. **27**, 663 (1903).

58. Mutschler, Bestimmung des Sauerstoffs im Wasser. Zeitschr. f. Untersuch. d. Nahr.- u. Genußm. **2**, 481 (1899).

59. Annuaire de l'observat. de Montsouris 1894, p. 310. Zit. nach Classen.

60. Winkler, (vgl. 46) Zeitschr. f. anal. Chem. **53**, 672 (1914).

61. Pettersson und Sondén, Über das Absorptionsvermögen des Wassers für die atmosphärischen Gase. Ber. d. Deutsch. Chem. Ges. **22**, 1444 (1889).

62. Winkler, „Trink- und Brauchwasser" in Lunge - Berls Chemisch-technischen Untersuchungsmethoden. 6. Aufl., Berlin (Jul. Springer), **2**, 283.

63. Spitta, Untersuchungen über die Verunreinigung und Selbstreinigung der Flüsse. Arch. f. Hyg. **38**, 233 (1900).

64. Große - Bohle, Untersuchungen über den Sauerstoffgehalt des Rheinwassers. Mitteil. a. d. Kgl. Prüfungsanstalt f. Wasserversorgung u. Abwässerbeseitigung. 7. Heft (1906), S. 174.

65. Dost, Die Löslichkeit des Luftsauerstoffs im Wasser. Ebenda S. 168. Große - Bohle, a. a. O. S. 172.

66. Spitta, a. a. O., Kißkalt, Die Verunreinigung der Lahn und der Wieseck usw. mit besonderer Berücksichtigung der Brauchbarkeit der üblichen Methoden zur Untersuchung von Flußverunreinigungen. Zeitschr. f. Hyg. **53**, 305 (1906). Brezina, Die Donau vom Leopoldsberge bis Preßburg usw. Zeitschr. f. Hyg. **53**, 369 (1906). Derselbe, Über die Verwertbarkeit der Sauerstoffzehrung in der Methodik der Wasser- und Abwasseruntersuchung. Wiener klin. Wochenschr. 1908, S. 1525. Korschun, Über die Bestimmung des Sauerstoffs im Wasser nebst einigen Bemerkungen über Sauerstoffzehrung. Arch. f. Hyg. **61**, 324 (1907). Pleißner, Über die Abhängigkeit der Sauerstoffzehrung natürlicher Wässer von der Versuchsdauer und der Versuchstemperatur. Arbeiten a. d. Kais. Ges.-Amte **34**, 230 (1910). Müller, A., Die Abhängigkeit des Verlaufes der Sauerstoffzehrung in natürlichen Wässern und künstlichen Nährlösungen vom Bakterienwachstum. Arbeiten a. d. Kais. Ges.-Amte **38**, 294 (1911). Derselbe, Beiträge zur Beurteilung der Empfindlichkeit der Sauerstoffzehrung usw. Arch. f. Hyg. **89**, 135 (1920). Allen, Sewage and dissolved oxygen in New York harbour. Engin. News-Record **83**, 228 (1919); zit. nach „Wasser und Abwasser" **14**, 293. Steinmann und Surbeck, Die Wirkung organischer Verunreinigungen auf die Fauna schweizerischer Gewässer. Bern 1918.

67. Auerbach, Der Zustand des Schwefelwasserstoffs in Mineralquellen. Zeitschrift f. physik. Chem. **49**, 217 (1904) und Balneol. Ztg. **15**, 73 (1904).

68. D.R.P.Nr. 1886 (1877) und E. Fischer, Bildung von Methylenblau als Reaktion auf Schwefelwasserstoff. Ber. d. Deutsch. Chem. Ges. **16**, 2234.

69. Weldert und Röhlich, Die Bestimmung der Fäulnisfähigkeit biologisch gereinigter Abwässer. Mitteil. a. d. Kgl. Prüfungsanstalt f. Wasservers. 10. Heft (1908), S. 26; s. auch Fendler und Stüber, Ges.-Ing. 1909, S. 333. Kammann und Korn, ebenda 1909, S. 521.

70. Fresenius, Quant. Chem. Analyse. 6. Aufl., **1**, 502.

71. **Winkler**, Bestimmung kleiner Mengen Schwefelwasserstoff in natürlichen Wässern. Zeitschr. f. anal. Chem. 1901, S. 772.
72. **Johnson, Copeland and Kimberly**, The relative applicability of current methods for the determination of putrescibility in sewage effluents. The Journ. of inf. diseases. Suppl. Nr. 2, 1906, p. 80.
73. **Spitta und Weldert**, Indikatoren für die Beurteilung biologisch gereinigter Abwässer. Mitteil. a. d. Kgl. Prüfungsanstalt f. Wasservers. 6. Heft (1906), S. 160.
74. **Phelps and Winslow**, On the use of Methylene Blue in Testing Sewage Effluents. Journ. of inf. dis. (1907), Suppl. Nr. 3, p. 1.
75. **Seligmann**, Über die Prüfung gereinigter Abwässer auf ihre Zersetzungsfähigkeit. Zeitschr. f. Hyg. u. Infektionskrankh. **56**, 371 (1907).
76. **Korn und Kammann**, Der Hamburger Test auf Fäulnisfähigkeit. Ges.-Ing. 1907, S. 165.
77. **Dunbar und Thumm**, Beitrag zum derzeitigen Stande der Abwasserreinigungsfrage. München und Berlin 1902, S. 18.
78. **Ohlmüller**, Über die Einwirkung des Ozons auf Bakterien. Arbeiten a. d. Kais. Ges.-Amt 8, 229 (1893). **Ohlmüller und Prall**, Die Behandlung des Trinkwassers mit Ozon. Ebendas. **18**, 417 (1902). **Pflanz**, Die Verwendung des Ozons zur Verbesserung des Oberflächenwassers und zu sonstigen hygienischen Zwecken. Vierteljahrsschr. f. ger. Med. **26**, Suppl. II, 141 (1903). **Schreiber**, Zur Beurteilung des Ozonverfahrens für die Sterilisation des Trinkwassers. Mitteil. a. d. Kgl. Prüfungsanstalt f. Wasservers. 6. Heft (1906), S. 60. **Daske**, Die Reinigung des Trinkwassers durch Ozon. Deutsche Vierteljahrsschr. f. öffentl. Gesundheitspfl. **41**, 1 (1909).
79. **Ladenburg und Quasig**, Quantitative Bestimmung des Ozons. Ber. d. Deutsch. Chem. Ges. **34**, 1184.
80. **Brunck**, Zur technischen Ozonbestimmung. Zeitschr. f. angew. Chem. 1903, S. 894.
81. **Schumacher**, Die Desinfektion von Krankenhausgruben mit besonderer Berücksichtigung des Chlorkalkes und ihre Kontrolle. Ges.-Ing. 1905, S. 361, 377 u. 393.
82. **Winkler, L. W.**, Beiträge zur Wasseranalyse. Zeitschr. f. angew. Chem. **28**, I, 22 (1915).
83. **Wagner, R.**, Beiträge zur Chlorometrie. Dingl. polytechn. Journ. **154**, 146 u. **176**, 131. Vgl. auch Arzneibuch f. d. Deutsche Reich, 5. Ausgabe, Berlin 1910, S. 88 (Calcaria chlorata).
84. **Schultz**, Modifizierte Chlorbestimmung für die Abwasserdesinfektion mittels Chlorkalk. Zeitschr. f. angew. Chem. 1903, S. 833.
85. **Reichel**, Die Trinkwasserdesinfektion durch Wasserstoffsuperoxyd. Zeitschrift f. Hyg. u. Infektionskrankh. **61**, 49 (1908).
86. **Kimberly and Hommon**, The practical advantages of the Gooch crucible in the determination of the total and volatile suspended matter in sewage. The Journ. of inf. dis. Suppl. Nr. 2. 1906, p. 123.
87. **Imhoff**, Die Arbeitskontrolle bei mechanischen Kläranlagen. Ges.-Ing. 1910, S. 627.
88. **Dost**, Die Volumenbestimmung der ungelösten Abwasserbestandteile und ihr Wert für die Beurteilung der Wirkung von Abwasserreinigungsanlagen. Mitteil. a. d. Kgl. Prüfungsanstalt f. Wasservers. 8. Heft (1907), S. 203.
89. **Spillner**, Absetzgläser zur Kontrolle mechanischer Kläranlagen. Ges.-Ing. 1910, S. 721.
90. **Guth und Feigl**, Zur Bestimmung und Zusammensetzung der ungelösten Stoffe im Abwasser. Ges.-Ing. 1911, S. 305.
91. **Kolkwitz**, Pflanzenphysiologie. Jena 1914, S. 183.
92. **Rubner**, Das städtische Sielwasser und seine Beziehung zur Flußverunreinigung. Arch. f. Hyg. **46**, 31 (1903).
93. **Fowler, Evans, Oddie**, Some applications of the „clarification test" to sewage and effluents. Journ. Soc. Chem. Ind. 1908, p. 205.
94. **Tillmans und Heublein**, Über die Bestimmung von Chlor in natürlichen Wässern. Chem.-Ztg. 1913, S. 901.
95. **Standard Methods** for the Examination of Water. Sec. Ed. p. 43.

96. **Winkler**, Bestimmung des Chlors in natürlichen Wässern. Zeitschr. f. anal. Chem. **40**, 596 (1901).

97. **Shut** and **Charlton**, The Volhard Method for the Determination of chlorine in potable Waters. Chem. News **94**, 258 (1906).

98. **Rothmund** und **Burgstaller**, Über die Genauigkeit der Chlorbestimmung nach **Volhard**. Zeitschr. f. anorgan. Chem. **63**, 330 (1909).

99. **Froboese**, Über das Fällen und Filtrieren von Bariumsulfat bei Wasseranalysen. Chem.-Ztg. 1919. S. 367.

100. **Raschig, F.**, Zur Bestimmung der Schwefelsäure vermittels Benzidin. Zeitschr. f. angew. Chem. **16**, 818 (1903).
Derselbe, Bestimmung der Schwefelsäure im Trinkwasser. Ebenda **19**, I, 334 (1906).

101. **Hartleb**, Bestimmung der Schwefelsäure in Trinkwässern. Pharm. Ztg. **46**, 501. **Rossi**, Experimentaluntersuchungen bezüglich der Methode von **Hartleb** zur raschen Bestimmung der Sulfate im Trinkwasser. Ref. im Chem. Zentralbl. 1902, II, 1272. **Winkler**, Über die Bestimmung der Schwefelsäure in natürlichen Wässern. Zeitschr. f. anal. Chem. 1901, S. 465. **Komarowski**, Zur volumetrischen Bestimmung beliebiger Mengen Schwefelsäure in natürlichen Wässern. Chem.-Ztg. **31**, 498. **Bruhns**, Zur Bestimmung kleiner Mengen von Schwefelsäure, namentlich in Wässern. Zeitschr. f. anal. Chem. 1906, S. 573. **Holliger**, Zur titrimetrischen Bestimmung der Schwefelsäure nach der Baryumchromatmethode. Zeitschr. f. analyt. Chem. **49**, 84 (1910).

102. **Medinger**, Nachweis und Schätzung kleinster Mengen Phosphorsäure, besonders in Trinkwasser. Chem.-Ztg. 1915, S. 781.

103. **Hundeshagen**, Analytische Studien über die Phosphordodekamolybdänsäure, die Bedingungen ihrer Bildung und ihrer Abscheidung als Ammoniumsalz. Zeitschr. f. anal. Chem. 1889, S. 141.

104. **Woodmann** and **Cayvan**, The determination of phosphates in potable waters. The Journ. of the Amer. Chem. Soc. **23**, 96 (1901).

105. **Winkler, L. W.**, Beiträge zur Wasseranalyse. Zeitschr. f. angew. Chem. **28**, I, 23 (1915). Vgl. auch 328.

106. **Winkler**, Die Bestimmung des Ammoniaks, der Salpeter- und salpetrigen Säure in den natürlichen Wässern. Chem.-Ztg. **23**, 454 und „Trink- und Brauchwasser" in **Lunges** Chemisch-techn. Untersuchungsmethoden. 6. Aufl., Berlin 1910. **2**, 263.

107. Standard Methods, a. a. O. p. 9.

108. **Winkler**, Bestimmung des Albuminoid- und Proteid-Ammoniaks. Zeitschr. f. analyt. Chem. **41**, 290 (1902).

109. **Riegler**, Über eine sehr empfindliche Reaktion auf Nitrite wie auch über die quantitative Bestimmung derselben auf kolorimetrischem Wege. Zeitschr. f. analyt. Chem. 1897, S. 377.

110. **Lunge**, Zur Nachweisung von kleinen Mengen von salpetriger Säure. Zeitschr. f. angew. Chem. 1889 S. 666.

111. **Erdmann**, Über Trinkwasserprüfung mittels Amido-Naphthol-K-Säure. Zeitschr. f. angew. Chem. 1900, S. 33.

112. **Mennicke**, Zum Nachweis von salpetriger Säure in Wasser mit Amido-Naphthol-K-Säure nach H. **Erdmann**, Zeitschr. f. angew. Chem. 1900, S. 235 u. 711.
Berger, H., Kritische Studien über den Nachweis der salpetrigen Säure im Trinkwasser. Zeitschr. f. Untersuch. d. Nahr.- u. Genußm. **40**, 225 (1920).

113. **Auerbach** und **Rieß**. Über die Bestimmung kleiner Mengen salpetrigsaurer Salze usw. Arb. aus dem Reichsgesundheitsamte **51**, 532 (1919).

114. **Lunge** und **Lwoff**, Nachweisung und Bestimmung sehr kleiner Mengen von Stickstoffsäuren. Zeitschr. f. angew. Chem. 1894, S. 345.

115. **Tillmans** und **Sutthof**. Ein einfaches Verfahren zum Nachweis und zur Bestimmung von Salpetersäure und salpetriger Säure im Wasser. Zeitschr. f. anal. Chem. **50**, 473 (1911).

116. **Winkler, L. W.** Nachweis und jodometrische Bestimmung der salpetrigen Säure in damit verunreinigten Wässern. Zeitschr. f. Untersuch. d. Nahr.- u. Genußm. **29**, 10 (1915).

117. Tiemann-Gärtners Handbuch der Untersuchung und Beurteilung der Wässer. 4. Aufl. 1895, S. 204.

118. Klut, Nachweis und Bestimmung der Salpetersäure im Wasser und Abwasser. Mitteil. aus der Kgl. Prüfungsanstalt für Wasserversorgung, 10. Heft (1908), S. 1.

119. Große-Bohle, Prüfung und Beurteilung des Reinheitszustandes der Gewässer. Zeitschr. f. Untersuch. d. Nahr-. u. Genußm. 12, 53 (1906).

120. Winkler, Über das Verhalten der Salpeter- und salpetrigen Säure zur Bruzinschwefelsäure. Zeitschr. f. angew. Chem. 1902, S. 170.
Lunge, Über die Bruzinreaktion auf salpetrige und Salpetersäure. Ebenda, S. 241.

121. Ulsch, Die Überführung der freien Salpetersäure in Ammoniak durch Wasserstoff in statu nascendi usw. Zeitschr. f. anal. Chem. 30, 175 (1891).

122. Classen, Ausgewählte Methoden der analytischen Chemie 2, S. 135. Braunschweig 1903.

123. Pfyl, Ein neues einfaches Verfahren zur Bestimmung der Salpetersäure bei Gegenwart von organischer Substanz. Zeitschr. f. Untersuch. d. Nahr.- u. Genußm. 10, 101 (1905).

124. Noll, Bestimmung der Salpetersäure auf kolorimetrischem Wege. Zeitschr. f. angew. Chem. 1901, S. 1317.

125. Busch, Bestimmung der Salpetersäure im Wasser. Zeitschr. f. Untersuch. d. Nahr.- u. Genußm. 9, 464 (1905); vgl. auch Ber. d. Deutsch. Chem. Ges. 39, II, 1401 (1906); vgl. hierzu die Arbeiten von Franzen und Löhmann, Journ. f. prakt. Chem. 79, 330 (1909) und von Hes, Busch, Pooth, Paal und Ganghofer, Zeitschr. f. anal. Chem. 48, 81, 368, 375, 545 (1909).

126. Lehmann, K. B., Die Methoden der praktischen Hygiene. 2. Aufl., Wiesbaden 1901, S. 208.

127. Winkler, L. W., Beitrag zur titrimetrischen Bestimmung des Ammoniaks. Zeitschr. f. angew. Chem. 26, 231 (1913).
Schulze, A., Zur Winklerschen titrimetrischen Ammoniak-Bestimmungsmethode. Mitteil. aus d. Kgl. Landesanstalt f. Wasserhygiene 18, 87 (1914).

128. Rideal, Sewage and the bacterial purification of sewage. 3. ed., London 1906, p. 45; Standard Methods, Chicago 1905, p. 38.
Kimberly and Roberts, A Method for the direct determination of organic nitrogen by the Kjeldahl Process. Journ. of infect. dis. Suppl. Nr. 2, 1906, p. 109.

129. Korschun, Über eine Methode zur Bestimmung geringer Stickstoffmengen und die Verwendung dieser Methode für die Untersuchung der Verunreinigung des Wassers durch organische Substanzen. Arch. f. Hyg. 62, 92 (1907); vgl. auch ebenda S. 83: Rubner, Elementaranalytische Bestimmung des Stickstoffs im Wasser.

130. Jodlbauer, Die Bestimmung des Stickstoffs in Nitraten nach der Kjeldahlschen Methode. Chem. Zentralbl. 1886, S. 433.

131. Kubel und Tiemann, Tiemann-Gärtners Handbuch der Untersuchung und Beurteilung der Wässer. 4. Aufl. 1895, S. 255.
Noll, Beitrag zur Bestimmung der organischen Substanzen in Wässern mittels Permanganat. Zeitschr. f. angew. Chem. 24, 1509 (1911).
Grünhut, Eine Fehlerquelle bei der Bestimmung des Permanganatverbrauches von Trinkwasser nach Schulzes Verfahren. Zeitschr. f. anal. Chem. 52, 36 (1913).

132. Farnsteiner, Buttenberg, Korn, Leitfaden für die chemische Untersuchung von Abwasser. München und Berlin (Oldenbourg) 1902, S. 63.
Dostr und Hilgermann, Taschenbuch für die chemische Untersuchung von Wasser und Abwasser. Jena (Gustav Fischer) 1908, S. 46—47. 2. Aufl. (1919).

133. Winkler, L. W., Beitrag zur Bestimmung des Reduktionsvermögens natürlicher Wasser. Zeitschr. f. anal. Chem. 53, 561 (1914).

134. Royal Commission on sewage disposal. Report to the commission on Methods of chemical analysis as applied to sewage and sewage effluents by Dr. G. McGowan, Mr. R. B. Floris, and Mr. R. S. Finlow. 4. Report., Suppl. IV, 1904.

135. Froboese, Über das Chlorbindungsvermögen von Wasser und Abwasser. Arb. aus d. Reichsgesundheitsamte. 52, 211 (1920).

136. König, J., Bestimmung des organischen Kohlenstoffs im Wasser. Zeitschr.
     f. Untersuch. d. Nahr.- u. Genußm. 1901, S. 193.
137. Scholz, Eine Methode zur Bestimmung des Kohlenstoffs organischer Sub-
     stanzen auf nassem Wege und deren Anwendung auf den Harn. Zentralbl.
     f. inn. Med. 1897, S. 353 u. 377. Popowsky, Eine Methode zur Be-
     stimmung von kleinsten Mengen Kohlenstoff, insbesondere des Kohlen-
     stoffs der organischen Substanzen im Wasser. Arch. f. Hyg. **65**, 1 (1908).
138. Dennstedt, Anleitung zur vereinfachten Elementaranalyse. 2. Aufl. Ham-
     burg, Otto Meißners Verlag, 1906.
139. Renker, Über Bestimmungsmethoden der Zellulose. Zeitschr. f. angew.
     Chem. **23**, 193 (1910).
140. Schreiber, Über den Fettreichtum der Abwässer und das Verhalten des
     Fettes im Boden der Rieselfelder Berlins. Arch. f. Hyg. **45**, 295 (1902).
141. Klut, Über vergleichende Härtebestimmungen im Wasser. Mitteil. aus
     der Kgl. Prüfungsanstalt für Wasserversorgung. 10. Heft. S. 75 (1908).
142. Pfeiffer, Kritische Studien über Untersuchung und Reinigung des Kessel-
     speisewassers. Zeitschr. f. angew. Chem. 1902, S. 193.
     Mayer, O., Beiträge zur Bestimmung der Härte des Trink- und Nutz-
     wassers. Die Warthasche Methode. Süddeutsche Apotheker-Ztg. 1915
     S. 372, 377, 382, 388, 391.
143. Blacher, Grünberg, Kissa, Die Verwendung von Kaliumpalmitat bei der
     Wasseranalyse. Chem.-Ztg. **37**, 56 (1913).
144. Froboese, Schnelle Bestimmung des Magnesiums durch Titration bei Gegen-
     wart von Kalzium. Zeitschr. f. angew. Chem. **89**, 370 (1914).
145. Winkler, L. W., Härtebestimmung in Trink- und Nutzwasser. Zeitschr.
     f. anal. Chem. **53**, 409 (1914).
146. Precht, Maßanalytische Bestimmung der Magnesia. Zeitschr. f. anal. Chem.
     18, 439 (1879).
     Noll, Die Differenzierung der Magnesiahärte im Wasser unter besonderer
     Berücksichtigung der Verhärtung der Flußwässer durch die Endlaugen der
     Chlorkaliumfabriken. Zeitschr. f. anorg. Chem. **26**, I, 320 (1913).
     Zink und Hollandt, Über den Nachweis des Magnesiumchlorids in Fluß-
     wässern „Kali" **7**, 185 (1913).
     Pfeiffer, O., Zum Nachweis des Magnesia aus Kaliabwässern. Zeitschr.
     f. angew. Chem. **29**, I, 7 (1916).
     Schenck, Vergleichende Untersuchungen über die Nollsche und Prechtsche
     Methode zur Bestimmung der löslichen Magnesiumsalze im Flußwasser.
     Gesundheitsingenieur 1917, S. 222.
147. Klut, Über den qualitativen Nachweis von Eisen im Wasser. Leipzig,
     F. Leinweber 1907 und Mitteil. aus der Kgl. Prüfungsanstalt für Wasser-
     versorgung, 8. Heft, S. 99 (1907).
148. Schreiber, Die chemische Untersuchung von Trinkwasser an der Ent-
     nahmestelle. Zeitschr. f. Medizinalbeamte 1908, S. 6.
149. Winkler, L. W., Bestimmung kleiner Mengen Schwefelwasserstoffes in natür-
     lichem Wasser. Zeitschr. f. anal. Chem. **52**, 642 (1913).
150. Klut, Die quantitative Eisenbestimmung im Wasser. Mitteil. aus der Kgl.
     Prüfungsanstalt f. Wasserversorgung. 12. Heft, S. 174 (1909).
151. König, J., Die kolorimetrische Bestimmung des Ammoniaks, der salpetrigen
     Säure und des Eisens im Wasser. Chem.-Ztg. **21**, 599 (1897).
152. Süpfle, Quantitative Bestimmung von Eisen, Ammoniak und salpetriger
     Säure im Wasser mittels des Autenrieth-Königsbergerschen Kolorimeters.
     Arch. f. Hyg. **74**, 176 (1911).
153. Volhard, Zur Scheidung und Bestimmung des Mangans. Lieb. Ann. **193**,
     318 (1879). Marshall, The detection and estimation of minute quantities
     of manganese. Chem. News, Vol. 83, 1901, p. 76. v. Knorre, Über eine
     neue Methode zur Manganbestimmung. Zeitschr. f. angew. Chem. 1903,
     S. 1149. Baumert und Holdefleiß, Nachweis und Bestimmung des Man-
     gans im Trinkwasser. Zeitschr. f. Untersuch. d. Nahr.- u. Genußm. 1904,
     S. 177. Beythien, Hempel und Kraft, Beiträge zur Kenntnis des Vor-
     kommens von Crenothrix polyspora in Brunnenwässern. Zeitschr. f. Unters.
     d Nahr.- u. Genußm. **7**, 215 (1904). Croner, Über eine Methode, geringe

Mengen Mangan neben Eisen im Grundwasser nachzuweisen. Ges.-Ing. 1905, S. 197. Prescher, Zur Bestimmung des Mangans im Trinkwasser. Pharmazeut. Zentralhalle 1906, S. 799. Lührig und Becker, Bestimmung des Mangans im Trinkwasser. Pharmaz. Zentralhalle 1907, S. 137. Noll, Manganbestimmung im Trinkwasser. Zeitschr. f. angew. Chem. 1907, S. 490. Weston, The determination of manganese in water. Journ. of the Amer. Chem. Soc. 1907, Vol. 29, p. 1074. Ernyei, Bestimmung des Mangans in Trinkwässern. Chem.-Ztg. 1908, S. 41. Klut, Nachweis und Bestimmung des Mangans im Trinkwasser. Mitteil. aus der Kgl. Prüfungsanstalt für Wasserversorgung, 12. Heft S. 183 (1909.) Haas, Über die kolorimetrische Bestimmung kleiner Mengen von Mangan im Trinkwasser. Zeitschr. f. Untersuch. d. Nahr.- u. Genußm. **25**, 392 (1913). Schowalter, Kolorimetrische Bestimmung kleiner Mengen von Mangan in Trinkwasser. Zeitschr. f. Untersuch. d. Nahr.- u. Genußm. **26**, 104 (1913). Lührig, Die kolorimetrische Bestimmung kleiner Manganmengen im Wasser. Chem.-Ztg. 1914, S. 781. Hartwig und Schellbach, Kolorimetrische Bestimmung von kleinen Mengen Mangan in Trinkwasser. Zeitschr. f. Untersuch. d. Nahr.- u. Genußm. **26**, 439 (1913).
Tillmans und Mildner, Mangan im Wasser, sein Nachweis und seine Bestimmung. Journ. f. Gasbel. u. Wasservers. 1914, S. 496, 523, 544.
Grünhut, Trink- und Tafelwasser in v. Buchka, Das Lebensmittelgewerbe, Bd. III, 1918.
Heublein, Die Bestimmung des Eisens und Mangans in Wässern für den Wassertechniker bearbeitet. „Das Wasser" 1920, S. 237.
154. Klut, Untersuchung des Wassers an Ort und Stelle. 3. Aufl. Berlin 1916, S. 100.
155. Winkler, L. W., Über den Nachweis und die kolorimetrische Bestimmung des Bleis, Kupfers und Zinks im Leitungswasser. Zeitschr. f. angew. Chem. **26**, I 38 (1913) u. **27**, I 544 (1914).
156. Frerichs, Ein einfaches Verfahren zum Nachweis und zur quantitativen Bestimmung von Blei und anderen Schwermetallen im Wasser. Apotheker-Ztg. **17**, 884 (1902).
157. Kuehn, Über den Nachweis und die Bestimmung kleinster Mengen Blei im Wasser. Arbeiten aus dem Kaiserl. Gesundheitsamte **23**, 389 (1906). Pick, Zur Bestimmung kleinster Mengen Blei im Leitungswasser. Arbeiten aus dem Kaiserl. Gesundheitsamte **48**, 155 (1914).
158. Preußen, Ministerialerlaß, betr. die Gesichtspunkte für Beschaffung eines brauchbaren, hygienisch einwandfreien Wassers. Vom 23. April 1907. Ministerialblatt f. Medizinalangelegenheiten 1907, S. 158.
159. Classen, A., Quantitative Analyse durch Elektrolyse, 4. Aufl., Berlin. J. Springer, 1897.
160. Phelps, The determination of small quantities of copper in water. Journ. of the Americ. Chem. Soc. **28**, 368 (1906). Forbes und Pratt, Notes in Regard to the determination of copper in water. The Journal of infect. dis., Supplem. Nr. 2, 1906, p. 205.
161. Winkler, L. W., Über den Nachweis und die kolorimetrische Bestimmung des Bleis, Kupfers und Zinks im Leitungswasser. Zeitschr. f. angew. Chem. **26**, 38 (1913).
162. Lehmann, K. B., Einige Beiträge zur Bestimmung und hygienischen Bedeutung des Zinks. Arch. f. Hyg. **28**, 291 (1897).
163. Beck und Merres, Über die Bestimmung kleiner Arsenmengen mit besonderer Berücksichtigung des Verfahrens von Smith. Arbeiten aus dem Kais. Gesundheitsamte **50**, 38 (1914).
164. Maaßen, Die biologische Methode Gosios zum Nachweis des Arsens und die Bildung organischer Arsen-, Selen- und Tellurverbindungen durch Schimmelpilze und Bakterien. Arbeiten aus dem Kais. Gesundheitsamt **18**, 475 (1902).
165. Rubner und v. Buchka, Gutachten des Reichsgesundheitsrates über die Ableitung zyanhaltiger Abwässer der Zuckerraffinerie zu Dessau in die Elbe. Arbeiten aus dem Kais. Gesundheitsamt **28**, 338 (1908).
166. Messinger und Vortmann, Maßanalytische Bestimmung der Phenole. Ber. d. Deutsch. Chem. Ges. **23**, 2753. Keppler, Über die maßanalytische Bestimmung der Kresole usw. mit Brom. Arch. f. Hyg. **18**, 51 (1893).

167. Kerp und Wöhler, Zur Kenntnis der gebundenen schwefligen Säuren.
V. Abhandlung: Über Sulfitzellulose-Ablauge und furfurolschweflige Säure.
Arbeiten aus dem Kais. Gesundheitsamt **32**, 120 (1909).
168. Froboese, Über eine titrimetrische Methode zur Bestimmung der gesamtschwefligen Säure in organischen Substanzen nach dem Destillationsverfahren.
Arbeiten aus dem Reichsgesundheitsamte. Bd. 52, Heft 4 (1921).
169. Thumm, Die Bedeutung der Faulprobe. Hyg. Rundsch. 1915, S. 501 u. 549.
Thumm, Marzahn, Kolkwitz, Schiemenz, Zur Frage der Beseitigung
der Kaliabwässer. V. Bericht. Mitteil. aus d. Kgl. Landesanstalt f. Wasserhygiene **21**, 174 (1916).
170. Proskauer und Thiesing, Bericht über die Versuche, welche in der Klär-
anlage Carolinenhöhe usw. bisher angestellt wurden. Vierteljahrsschr. f.
gerichtl. Medizin 1901, Supplem., S. 219. Gage and Adams, The collection
and preservation of samples of sewage for analysis. Journ. of infect. dis.,
Suppl. Nr. 2, S. 139 (1906).
171. Hintz und Gruenhut, Besondere Grundsätze für die Darstellung der
chemischen Analysenergebnisse. Deutsches Bäderbuch, bearbeitet unter
Mitwirkung des Kais. Gesundheitsamtes, Leipzig 1907, J. J. Weber.
171a. Klut, Die Bedeutung der chemischen Beschaffenheit des Wassers bei Zentral-
versorgungen. Hyg. Rundschau 1920, S. 513.

Literatur zum III. Abschnitt (Mikroskopisch-biologische Untersuchung).

172. Kirchner und Blochmann, Die mikroskopische Pflanzen- und Tierwelt
des Süßwassers. 2 Teile. 2. Aufl. Hamburg, Gräfe & Sillem, 1891, 1895.
Apstein, Das Süßwasserplankton. Kiel und Leipzig 1896. Mez, Mikroskopische Wasseranalyse. Berlin (Springer) 1898. Schoenichen-Kalber-
lah, B. Eyferths Einfachste Lebensformen des Tier- und Pflanzenreiches.
4. Aufl., Braunschweig (Göritz) 1909. Senft, Mikroskopische Untersuchung
des Wassers. Wien 1905. Whipple, The Microscopy of Drinking-Water.
Sec. edit., New-York 1908. Knauthe, Das Süßwasser. Neudamm 1907.
Lampert, Das Leben der Binnengewässer. 2. Aufl., Leipzig 1910.
Hentschel, Das Leben des Süßwassers. München 1908 (E. Reinhardt).
Brauer, Süßwasserfauna Deutschlands. Jena 1909, Gustav Fischer. Steuer,
Planktonkunde. Leipzig (Teubner) 1910. Pascher, Die Süßwasserflora
Deutschlands, Österreichs und der Schweiz. Jena 1914 (Fischer).
173. Kolkwitz und Marsson, Grundsätze für die biologische Beurteilung des
Wassers nach seiner Flora und Fauna. Mitteil. d. Kgl. Prüfungsanstalt
f. Wasserversorgung und Abwässerbeseitigung, 1. Heft, S. 33 (1902).
174. Lauterborn, Die sapropelische Lebewelt. Zool. Anzeiger 1901, S. 50.
175. Marsson, Die Abwasser-Flora und -Fauna einiger Kläranlagen bei Berlin
und ihre Bedeutung für die Reinigung städtischer Abwässer. Mitteil. d.
Kgl. Prüfungsanstalt. 4. Heft, S. 125 (1904).
176. Kolkwitz, Entnahme- und Beobachtungsinstrumente für biologische
Wasseruntersuchungen. Mitteil. aus d. Kgl. Prüfungsanstalt f. Wasserversorgung, 9. Heft, S. 111 (1907).
177. Hager-Mez, Das Mikroskop und seine Anwendung. 12. Aufl., Berlin
(Springer) 1920.
178. Kolkwitz (und Marsson), Beiträge zur biologischen Wasserbeurteilung:
a) Trinkwasseruntersuchung. Mitteil. aus d. Kgl. Prüfungsanstalt f. Wasserversorgung, 1. Heft, S. 23 (1902).
179. Volk, Die bei der Hamburgischen Elbuntersuchung angewandten Methoden
der quantitativen Ermittelung des Planktons. Jahrb. d. Hamburger Wissenschaftlichen Anstalten 18, 2. Beiheft, S. 141 (1901).
180. Kolkwitz und Marsson, Ökologie der pflanzlichen Saprobien. Ber. d.
Deutsch. Botan. Ges. **26**a, 505 (1908).
181. Dieselben, Ökologie der tierischen Saprobien. Internationale Revue
der gesamten Hydrobiologie und Hydrographie **2**, 126 (1909).
182. Wilhelmi, Kompendium der biologischen Beurteilung des Wassers. Jena
(G. Fischer) 1915.
183. Steinmann, Praktikum der Süßwasserbiologie. I. Teil: Die Organismen
des fließenden Wassers. Berlin (Bornträger) 1915.

Literatur zum IV. Abschnitt (Bakteriologische Untersuchung).

184. Ficker, Über Lebensdauer und Absterben von pathogenen Keimen. Zeitschr. f. Hyg. **29**, 1 (1899).
185. Fischer, A., Vorlesungen über Bakterien. 2. Aufl., Jena 1903.
186. Lehmann-Neumann, Atlas und Grundriß der Bakteriologie. 3. Aufl., München 1904.
187. Günther, C., Einführung in das Studium der Bakteriologie. 6. Aufl., Leipzig 1906.
188. Heim, Lehrbuch der Bakteriologie mit besonderer Berücksichtigung der Untersuchungsmethoden. 5. Aufl., Stuttgart 1918.
189. Abel und Ficker, Über einfache Hilfsmittel zur Ausführung bakteriologischer Untersuchungen. 2. Aufl., Würzburg 1909. Abel, Bakteriologisches Taschenbuch. 23. Aufl., Würzburg 1920.
190. Tiemann-Gärtners Handbuch der Untersuchung und Beurteilung der Wässer. 4. Aufl., Braunschweig 1895.
191. Gärtner, Die Hygiene des Wassers. Braunschweig 1915.
192. Frankland, Micro-Organisms in water. London 1894.
Savage, The bacteriological examination of water supplies. London 1906 und The Bacteriological Examination of Food and Water. Cambridge 1914.
193. Prescott and Winslow, Elements of water bacteriology. Sec. ed., New York 1908.
194. Miquel et Cambier, Traité de Bactériologie pure et appliquée. Paris 1902.
195. Huntemüller, Vernichtung der Bakterien im Wasser durch Protozoen. Arch. f. Hyg. **54**, 89 (1905).
Stokvis, Protozoen und Selbstreinigung. Arch. f. Hyg. **71**, 46 (1909). Schepilewsky, Über den Prozeß der Selbstreinigung der natürlichen Wässer nach ihrer künstlichen Infizierung durch Bakterien. Arch. f. Hyg. **72**, 73 (1910). Müller, P. Th., Über die Rolle der Protozoen bei der Selbstreinigung stehenden Wassers. Arch. f. Hyg. **75**, 321 (1912).
Kißkalt, Untersuchungen über Trinkwasserfiltration. Zeitschr. f. Hyg. **80**, 57 u. **83**, 509.
Gemünd, Über die Selbstreinigung des Wassers durch Protozoen mit besonderer Berücksichtigung des biologischen Klärprozesses. Hyg. Rundsch. **36**, 489 (1916).
196. Rubner, Beitrag zur Lehre von den Wasserbakterien. Arch. f. Hyg. **11**, 365 (1890).
197. Burri, Das Tuscheverfahren. Jena (G. Fischer) 1909.
198. Friedberger, Färbung mikroskopischer Präparate mit Farbstiften. Münch. med. Wochenschr. 1916 S. 1675.
199. Hehewerth, Die mikroskopische Zählungsmethode der Bakterien von Alex. Klein und einige Anwendungen derselben. Arch. f. Hyg. **39**, 321 (1901). Winslow, The Number of bacteria in sewage and sewage effluents pp. The Journ. of infect. dis., Suppl. Nr. 1, 1905, p. 209. Winterberg, Zur Methodik der Bakterienzählung. Zeitschr. f. Hyg. **29**, 75 (1898). Vgl. auch 214.
200. Wolffhügel und Riedel, Die Vermehrung der Bakterien im Wasser. Arbeiten aus dem Kais. Gesundheitsamt **1**, 455 (1886).
201. Schultz, Zur Frage der Bereitung einiger Nährsubstrate. Zentralbl. f. Bakt., I. Abt. **10**, 52 (1891). Walbaum, Zur Methodik der bakteriologischen Wasseruntersuchung. Zentralbl. f. Bakt. I. Orig. **30**, 790 (1901).
Hesse, Beiträge zur Herstellung von Nährböden und zur Bakterienzüchtung. Zeitschr. f. Hyg. u. Inf.-Krankh. **46**, 1 (1904).
202. van der Heide, Gelatinöse Lösungen und Verflüssigungspunkt der Nährgelatine. Arch. f. Hyg. **31**, 82 (1897).
203. Anlage zu § 4 der Grundsätze für die Reinigung von Oberflächenwasser durch Sandfiltration. Veröffentl. des Kais. Gesundheitsamtes 1899. S. 108.
204. Hilgermann, Ein neuer Filtrationsapparat. Klin. Jahrb. **19**, 301 (1908). Babucke, Zur schnellen Filtration des Nähragars. Zentralbl. f. Bakt., I. Abt., Orig. **40**, 607 (1906).
205. Hesse und Niedner, Die Methodik der bakteriologischen Wasseruntersuchung usw. Zeitschr. f. Hyg. **29**, 454 (1898); **42**, 179 (1903); **53**, 259 (1906).

206. Müller, Paul, Über die Verwendung des von Hesse und Niedner
     empfohlenen Nährbodens bei der bakteriologischen Wasseruntersuchung.
     Arch. f. Hyg. **38**, 350 (1900).
     Prall, Fr., Beitrag zur Kenntnis der Nährböden für die Bestimmung
     der Keimzahl im Wasser. Arbeiten aus dem Kais. Gesundheitsamt **18**, 436
     (1902). Daselbst ist ein großer Teil der früheren Arbeiten zitiert.
207. Korn, Wert verschiedener Nährböden für die bakteriologische Wasser-
     untersuchung. Dissert. Königsberg 1898. Gage und Phelps, Untersuchungen
     von Nährböden zur quantitativen Schätzung von Bakterien im Wasser
     und Abwässern. Zentralbl. f. Bakt., I. Abt., Orig. **32**, 920 (1902). Dejonc,
     Vergleichende Bestimmungen des Keimgehaltes des Wassers. Dissert. Straß-
     burg 1904.
208. Ruata, Quantitative Analyse bei der bakteriologischen Diagnose der Wässer.
     Zentralbl. f. Bakt., II. Abt., **11**, 220 (1904). Clauditz, Ein Beitrag zur
     quantitativen bakteriologischen Wasseruntersuchung. Hyg. Rundsch. 1904,
     S. 675. Spitta und A. Müller, Beiträge zur Frage des Wachstums und der
     quantitativen Bestimmung von Bakterien an der Oberfläche von Nährböden.
     Arbeiten aus dem Kais. Gesundheitsamte **33**, 145 (1909). Weiß, Zur Be-
     stimmung der Keimzahl im Wasser. Zentralbl. f. Bakt. II. Abt. **52**, 18 (1920).
209. Neißer, M., Die mikroskopische Plattenzählung und ihre spezielle An-
     wendung auf die Zählung von Wasserplatten. Zeitschr. f. Hyg. **20**, 119 (1895).
210. Winterberg, a. a. O. (199).
211. Klein, Eine neue mikroskopische Zählungsmethode der Bakterien. Zentralbl.
     f. Bakt., I. Abt., Orig. **27**, 834 (1900).
212. Hehewerth, a. a. O. (199).
213. Winslow and Willcomb, Tests for a method for the direct microscopic
     enumeration of bacteria. Journ. of infect. dis. Suppl. Nr. I, p. 273 (1905).
214. Müller, P. Th., Über eine neue, rasch arbeitende Methode der bakterio-
     logischen Wasseruntersuchung und ihre Anwendung auf die Prüfung von
     Brunnen und Filterwerken. Arch. f. Hyg. **75**, 189 (1912).
     Derselbe, Über meine Schnellmethode der bakteriologischen Wasserunter-
     suchung. Arch. f. Hyg. **82**, 57 (1914).
     Derselbe, Bemerkungen zu der Arbeit von Stabsarzt Dr. E. Hesse
     (vgl. 215). Arch. f. Hyg. **84**, 146 (1915).
215. Hesse, E., Über die Verwendbarkeit der „Eisenfällung" zur direkten Keim-
     zählung in Wasserproben. Arbeiten aus dem Kais. Gesundheitsamte **44**,
     286 (1913).
216. Schuster, Über die praktische Bedeutung der direkten mikroskopischen
     Bakterienzählung für die bakteriologische Wasseruntersuchung. Zeitschr.
     f. Hyg. **88**, 402 (1919).
217. Naegeli und Schwendener, Das Mikroskop. 2. Aufl. 1877, S. 645.
218. Miquel, Annuaire de l'Observatoire de Montsouris pour 1880, p. 492.
219. Fol et Dunant, Archive des sciences phys. et nat. de Genève. T. VI et IX.
220. Ficker und Hoffmann, Weiteres über den Nachweis von Typhusbazillen.
     Arch. f. Hyg. **49**, 237 (1904).
221. Krombholz, Über Keimzählung mittels flüssiger Nährböden mit besonderer
     Berücksichtigung des Kolititerverfahrens. Arch. f. Hyg. **84**, 151 (1915).
222. Schütz, Die Berechnung des Kolititers mit Hilfe der Wahrscheinlichkeits-
     rechnung. Zeitschr. f. Hyg. **80**, 280 (1915).
223. Petruschky und Pusch, Bacterium coli als Indikator für Fäkalverunreini-
     gung von Wässern. Zeitschr. f. Hyg. **43**, 304 (1903).
224. Heim, Lehrbuch der Bakteriologie. 5. Aufl. Stuttgart 1918. S. 16 u. 548
     und: Über Asbestfilter. Zentralbl. f. Bakt., I. Abt. Ref. Beilage S. 52 (1906).
225. Hesse, Das Berkefeldfilter zum Nachweis von Bakterien im Wasser. Zeitschr.
     f. Hyg. **69**, 522 (1911).
     Derselbe, Weitere Studien über den Bakteriennachweis mit dem Berke-
     feldfilter. Zeitschr. f. Hyg. **70**, 311 (1911).
     Derselbe, Die bakteriologische Wasseruntersuchung mit Hilfe des Armee-
     Berkefeldfilters. Deutsche militärärztl. Zeitschr. 1912, S. 241.
226. Ficker, Zur bakteriologischen Wasseruntersuchung, I. Mitteil. Zeitschr.
     f. Hyg. **75**, 147 (1913).

227. Willführ, Über den Bakteriennachweis im Wasser mit dem Berkefeldfilter nach Hesse. Mitteil. d. Landesanstalt f. Wasserhyg. 18, 33 (1914).
228. Müller, A., Ein neues Verfahren zum Nachweis spezifischer Bakterien in größeren Wassermengen. Arbeiten aus dem Kais. Gesundheitsamte 47, 513 (1914).
229. Marmann, Ein neues Verfahren zum quantitativen Nachweis des Bacterium coli im Wasser. Zentralbl. f. Bakt., I. Orig. 50, 267 (1909).
230. Oettinger, Die bakteriologische Kontrolle von Sandfilteranlagen. Zeitschr. f. Hyg. 71, 1. (1912).
231. Bürger, Verwendung von Nährböden mit hohem Gelatinegehalt usw. Zentralblatt f. Bakt. I. Abt., Orig. 79, 462 (1917).
232. Schüder, Zum Nachweis der Typhusbakterien im Wasser. Zeitschr. f. Hyg. 42, 317 (1903).
233. Ficker, Über den Nachweis von Typhusbazillen im Wasser durch Fällung mit Eisensulfat. Hyg. Rundsch. 1904, S. 7.
Federolf, Über den Nachweis des Bacterium coli im Wasser durch die Fällungsmethode. Arch. f. Hyg. 70, 311 (1909).
Dold, Vergleichende Untersuchungen über den praktischen Wert der Fällungsmethode für den Nachweis des Bacterium coli im Wasser. Zeitschr. f. Hyg. 66, 308 (1910).
234. Müller, O., Über den Nachweis von Typhusbazillen im Trinkwasser mittels chemischer Fällungsmethoden, insbesondere durch Fällung mit Eisenoxychlorid. Zeitschr. f. Hyg. 51, 1 (1905).
235. Nieter, Über den Nachweis von Typhusbazillen im Trinkwasser durch Fällung mit Eisenoxychlorid. Hyg. Rundsch. 1906, S. 57.
236. Ditthorn und Gildemeister, Eine Anreicherungsmethode für den Nachweis von Typhusbazillen im Trinkwasser bei der chemischen Fällung mit Eisenoxychlorid. Hyg. Rundsch. 1906, S. 1376.
237. Feistmantel, Trinkwasser und Infektionskrankheiten. Leipzig 1904.
238. Willson, The isolation of B. typhosus from infected water, with Notes on a new Process. Journ. of Hyg., Vol. V, p. 429 (1905).
239. Schepilewsky, Über den Nachweis der Typhusbakterien im Wasser nach der Methode von Dr. A. W. Windelbandt. Zentralbl. f. Bakt., I. Abt., Orig. 33, 394 (1903).
Altschüler, Eine Typhusanreicherungsmethode. Ebenda, S. 741.
240. Kuhn, Ph., Die Verwendung der Tierkohle zum Nachweis der Typhusbazillen. Med. Klin. 1915, S. 1323. Kuhn und Heck, Adsorptionsverfahren zum Nachweis von Typhusbazillen. Med. Klin. 1916, S. 152.
Kuhn, Ph., Weitere Mitteilungen über den Nachweis von Typhus, Ruhr und Cholera durch das Bolusverfahren. Med. Klin. 1916, S. 941.
Salus, Blutkohle als Entkeimungsmittel für kleine Trinkwassermengen nebst Versuchen zur bakteriologischen Wasseruntersuchung. Wien. klin. Wochenschr. 1916, S. 846.
241. Freudenreich, Über den Nachweis des Bacillus coli communis im Wasser und dessen Bedeutung. Zentralbl. f. Bakt., 1. Abt. 18, 102 (1895).
Weißenfeld, Der Befund des Bacterium coli im Wasser usw. Zeitschr. f. Hyg. 35, 78 (1900).
Jordan, The Significance of Bacillus coli in drinking water. Journ. of Hyg., Vol. II, p. 321 (1902).
Meusburger und Rambousek, Beitrag zum bakteriologischen Nachweise von Trinkwasserverunreinigungen anläßlich infektiöser Erkrankungen. Zentralbl. f. Bakt., I. Abt., Orig. 32, 476 (1902).
Petruschky und Pusch, a. a. O. (223).
Wolf, Die Einwirkung verunreinigter Flüsse auf das im Ufergebiet derselben sich bewegende Grundwasser. Arbeiten aus den Kgl. Hyg. Instituten zu Dresden 1, 291 (1903).
Gautié, Sur la determination quantitative du Colibacille dans les eaux d'alimentation. Annales de l'Institut Pasteur, T. XIX, p. 124 (1905).
Hagemann, Zur Koli-Frage bei der Beurteilung der Wasserverunreinigung. Vierteljahrsschr. f. ger. Medizin usw. 29, 424 (1905).
Kaiser, Über die Bedeutung des Bacterium coli im Brunnenwasser. Arch. f. Hyg. 52, 121 (1905).

Vincent, Sur la signification du' „Bacillus coli“ dans les eaux potables. Annales de l'Institut Pasteur, T. XIX, p. 233 (1905).

Brazzola, Significato dei batteri termofili usw. Ref. Zentralbl. f. Bakt., II. Abt. 16, 582 (1906).

Brezina, Die Donau vom Leopoldsberge bis Preßburg usw. Zeitschr. f. Hyg. 53, 369 (1906). (Vgl. 66.)

Kißkalt, Die Verunreinigung der Lahn und der Wieseck usw. Zeitschr. f. Hyg. 53, 305 (1906). (Vgl. 66.)

Thomann, Die Bedeutung des Befundes von Bacterium coli in Trinkwasser. Ref. Zeitschr. f. Untersuch. d. Nahr.- u. Genußm. 11, 420 (1906).

Lange, Vergleichende Studien über Bacterium coli commune und verwandte Bakterien. Arbeiten aus den Kgl. Hyg. Instituten zu Dresden 2, 29 (1907).

Savage, The Bacteriological Examination of Surface Wells. Journ. of Hyg., Vol. VII, p. 477 (1907).

Konrich, Zur Bewertung des Bacterium coli im Wasser. Klin. Jahrb. 23, 1 (1910).

Fromme, Über die Beurteilung des Kolibakterienbefundes im Trinkwasser nebst Bemerkungen über den Nachweis und das Vorkommen der Kolibazillen. Zeitschr. f. Hyg. 65, 251 (1910).

Gärtner, Bacterium coli als Indikator für fäkale Verunreinigung eines Wassers. Zeitschr. f. Hyg. 67, 55 (1910).

Hennigson, Eine neue Methode zur Beurteilung der fäkalen Verunreinigung eines Wassers, gegründet auf die Veränderlichkeit des Gasbildungsvermögens des Bacterium coli. Zeitschr. f. Hyg. 74, 253 (1913).

Sulzer, Zur Frage des Kolinachweises in Oberflächengewässern. Zürich 1913.

Gins, Beitrag zur Technik der Koliuntersuchung von Trinkwässern mit besonderer Berücksichtigung filtrierter Oberflächenwässer. Veröffentl. aus d. Gebiete der Medizinalverwaltung 3, 201 (1914).

Plücker Nachweis und Beurteilung des Bacterium coli im Trinkwasser. Zeitschr. f. Untersuchung d. Nahr. u. Genußm. 27, 521 (1914).

Quantz, Über die Bedeutung des Bacterium coli für die Wasserbeurteilung. Zeitschr. f. Hyg. 78, 193 (1914).

Sachse, Untersuchungen über die Bedeutung des Kolinachweises im Wasser und der Eijkmanschen Methode. Zeitschr. f. Hyg. 81, 15 (1916).

Gärtner, Die Hygiene des Wassers, 1915, S. 455.

Kruse, Die hygienische Untersuchung und Beurteilung des Trinkwassers. Weyls Handbuch der Hygiene. 2. Aufl. 1, 212 (1919).

242. Böhme, Die Anwendung der Ehrlichschen Indolreaktion für bakteriologische Zwecke. Zentralbl. f. Bakt., I. Orig. 40, 129 (1906).

243. Eijkman, Die Gärungsprobe bei 46° als Hilfsmittel bei der Trinkwasseruntersuchung. Zentralbl. f. Bakt., I. Abt. Orig. 37, 742 (1904) und II. Abt. 39, 75 (1913).

244. Fromme, a. a. O. (241).

Konrich, a. a. O. (241)

Prang, Zum Nachweis fäkaler Verunreinigung im Trinkwasser mittels der Eijkmanschen Probe. Klin. Jahrb. 24, 325 (1911).

Hehewerth, Über den Wert der Gärungsprobe bei 46° von Professor Dr. Eijkman als Hilfsmittel bei der Trinkwasseruntersuchung. Zentralbl. f. Bakt. I. Abt. Orig. 65, 213 (1912).

Hennigson, a. a. O. (241).

Gärtner, a. a. O. (241).

Kruse, a. a. O. (241).

245. Christian, Zum Nachweis fäkaler Verunreinigung von Trinkwasser. Arch. f. Hyg. 54, 386 (1905).

Neumann, G., Der Nachweis des Bacterium coli in der Außenwelt unter Zuhilfenahme der Eijkmanschen Methode. Arch. f. Hyg. 59, 174 (1906).

Thomann, Zum Nachweis des Bacterium coli commune im Wasser vermittels der Eijkmanschen Methode. Hyg. Rundsch. 1907, S 857.

Hilgermann, Der Wert des Bacillus coli-Befundes zur Beurteilung der Reinheit eines Wassers. Klin. Jahrb. 22, 315 (1909).

Huss, Die Eijkmansche Gärprobe. Zentralbl. f. Bakt., II. Abt. **48**, 295 (1918).

Grijns, Eijkmans Gärungsprobe bei 46^0 C in der Trinkwasseruntersuchung. Zentralbl. f. Bakt., II. Abt. **50**, 64 (1920).

246. Nowack, Untersuchungen über die Zuverlässigkeit der Eijkmanschen Probe. Mitteil. aus d. Kgl. Prüfungsanstalt für Wasserversorgung, 9. Heft, S. 197 (1907).

247. Pakes, The application of Bacteriology to Public Health. Public Health, Vol. XII, p. 385 (1900).

248. Vincent, La détermination bactériologique et le dosage du Bacillus Coli dans l'eau de Boisson. L'Hygiène générale et appliquée 1909, p. 74.

249. Petruschky, Bakterio-chemische Untersuchungen. Zentralbl. f. Bakt. **6**, 625 usw. (1889).

250. Wurtz, Note sur deux caractères différentiels entre le bacille d'Eberth et le Bacterium coli commune. Compt. rend. hebd. des séances de la Société de la biologie, T. XXX, p. 828 (1891).

251. v. Drigalski und Conradi, Über ein Verfahren zum Nachweiß der Typhusbazillen. Zeitschr. f. Hyg. **39**, 283 (1902). Die im Text gegebene Vorschrift ist entnommen der Anleitung für die bakteriologische Feststellung des Typhus, bearbeitet im Kais. Gesundheitsamt.

252. Endo, Über ein Verfahren zum Nachweis der Typhusbazillen. Zentralbl. f. Bakt., I. Abt. Orig. **35**, 109 (1904).

253. Oldekop, Eine Modifikation des Rothberger-Schefflerschen Neutralrot-Nährbodens. Zentralbl. f. Bakt., I. Abt. Orig. **35**, 120 (1904).

254. Mac Conkey, On bile salt media and their advantages in some bacteriological examination. Journ. of Hyg. VIII, 322 (1908).

255. Gryser et Pierret, Recherche et numeration du colibacille dans les eaux. Compt. rend. des Séances de la Soc. de Biologie **83**, 101 (1920).

256. Harrison and Vanderleck, Aesculin bile salt media for the isolation of B. coli and B. typhosus. Zentralbl. f. Bakt., I. Abt. Orig. **51**, 607 (1909).

257. Löffler, Zum Nachweise und zur Differentialdiagnose der Typhusbazillen mittels der Malachitgrünnährböden. Deutsche med. Wochenschr. 1907, S. 1581.

258. Totsuka, Über den Nachweis des Bacterium coli in den Wässern und über den Wert dieses Nachweises für die hygienische Beurteilung. Inaug.-Dissert., Greifswald 1908.

259. Bulír, Bedeutung und Nachweis des Bacterium coli im Wasser und eine neue Modifikation der Eijkmanschen Methode. Arch. f. Hyg. **62**, 1 (1907).

259a. de Waal, Zur bakteriologischen Untersuchung des Trinkwassers. Zentralbl. f. Bakt. 2. Abt. **52**, 10 (1920).

260. Barber, Multiplication of Bacillus coli. Journ. of infect. dis., Vol. V, p. 379 (1908).

261. Winslow and Hunnewell, A Study of the distribution of the Colon Bacillus of Escherich and of the Sewage Streptococci of Houston in polluted and unpolluted waters. Journ. of med. Research, Vol. VIII, p. 502 (1902).

262. Fuller and Ferguson, Concerning tests for B. coli communis in water. The Journ. of infect. dis., Suppl. Nr. I, p. 142 (1905).

263. Irons, Neutral Red in the Routine Examination of Water. Journ. of Hygiene, Vol. II, p. 314 (1902).
Braun, Le rouge neutre et le diagnostic rapide de la souillure des eaux de boisson par le colibacille. Bulletin de l'Institut Pasteur, T. IV, p. 561 (1906).

264. Jackson, The use of lactose-bile Medium in Water analysis. Journ. of infect. dis., Suppl. Nr. 3, p. 30 (1907).

265. Houston, Report on some of the Chief Methods used in the Bacteriological Examination of Sewage and Effluents. Second Report of Royal Sewage Commission. London 1902, p. 135.

266. Blachstein, Contribution a l'étude microbique de l'eau. Annales de l'Institut Pasteur, Vol. VII, p. 689 (1893). Levy und Bruns, Zur Hygiene des Wassers. Arch. f. Hyg. **36**, 178 (1899).

267. Savage, The Pathogenicity of B. coli in Relation to the Bacteriological Examination of Water. Journ. of Hyg., Vol. III, p. 388 (1903).

268. **Savage**, Bacteriological Examination of Tidal Mud as an Index of Pollution of the River. Journ. of Hyg., Vol. V, p. 146 (1905).

269. **Kutscher** und **Meinicke**, Vergleichende Untersuchungen über Paratyphusbakterien usw. Zeitschr. f. Hyg. **52**, 301 (1906). **Baumann**, Beitrag zur Kenntnis der typhusähnlichen Bazillen. Arbeiten aus d. Kais. Gesundheitsamt **29**, 372 (1908).

270. **Gruber** und **Durham**, Eine neue Methode zur raschen Erkennung des Choleravibrios und des Typhusbazillus. Münch. med. Wochenschr. 1896, S. 285.

271. **Buergi**, Über Bakterienagglutination durch normale Sera. Arch. f. Hyg. **62**, 239 (1907).

272. **Händel** und **Hüne**, Konservierung agglutinierender Sera. Arbeiten aus d. Kais. Gesundheitsamt **29**, 382 (1909).

273. **Kolle** und **Hetsch**, Die experimentelle Bakteriologie und die Infektionskrankheiten. Berlin-Wien (Urban und Schwarzenberg), 5. Aufl. 1919.
Müller, P. Th., Technik der serodiagnostischen Methoden. 3. Aufl., Jena 1910 (Gustav Fischer).

274. Besondere Beilage zu den „Veröffentlichungen des Kais. Gesundheitsamtes" 1904, S. 1276.

275. **Woithe**, Über eine neue Art von Reagenzglasgestellen für bakteriologische Zwecke. Arbeiten aus d. Kais. Gesundheitsamt **33**, 283 (1910).

276. **Weichardt**, Jahresbericht der Kgl. Bakteriologischen Untersuchungsanstalt Erlangen. Arch. f. Hyg. **76**, Beil. S. 19 (1912).

277. **Kaczinsky**, Über den Nachweis von Typhusbazillen im Wasser. Zeitschr. f. Hyg. **74**, 188 (1913).

278. **Roth**, Versuche über die Einwirkung des Koffeins auf das Bacterium typhi und coli. Hyg. Rundsch. 1903, S. 489.
Ficker und **Hoffmann**, Über neue Methoden des Nachweises von Typhusbazillen. Hyg. Rundsch. 1904, S. 1.
Dieselben, Weiteres über den Nachweis von Typhusbazillen. Arch. f. Hyg. **49**, 229 (1904).
Kloumann, Beitrag zur Frage der Wirkung des Koffeins auf Typhus- und Kolibakterien. Zentralbl. f. Bakt., I. Abt. Orig. **36**, 312 (1904).
Gaehtgens, Über die Erhöhung der Leistungsfähigkeit des Endoschen Fuchsinagars durch den Zusatz von Koffein. Zentralbl. f. Bakt., I. Abt., Orig. **39**, 634 (1905).
Lubenau, Das Koffeinanreicherungsverfahren zum Typhusnachweis im Stuhl. Arch. f. Hyg. **61**, 232 (1907).
Derselbe, Weiteres über das Koffeinanreicherungsverfahren zum Nachweise von Typhusbakterien in Stuhl und Wasser. Hyg. Rundsch. 1907, S. 1023.

279. **Löffler**, Demonstration eines neuen Verfahrens zum kulturellen Nachweise der Typhusbazillen in Fäzes, Wasser, Erde. Deutsche med. Wochenschr. Vereinsbeilage 1903, S. 286.
Derselbe, Zum Nachweis und zur Differentialdiagnose der Typhusbazillen. Ebenda 1907, S. 1581.
Lentz und **Tietz**, Eine Anreicherungsmethode für Typhus- und Paratyphusbazillen. Münch. med. Wochenschr. 1903, S. 2139.
Dieselben, Weitere Mitteilungen über die Anreicherungsmethode für Typhus- und Paratyphusbazillen mittels einer Vorkultur auf Malachitgrünagar. Klin. Jahrb. **14**, 494 (1905).

280. **Fischer**, Über die Wirkung der Galle auf Typhus- und Milzbrandbazillen. Inaug.-Dissert., Bonn 1894.
Conradi, Ein Verfahren zum Nachweis der Typhuserreger im Blut. Deutsche med. Wochenschr. 1906, S. 58.
Kayser, Über die einfache Gallenröhre als Anreicherungsmittel und die Bakteriologie des Blutes bei Typhus sowie Paratyphus. Münch. med. Wochenschr. 1906, S. 823.
Meyerstein, Über Typhusanreicherung und zur Frühdiagnose des Typhus. Münch. med. Wochenschr. 1906, S. 1864 u. 2148.
Ditthorn und **Gildemeister**, a. a. O. (236).

Pies, Untersuchungen über die Wachstumsgeschwindigkeit der Typhusbazillen in Galle. Arch. f. Hyg. **62**, 107 (1907).

281. Conradi, Ein Verfahren zum Nachweis spärlicher Typhusbazillen. Zentralbl. f. Bakt., Beilage zur I. Abt., Ref. **42**, 47 (1908). Kathe und Blasius, Vergleichende Untersuchungen über die Leistungsfähigkeit älterer und neuerer Typhusnährböden. Zentralbl. f. Bakt., 1. Abt., Orig. **52**, 586 (1909).

282. Padlewsky, Eine neue Anwendungsmethode des Malachitgrünagars zum Nachweis von Bazillen der Typhusgruppe. Zentralbl. f. Bakt., 1. Abt., Orig. **47**, 540 (1908).
Grimm, Über den praktischen Wert einiger neuer Typhusnährböden. Hyg. Rundsch. 1909, S. 813. Padlewsky, ebenda S. 1388. Megele, Erfahrungen mit dem neuen Malachitgrünagar Padlewskys usw. Zentralbl. f. Bakt., 1. Abt., Orig. **52**, 616 (1909).

283. Kindborg, Über eine neue Farbenreaktion zur Erkennung des Typhusbazillus und verwandter Arten im Plattenausstrich. Zentralbl. f. Bakt., I. Abt., Orig. **46**, 554 (1908).

284. Schuscha, Über den Nachweis von Typhusbazillen in Wasser und Milch mittels Petroläther. Zentralbl. f. Bakt., I. Abt., Orig. **79**, 161 (1912).

285. Salus, Versuch einer Verbesserung des Typhusnachweises im Wasser. Med. Klin. 1917, S. 272.

286. Clauditz, Untersuchungen über die Brauchbarkeit des von Endo empfohlenen Fuchsinagars zur Typhusdiagnose. Hyg. Rundsch. 1904, S. 718.

287. Schindler, Über Malachitgrünnährböden. Zeitschr. f. Hyg. **63**, 91 (1909).

288. Müller, A., Über die Brauchbarkeit des Natrium taurocholicum als Zusatz zum Löfflerschen Malachitgrünagar. Arbeiten aus d. Kais. Gesundheitsamt **33**, 443 (1910).

289. Prausnitz, C., Zum gegenwärtigen Stand der Choleradiagnose unter besonderer Berücksichtigung derjenigen Vibrionen, deren Unterscheidung vom Choleravibrio Schwierigkeiten bereitet. Zeitschr. f. Hyg. **43**, 239 (1903).

290. Dieudonné, Blutalkaliagar, ein Elektivnährboden für Choleravibrionen. Zentralbl. f. Bakt., I. Abt., Orig. **50**, 107 (1909).

291. Aronson, Eine neue Methode der bakteriologischen Choleradiagnose. Deutsche med. Wochenschr. 1915, S. 1027 u. 1088.

292. Haendel und Baerthlein, Vergleichende Untersuchungen über verschiedene Choleraelektivnährböden. Arbeiten aus d. Kais. Gesundheitsamt **40**, 357 (1912).

293. Ottolenghi, Über eine neue Methode zur Isolierung der Choleravibrionen aus den Fäzes. Zentralbl. f. Bakt., I. Abt., Orig. **58**, 369 (1911).

294. Heim, Zur Technik des Nachweises der Choleravibrionen. Zentralbl. f. Bakt. **12**, 353 (1892).

295. Anweisung zur Bekämpfung der Cholera. Festgetellt in den Sitzungen des Bundesrats vom 28. Januar 1904, 21. März 1907 und 9. Dezember 1915. Amtliche Ausgaben. Berlin (Julius Springer), 1905, 1907 und 1916.

296. Zlatogoroff, Zur Frage der Diagnostik der Choleravibrionen. Zentralbl. f. Bakt., I. Abt., Orig. **48**, 684 (1909).
Barrenscheen, Über die Agglutination der Choleravibrionen. Zentralbl. f. Bakt., I. Abt., Orig. **50**, 261 (1909).

297. Haendel und Woithe, Vergleichende Untersuchungen frisch isolierter Cholerastämme usw. Arbeiten aus d. Kais. Gesundheitsamt **34**, 17 (1910).

298. Köhlisch, Über die angebliche Änderung der Agglutinabilität der Choleravibrionen durch Aufenthalt im Wasser. Zentralbl. f. Bakt., I. Abt., Orig. **55**, 156 (1910).

299. Joseph, The bacillus anthracoides in Water-Supplies. Journ. of the Royal Inst. of Publ. Health **17**, 95 (1909).

299a. Uhlenhuth und Zuelzer, Weilsche Krankheit.
Zuelzer, Biologische und systematische Spirochätenuntersuchungen. Zentralblatt f. Bakt., I. Abt., Orig. **85** (1921).

300. Musehold, Über die Widerstandsfähigkeit der mit dem Lungenauswurf herausbeförderten Tuberkelbazillen in Abwässern, im Flußwasser und im kultivierten Boden. Arbeiten aus d. Kais. Gesundheitsamt **17**, 56 (1900).

301. Maaßen, Fruchtätherbildende Bakterien. Arbeiten aus d. Kais. Gesundheitsamt **15**, 500 (1898).

302. **Fränkel** und **Piefke**, Versuche über die Leistungen der Sandfiltration. Zeitschr. f. Hyg. **8**, 1 (1890).

303. **Kuntze**, Ein Beitrag zur Kenntnis der Bedingungen der Farbstoffbildung des Bacillus prodigiosus. Zeitschr. f. Hyg. **34**, 169 (1900) und: Weitere Beiträge zur Farbstoffbildung des Bacillus prodigiosus. Zentralbl. f. Bakt., I. Abt., Orig. **44**, 299 (1907).
Kraft, Beiträge zur Biologie des Bacterium prodigiosum und zum chemischen Verhalten seines Pigmentes. Inaug.-Dissert., Würzburg 1902.
Bertarelli, Untersuchungen und Beobachtungen über die Biologie und Pathogenität des Bacillus prodigiosus. Zentralbl. f. Bakt., I. Abt., Orig. **34**, 312 (1903).

304. **Abba, Orlandi** und **Rondelli**, Über die Filtrationskraft des Bodens und die Fortschwemmung der Bakterien durch das Grundwasser. Zeitschr. f. Hyg. **31**, 66 (1899).
Kabrhel, Experimentelle Studien über die Sandfiltration. Arch. f. Hyg. **22**, 323 (1895).
Pfuhl, Untersuchungen über den Keimgehalt des Grundwassers in der mittelrheinischen Ebene. Zeitschr. f. Hyg. **32**, 118 (1899).
Gärtner, Die Quellen in ihren Beziehungen zum Grundwasser und zum Typhus. Klin. Jahrb. **9**, 1902.
Bitter, Rapport sur l'efficacité du „Jewell-Filter". Alexandrie 1903.
Gotschlich, Rapport sur les expériences faites avec le „Jewell-Filter" à l'Alexandrie etc. Municipalité d'Alexandrie.
Schreiber, Bericht über Versuche an einer Versuchsanlage der Jewell-Export-Filter-Kompagnie. Mitteil. aus d. Kgl. Prüfungsanstalt für Wasserversorgung, 6. Heft, S. 88 (1906).
Busch, Über das Verhalten einer Bazillenwolke im fließenden Wasser. Zentralbl. f. Bakt., II. Abt. **16**, 119 (1906).
Friedberger, Versuche über die Verwendbarkeit der amerikanischen Schnellfiltration für die Königsberger Wasserversorgung. Zeitschr. f. Hyg. **61**, 355 (1908).
Bitter und **Gotschlich**, Über Anwendung chemischer Fällungsmittel bei der Sandfiltration, mit besonderer Berücksichtigung der amerikanischen Schnellfilter. Zeitschr. f. Hyg. **59**, 379 (1908).
Prausnitz, Über „natürliche Filtration" des Bodens. Zeitschr. f. Hyg. **59**, 161 (1908).
Ditthorn und **Luerssen**, Untersuchungen über die Durchlässigkeit des Bodens für Bakterien. Ges.-Ing. 1909, S. 681.

305. **Beck** und **Ohlmüller**, Die Typhusepidemie in Detmold im Herbst 1904. Arbeiten aus d. Kais. Gesundheitsamt **24**, 138 (1906).

306. **Trillat**, Essai sur l'emploi des matières colorantes. Annales de l'Institut Pasteur, T. 13, p. 444 (1899). **Gärtner**, Die Quellen in ihren Beziehungen zum Grundwasser und zum Typhus. Jena 1902, S. 45, (vgl. 304).
Ohlmüller, Gutachten des Reichsgesundheitsrates über die Einleitung des Mainzer Kanalwassers einschließlich der Fäkalien in den Rhein. Arbeiten aus d. Kais. Gesundheitsamt **20**, 287 (1904).
Bienstock, Die Bekämpfung des Typhus in Paris. Hyg. Rundsch. 1903, S. 105.
van den Broeck, L'étude des eaux courantes souterraines par l'emploi des matières colorantes (fluorescéine). Société Belge de Géologie. Bruxelles. Avril 1904.
Thresh, The detection of pollution in underground waters. The Engin. Record 1907, p. 267.
Mc. Crae and **Stock**, Some experiments with Fluorescein as an Agent for the detection of Pollution of Wells. Journ. of Hyg., Vol. VII, p. 182 (1907).
Quitzow, Die Wasserfärbung mit Uranin O. „Das Wasser", 1915, S. 75 u. 95.
Gärtner, Die Hygiene des Wassers, 1915, S. 300.

307. **Cornu**, Über den Nachweis unterirdischer Wasserläufe in Kohlengruben und bei der Höhlenforschung. Zeitschr. f. prakt. Geol. **17**, 144 (1909).

308. **Hilgermann**, Über die Verwendung des Bacillus prodigiosus als Indikator bei Wasseruntersuchungen. Arch. f. Hyg. **59**, 150 (1907).

Literatur zum V. Abschnitt (Probeentnahme).

309. Haupt, Einfache Apparate für Entnahme und Transport von Wasserproben. Chem.-Ztg. 1913, S. 553.

310. Spitta und Imhoff, Apparate zur Entnahme von Wasserproben. Mitteil. aus der Kgl. Prüfungsanstalt für Wasserversorgung, 6. Heft, S. 84 (1906).

310a. Ruttner, Über einige bei der Untersuchung der Lunzer Seen verwendete Apparate und Gerätschaften. Internat. Revue der gesamten Hydrobiologie u. Hydrographie 6, 53 (1913/14).

311. Salomon, Über bakteriologische, chemische und physikalische Rheinwasseruntersuchungen. Vierteljahrsschr. f. ger. Med. u. öffentl. San.-Wesen. 3. Folge, Suppl. 21, 25 (1901).

312. Früh, Fortlaufende Probeentnahme von Flußwasser. Kali, 1919, S. 249.

313. Schumacher, Probeentnahmeapparate für Flußuntersuchungen mit besonderer Berücksichtigung der im Hamburger Hygienischen Institut in Anwendung befindlichen. Ges.-Ing. 1904, S. 418, 434 u. 454.

314. Kruse, Beiträge zur Hygiene des Wassers. Zeitschr. f. Hyg. 59, 6 (1908).

315. Ishiwara, Eine leicht desinfizierbare Pumpenvorrichtung usw. Arch. f. Hyg. 81, 58 (1913).

316. Reichle, zitiert bei Gärtner, Die Hygiene des Wassers, S. 709.

317. Fränkel, Untersuchungen über Brunnendesinfektion und den Keimgehalt des Grundwassers. Zeitschr. f. Hyg. 6, 23 (1889).

318. Neißer, Dampf-Desinfektion und Sterilisation von Brunnen und Bohrlöchern. Zeitschr. f. Hyg. 20, 301 (1895).

319. Dunbar, Zum derzeitigen Stande der Wasserversorgungsverhältnisse im Hamburgischen Staatsgebiete. Deutsche Vierteljahrsschr. f. öffentl. Gesundheitspflege 37, 537 [565] (1905).

320. Behre und Thimme, Apparat zur Entnahme von Wasserproben. Mitteil. aus d. Kgl. Prüfungsanstalt für Wasserversorgung, 9. Heft, S. 145 (1907).

321. Pleißner, Handlicher tragbarer Apparat zur Messung des elektrischen Leitvermögens von Wässern, Abwässern und Salzlösungen an Ort und Stelle. Wasser und Abwasser 2, 249 (1910).

322. Kolkwitz, Pflanzenphysiologie. Jena (G. Fischer) 1914, S. 194 ff. Wilhelmi, Instrumentarium zur Entnahme biologischer Wasserproben. Mitteil. aus der Landesanstalt für Wasserhygiene, Heft 17 (1913).

323. Klut, Untersuchung des Wassers an Ort und Stelle. Berlin (Verlag von Julius Springer) 3. Aufl. 1908.

324. Bunte, Das Wasser. Enzyklopädisches Handbuch der Technischen Chemie. 4. Aufl., 11. Bd., S. 101 ff. (1917).

325. Frühling, Anleitung zur Ausführung der wichtigsten Bestimmungen bei der Bodenuntersuchung. 2. Aufl., Braunschweig (Vieweg & Sohn) 1904. Wahnschaffe, Anleitung zur wissenschaftlichen Bodenuntersuchung. 2. Aufl. Berlin 1903. Gärtner, Hygiene des Bodens in Weyls Handbuch der Hygiene. 2. Aufl., I. Bd., S. 291 (1919).

326. Veröffentl. des Kais. Gesundheitsamtes 1903, S. 940; 1905, S. 741, 1075 und 1099; 1906, S. 899. Spitta, Grundriß der Hygiene 1920, S. 393.

327. Müller, W., Praktische Anleitung zur Wassermessung. Hannover (Jäneke) 1903.

Literatur zum VI. Abschnitt (Beurteilung der Untersuchungsergebnisse).

328. Klut, Beitrag zur Frage der Entstehung von Ammoniak in eisen- und manganhaltigen Tiefenwässern. Mitteil. aus d. Kgl. Prüfungsanstalt für Wasserversorgung 12, 225 (1909). Noll, desgl., Zeitschr. f. angew. Chem. 1910, S. 107.

328a. Jolles, Über den Nachweis sehr geringer Mengen von Indikan im Wasser als Beitrag zur hygienischen Wasserbegutachtung. Ber. d. deutsch. Pharm.-Ges. 30, 421 (1920).

329. Phelps, Die Bewertung einer Analyse von Abwasser und des Abflusses eines Oxydationskörpers. Contributions from the sanitary research laboratory and sewage experiment station of the Massachusetts institute of Technology. The Technology Quaterly, Vol. 28, Nr. 1, March 1905 and Nr. 2, June

1905, p. 40—59, 123—141. Nach Referat im Ges.-Ing. 1908, S. 351; s. auch Thompson, Standards of purification for sewage effluents. Journ. of the Royal Inst. of Publ. Health 18, 37 (1910) u. a.

330. Thumm, Abwasserreinigungsanlagen, ihre Leistungen und ihre Kontrolle vom chemisch-praktischen Standpunkt. Berlin 1914.

331. Hesse, Die Beurteilung des Wassers auf Grund der Keimzählung. Zeitschr. f. Hyg. 88, 81 (1919).

332. Kißkalt, Schnelluntersuchungen und provisorische Verbesserungen von Brunnen im Kriege. Deutsche med. Wochenschr. 1915, S. 213.
Derselbe, Brunnenhygiene. Leipzig 1916 (S. Hirzel).

333. Wilhelmi, Die Einleitung der Abwässer in das Meer. „Wasser und Abwasser" 4, 177 und 221 (1911). Derselbe, Untersuchungen, besonders in biologisch-mikroskopischer Hinsicht, über die Abwässerbeseitigung von Küstenorten. Mitteil. aus d. Kgl. Landesanstalt für Wasserhygiene 20, 113 (1915).

334. Zur Frage der Beseitigung der Kaliabwässer. V. Bericht. Mitteil. aus d. Kgl. Landesanstalt für Wasserhygiene 21, 176 (1916).

335. Weigelt, Unsere natürlichen Fischgewässer, wie sie sein sollten und wie sie geworden sind. Berlin 1900 (Verlag des Deutschen Fischerei-Vereins)

336. „Anleitung für die Einrichtung, den Betrieb und die Überwachung öffentlicher Wasserversorgungsanlagen, welche nicht ausschließlich technischen Zwecken dienen." Veröffentl. des Kais. Gesundheitsamtes 1906. S, 777.

Autorenregister.

Verzeichnis der im Text vorkommenden Autorennamen.
(Vgl. ausserdem die Namen unter Literatur S. 349 ff.)

Abel 195, 218, 346.
Adeney 337.
Altschüler 243.
Armstrong 85.
Aronson 276.
Auerbach 39, 92, 153.
Autenrieth 15, 87, 141.

Barber 256.
Barrenscheen 280.
Baumann 262.
Beck 160, 161.
Behre 302.
Beninde 170.
Berger 90.
Beythien 146.
Bierast 271.
Bitter 285.
Blacher 127, 129.
Brunk 58.
Buchner 275.
Bürger 241, 252.
Bulír 248, 255.
Bunte 311.
Burgstaller 76.
Burri 207.
Busch 101.
Bruhns 47, 77.

Cambier 195.
Caro 52.
Cayvan 81.
Clark 123.
Classen 98.
Conradi 248, 250.
Copeland 57.
Czensny 36.

Dennstedt 116.
de Waal 256, 259.
Diehl 150.
Dieudonné 276.
Ditthorn 243.
Dold 254.
Dost 67.

v. Drigalski 248, 250.
Duboscq 14.
Dunant 234.
Dunbar 57, 296, 336.
Dupasquier 53, 54.
Durham 254, 258, 262.

Eijkman 245, 247.
Endo 252. 259.
Engler, C. 22.
Erdmann 90.
Ernyei 144.
Esch 275.
v. Esmarch 225, 229.
Evans 69.
Exner 22.

Faust 241.
Fehling 35.
Feigl 67.
Feistmantel 243.
Feldhaus 93.
Fendler 52.
Ficker 5, 195, 235, 238, 243.
Finkener 80.
Fitzau 47.
Flügge 65.
Fol 234.
Forster 216.
Fowler 69.
Fränkel, C. 234, 282, 296.
Frankforter 48.
Frankland 85, 195, 284.
Fresenius 37, 38, 53, 54.
Friedberger 285.
Froboese 113, 129, 163.
Fromme 280.
Früh 292, 304.

Gärtner 195, 247, 283, 293, 341.
Gildemeister 243.
Gins 241.
Glaser 29.
Grieß 90.
Große-Bohle 94, 108.

Erklärung der Figuren auf den Tafeln I—VI.

Tafel I.

1. Muskelfaser. 2. Rattenhaar. 3a. Ei von Ascaris lumbricoides. 3b. Ei von Anchylostoma duodenale (vgl. V, 7). 4. Wollfaser. 5. Stärkekorn von Pisum sativum. 6. Stärkekorn von Solanum tuberosum. 7. Papierfaser. 8. Nadelholzfaser. 9. Waschblau. 10. Sandkorn. 11. Kohlestückchen (Steinkohle). 12. Kohlensaurer Kalk. 13. Schwefeleisen. 14. Eisenhydroxyd. 15. Detritus. 16. Kaffeegrund.

Tafel II.

1. Spirillum Undula. 2. Gallionella ferruginea. 3. Sphaerotilus natans (vgl. VI, 14). 4. Cladothrix dichotoma. 5. Crenothrix polyspora. 6. Beggiatoa alba. 7. Oscillatoria limosa. 8. Melosira varians. 9. Synura uvella. 10. Clathrocystis aeruginosa. 11. Euglena viridis. 12. Leptomitus lacteus. 13. Mucor. 14. Fusarium aquaeductuum.

Tafel III.

1. Dinobryon sertularia. 2. Ceratium hirundinella. 3. Fragilaria crotonensis. 4. Asterionella formosa. 5. Synedra acus. 6. Navicula cryptocephala. 7. Gomphonema olivaceum. 8. Eudorina elegans. 9. Pediastrum boryanum. 10. Stigeoclonium tenue.

Tafel IV.

1. Raphidiophrys pallida. 2. Amoeba proteus. 3. Arcella vulgaris. 4. Difflugia pyriformis. 5. Spongilla lacustris. 6. Anthophysa vegetans. 7. Bodo globosus. 8. Coleps hirtus. 9. Glaucoma scintillans. 10. Paramaecium caudatum. 11. Vorticella microstoma. 12. Polyarthra platyptera.

Tafel V.

1. Stentor polymorphus. 2a. Epistylis galea. 2b. Carchesium lachmanni. 3. Rotifer vulgaris. 4. Anuraea aculeata. 5. Synchaeta pectinata. 6. Brachionus pala. 7. Anchylostoma duodenale, Larve (vgl. I, 3b). 8. Tripyla setifera. 9. Nauplius. 10. Cyclops viridis (Weibchen). 11. Bosmina coregoni. 12. Daphnia longispina.

Tafel VI.

1. Limnaea stagnalis. 1a. Paludina vivipara. 2. Dreissensia polymorpha. 3. Perla-Larve. 3a. Phryganea grandis-Larve. 4. Chironomus-Larve. 5. Gammarus pulex. 6. Asellus aquaticus. 7. Nephelis. 8. Tubifex rivulorum. 9. Phragmites communis. 10. Potamogeton crispus. 11. Elodea canadensis. 12. Amblystegium riparium. 13. Cladophora glomerata. 14. Sphaerotilus natans (vgl. II, 3).

Druck der Universitätsdruckerei H. Stürtz A. G.

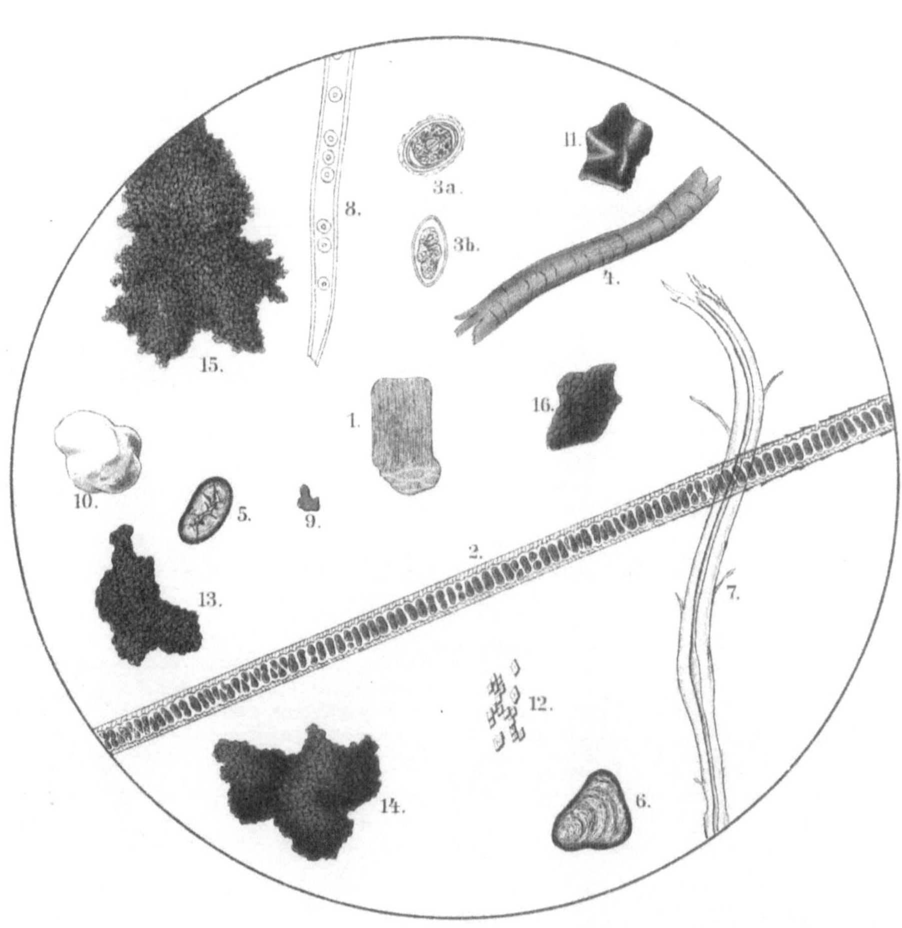

Vergröß. 240 fach.

Verlag von Julius Springer in Berlin.

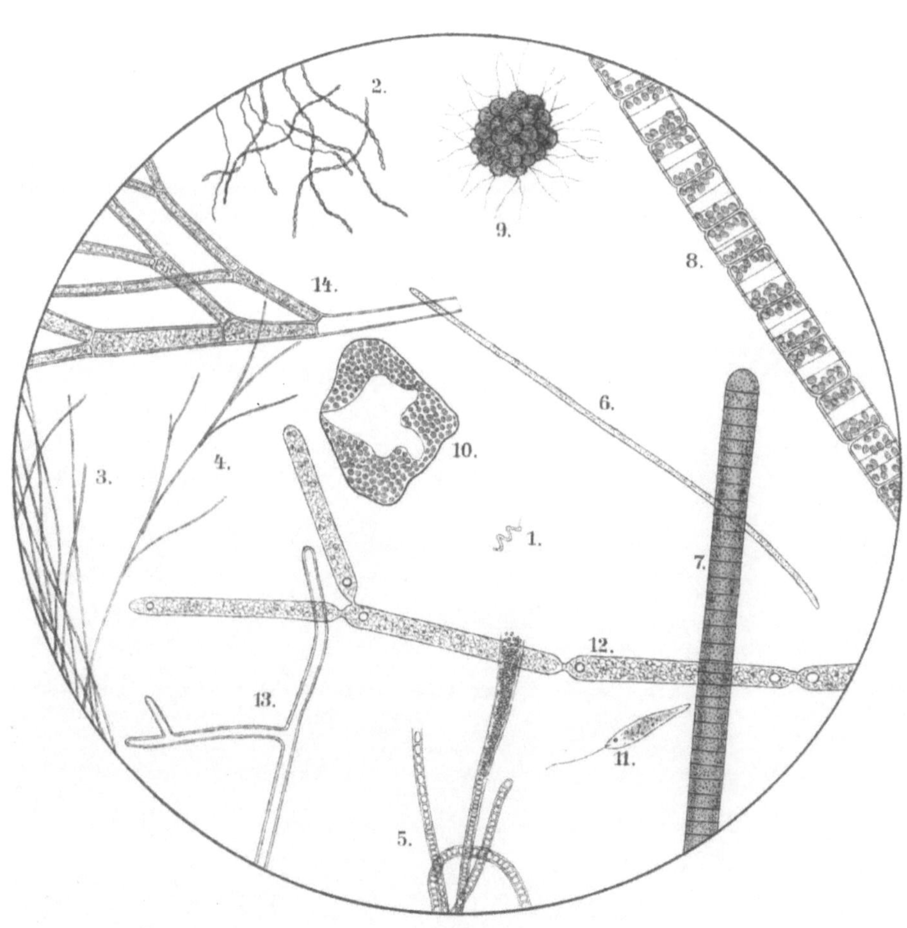

Vergröß. 240 fach.

Verlag von Julius Springer in Berlin.

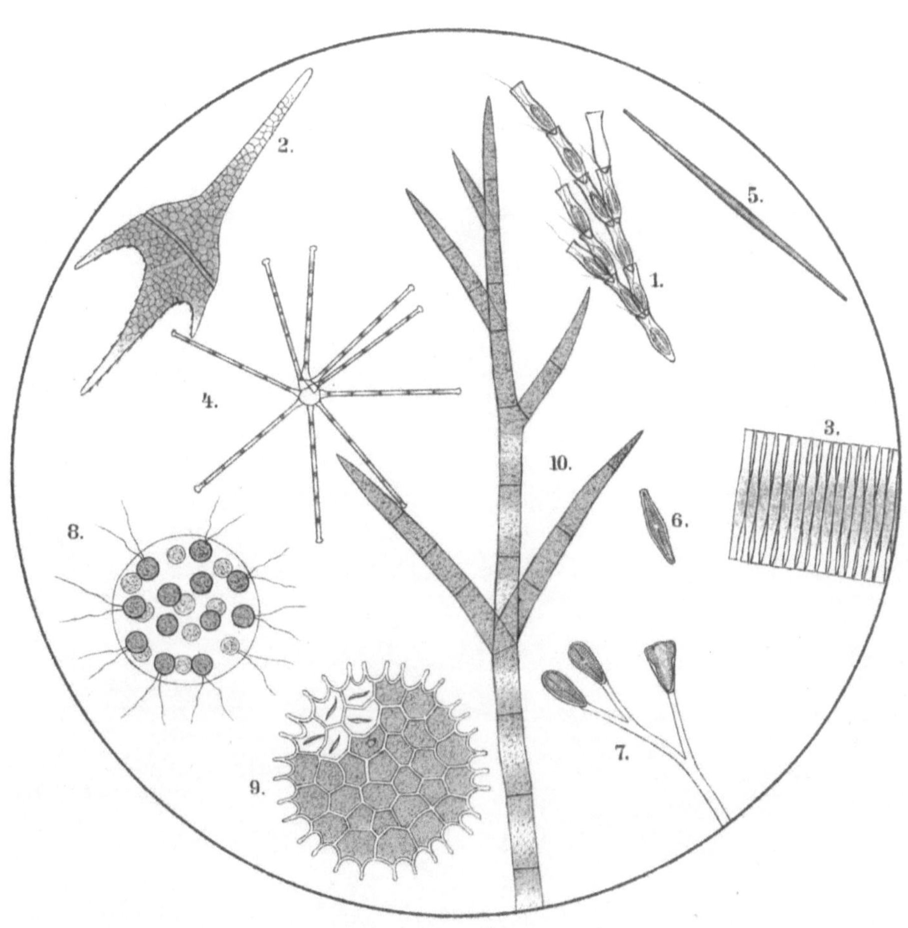

Vergröß. 240 fach.

Verlag von Julius Springer in Berlin.

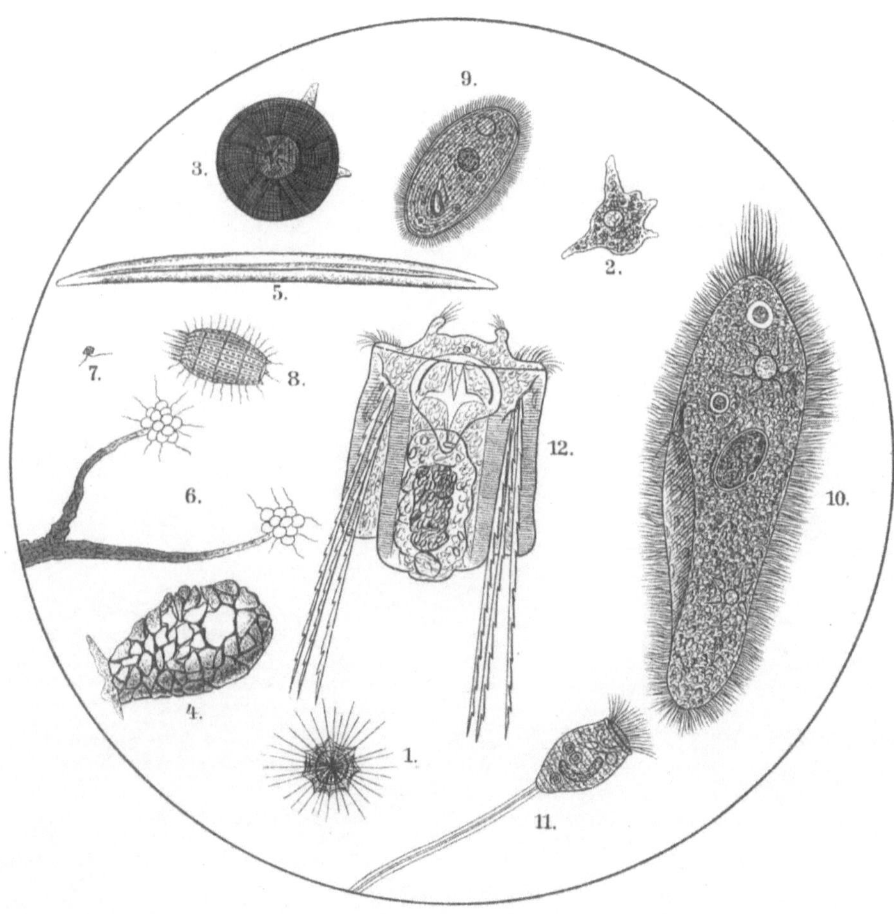

Vergröß. 240 fach.

Verlag von Julius Springer in Berlin.

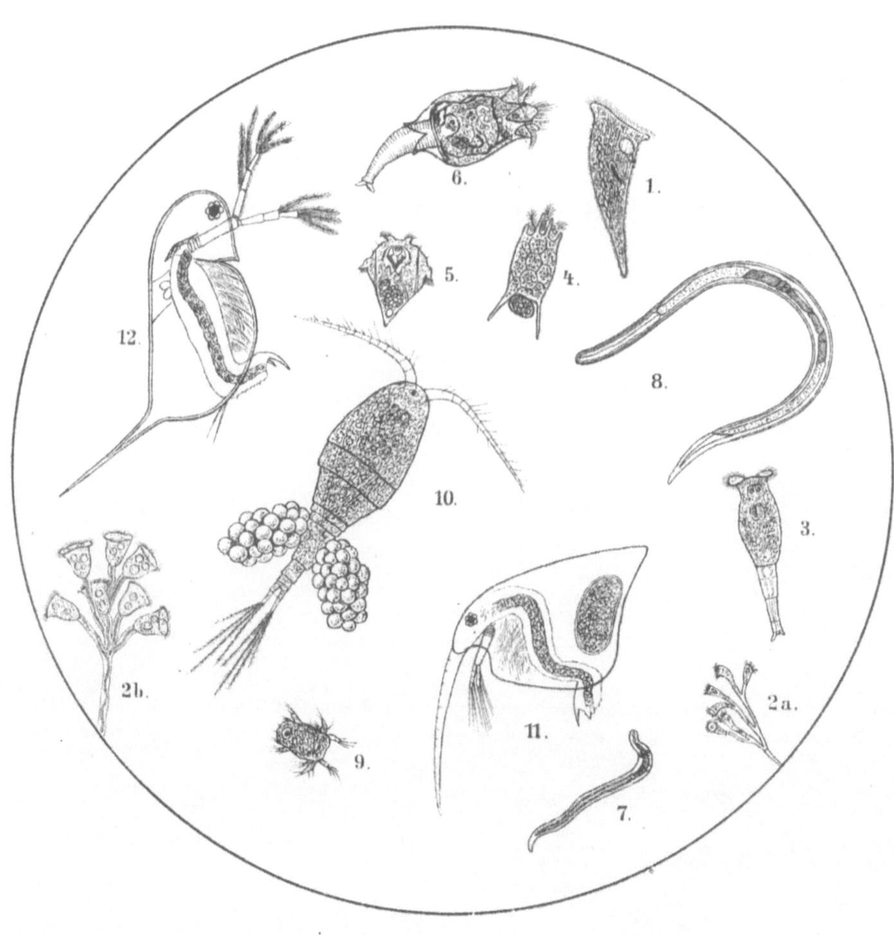

Vergröß. ca. 45 fach.

Verlag von Julius Springer in Berlin.

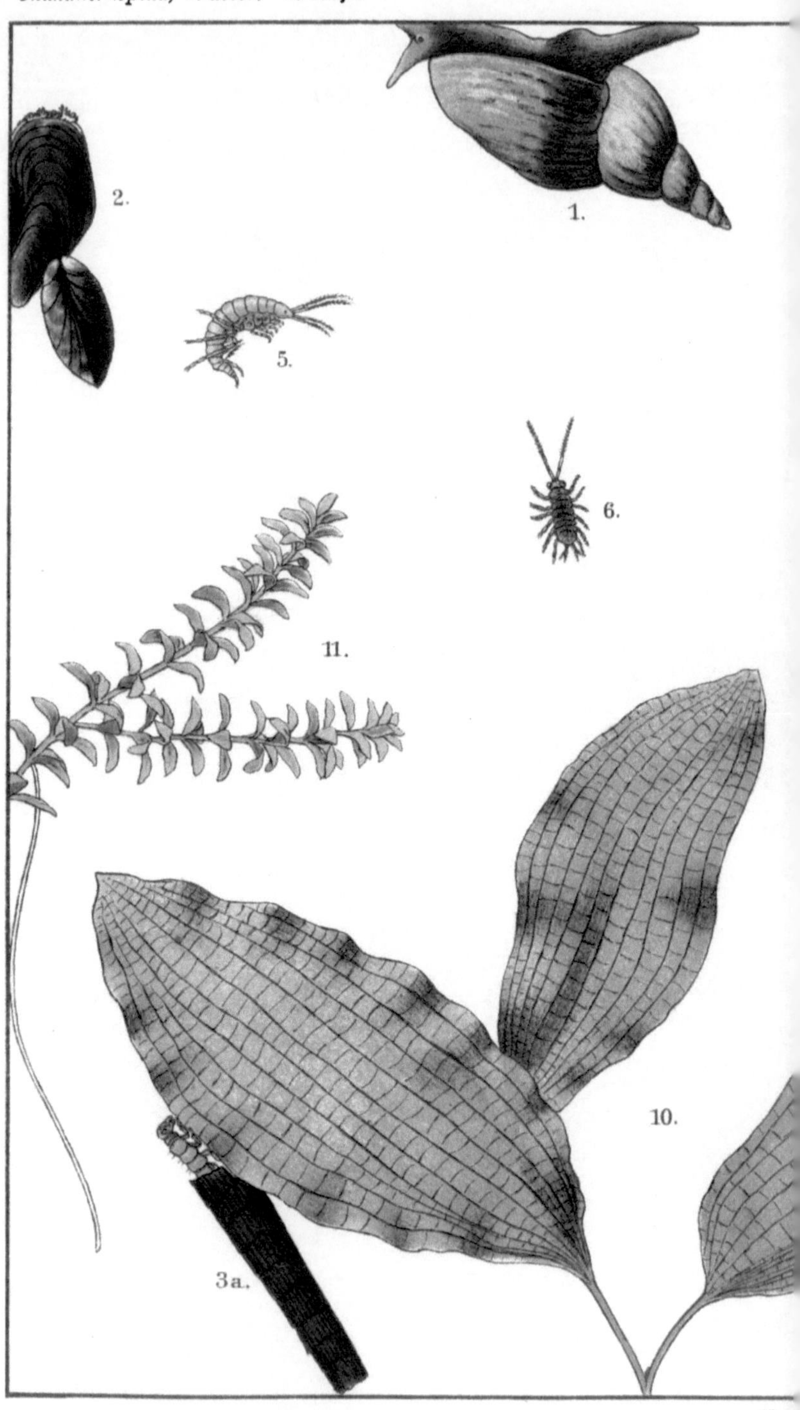

Nat

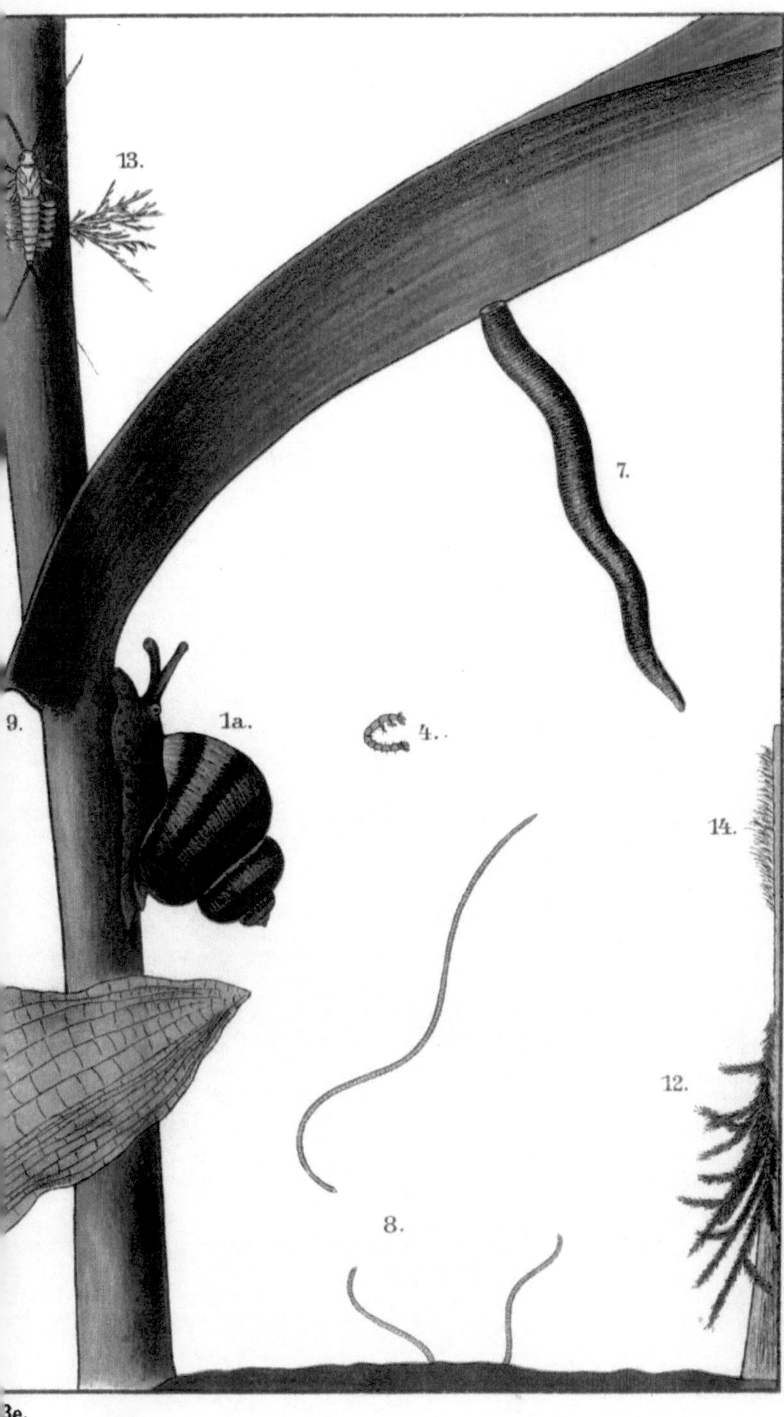
13.
9.
1a.
4.
7.
14.
12.
8.
3e.